PRINCIPES
D'HYGIÈNE VÉTÉRINAIRE.

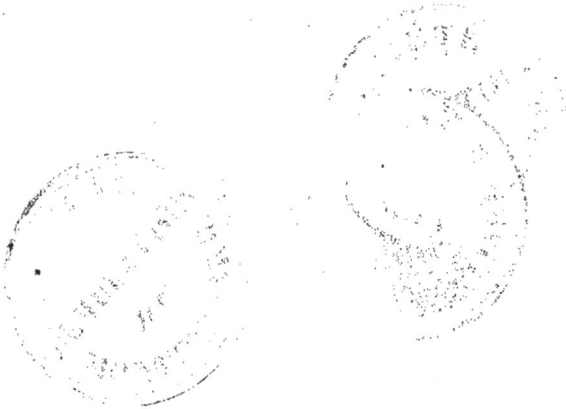

PRINCIPES
D'HYGIÈNE VÉTÉRINAIRE

ou

RÈGLES

D'APRÈS LESQUELLES ON DOIT ENTRETENIR ET GOUVERNER

LES ANIMAUX DOMESTIQUES,

CULTIVER LES FOURRAGES, SOIGNER LES PRAIRIES, etc. ;

PAR

J.-H. MAGNE,

Professeur de botanique, d'hygiène, d'économie rurale, etc.
à l'École vétérinaire de Lyon ;
Président de la Société Linnéenne, membre de la Société d'agriculture,
de la Société de Médecine de la même ville ;
Membre honoraire de la Société vétérinaire du Calvados et de la Manche ;
Correspondant des Sociétés vétérinaires de l'Hérault,
de Lot-et-Garonne ; de la Société d'Agriculture de l'Aveyron ;
De la Société d'agriculture de Turin ;
Associé honoraire de la Société vétérinaire de Londres.

Des aliments en plus grande abondance et de meilleure qualité,
un peu de ménagement dans le travail... L'introduction des prairies
artificielles, le perfectionnement des instruments aratoires... Le bon
entretien des chemins... peuvent faire plus pour la prospérité de la
race chevaline que l'emploi de nouveaux étalons...

A. YVART INSPECTEUR GÉNÉRAL DES ÉCOLES VÉTÉR.]

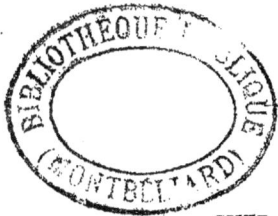

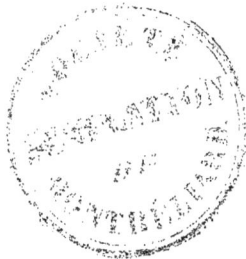

PARIS,

CHEZ LABÉ, LIBRAIRE,

4, place de l'École de Médecine.

LYON,

CHARLES SAVY JEUNE, LIBRAIRE,

Quai des Célestins, 48.

TOULOUSE,

GIMET, Rue des Balances, 66. | LEBON, rue Saint-Rome, 46.

1842.

A LA MÉMOIRE

DE

LOUIS-FURCY GROGNIER.

Son élève, **J.-H. MAGNE.**

PRÉFACE.

Les hommes qui s'occupent d'améliorations agricoles sentent la nécessité de perfectionner l'art d'entretenir et d'améliorer les animaux domestiques. On comprend que pour obtenir du sol des récoltes plus abondantes, pour faire rendre aux exploitations rurales des bénéfices plus grands, il faut avoir à bon marché des quantités d'engrais qui ne peuvent être fournies que par des bestiaux nombreux et payant leur entretien par leur travail, par leur lait, leur viande, etc. Mais pour opérer les changements nécessaires à la réalisation de ces résultats, nous avons à déterminer le genre de modification qu'il serait avantageux de faire subir aux animaux, et les moyens qu'on devrait employer pour les modifier.

Que doit-on entendre par amélioration des races, et en quoi doit consister la beauté du bœuf, du cheval, du mouton, etc.? Améliorer les animaux est-ce en accroître le volume, en régulariser les formes? Quelques agriculteurs ont depuis longtemps résolu ces questions de la manière la plus satisfaisante : Backewell, Culley, ont obtenu, dans l'espèce bovine, dans les bêtes à laine, les plus heureux succès; Sinclair a donné d'excellents préceptes en faisant connaître la conformation qu'on doit rechercher dans le bétail; Mathieu de Dombasle nous a indiqué

ce que nous devons éviter, quand il nous a si judicieuse-
ment reproché de nous attacher à la taille, aux formes
gracieuses, comme s'il nous importait d'avoir la race qui
pourrait le mieux décorer un paysage et offrir au dessi-
nateur les plus agréables modèles.

Il est malheureux que nous n'ayons su ni imiter les
exemples, ni suivre les conseils de ces hommes célèbres;
que nous recherchions toujours, presque exclusivement,
les plus beaux taureaux, les plus grands béliers..., au
lieu de nous attacher aux animaux qui, trouvant dans le
pays des conditions favorables à leur développement et
offrant la conformation la plus appropriée au but qu'ils
doivent remplir, paieraient le mieux leur nourriture.

Quels moyens devons-nous employer pour encourager
la multiplication et le perfectionnement des animaux?
Pour résoudre cette question on aurait dû, à l'exemple
de quelques auteurs dont l'opinion est restée sans écho,
avoir égard à toutes les causes qui modifient les êtres
organisés; mais on n'a tenu compte que de l'influence
des sexes qui, à la vérité, est la plus facile à comprendre,
mais qui, sous le rapport agronomique, n'est pas la plus
importante. Et nous avons agi comme si le mérite des
races dépendait exclusivement des individus qui les propagent: nous avons importé des étalons anglais, arabes,
des moutons à longue laine, des taureaux suisses, etc.;
nous avons établi des prix, des primes pour les plus belles
génisses, pour les plus forts béliers, afin d'engager les
propriétaires à rechercher des mâles de haute taille;
nous avons employé ces moyens sans discernement, sans
savoir si les agriculteurs avaient de quoi nourrir les descendants des animaux que nous les avons engagés à élever; et il est arrivé que des encouragements qui, raison-
nés, mis en usage à propos, produiraient de bons effets,
ont été presque toujours inutiles et souvent nuisibles:

s'ils ont satisfait l'amour-propre de quelques amateurs, ils ont poussé dans une fausse voie les agriculteurs qui ont voulu se distinguer, et ont produit la ruine des plus zélés.

Les animaux domestiques sont dans chaque localité tels qu'ils peuvent être d'après la nourriture qu'on leur donne, la fertilité des pâturages, les soins dont ils sont l'objet, le travail qu'ils exécutent, etc. ; vouloir augmenter le volume des bœufs, le poids des bêtes à laine, la taille des chevaux, sans avoir étendu les cultures fourragères, amélioré les pacages, rendu les agriculteurs plus soigneux et les routes plus praticables, c'est vouloir s'occuper du faîte de l'édifice avant d'en avoir construit les fondations; c'est s'exposer à des mécomptes presque certains, en se mettant dans la nécessité de lutter contre les forces inépuisables de la nature, au lieu de profiter des ressources qu'elle nous fournit. Il faut donc, pour améliorer les animaux, tenir compte de tout ce qui contribue à produire les caractères des races, et rechercher, parmi les agents dont nous pouvons modifier l'action, quels sont les plus puissants. Or, comme la nourriture présente ces conditions et que l'influence des reproducteurs est secondaire, nous devons d'abord propager par des prix, par des primes, les cultures des prairies vivaces et annuelles, des racines alimentaires, des pâturages artificiels; et encourager ensuite, mais après avoir bien déterminé le but qu'il faut atteindre, la propagation des meilleures races : des bœufs qui donnent le plus de viande nette, des moutons dont la toison a le plus de valeur relativement au poids du corps, des vaches qui fournissent le plus de lait eu égard à la nourriture qu'elles consomment, etc.

L'ouvrier qui ne connaîtrait pas le mécanisme d'une montre à quantièmes pourrait-il accélérer le mouvement de l'aiguille qui divise le mois, et faire tourner plus len-

tement celle qui marque les heures? De même, pour
concevoir la conformation que les animaux doivent présenter selon le genre d'utilité que nous en attendons, ne
faut-il pas savoir quelle est leur composition anatomique;
et pour apprécier les moyens qui, selon les circonstances,
doivent être employés pour conserver et perfectionner les
races, n'a-t-on pas besoin de posséder en histoire naturelle,
en physiologie, en chimie, etc., des connaissances assez
étendues pour connaître la manière de vivre des bêtes
sauvages et pour expliquer l'action des agents extérieurs
sur l'économie animale? Les vétérinaires qui se sont occupés de sciences physiques, de zoologie, etc., qui ont
fait une étude approfondie du bœuf, du cheval, du
mouton, qui d'un autre côté sont toujours dans les campagnes, visitant les fermes, examinant les bestiaux, qui
sont témoins de l'influence des cultures, des pâturages,
sont à même d'apprécier le mérite des races, d'indiquer
les améliorations qu'il serait le plus facile de leur communiquer et qui procureraient les plus grands avantages.
Malheureusement les praticiens se sont en général peu
occupés de cette question : elle peut cependant nous
fournir des occasions d'être utiles, et nous devons les
saisir. Nous savons que les hommes voués à l'hygiène et
à la médecine des animaux ne jouissent pas dans l'armée,
dans l'administration des haras, de l'autorité qu'ils mériteraient par leurs études et par l'utilité de leur profession;
nous voyons le vulgaire, et même des personnes d'ailleurs
comme il faut, mais étrangères aux études scientifiques
et peu capables de comprendre l'incertitude de l'art de
guérir, ne pas distinguer le praticien instruit du maréchal
qui saigne et administre des breuvages.

Mais que les vétérinaires ne se bornent pas au traitement des maladies, qu'ils fassent des applications de leur
savoir à l'hygiène, au perfectionnement des races :

Qu'ils démontrent qu'il ne suffit pas d'avoir suivi un

cours d'hippiatrique, de pouvoir distinguer le suros simple du suros chevillé, de savoir le nom de chaque région du corps du cheval pour diriger convenablement le régime de ce quadrupède; mais qu'il faut être en état d'apprécier l'influence du froid, de la pluie, des aliments, des harnais, du travail, du repos, etc.;

Qu'ils enseignent au cultivateur à profiter des ressources que nous offrent la terre, le climat, qu'ils lui démontrent qu'en soignant nos bêtes bovines, nos moûtons, etc., comme nous permet de le faire la fertilité de notre sol, en tenant compte de l'influence des sexes, en réglant l'appareillement des reproducteurs, on peut obtenir toutes les améliorations désirables, sans frais et sans courir les chances qu'entraîne l'introduction des animaux exotiques;

Qu'ils prouvent que, dans tous les cas, pour avoir une bonne race de chevaux, de ruminants, etc., il ne faut pas seulement l'importer toute formée, mais qu'on doit préalablement préparer aux individus que l'on veut introduire dans le pays les conditions nécessaires à leur existence, et s'être assuré que leurs produits trouveront des débouchés avantageux;

Enfin, si le croisement des races est nécessaire, qu'ils indiquent les conditions avec lesquelles il devra être effectué pour être suivi d'un succès assuré.

La science est assez avancée pour permettre de résoudre ces questions dans presque toutes les circonstances. Que les vétérinaires dignes de leur diplôme s'en occupent chacun dans sa localité, et en donnant des preuves des connaissances profondes et variées que nécessite l'exercice de leur profession, ils s'attireront de la considération, et ils se distingueront des empyriques plus sûrement qu'en traitant une maladie, qu'en opérant la queue à l'anglaise, la castration, etc., opérations qui, bien faites, supposent incontestablement du mérite, mais que le guérisseur pratique maintes fois avec autant de succès que l'homme de l'art le plus habile.

Du reste, quand on voit les rhabilleurs, les médecins des urines, tous les inventeurs de remèdes infaillibles contre les maladies incurables, capter la confiance de tant et tant de malades, quoique « le Gouvernement » ait « pris des mesures pour arrêter le brigandage des « charlatans » (Cabanis) [1], nous ne devons pas être étonnés, nous nés d'hier, pauvres inconnus qu'aucune loi ne protége, de la comparaison si peu flatteuse à laquelle nous sommes exposés. Mais comment les motifs qui ont dicté les lois si sages du 10 mars, du 11 avril 1803, etc., lois qu'on ne trouve même plus assez protectrices, n'ont-ils pas fait placer sous la sauvegarde du Gouvernement un objet aussi important que ces espèces *domestiques* qui vivent, travaillent pour nous, et qui fournissent notre meilleure nourriture comme nos plus précieux vêtements. Que la société veille à la santé, à la vie de ses membres avec plus de sollicitude qu'à la conservation du cheval, du bœuf, cela se conçoit ; mais qu'elle abandonne complétement ces êtres sans lesquels elle ne saurait exister, à la crédulité, à l'ignorance, à la brutalité de leurs propriétaires, c'est au moins une grande imprévoyance. Chargé, comme vétérinaire et comme professeur d'hygiène, de travailler à l'entretien et à l'accroissement de l'immense richesse représentée par les animaux domestiques, nous nous croyons obligé de solliciter des mesures législatives qui, nous en sommes persuadé, auraient la plus heureuse influence sur le but de nos occupations.

L'hygiène des animaux est une science très-vaste : par son but elle se rapproche beaucoup de l'économie rurale

_____

[1] *Coup d'œil sur la Réforme de la Médecine.*

dont elle ne forme qu'une branche ; ses rapports avec la
médecine proprement dite sont très-intimes et il est souvent
difficile de la distingner de l'étiologie, de la thérapeutique, etc. ; enfin par ce qui en constitue la matière et le
sujet, elle se lie intimement avec les sciences physiques et
avec l'histoire naturelle. Il est difficile d'en marquer les
limites, et la démarcation est toujours arbitraire. Sans
adopter à cet égard aucun plan systématique, nous avons
traité de ce que nous avons cru nécessaire de savoir pour
étudier d'une manière fructueuse l'art d'entretenir les
animaux avec économie.

Nous n'avons pas cru convenable de borner notre
travail à l'exposition pure et simple des règles de l'hygiène ; nous avons voulu donner les motifs de nos prescriptions, en démontrer la nécessité par des considérations théoriques. Nous avons pensé que c'était le meilleur
moyen de faire apprécier l'importance de l'hygiène et
d'apprendre la manière d'en appliquer les principes, en
enseignant à connaître les modifications qu'ils doivent
éprouver, selon l'état des animaux et les circonstances
dans lesquelles on se trouve. Rien n'est absolu en médecine : il est bien rare qu'il se présente deux individus
qu'on doive, rigoureusement parlant, entretenir de la
même manière. Nous regardons, pour ces motifs, les
données théoriques comme aussi utiles que les règles
d'application : l'homme qui par son savoir n'a pas besoin
des premières en sait assez pour se passer des secondes ;
et celui qui ignore, qui ne comprend pas les motifs qui
expliquent les soins réclamés par les animaux, croira
difficilement à l'utilité des précautions souvent minutieu-
ses recommandées par la science ; s'il les pratique une
fois, il le fera sans intelligence, elles ne donneront aucun
résultat, et il les proclamera ensuite comme futiles et
ruineuses.

Toutefois nous n'avons pas oublié que l'économie rurale et l'hygiène vétérinaire ne sont pas des sciences spéculatives; elles veulent des faits, des préceptes positifs, et nous avons été sobres de théories · nous avons seulement exposé celles qui nous ont paru nécessaires pour comprendre la nécessité de nos prescriptions; nous avons même eu soin de les appuyer de faits pratiques. Grâce aux travaux de quelques agronomes, à l'essor qu'a pris l'agriculture dans ces dernières années, nous possédons des observations précieuses sur presque toutes les parties de l'hygiène vétérinaire : nous en avons profité.

Quant au plan, nous avons suivi le cadre tracé par Hallé. Les diverses branches de la science qui a pour but la conservation de la santé ne découlent pas assez rigoureusement les unes des autres, pour, que dans l'état actuel de nos connaissances, on puisse, sans omissions et sans redites, en faire une exposition méthodique : on pourrait, sans inconvénient, en commencer l'étude par les parties que nous avons placées à la fin de notre travail ; il serait également facile de prendre pour base d'une classification des objets dont s'occupe l'hygiène non pas l'air, les aliments, les harnais, etc., mais les appareils organiques sur lesquels agissent ces agents. Sans vouloir justifier l'ordre que nous avons adopté, nous dirons qu'il nous paraît le plus rationnel, le plus propre à faciliter l'étude de la matière de l'hygiène, surtout quand on ne veut pas faire des applications aux diverses espèces d'animaux.

PRINCIPES

D'HYGIÈNE VÉTÉRINAIRE.

DE L'HYGIÈNE VÉTÉRINAIRE.

DÉFINITION, BUT, IMPORTANCE.

Le mot *hygiène*, dérivé du grec υγιεια, *santé*, désigne, dans le langage ordinaire, la branche des sciences médicales qui a pour but la conservation de la santé; mais en économie rurale vétérinaire, il n'a pas exactement la même signification : suivi de l'adjectif *vétérinaire*, il exprime la science qui traite des moyens d'entretenir et de gouverner les animaux domestiques de la manière la plus avantageuse pour les propriétaires.

L'hygiène vétérinaire tend, selon l'exigence de nos besoins, à conserver les animaux dans la plénitude de toutes leurs facultés, à les priver de quelques organes, à paralyser quelques-unes de leurs fonctions, à donner à certains appareils une prédominance qui ne serait pas longtemps compatible avec la vie : nous cherchons à conserver en santé les bêtes de travail; nous amputons les oreilles, la queue, sous le prétexte d'embellir le chien, le cheval, etc; nous paralysons la matrice par l'ablation des ovaires, les testicules par la torsion du cordon qui supporte ces glandes, pour rendre les animaux plus dociles, plus faciles à engraisser ; nous activons extraordi-

1

nairement la sécrétion du lait, la production de la graisse, pour augmenter les produits des femelles et des bêtes de boucherie ; nous affaiblissons la constitution en rendant débiles les bêtes à laine pour que la toison en soit plus fine ; nous déterminons même quelquefois des états maladifs, nous produisons dans les bêtes à l'engrais une véritable obésité pour en rendre la viande savoureuse ; enfin, l'hygiène des animaux s'occupe des races et des espèces : elle enseigne à les conserver, à les améliorer, à en importer d'étrangères et à les acclimater, à apprivoiser celles qui vivent à l'état sauvage, et à en créer de nouvelles.

L'hygiène vétérinaire se bornât-elle à enseigner les moyens de maintenir la santé, qu'elle serait encore une science de la plus haute importance ; ce serait le plus puissant moyen de conserver l'immense valeur représentée par les animaux domestiques. On peut dire que l'importance de cette science est représentée par le prix de nos animaux ; car sous l'influence de l'esclavage auquel ils sont soumis, privés de la liberté, du grand air, des aliments que la nature leur avait destinés, ils ne peuvent être conservés que par des soins particuliers.

Il est d'ailleurs bien reconnu qu'on conserve la santé plus sûrement et avec plus de facilité et d'économie qu'on ne guérit une maladie. Il y a toujours perte à laisser devenir malades les animaux, à cause du temps, des dépenses qu'exige le traitement et de l'incertitude de la guérison. Souvent même il y a plus d'avantage à sacrifier un animal malade et à économiser le traitement, la cure fût-elle certaine, qu'à essayer de le guérir.

Dans tous les cas, en supposant même que la cure pût être parfaite et économique, il vaudrait mieux conserver la santé que traiter les maladies ; car, comme l'a dit Daubenton, il y a plus à espérer de l'animal qui n'a pas été malade que de celui qui a été guéri.

L'hygiène vétérinaire peut aussi rendre de grands services en enseignant l'art d'améliorer les animaux : elle apprend à les rendre plus productifs, à en augmenter la valeur sans accroître dans le même rapport, le prix de ce qu'ils consomment et des soins qu'ils exigent.

L'hygiène est en outre d'un grand secours pour l'étude des maladies ; elle peut nous faire connaître les causes qui les produisent et nous fournir des moyens de guérison. La plupart des affections internes des animaux cesseraient par l'usage seul des soins hygiéniques, tandis qu'il y en a très-peu qui cèdent aux agents médicinaux appliqués indépendamment des moyens de l'hygiène. Ce n'est même souvent que par les secours de cette science qu'on obtient la réussite des opérations chirurgicales, et par suite la guérison de maladies qui, en raison des moyens chirurgicaux qu'elles réclament spécialement, semblent complètement indépendantes des soins hygiéniques.

La science que nous étudions se rattache à l'économie rurale : elle en forme une branche très-importante. Car, l'entretien des animaux a pour but principal de rendre l'agriculture productive en transformant en fumier, en travail, en viande, en lait, en laine, en œufs, etc., des racines, des herbes qu'on ne peut ni utiliser directement, ni changer en argent, et qu'on est cependant obligé de cultiver dans les terres qui ne peuvent plus donner des produits susceptibles, comme le blé, le chanvre, la garance, d'être vendus. Or, pour transformer avec avantage les fourrages en produits animaux, il faut balancer la valeur de ces produits avec le prix du fermage des terres, avec les frais des cultures fourragères, etc. Il faut ensuite comparer les résultats fournis par les divers animaux domestiques et déduire de la comparaison l'étendue des soles qui doivent être cultivés en fourrages,

les modes de culture, les races zoologiques qu'il faut
entretenir de préférence, et les denrées que nous
devons leur faire produire.

DIVISION DE L'HYGIÈNE VÉTÉRINAIRE.

L'hygiène vétérinaire est une science très-vaste et
fort compliquée par le nombre et par la diversité des
objets qu'elle étudie ; il ne serait pas possible aujourd'hui
de faire de ces objets une exposition méthodique qui,
sans omissions et sans redites, permît de passer graduellement du connu à l'inconnu. On peut diviser cette
science en deux parties : l'une traite de ce qui se rapporte à tous les animaux domestiques ; l'autre s'occupe
de chaque espèce animale et fait connaître les règles
particulières d'après lesquelles on doit entretenir, multiplier, améliorer, le cheval, le bœuf, le mouton, etc.
La première partie comprend les *principes de la science,*
l'hygiène générale ; la seconde *l'hygiène spéciale*, l'étude
des *règles de l'hygiène appliquées* aux divers animaux
domestiques.

On appelle *matière de l'hygiène, agents hygiéniques,*
agents extérieurs, les objets susceptibles d'agir sur l'économie animale ; l'on nomme *sujet de l'hygiène* les êtres
que l'on veut conserver en santé ou modifier ; et on désigne par le nom de *règles de l'hygiène* les principes d'a-
près lesquels on doit faire agir la matière sur le sujet.
La matière comprend le calorique, l'air, les lieux, les
habitations, les plantes, les animaux, etc. ; dont la connaissance appartient à la physique, à la chimie, à la botanique, à la zoologie, à la météorologie, etc. ; la zoologie, l'anatomie, la physiologie nous font connaître les
espèces, les races, les âges, les tempéraments, etc., des
animaux qui constituent le sujet. La connaissance de ces

objets forme des préliminaires indispensables à l'étude de l'hygiène, mais celle-ci traite d'une manière spéciale, seulement de l'action exercée par les agents hygiéniques sur l'économie animale : en nous indiquant les règles d'après lesquelles on doit faire agir ceux-là, elle nous enseigne la manière de gouverner et de diriger les animaux.

L'hygiène générale, celle dont nous allons nous occuper dans cet ouvrage, peut être divisée d'après des considérations relatives aux agents hygiéniques, ou en ayant égard à la partie du corps animal sur laquelle agissent ces agents. Sans chercher de plan systématique et en suivant l'ordre qui nous paraît le plus simple, nous diviserons la matière de ce cours en six classes, dans lesquelles nous placerons successivement les *circumfusa*, les *digesta*, les *applicata*, les *gesta*, les *excreta*, et les *percepta*. Cette classification nous permettra de rappeler les notions de physique, de chimie, d'histoire naturelle qui nous paraîtront nécessaires soit pour bien déterminer les plantes, les animaux, etc., dont nous traiterons, soit pour expliquer l'action de ces agents et déterminer les règles d'après lesquelles il convient de les faire agir.

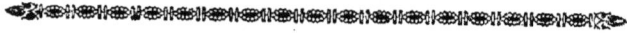

PREMIÈRE CLASSE.

DES CIRCUMFUSA ET DES RÈGLES D'HYGIÈNE RELATIVES AUX OBJETS QUI ENVIRONNENT LES ANIMAUX.

On appelle circumfusa les agents hygiéniques répandus autour des animaux. M. Rostan désigne par le nom de climatologie le chapitre de son hygiène où il les étudie. Le mot circumfusa, étant moins précis, est plus convenable à notre sujet ; il comprend mieux les divers objets que nous avons à étudier dans cette classe.

Nous diviserons les circumfusa et les règles qui doivent en diriger l'emploi en six chapitres : dans le premier nous traiterons du sol ; dans le deuxième, de l'atmosphère ; dans le troisième, des climats ; dans le quatrième, des saisons ; des habitations dans le cinquième, et enfin dans un sixième, des moyens de désinfection.

Les circumfusa produisent sur les animaux des effets immédiats et des effets secondaires. Ils agissent directement sur la surface cutanée, sur l'œil, sur l'appareil olfactif, sur les organes respiratoires et digestifs, car ils pénètrent sans cesse dans l'intérieur du corps. Les effets secondaires résultent de l'action de la chaleur, de l'humidité sur le système nerveux, de l'air atmosphérique sur la sanguification, et de l'influence que le sol, le climat, etc., exercent sur les plantes qui servent de nourriture à nos herbivores domestiques.

CHAPITRE PREMIER.

DU SOL.

CONSIDÉRATIONS GÉOLOGIQUES.

Le mot sol désigne une partie du globe terrestre limitée et caractérisée par la nature du terrain, par la direction de la surface de la terre, etc. : ainsi, l'on dit un sol argileux, un sol humide, un sol en pente, pour désigner des localités où l'argile prédomine, où l'humidité séjourne, où la surface de la terre est inclinée.

La couche du globe terrestre que nous connaissons est formée de divers ordres de terrains différant par leur nature, par le mode et par l'époque de leur formation. Les géologues distinguent les *terrains ignés, terrains cristallins* (terrains primitifs), — *granite, gneiss, micaschistes, protogyne ;* — les *terrains de transition* ou *semicristallisés* (terrains intermédiaires), —*phyllades, grès, conglomérats, anthracites, porphyres ;* — les *terrains de sédiment* (secondaires et tertiaires), — *houille, lignite, grès divers, conglomérats, calcaires, marnes, sel gemme ;* — enfin, le *diluvium* et l'*alluvium, terrains diluviens* et *alluvions récentes ;* — *galets, sables, terre à pisé.* —Dans les trois premières divisions se trouvent, en quantité plus ou moins grande, les métaux, le cuivre, le fer, le mercure, le plomb, à l'état de sulfures, d'oxides, et rarement à l'état natif. Les terrains ignés sont antérieurs à l'existence des êtres organisés. Les restes fossiles commencent à se montrer dans les terrains intermédiaires, et deviennent de plus en plus compliqués, à mesure qu'ils se trouvent dans des couches plus récentes ; à une végétation gigantesque de fougères, etc., succèdent des plantes qui se rapprochent de celles qui caractérisent la période actuelle ; aux bélemnites, aux ammonites, aux crustacés, ont succédé des poissons, des reptiles, etc. ; les mammifères terrestres se montrent pour la première fois dans les sédiments supérieurs (terrains tertiaires) ; enfin, dans les terrains modernes, nous trouvons des débris de végétaux et d'animaux tout-à-fait analogues aux êtres qui peuplent actuellement notre globe. Cette division est intéressante sous le rapport de l'agriculture, la fécondité des couches terrestres étant dans un certain rapport avec leur ancienneté. Les terrains cristallins, dont la cohésion est en général très-grande et la composition peu compliquée, n'offrent pas cet heureux mélange de calcaire et d'argile qui se montre dans certains terrains secondaires, et qu'on trouve plus fréquemment dans les terrains plus récents. Les couches les moins anciennes sont plus hétérogènes et plus fécondes ; ce sont aussi celles qui forment la plus grande partie de la terre végétale, et qu'il est le plus facile de transformer en bonnes terres arables.

Les diverses couches qui forment le globe terrestre ne sont pas régulièrement superposées ; les plus récentes ne sont pas générales, mais elles se montrent partout supérieures ; elles recouvrent les parties les plus basses des anciennes, et s'étendent même plus ou moins sur les flancs des très-hautes montagnes ; elles forment ainsi la plus grande partie de la couche superficielle de la terre, la partie la plus intéressante, celle qu'il nous importe de connaître, parce qu'elle est la plus fertile, qu'elle exerce la plus grande influence sur la conservation et la multiplication des êtres vivants.

DES SOLS CONSIDÉRÉS SOUS LE RAPPORT DE L'ÉCONOMIE RURALE VÉTÉRINAIRE.

Les sols influent sur les animaux par leurs propriétés

physiques, par les végétaux qu'ils produisent, par les eaux qui surgissent du sein de la terre ou qui en sillonnent la surface. Nous étudierons ces circonstances en examinant la nature et les propriétés physiques des terrains, l'élévation et la direction de la surface terrestre, enfin la position des lieux.

§ 1er. Des propriétés physiques et de la nature des sols.

Les agriculteurs divisent la couche du globe qu'ils ont le plus d'intérêt à connaître en deux parties : l'une est profonde, formée de substances compactes et d'une composition en général simple : on l'appelle *sous-sol* ; l'autre superficielle, plus ou moins meuble, d'une composition plus compliquée, contenant beaucoup de substances organiques, forme le *sol* proprement dit.

Du sous-sol.

C'est la couche du globe placée au-dessous de la terre fertile qui peut être labourée. La composition des sous-sols est variable. D'après la consistance, la nature, on dit qu'ils sont terreux ou en roches.

1° *Des sous-sols terreux.* Nous appelons ainsi les terrains formés de sable, de limons, de cailloux roulés, de glaises, de marnes, etc., et placés immédiatement sous la terre fertile.

Dans quelques localités l'origine de ces terrains remonte à l'époque du dernier bouleversement qui a changé la surface du globe; dans d'autres lieux ils sont le résultat d'alluvions, d'éboulements, etc., arrivés dans les temps postérieurs.

Les sous-sols sont, en général, durs, dépourvus de terre végétale; les racines y pénètrent difficilement et les plantes y prospèrent peu. L'action qu'ils exercent sur la fécondité du sol est très-variable.

Ceux qui sont formés de pouding ou d'un mélange de terre et de galets sont assez favorables à la plupart des cultures, s'ils sont perméables à l'eau.

Les sablonneux, formés de couches de gravier, de sable siliceux ou calcaire superposées, sont très-perméables; ils facilitent la réussite des récoltes lorsqu'ils sont sous des sols argileux; mais si la couche superficielle est siliceuse ou calcaire, le terrain est trop aride, et la végétation n'y réussit que dans les années pluvieuses.

Les sous-sols sablonneux se rencontrent quelquefois sur les montagnes; lorsqu'ils sont sur les bords des rivières, des fleuves, etc., on y creuse des puits, où se rend, en se filtrant, l'eau de ces courants : on peut ainsi pratiquer avec facilité des arrosages artificiels bien favorables à la production des fourrages.

Les sous-sols argileux sont assez communs; la couche de glaise qui les forme est quelquefois très-étendue et présente une grande épaisseur. Ils maintiennent l'eau, rendent le sol humide et d'un travail difficile (*Voy.* Sols argileux).

Les étangs sont faciles à établir dans les localités dont le sous-sol est argileux; mais, ainsi que la Dombes nous en présente un exemple, le pays est alors peu salubre.

Dans un lieu en pente, sous un sol sablonneux, une couche d'argile peut être utile : les parties de glaise que les labours détachent amendent le terrain, et l'eau maintenue par la couche inférieure diminue l'aridité de la surface, facilite la végétation, sans être assez abondante pour nuire à la santé des animaux.

Les sous-sols marneux rendent en général les pays riches. La couche que les labours profonds détachent augmente la fécondité de la terre labourée.

Les sous-sols terreux ne sont pas toujours homogènes; quand il y a différentes couches, le terrain le plus fin est inférieur. On rencontre quelquefois dans leur épaisseur des débris d'êtres organisés.

2° *Des sous-sols en roches.* Les sous-sols formés de roches ont une composition très-variable ; cependant, considérés sous le rapport de la culture, on peut les diviser en deux catégories, les calcaires et les siliceux. En se réduisant en poussière par le fait des intempéries, par l'action des agents impondérables et de la végétation, par les travaux de l'homme, ils constituent les sols qui les recouvrent.

Les roches sont quelquefois tout-à-fait superficielles, d'autres fois elles sont immédiatement couvertes par le sol, ou sont séparées de celui-ci par un sous-sol terreux.

Les roches étant en général insolubles sont peu propres à la nourriture des plantes : nous rencontrons seulement sur celles qui sont superficielles quelques chétifs lichens vivant uniquement aux dépens de l'air, de la pluie et de quelques substances transportées par le vent. Mais ces cryptogames, par leur présence, par leurs excrétions, par l'humidité qu'ils retiennent, ramollissent le rocher. Après la mort, ils se décomposent sur la place où ils ont vécu et y forment une couche de terreau. Les plantes plus parfaites qui viennent ensuite trouvent un sol plus apte à recevoir des racines et à fournir des principes alimentaires. Ainsi à la longue les roches les plus dures peuvent se couvrir d'une couche de terre fertile et d'une riche végétation : aujourd'hui nous trouvons rarement le roc nu, si ce n'est dans des lieux très-inclinés d'où l'eau entraîne le terreau à mesure qu'il est produit. Encore les herbes formées y retiennent-elles une partie de la terre : celles qu'on y rencontre sont cependant petites, grêles, mais sapides, bien nutritives ; le bétail les recherche. Malheureusement elles y sont rares et ne peuvent alimenter que de petits animaux ; ceux-ci y sont cependant robustes et agiles.

Si les roches sont horizontales, peu de terre suffit pour y donner de riches récoltes. Les inégalités de la

surface conservent l'eau et facilitent la croissance des
végétaux. Les arbres y acquièrent quelquefois une très-
grande vigueur ; leurs racines, suivant les fissures des
roches où règne toujours une certaine humidité, ne
craignent jamais beaucoup la sécheresse. Les froments
prospèrent sur les terres qui reposent sur un sous-sol
formé de roches calcaires ; ils y donnent des grains de
bonne qualité et une paille excellente.

La nature de l'eau est variable dans les localités où les
roches sont superficielles ; elle est pure lorsque les roches
sont granitiques, et chargée de sels à base de chaux si
elle a traversé des roches calcaires. Les roches sont disposées par bancs ordinairement inclinés, et s'étendent
d'une colline à l'autre. Les eaux suivent les fissures qui
séparent les bancs ; elles sont toujours rares du côté culminant, tandis qu'elles abondent sur le coteau où se
trouvent les bords inférieurs des couches : c'est vers ces
bords qu'on peut établir des puits artésiens.

Les localités où les roches sont peu profondes sont
ordinairement élevées, sèches et favorables à la santé.
L'air y est pur, vif, et l'humidité rarement excessive.
Les animaux y restent petits, quoique robustes et agiles :
ce serait en vain qu'on voudrait y élever des quadrupèdes
de haute stature.

Du sol proprement dit.

Nous appelons ainsi la couche du globe soumise à la
culture, celle où nous déposons la semence de nos récoltes. La nature, l'épaisseur, la consistance en sont très-
variables.

Ils ont pour base une substance de la nature des
sous-sols, excepté dans les localités où ils ont été apportés par les courants d'eau, par les éboulements. Ils
ont cependant, en général, une composition plus compliquée que celle du sous-sol qu'ils recouvrent ; presque
toujours ils sont formés de plusieurs substances minérales

mêlées en diverses proportions, et ordinairement unies à de la terre végétale provenant de la décomposition putride d'êtres organisés.

D'après la nature de la substance qui prédomine dans le sol, on donne à celui-ci des dénominations particulières : on l'appelle argileux, siliceux, calcaire, etc., selon que l'argile, la silice, la chaux, etc., y prédomine.

1° *Des sols argileux.* Ce sont des terrains dans lesquels l'argile prédomine ; ils sont encore appelés compactes, forts, humides, froids, etc. Diversement colorés par de l'humus ou par des oxides métalliques, ils sont tenaces, comme onctueux, humides, retenant fortement l'eau, difficiles à travailler, formant, si on les remue lorsqu'ils sont mouillés, une pâte qui adhère aux instruments aratoires ; quand ils sont secs ils sont durs ; leur surface forme une croûte imperméable aux principes fertilisants de l'air et même à l'eau : la pluie qui tombe rapidement et pendant peu de temps les traverse à peine. En été, il arrive souvent que cette surface se crevasse, rupture les racines des plantes et les expose au contact de l'air.

Les terres argileuses sont rendues meubles par les gelées ; il faut les travailler avant l'hiver. Elles exigent de grandes quantités d'engrais, mais elles les conservent longtemps ; ils y produisent peu d'effet.

Un sol fortement argileux horizontal, ombragé, exposé au nord, est peu propre à la culture. Les semences y sont exposées à pourrir, et les récoltes y sont tardives. Les graminées y sont plus riches en paille qu'en grain. Celui-ci y est petit, il a beaucoup d'écorce et peu de farine : il est exposé à l'ergot, la paille est souvent rouillée. Même en prairies, ces sols donnent de mauvais produits ; l'herbe, composée de joncs, de carex, etc., y est fibreuse, dure, coriace, insipide, peu nutritive. Les bonnes espèces y sont elles-mêmes pauvres en principes alibiles.

Si l'argile ne prédomine que légèrement, qu'elle y soit mêlée à du sable calcaire, à de l'humus, elle donne de la consistance au sol et la végétation y est vigoureuse. Les fèves, l'avoine, les turneps, le rutabaga, les choux-raves, la luzerne, le trèfle, le colza, la moutarde, etc., y réussissent; mais les récoltes-racines, les betteraves, les pommes de terre y sont aqueuses, peu nutritives. Il est difficile d'en extirper les mauvaises herbes. Les arbres y croissent avec rapidité, mais le bois en est peu compacte et s'altère facilement.

Le sol argileux exerce par son humidité, par les plantes qui y croissent, une action nuisible à la santé des animaux. Si la surface du terrain est horizontale, elle est souvent couverte d'une légère couche d'eau dans laquelle naissent, vivent et meurent des êtres organisés qui, en se décomposant, dégagent, surtout dans les temps secs et chauds, des effluves, des gaz morbifiques. (*Voy.* Emanations marécageuses et Marais.)

Les animaux qui vivent sur les terrains argileux où l'eau est stagnante, ne prennent pas de graisse; ils sont faibles, mous, peu propres au travail, souvent affectés de maladies organiques. Les femelles donnent un mince revenu en lait. Les moutons y contractent la pourriture.

Les poulains qu'on y élève présentent rarement de belles formes; la tête en est grosse, lourde, l'encolure chargée de crins, le ventre volumineux; les yeux en sont mauvais, exposés à la fluxion périodique, les os gros, les membres peu dégagés, velus, les pieds grands, plats, à corne molle, les tissus flasques, les muscles mous et sans énergie.

On trouve des sols peu salubres dont la nature argileuse n'est pas apparente: elle est cachée par une couche de sable qui a été déposée à la surface. Dans ce cas, on reconnaît la composition du sous-sol à l'eau qui stagne dans les enfoncements; aux carex, aux joncs, qui y poussent et contrastent avec l'aspect aride de la superficie de la terre.

Les sols argileux peuvent être assainis, amendés avec de la marne calcaire, avec du sable, de l'oxide de calcium, et surtout du gravier calcaire qui les rend friables, moins compactes, perméables à l'eau, aux principes de l'air, aux engrais, aux instruments aratoires et aux racines des plantes. Les cendres agissent aussi comme des amendements. Dans les sols argileux profonds, on doit employer du fumier chaud ; mais si le sol est peu profond et bien exposé, le fumier non consommé et les récoltes enfouies réussissent, surtout si en même temps on emploie de la chaux.

Les amendements seuls peuvent difficilement assainir les sols fortement argileux situés dans les plaines ; presque toujours on est obligé d'y pratiquer des saignées, d'y faire des aquéducs pour donner écoulement à l'eau.

2° *Des sols calcaires.* C'est le nom des sols où les substances à base de chaux sont en plus grande quantité que la silice et que l'alumine. Les terrains calcaires sont formés de terre plus ou moins fine ou de sable qui a été entraîné par les eaux : par le fait du travail, des gelées, de la végétation et de la décomposition des engrais, ce sable se réduit en poussière et se confond avec les terres calcaires.

Les terrains calcaires sont peu tenaces ; les travaux en sont faciles. Si on verse sur ces sols un acide, il se produit aussitôt une vive effervescence. Le soleil les échauffe facilement, ils sont perméables à l'eau, ils ont peu de fécondité ; les récoltes y sont exposées à la sécheresse s'ils sont purs ou mêlés à de la silice ; mais unis en certaines proportions à l'argile, qu'ils rendent moins compacte, moins lourde, moins froide et plus facile à dessécher, ils constituent les meilleures terres arables.

On améliore les sols trop calcaires avec des marnes

argileuses, des limons, des dépôts. On doit y mettre des engrais froids, y enfouir des récoltes vertes, etc.

Les sols calcaires rendus compactes, humides, par d'autres substances, sont favorables à la végétation ; car la chaux entre en plus ou moins grande quantité comme partie constituante dans toutes les plantes. Des trèfles, des luzernes, le mélilot, y viennent spontanément ; les raves, le froment, l'orge, les pois, le trèfle, le sainfoin y prospèrent. Il est plus avantageux de cultiver ces terres que de les laisser en pâturages, quoique ceux-ci y donnent des produits sinon abondants du moins de bonne qualité.

Ces sols sont favorables à la santé du bétail, pourvu qu'on n'y entretienne que des animaux dont la taille soit en rapport avec la fertilité du pays ; par la culture des fourrages artificiels, et par le régime de la stabulation, sinon permanente du moins continuée la plus grande partie de l'année, on peut y élever toutes les races d'animaux domestiques. Le Causse (pays calcaire) est « par excellence la patrie des bêtes à laine. » Rodat. En effet ces animaux y prospèrent bien.

Les eaux de ces localités sont ordinairement sélénifteuses : avant de les donner au bétail, il faut les agiter, les saturer d'oxigène et les abandonner au contact de l'air pour qu'elles laissent déposer les substances calcaires qu'elles renferment.

3° *Des sols sablonneux, siliceux.* Ce sont des sols formés de sable plus ou moins gros ; ils constituent des terrains légers, faciles à labourer, et pouvant être travaillés dans toutes les saisons. Ils sont rapidement traversés par le calorique et par l'eau ; mais ils retiennent la chaleur et perdent facilement l'humidité. Les défauts de ces sols sont plus marqués si le sable est pur et grossier : alors les terrains sont arides et sans plantes.

Les terrains sablonneux sont distingués, d'après leur nature, en siliceux et en calcaires. Le sable à base de silice est moins soluble, moins friable que celui qui est formé de chaux : ce dernier est préférable ; il est attaqué par les acides, peut avec le temps être transformé en terre et offrir les caractères des sols calcaires.

Dans les terres siliceuses arables, la silice est mêlée à un peu d'argile qui les rend plus compactes, moins perméables à l'eau et susceptibles de mieux retenir les engrais. Dans ces sols, les récoltes sont cependant exposées à la sécheresse ; elles n'y réussissent que dans les années pluvieuses et sous les climats humides. Les semailles de l'automne comme celles du printemps doivent être précoces, afin que les plantes aient, avant les froids de l'hiver et les chaleurs de l'été, acquis le développement nécessaire pour résister aux extrêmes de température.

La silice ne convient réellement dans les sols que comme amendement de l'argile, et les quantités relatives de ces deux substances doivent varier, pour faire un bon terrain, selon les climats et l'exposition des lieux. A Turin, où les pluies sont fréquentes et abondantes, les meilleurs sols ont jusqu'à 80 pour cent de silice ; tandis qu'à Paris, où il pleut beaucoup moins, ils n'en ont que 40 pour cent. Sous le climat humide de la Grande-Bretagne, les terres siliceuses sont en général fertiles.

Le seigle, l'orge, le sarrasin, la lupuline, le mélilot, le sainfoin, les fourrages graminés, doivent être cultivés dans les sols siliceux. Les pommes de terre y donnent de bons produits, mais remarquables plutôt par leurs bonnes qualités que par la quantité. Le turneps est recommandé par Bosc ; la cameline, la gaude y prospèrent aussi ; les chênes, le châtaignier y sont communs, si du reste le climat leur est favorable.

Les prés sont rares et peu fertiles sur les sols sablonneux, mais l'herbe en est fine et le foin passable, plus propre à l'entretien des bœufs de travail qu'à l'engraisse-

ment. Les pâturages en sont peu fertiles. Si le sol reste
inculte, on y trouve parmi la bruyère quelques graminées, en général fort grêles, qui ne peuvent convenir
qu'à de petites races de bêtes à laine.

Les pays où le sol est siliceux sont salubres, si le sous-
sol est de même nature que la surface du terrain. L'eau
de sources y est pure, peu chargée de sels, agréable
comme boisson, mais peu propre à activer la végétation.

Les animaux s'y font remarquer par la bonne santé,
l'énergie, la sobriété, plutôt que par la taille ; « les che-
« vaux y sont fins et vifs : voyez ceux du Limousin ; les
« bœufs ardents au travail : voyez ceux de l'Auvergne ;
« les moutons y ont la chair savoureuse : voyez ceux des
« Ardennes. » Bosc. Si le bétail de ces pays est destiné à vivre dans les prés, dans les pâturages, on ne doit pas y introduire des races d'une forte stature : elles n'y réussiraient
qu'autant qu'on les soumettrait au régime de la stabulation permanente et des fourrages artificiels : ces aliments
y seraient même moins substantiels que dans les terres
argilo-calcaires.

Les terres siliceuses entretiennent de bonnes races de
petits moutons ; le gland, la châtaigne y fournissent dans
quelques départements une ressource précieuse pour
l'engraissement du porc. Les lapins y prospèrent : d'après
Sinclair, les coteaux sablonneux donnent plus de profit
en garenne que par la culture.

Les terrains siliceux sont amendés avec des terres
grasses, des marnes argileuses. Les fumiers froids, les
récoltes vertes enfouies comme engrais, y produisent de
bons effets.

Sinclair recommande trois règles pour la culture des
sols siliceux : ne pas épierrer ; établir souvent des herbages et les faire pâturer ; employer des fumiers réduits
à l'état de compost.

4° *Du terreau.* On appelle terreau ou terre végétale,

la substance terreuse qui provient de la décomposition des êtres organisés.

Les substances minérales, les sables, les terres, servent de soutien aux plantes, conservent l'humidité, les principes nutritifs; mais c'est la terre végétale principalement qui les nourrit. C'est le terreau contenu dans les sols argileux, dans les calcaires, etc., qui les rend fertiles; c'est lui qui fournit aux plantes la nourriture. La fertilité d'un terrain est presque toujours en rapport avec la quantité de terre végétale qu'il renferme.

Le terreau est léger, perméable à l'eau; il attire l'humidité et se dessèche difficilement. Il est formé d'un principe particulier nommé acide ulmique et de substances minérales.

On sépare l'acide ulmique en traitant le terreau par un alcali, et en faisant agir sur l'ulmate un acide minéral. Il est toujours identique, mais la quantité que le terreau en contient est très-variable. Uni à la terre calcaire, et principalement à la siliceuse, il constitue la terre de bruyère où se trouvent beaucoup de détritus de plantes.

La terre de bruyère est très-bonne pour l'horticulture, pour la poterie; mais c'est un sol mauvais pour la culture en grand, pour les récoltes qu'on ne peut pas arroser. La terre à bruyère est légère; elle se dessèche rapidement; les plantes y sont chétives; on n'y trouve parmi la bruyère que quelques grêles graminées. Les pâturages y sont maigres; ils ne peuvent servir qu'aux bêtes à laine et seulement aux plus petites races.

Mais si au lieu d'être uni à la silice seule, l'humus est mélangé en grande quantité à de la chaux, à de l'alumine, il constitue des sols excessivement féconds : les alluvions qu'on trouve dans les vallées de la Seine, de la Loire, du Rhin, etc., et qui sont si productives, qui produisent ces riches pâturages appelés embouches, herbages, nous en présentent des exemples. Là, on peut élever les che-

vaux les plus lourds, entretenir et engraisser les plus
fortes bêtes à cornes.

Nous rapportons encore aux sols où le terreau prédomine les terrains que les Anglais appellent loams : ce
sont des terres artificielles qui ont été formées par une
fumure abondante et par une bonne culture longtemps
continuées : les jardins, les chenevières nous en présentent des exemples.

C'est tantôt l'argile, tantôt la chaux ou la silice qui
prédomine dans les loams ; mais quelle que soit la
substance minérale qui s'y trouve en excès, on y rencontre toujours une grande quantité de terreau qui rend
les terres perméables aux corps répandus dans l'atmosphère, qui donne aux sols la propriété d'attirer l'humidité
de l'air et de la retenir, et les empêche d'être resserrés
par l'action du soleil : les loams conviennent aux céréales, aux herbes fourragères, et aux racines ordinairement cultivées en grand.

5° *Sols mixtes.* Les diverses terres qui forment la base
des sols que nous venons d'examiner ne sont pas toujours
isolées, de manière à former des terrains bien caractérisés ; on ne les rencontre même presque pures que là où
la terre arable provient exclusivement d'un sous-sol
homogène. Dans les endroits qui sont depuis longtemps
bien cultivés, dans ceux qui reposent sur un fonds hété-
rogène, ou qui ont reçu les substances entraînées par les
torrents, on trouve toujours des terres dont la composition est compliquée, et dans lesquelles plusieurs substances sont en égale proportion.

On appelle *argilo-siliceux* les terrains où l'argile et
la silice prédominent : assez souvent l'argile est en excès
dans ces sols et la terre y est forte ; elle craint les pluies
abondantes, et la sécheresse longtemps continuée en
rend la surface dure, imperméable, crevassée.

Les sols argilo-siliceux ne sont pas très-fertiles ; mais

il est facile de les amender. La chaux y produit de très-bons effets, et les rend aptes à produire toutes nos récoltes : le froment, toutes les légumineuses et les crucifères cultivées comme fourrages y réussissent.

Les sols *argilo-calcaires* ne sont pas rares ; si l'argile et le carbonate de chaux s'y trouvent en juste proportion, ils sont sains, féconds, peuvent produire toutes les plantes cultivées en grand.

C'est l'union de l'argile à la chaux carbonatée pulvérulente qui constitue la marne. Cette substance a un peu les propriétés de l'argile ; elle retient l'eau, les semis y périssent souvent, et les plantes n'y prospèrent que dans les années de sécheresse ; mais elle est très-propre à amender les autres terres.

Argilo-ferrugineux. L'argile est quelquefois unie au fer. Les sols qui en résultent sont assez fertiles, si le métal y est en petite quantité et à l'état d'oxide ; mais ils sont mauvais, si le fer y est en grande quantité ou combiné à un acide. Les sols argilo-ferrugineux sont améliorés par les terres calcaires.

On appelle *terres franches* celles où l'on trouve en quantité convenable les substances qui forment la base des divers sols : ces terres sont en général à rechercher. Mais pour que le sol présente toutes les bonnes conditions requises, la composition doit en varier selon les climats. Ainsi un léger excès de sable qui forme en Angleterre, à cause de l'humidité du pays, les sols de première qualité, où viennent les froments, les turneps, etc., serait nuisible en France, surtout dans le midi, en raison de la sérénité de l'air, du beau ciel de notre pays.

§ 2. *Direction et élévation de la surface des sols.*

Si la surface du sol est horizontale, elle n'est pas exposée à être dévastée par les orages ; la terre n'en est pas entraînée et le sol y est profond. Si le sous-sol est imperméable, l'eau séjourne à la surface et forme des marais : les plantes y sont mauvaises, et il s'élève de la terre des émanations qui rendent le pays malsain. (*Voy.* Marais et Emanations marécageuses.)

Mais si le sol est franc, arrosé par des eaux courantes, et que l'air soit agité, on trouve les conditions d'une bonne végétation : on a des plaines fertiles et saines, où l'on peut cultiver les plantes les plus succulentes, y employer les instruments aratoires les plus perfectionnés. Par la facilité que l'on a d'obtenir des fourrages artificiels, on peut soumettre le bétail au régime de la stabulation permanente. On peut entretenir dans ces localités les plus belles races d'animaux : on y a des fourrages pour les nourrir, et les routes souvent belles permettent de les faire travailler.

Une légère inclinaison du sol est en général très-favorable à la culture ; elle facilite les irrigations, la dérivation des eaux, et au besoin l'assainissement du sol, etc. Mais si la pente est rapide, les terres tendent sans cesse à descendre par l'effet des cultures et par l'action des eaux, etc. Les travaux agricoles y sont difficiles ; le sol y est en général peu profond et les plantes manquent de vigueur. Ces sols sont plus rarement cultivés en fourrages : on les laisse en pâturages, en bois, etc. Les animaux y sont petits mais sains. On ne doit chercher à y entretenir que des animaux de montagne : les routes réclament des chevaux, des bœufs plutôt trapus qu'élancés.

Si l'exposition fortement en pente est au sud, les rayons du soleil y arrivent plus rapprochés de la perpendiculaire et en plus grande quantité pour une surface donnée ; la chaleur y est forte, la sécheresse à craindre. On doit mettre dans ces sols des récoltes précoces qui puissent parcourir la plus grande partie de leur végétation avant les fortes chaleurs. Un coteau bien exposé peut être utile pour avoir des fourrages printaniers, pour fournir aux jeunes animaux un pâturage pendant les premiers beaux jours du printemps.

Dans l'exposition au nord, les terres sont toujours plus froides que ne le comporte la latitude, et en général elles y sont plus humides. Les plantes y sont assez vigoureuses ; les herbes y sont longues mais étiolées, fades, peu nutritives, ayant beaucoup moins de valeur pour l'alimentation des animaux que celles, moins abondantes, qui croissent au midi. Les arbres sont beaux aux expositions nord : on doit les y propager.

Les coteaux inclinés à l'est ou à l'ouest tiennent le milieu entre les précédents pour l'influence qu'ils exercent sur la végétation et sur la santé des animaux. Nous ferons seulement remarquer qu'en France les vents d'ouest, ayant traversé l'Océan, sont presque partout humides, produisent des arrêts de transpiration et tous les accidents qui en sont la suite. Ils sont plus malsains que ceux d'est, et même que le vent chaud qui nous arrive de la Méditerranée.

Pour apprécier l'état sanitaire d'un lieu, il ne faut pas oublier l'influence des contrées environnantes. On voit quelquefois, sous certaines inclinaisons, des coteaux réfléchir les rayons solaires sur une plaine voisine, et élever la température au-delà du degré que comporte la position géographique du lieu ; d'autres fois des montagnes arrêtent les courants de l'atmosphère et préviennent les vents insalubres ; enfin, elles peuvent produire dans l'air un état de calme qui favorise la stagnation des principes dangereux et diminue les conditions de salubrité.

A mesure qu'on s'élève au-dessus du niveau de la mer, l'air devient froid, sec, pur ; le vent l'agite sans cesse et en forme un tout homogène ; l'eau y est claire, fraîche et en général pure, les hautes montagnes étant granitiques.

Sous le rapport de la température, l'élévation produit le même effet que le rapprochement du pôle. En Angleterre une élévation de 55 mètres équivaut à la distance de un degré de plus vers le nord ; de sorte qu'un mètre d'élévation a autant d'influence que 2,000 de distance. Au-dessus de 4,000 mètres la neige ne fond jamais : les andes du Pérou en conservent toujours, quoique elles soient placées sous l'équateur.

L'élévation du lieu agit sur les êtres organisés comme la latitude. Les habitants des montagnes situées entre les tropiques ressemblent à ceux des contrées plus froides ; les plantes précoces, grasses, succulentes des plaines disparaissent, et de petites, chétives, tardives se montrent, à mesure qu'on s'élève sur les monts, comme lorsqu'on se rapproche des régions polaires. En Angleterre, le froment ne vient pas à 180 mètres au-dessus du niveau de la mer ; si on cultive cette céréale à une pareille hauteur, on obtient assez de paille, mais le grain est petit, léger. Toutes les autres céréales manquent au-dessus de 250 mètres (Sinclair).

L'herbe des montagnes est fine mais sapide ; elle nourrit bien sous un petit volume. On doit la faire consommer par des animaux petits qui puissent prendre leur repas dans le temps qu'ils passent au pâturage. Quoique certains coteaux rendent peu étant en pâtures, on ne doit pas les travailler (Voy. pâturage.) ; du reste certains lieux élevés sont assez féconds et on y trouve de belles races : Fribourg, une partie du Doubs nous en offrent des exemples. Les chevaux, les bœufs de petite stature sont les plus convenables pour faire les labours et les autres travaux dans les routes escarpées des montagnes. Là il faut des animaux rustiques, pouvant résister à tous les froids, assez robustes pour supporter alternativement le froid et le chaud et passer subitement de la chaleur brûlante du midi à la fraîcheur du soir :

c'est surtout dans les collines rapprochées des glaciers,
entourées de bois, que les variations de température sont
brusques et étendues.

Les contrées montagneuses, pauvres en foin, qui n'ont
que de maigres pâturages, doivent s'occuper de l'élevage
et de l'entretien des bêtes ovines : celles à laine courte,
fine y conservent leurs qualités et y prospèrent, si elles y
trouvent une nourriture en rapport avec le poids de leur
corps. La multiplication et l'élevage des bêtes à cornes
est encore une industrie précieuse pour ces pays, lorsque
les vaches et les élèves peuvent vivre passablement, la
plus grande partie de l'année, dans des terrains qui ne
pourraient pas nourrir des bestiaux plus précieux. En
ajoutant à la nourriture prise dans les champs, quelques
fourrages de médiocre qualité pour hiverner les génisses
et les taureaux, on obtient à bon marché, des vaches et
de jeunes bœufs, qui donnent du bénéfice. Il faut s'attacher à de petites races, telles d'ailleurs qu'elles doivent être pour travailler dans les pays de montagnes.

§ 3. *Position des lieux.*

Le voisinage des mers, des forêts, des villes, etc.
influe sur les terres, indépendamment de la direction
que présente la surface du globe. L'intérieur des continents est froid en hiver et chaud en été ; les bords des
mers, des fleuves et même des grands lacs sont toujours
couverts d'une atmosphère humide qui, en été modère les
ardeurs du soleil, en hiver prévient les très-grands froids
et est toujours très-favorable à la végétation. Personne
n'ignore que le sol et le climat de l'Angleterre sont beaucoup plus appropriés à la production des pâturages et à
l'entretien des animaux que ceux de la France. Il ne
serait pas possible de voyager chez nous sur des voitures
découvertes ainsi qu'on le fait de l'autre côté de la

Manche; nous ne pourrions pas non plus laisser les bêtes
à laine exposées l'été aux ardeurs du soleil et l'hiver à la
rigueur du froid; faire d'un champ de raves, une bergerie et un pâturage d'hiver. L'expérience de Daubenton
nous a prouvé que nous ne pouvions pas en cela imiter
les Anglais.

Il tombe beaucoup plus de pluie sur les rivages des
mers et dans les pays chauds, qu'au centre des continents
et dans les contrées froides. Indépendamment de l'atmosphère, nous trouvons près des mers, près des grands
courants d'eau, des terrains, des herbages favorables à
l'entretien du bétail. Ces lieux doivent être laissés en
pâturages qui craignent beaucoup moins les inondations
que les récoltes. Les animaux y sont grands, bien mus-
clés, bien constitués quoique ayant la peau épaisse, la
corne développée et les pieds grands. Les bêtes de boucherie y prospèrent principalement. On recherche de
préférence celles qui ont été engraissées avec l'herbe sapide des pâturages salés des bords de la mer.

Les brouillards qui s'élèvent des rivières, des fleuves,
de la mer, des lieux enfin où l'eau est courante ou en
très-grande quantité ne sont pas insalubres; ils adou-
cissent l'atmosphère sans lui communiquer les propriétés
malfaisantes que donnent les émanations marécageuses.

Les contrées boisées sont en général salubres, les
arbres absorbent les principes malsains que les marais,
les animaux, la fermentation, répandent dans l'air; sous
l'influence du soleil ils pompent l'acide carbonique, le décomposent, s'approprient le carbone et dégagent de l'oxigène et de la vapeur d'eau; ils purifient ainsi l'atmosphère
et en rendent la température modérée; pendant l'hiver les
bois servent d'abri, arrêtent les grands courants d'air.

Le voisinage des villes doit être pris en considération.
L'entretien du bétail y est moins lucratif que dans les
lieux isolés; les eaux y sont moins pures; l'engrais y est

plus abondant l'air moins bon, chargé de vapeurs, de fumée et de miasmes qui peuvent fertiliser les terres, mais qui nuisent à la santé des animaux. Les plantes fourragères y sont vigoureuses, et quoique peu nutritives elles ont cependant une grande valeur. Le prix élevé du lait et du travail peut seul permettre d'y entretenir, sans perte, des vaches laitières et des chevaux ; mais l'élevage, l'engraissement y sont toujours en perte.

CHAPITRE II.

DE L'ATMOSPHÈRE.

La masse aëriforme qui enveloppe notre planète est connue sous le nom d'atmosphère. Elle s'élève jusqu'à la hauteur de soixante-dix à quatre-vingts kilomètres, pénètre dans toutes les excavations de la terre, et enveloppe dans son sein tous les corps qui sont à la surface du globe.

Indispensable à l'existence des êtres vivants, l'atmosphère agit sur les animaux par sa composition chimique, par ses propriétés physiques, par le déplacement des fluides qui la forment, par les météores aqueux qui se produisent dans sa masse, et par les fluides impondérables qu'elle renferme.

SECTION PREMIÈRE.

DE LA COMPOSITION CHIMIQUE DE L'AIR ATMOSPHÉRIQUE, ET DE L'INFLUENCE QU'IL EXERCE SUR LES ANIMAUX.

ARTICLE 1er. — DE L'ATMOSPHÈRE DANS L'ÉTAT NORMAL.

On appelle air atmosphérique le fluide qui constitue l'atmosphère. Ce gaz est formé dans toutes les circonstances de 21 parties d'oxigène et 79 d'azote, de quelques centièmes d'acide carbonique, de vapeur d'eau et de fluides impondérables. Assez souvent on y rencontre, en outre, des émanations aériformes et des corpuscules solides provenant de la surface de la terre.

L'oxigène et l'azote constituent l'air proprement dit ; ils forment les quatre-vingt-dix-huit ou quatre-vingt-dix-neuf centièmes de la masse atmosphérique. On les trouve toujours dans l'atmosphère dans les proportions que nous venons d'indiquer. Une plus grande quantité de l'un ou de l'autre de ces gaz rendrait l'air impropre à l'entretien de la vie des animaux.

. Quant à l'acide carbonique, il y en a aussi constamment ; mais il s'y trouve en quantités très-variables : il peut même manquer complètement sans inconvénient, tandis qu'il est nuisible si la quantité en dépasse trois ou quatre centièmes. (*Voy*. l'art. suiv.)

La vapeur d'eau est toujours en grande quantité dans l'air rapproché du sol. On en trouve moins dans les couches élevées de l'atmosphère. Elle est nécessaire à l'existence des êtres vivants : ceux-ci ne pourraient pas exister dans un air complètement sec.

L'air exerce sur les êtres organisés une action chimique subordonnée à sa composition. Dans les animaux, il agit principalement par son oxigène ; introduit dans les bronches, il rend le sang veineux plus rouge, vermeil, plus consistant et plus fibrineux. Le fluide nutritif formé par les aliments n'est propre à servir à l'accroissement et à l'entretien des organes que lorsqu'il a subi l'action de l'air dans l'appareil respiratoire. On ignore les phénomènes qui ont lieu dans l'acte de la respiration pour la transformation du chyle et du sang veineux en sang artériel ; mais on sait que l'air perd trois ou quatre centièmes de son oxigène, que ce dernier fluide est indispensable, qu'aucun autre gaz ne peut le suppléer ; que la quantité d'azote reste à peu près invariable ; que tantôt elle augmente, tantôt elle diminue; que ce gaz paraît destiné à modérer l'action de l'oxigène, et peut être remplacé, dans la respiration par l'hydrogène, sans que la mort des animaux en soit une conséquence immédiate; qu'à la place de l'oxigène qui disparaît on trouve de l'acide carbonique et de la vapeur d'eau; enfin, que l'air qui a servi à la respiration est impropre à remplir le même usage, et que celui des bâtiments habités doit être sans cesse renouvelé.

On sait aussi que la continuation des phénomènes respiratoires est indispensable à la vie; qu'un animal se passerait plutôt d'aliments que d'air; que la force, la santé, la vigueur, la chaleur des animaux, sont en rapport avec l'étendue, la perfection de ces phénomènes; qu'une poitrine ample, des poumons sains, bien perméables, des voies aériennes libres, larges, sont aussi nécessaires à une bonne respiration qu'un bon air; enfin, que les effets de l'air sur l'économie animale sont variables selon l'état physique et la composition de ce fluide, et selon l'état des animaux qui le respirent.

ART. 2. — DES ALTÉRATIONS CHIMIQUES DE L'ATMOSPHÈRE, ET DE L'INFLUENCE QU'ELLES EXERCENT SUR LES ANIMAUX.

Comme nous l'avons dit, la composition chimique de l'air est altérée par la respiration des animaux. Nous allons voir, en étudiant les altérations de ce fluide, que la combustion, la fermentation alcoolique, la putréfaction, les marais, les émanations des corps vivants, diverses opérations chimiques peuvent aussi le rendre insalubre.

§ 1er. *Altérations de l'air produites par des gaz répandus dans l'atmosphère.*

Les gaz qui altèrent l'atmosphère agissent les uns d'une manière négative, les autres par des propriétés particulières. Ceux-là nuisent en occupant la place des fluides nécessaires à la vie et produisent l'asphyxie ; les derniers exercent sur l'économie animale une action spéciale, délétère : ils produisent l'empoisonnement.

1° DES GAZ QUI ASPHYXIENT. Dans cette classe nous trouvons l'acide carbonique, l'azote, l'hydrogène, l'hydrogène carboné, l'oxide de carbone et le protoxide d'azote, etc. Ce sont des gaz qui, répandus dans l'espace en trop grande quantité, asphyxient les animaux par privation d'air respirable.

De l'acide carbonique. Ce gaz est le produit de la combustion des substances qui contiennent du carbone. On croit généralement que le charbon de bois est le seul corps dont la combustion soit dangereuse. C'est une erreur qui a eu maintes fois de funestes résultats : elle provient de ce que le charbon dégage, au moment où il commence à brûler, une odeur plus ou moins forte, produite par des substances étrangères que renferme ordinairement ce combustible. Ces substances, plus faciles à brûler que le carbone, disparaissent les premières, et une fois le charbon bien allumé, le produit de la combustion est inodore. Mais quoique la fumée soit alors sans odeur, elle n'en renferme pas moins de l'acide carbonique ; elle en est même exclusivement formée, et la combustion de la braise est au moins aussi dangereuse que celle du charbon noir.

La combustion du bois, de la paille, du linge, des substances animales produit, outre l'acide carbonique, de la vapeur d'eau, de l'acide acétique, de l'huile empyreumatique, de l'ammoniaque, etc. Ces vapeurs sont aussi dangereuses que le gaz provenant du carbone ; mais l'irritation qu'elles déterminent, avertit du danger qu'il y a à les respirer et force les animaux à fuir le lieu où elles sont répandues. La combustion de la houille produit de l'acide carbonique, de l'hydrogène carboné, et quelquefois de l'acide sulfureux, de l'acide hydrosulfurique, etc.; elle est aussi dangereuse.

La fermentation alcoolique, celle du vin, du cidre, de la bierre, donnent lieu à la formation d'acide carbonique. Il en est de même de la respiration des animaux et de celle des plantes vertes placées dans l'obscurité.

Le gaz acide carbonique se dégage quelquefois de crevasses que présente la terre, des volcans, de certaines eaux minérales; il s'amasse dans les grottes, dans les fissures des rochers, au fond des mines, etc.

L'acide carbonique est un gaz incolore; il a une saveur aigrelette mais peu prononcée; il est plus lourd que l'air et il occupe principalement, lorsque ce fluide est tranquille, calme, les régions inférieures de l'atmosphère. Il rougit légèrement les couleurs bleues végétales et éteint les corps en combustion. Ce dernier caractère est le plus facile à saisir. Toutes les fois qu'une lampe ou une chandelle ne peut pas brûler, que sa lumière pâlit, l'air du lieu où elle se trouve est impur. Il faut se méfier. De l'eau de chaux placée dans un endroit où ce phénomène a lieu, se couvrirait en peu de temps d'une pellicule dure, de carbonate de chaux.

L'acide carbonique respiré à hautes doses, asphyxie en privant les poumons de l'oxigène qui serait nécessaire à la respiration. Il détermine l'assoupissement, l'envie de dormir et la mort; les animaux n'éprouvent aucun sentiment qui les porte à fuir. Mais si l'air n'en contient qu'une petite quantité, il exerce, sans produire la mort, une action spéciale sur le cerveau et détermine des douleurs de tête.

On garantit les animaux de l'acide carbonique en éloignant les causes qui produisent ce gaz; en employant de bons moyens de ventilation; en absorbant l'acide produit et répandu dans les habitations avec la chaux, avec le chlorure de chaux, etc. (*Voy.* Désinfection).

De l'azote. Quoique l'azote soit nécessaire à la respiration, il ne doit pas se trouver dans l'air en trop forte proportion. L'atmosphère qui en contient plus de 81 à 82 centièmes est impropre à la respiration des animaux.

L'azote est très-rarement dégagé à l'état de pureté : il ne devient surabondant dans l'air que par le fait de la disparition de l'oxigène absorbé par la respiration, par la combustion, etc. ; toutes les fois que des animaux sont enfermés dans un lieu bien clos, l'azote y devient en excès.

Le nom de l'azote est formé de deux mots grecs, α privatif, et ζων vie. Il n'exerce pas cependant d'action spéciale sur les animaux, mais il produit l'asphyxie en les privant de la quantité d'oxigène qui leur serait nécessaire : il agit négativement, à peu près à la manière de l'acide carbonique.

L'azote se combine très-rarement d'une manière directe avec les autres corps ; il serait difficile de le faire absorber : on ne peut en prévenir les mauvais effets qu'en renouvelant, par l'aérage, l'air des lieux où il est en trop grande quantité.

De l'hydrogène, du protoxide d'azote, de l'oxide de carbone et des composés d'hydrogène et de carbone. L'hydrogène mêlé à l'oxigène en certaines proportions, peut être respiré pendant quelque temps sans qu'il en résulte de bien graves accidents. Le protoxide d'azote est celui de tous les fluides qui peut le mieux remplacer l'oxigène dans la respiration et dans la combustion. Du reste ces gaz étant presque toujours le produit d'opérations chimiques, se trouvent très-rarement à l'état de liberté.

Les composés d'hydrogène et de carbone, l'oxide de carbone, ne se dégagent, en général, que pendant la combustion des matières carbonées et dans quelques phénomènes chimiques. Ils produisent bien rarement des accidents sur les animaux, à l'exception de l'hydrogène carboné ou gaz des marais dont nous traiterons à l'article des émanations marécageuses.

Si l'un de ces gaz se trouvait accidentellement en grande quantité dans un lieu habité, on devrait, pour en prévenir les funestes effets, renouveler l'air par des procédés d'aérage.

2° GAZ QUI EMPOISONNENT. Parmi les gaz de cette deuxième classe, les uns agissent comme des irritants, les autres comme des poisons stupéfiants. Les premiers produisent des irritations plus ou moins fortes selon leur quantité et le temps qu'on les respire; les autres agissent presque instantanément et déterminent la mort, quoique n'étant respirés qu'en petite quantité.

GAZ IRRITANTS. *Du chlore.* Le chlore libre est toujours un produit de l'art. On fait dégager ce gaz pour l'employer dans l'industrie ou en médecine. On s'en sert pour blanchir les tissus, la cire, pour désinfecter les lieux et les objets malsains, et pour traiter certaines maladies.

Introduit dans les voies respiratoires, ce gaz produit à la gorge un sentiment de resserrement très-fort, très-désagréable; des toux fortes, quinteuses, et même la suffocation, peuvent résulter du contact d'une grande quantité de chlore avec les organes de la respiration. Lorsque les animaux sont pendant longtemps soumis à l'action de ce corps, inspiré à petites doses, ils contractent des maladies de poitrine qui deviennent chroniques et presque toujours mortelles : ces effets s'observent sur les chiens de garde des blanchisseries et sur les chevaux que ces établissements emploient pour mettre en mouvement des machines.

Il faut écarter autant que possible les animaux des lieux où le chlore se dégage et ne les laisser exposés à son action que le moins de temps possible. A cet effet, on doit établir dans les blanchisseries des courants d'air

qui entraînent, hors des établissements, toutes les particules délétères qui s'échappent des cuves, des appareils.
Le gaz ammoniac a bien la propriété de neutraliser le
chlore, en se combinant avec lui directement ; mais ce
moyen ne peut pas être usité en grand à cause du prix de
cet alcali et de l'action qu'il exerce lui-même sur l'économie animale.

Si le chlore est employé pour désinfecter des habitations, des étables, il ne faut remettre les animaux dans
les lieux où on l'a fait agir, qu'après avoir laissé les
portes, les fenêtres, etc., ouvertes assez longtemps pour
renouveler complètement l'air.

L'*acide hydrochlorique* se produit en grandes quantités
dans la fabrication de la soude artificielle, et dans quelques fabriques d'autres produits chimiques ; il se présente
sous forme de gaz d'une odeur très-forte, d'une saveur
fortement irritante. Il est très-soluble dans l'eau, et,
dissous dans ce liquide, il constitue l'acide muriatique si
répandu dans le commerce.

Lorsque les animaux ne respirent que de petites
quantités de gaz acide hydrochlorique, ils éprouvent
des irritations des voies aériennes, qui se dissipent facilement si l'action a été de courte durée ; mais s'ils le
respirent longtemps, ils éprouvent des toux violentes,
des inflammations qui passent à l'état chronique et produisent la désorganisation de l'organe pulmonaire. Si ce
gaz est respiré en grande quantité, les animaux éprouvent des irritations très-intenses, des toux suffocantes,
et ils ne tardent pas à périr dans de grandes douleurs.

L'aérage est encore le seul moyen qu'on puisse employer utilement contre cet acide. Le gaz ammoniac
qui s'en empare le neutralise, en se combinant avec lui et
en formant un sel solide (hydrochlorate d'ammoniaque).

De l'acide sulfureux et de l'acide nitreux. Avant la
découverte du chlore, l'acide sulfureux était seul em-

ployé pour blanchir les tissus. On s'en sert encore pour
blanchir la cire, des objets en laine, etc. Ce corps est gazeux, blanchâtre, d'une odeur suffocante. C'est lui qui se
dégage lorsqu'on brûle du soufre, des allumettes soufrées.

Il produit sur les organes de la respiration des maladies
qui varient par leur intensité, depuis la plus légère irritation jusqu'à la phlegmasie la plus intense.

L'acide nitreux, ou gaz rutilant, est un corps gazeux,
rougeâtre, d'une odeur suffocante, qui se dégage toutes
les fois que l'on fait agir l'acide nitrique sur un corps
combustible. Les ouvriers qui emploient ce dernier acide
pour décaper les métaux, pour polir le cuivre, en produisent fréquemment.

L'acide nitreux, respiré en assez grande quantité, occasionne des phlegmasies très-graves, la suffocation et
même la mort. A petites doses, il détermine une sensation
fort désagréable et la toux.

On prévient les accidents causés par ces gaz au moyen
de l'aérage, et l'on en neutralise les effets par l'emploi
des anti-phlogistiques.

Le *gaz ammoniac*, encore appelé *alcali volatil,* est un
gaz qui se produit toutes les fois que des substances
azotées entrent en fermentation. C'est lui qui se dégage
dans les fosses d'aisance, dans les bergeries d'où l'on n'enlève le fumier qu'à de longs intervalles, etc. : il se reconnaît, s'il est en petite quantité, à son odeur piquante,
urineuse, à son action sur les yeux, et à l'écoulement
de larmes qu'il occasionne.

Ce gaz respiré irrite les organes respiratoires : il
donne aux membranes muqueuses une teinte rose. Son
action continuée produit des ophthalmies, des angines,
des bronchites ; une inspiration un peu forte occasionne
seulement une sensation très-désagréable ; mais introduit
en grande quantité dans les bronches, il donne lieu, en
peu de temps, à la suffocation et à la mort.

Pour prévenir les effets de l'ammoniaque, il faut nettoyer les lieux d'où il se dégage, en enlever toutes les matières azotées susceptibles de fermenter; si l'on ne peut pas en prévenir la formation, il faut renouveler sans cesse l'air de ces lieux, y répandre du chlorure de chaux, y faire dégager du chlore, etc.

DES GAZ STUPÉFIANTS. L'action de tous les gaz compris dans ce paragraphe n'est pas identique; mais ils se ressemblent par la faculté qu'ils ont de déterminer la mort, lors même qu'ils ne sont pas absorbés en assez grande quantité pour asphyxier, ni pour produire une grande inflammation.

Hydrogène sulfuré, ou *acide hydro-sulfurique.* Ce gaz est connu des vidangeurs sous le nom de *plomb*, à cause de la promptitude avec laquelle il occasionne la mort.

Il se produit dans les fosses d'aisance et dans tous les endroits où se putréfient des substances renfermant du soufre libre ou combiné. M. Savi en a trouvé dans les émanations des marais en Toscane. Selon cet auteur, ce gaz résulte de la décomposition, par des matières organiques, des sulfates contenus dans les eaux, dans la terre. M. Daniel (*Philosophical magazine*) attribue la production de l'hydrogène sulfuré, qu'on trouve sur les côtes d'Afrique, à l'action des matières végétales sur les sulfates des eaux de la mer. Les ouvriers qui ont travaillé au tunnel qui passe sous la Tamise, ont eu à souffrir du dégagement des gaz hydrogène carboné et hydrogène sulfuré; ces fluides sortaient par les jointures du bouclier sous forme de flammes longues de plusieurs pieds.

L'hydrogène sulfuré est quelquefois le résultat d'opérations chimiques et de préparations faites en grand. On le reconnaît toujours à une odeur qui rappelle celle qui se fait sentir quand on casse des œufs qui ont éprouvé la putréfaction.

Ce gaz est très-délétère : quelques centièmes dans l'air

suffisent pour occasionner la mort en très-peu de temps. Les animaux qui le respirent en grande quantité tombent comme frappés par la foudre.

Aérer les lieux où il se dégage, y établir de bons courants d'air, déplacer les substances qui se décomposent, sont les moyens qu'on doit employer contre ce gaz. Si des animaux ont été incommodés par son action, il faut les mettre à l'air, leur faire respirer du chlore.

On a remarqué dans la Provence, que l'hydrogène sulfuré qui se dégage du résidu des savonneries, dit marc de soude, est nuisible à la volaille ; dans le mois d'août 1840, on y a perdu 17 poulets qui étaient restés logés pendant 48 heures dans un poulailler placé à cinq mètres de distance d'un tas de dépôt de savonnerie (*Ann. Prov.*, 1840).

Hydro-sulfate d'ammoniaque. L'hydro-sulfate d'ammoniaque est un sel formé par la combinaison de l'acide hydro-sulfurique avec l'ammoniaque. Il se produit toutes les fois que les deux corps qui le constituent se rencontrent. La putréfaction de toutes les substances organiques qui renferment de l'azote et du soufre lui donne naissance. L'hydro-sulfate d'ammoniaque est gazeux, incolore, d'une odeur fétide, brûlant avec une flamme épaisse et laissant déposer du soufre. Il agit sur les animaux comme un puissant stupéfiant ; à très-petites doses, il produit la mort. Il se rencontre aux environs des voiries, dans les fosses d'aisance, et il contribue à produire les effets terribles connus sous le nom de *plomb*. Injecté à doses très-faibles dans les cavités du corps, dans le tissu cellulaire, il produit aussi la mort en bien peu de temps.

Contre ce gaz, nous ne pouvons employer que de bons procédés de ventilation, pour le disséminer dans toute l'atmosphère et le rendre insensible. Lorsque les animaux l'ont respiré, on doit les exposer à l'air libre et chercher à les ramener à la vie par l'action des stimulants les plus forts, leur faire respirer l'ammoniaque, etc.

Hydrogène phosphoré, hydrogène arsénié. Nous mentionnerons très-brièvement l'hydrogène arsénié qu'on prépare dans les laboratoires de chimie, l'hydrogène phosphoré qui ne se produit qu'en petites quantités, et dans les endroits où se trouvent des matières animales en putréfaction : c'est lui qui constitue les feux follets qu'on voit dans les cimetières ; il est quelquefois le produit de l'art, mais alors il est toujours en très-petite quantité.

Ces deux gaz, quoique excessivement dangereux, surtout le premier qui produit la mort à très-petites doses, n'occasionnent des accidents que sur les personnes qui font imprudemment des expériences pour en étudier l'action. L'aérage est encore le seul moyen à employer pour purifier l'air des lieux où ils se rencontrent.

§ 2. *Altérations de l'air produites par des substances ordinairement solides ou liquides.*

Ces substances sont minérales ou bien elles appartiennent au règne organique.

SUBSTANCES MINÉRALES. Parmi les substances minérales répandues dans l'air, les unes agissent mécaniquement comme des corps inertes, et d'autres en modifiant la vitalité des organes.

1° SUBSTANCES QUI AGISSENT MÉCANIQUEMENT. Il y a fréquemment dans l'air des substances pulvérulentes, plus ou moins fines, qui y sont maintenues par leur légèreté spécifique, par l'action du vent qui les déplace, ou par l'effet d'une force qui les projette d'un lieu dans un autre. Parmi ces substances, nous trouvons la poussière fine des routes, celle des pierres qu'on taille, des murs qu'on démolit, le sable, les graviers déplacés par les vents.

Ces corps introduits dans les voies aériennes s'y déposent sur les membranes muqueuses, et tendent à les irriter, à produire la toux; lorsqu'ils sont très-fins, ils sont moins dangereux; mais les grains un peu gros, s'ils sont anguleux, déterminent des inflammations, des ophthalmies. La cavalerie française, qui a parcouru des pays chauds, couverts de sable, a eu maintes fois occasion d'observer les effets de la poussière sur l'organe de la vue du cheval.

Les jeunes chevaux qui voyagent pour la première fois sont souvent indisposés; la poussière des routes concourt, avec d'autres causes de maladie auxquelles ils ne sont pas encore habitués, à déterminer les bronchites, les gourmes dont ils sont fréquemment atteints.

Les corps répandus dans l'air peuvent se fixer sur la peau et produire des démangeaisons, des maladies cutanées; déposés sur l'herbe, ils usent les dents des animaux; et introduits dans les voies digestives, ils en irritent la surface, concourent à produire la pourriture, à former des calculs intestinaux. Si l'on fauche des végétaux sur lesquels la pluie a fait adhérer la poussière, et qu'on les récolte dans cet état, on a des fourrages poudreux qui produisent des accidents dont nous parlerons à l'article *Foin*.

On peut diminuer les effets des causes morbifiques que nous signalons, en lavant souvent les yeux, le nez des animaux qu'on est obligé de laisser exposés à la poussière; en les pansant avec beaucoup de soin et en leur faisant prendre des bains; en les faisant aller, autant que possible, dans le sens du vent. Si plusieurs animaux marchent ensemble, il faut les placer de manière à ce que les uns ne reçoivent pas la poussière soulevée par les autres; mettre, dans tous les cas, du côté du vent, les plus faibles, les plus impressionnables. Ces précautions sont surtout nécessaires pour les jeunes animaux qui ont toujours vécu dans des pâturages, dans des écuries. Après les vents secs, il ne faut conduire les troupeaux, du moins ceux de bêtes à laine, dans les pâturages qui bordent les chemins que lorsque la pluie a lavé les plantes.

2° DES SUBSTANCES QUI MODIFIENT L'ORGANISME. Les métaux à l'état de pureté sont sans action sur l'économie animale; de sorte que ceux qui, comme l'arsenic, le mercure, le cuivre, forment les composés les plus vénéneux, pourraient être mis impunément en contact avec les surfaces vivantes, si l'on pouvait les conserver à l'état métallique; mais tous les métaux s'altèrent, passent à l'état de sel ou d'oxide avec une facilité plus ou moins grande, et agissent ensuite, presque tous, sur les êtres vivants, à la manière des poisons.

A. *Mercure.* Le mercure abandonné à lui-même se volatilise à toutes les températures; il se répand dans l'air, et l'on en trouve dans toute la capacité des vases et des appartements où on le tient; mais l'évaporation est plus rapide quand on chauffe le métal et quand on le déplace. Les animaux qui respirent de l'air imprégné de vapeurs mercurielles ne tardent pas à être incommodés; ceux qui habitent dans les ateliers des doreurs, des étameurs de glaces, dont l'atmosphère contient presque toujours du mercure, y contractent fréquemment des convulsions, des tremblements, le marasme, etc.

B. *Plomb.* Le plomb, quoique très-lourd et très-fixe, se répand dans l'espace à l'état pulvérulent, lorsqu'on le travaille pour en faire des balles, du plomb de chasse, des lames, des soudures, etc. Les composés de ce métal, les oxides, le minium, la litharge, les acétates, la céruse, le jaune de Naples, se répandent toujours dans l'air des endroits où l'on prépare ces substances et dans ceux où on les emploie : ces corps produisent des douleurs intestinales, des coliques connues sous le nom de coliques des peintres. On a remarqué ces accidents sur des chevaux employés à tourner les manéges où l'on pulvérise les préparations saturnines. M. le docteur Trousseau (*Jour. de méd. vét. et comparée*, 4ᵉ année, 162) a vu le cornage produit sur des chevaux par le minium, dans une fabrique où l'on préparait ce corps. La respiration était bruyante et elle devenait de plus en plus difficile : on était obligé de pratiquer la trachéotomie ; mais, après cette opération, les accidents disparaissaient et les animaux pouvaient continuer leur service.

Dans la fabrique de Tours, où ces faits ont été observés, les hommes contractent la colique des peintres. Les chats y prennent des convulsions qui les font promptement périr. Le minium administré à l'intérieur ne produit pas cet effet ; et les chiens conservés dans l'établissement n'ont jamais donné aucun signe de maladie qui indiquât un effet des émanations de plomb. On a remarqué que les rats des bâtiments où l'on prépare le blanc de céruse ne vivent pas longtemps : ils deviennent paralysés du train postérieur.

C. *Cuivre.* Le cuivre métallique est sans action sur l'économie animale ; mais tous les composés en sont vénéneux. Or, ce métal, toujours très-divisé lorsqu'il est répandu dans l'air, s'oxide facilement et passe même à l'état de sel ; cela a surtout lieu lorsqu'il est mis en contact avec les liqueurs animales qui humectent les membranes muqueuses : d'où il résulte que le cuivre répandu dans l'air est toujours dangereux. Tous les composés de ce métal, le vert-de-gris, les acétates, le cuivre jaune, sont encore plus dangereux que le métal lui-même. Les préparations cupriques occasionnent fréquemment des accidents dans les ateliers des fondeurs, dans les celliers où l'on prépare le vert-de-gris, dans les boutiques des chaudronniers, etc.

D. *Caractères d'imprimerie.* Les particules répandues dans les ateliers des imprimeurs, par les caractères d'imprimerie, sont toujours dangereuses à respirer ; elles produisent sur les ouvriers des maladies souvent mortelles. On a remarqué que les chats exposés à ces émanations métalliques, contractent des affections nerveuses, des convulsions, et meurent dans le marasme.

E. *Arsenic et ses composés.* L'arsenic se volatilise avec une grande facilité, passe à l'état de combinaison avec l'oxigène, et forme des composés dont tout le monde connaît les funestes effets. Les environs des établissements où l'on prépare les métaux dont les minerais contiennent de l'arsenic, sont toujours insalubres.

Je mentionnerai encore l'acide arsénieux, les sulfures d'arsenic, qui se répandent dans l'air quand on les pulvérise, et qui produisent des accidents promptement mortels ; mais la pulvérisation de ces substances est presque toujours faite en petit et par l'homme ; de sorte que les animaux en ressentent très-rarement l'action. Ce que nous disons des préparations arsenicales s'applique à plusieurs autres composés, au sublimé corrosif, à l'acétate de cuivre, etc., employés dans les arts et en médecine.

F. *Étain, zinc.* Comme les métaux que nous venons d'examiner, le zinc, l'étain, etc., répandent dans l'air, quand on les travaille, des particules qui peuvent nuire aux animaux.

G. *Précautions contre les particules métalliques répandues dans l'air.* Il n'y a pas de moyens efficaces pour remédier à l'action des substances métalliques introduites dans l'économie animale par les voies aériennes et par la peau. Il faut prévenir les effets de ces causes de maladie, en ne laissant les animaux dans les lieux malsains que le temps rigoureusement nécessaire pour le travail ; en établissant des courants d'air qui emportent hors des ateliers les particules nuisibles, à mesure qu'elles sont produites ; en changeant la destination des animaux qui, malgré les précautions qu'on peut prendre, présentent des symptômes de maladie. L'albumine, le blanc d'œuf, sont très-efficaces contre les empoisonnements produits par le mercure, par le cuivre, introduits dans les voies digestives; mais ces contre-poisons n'exercent aucune action contre les substances absorbées par les inhalants bronchiques et cutanés.

SUBSTANCES ORGANIQUES PULVÉRULENTES. De même que le précédent article, celui-ci sera divisé en deux paragraphes.

1° SUBSTANCES QUI AGISSENT MÉCANIQUEMENT. La poussière d'amidon dans les amidonneries, celle qui se détache de l'avoine, de l'orge, etc., quand on remue ces grains, le poussier de charbon, les corpuscules de coton qui voltigent dans les filatures, inspirés, produisent la toux, déterminent des irritations des voies aériennes et des ophthalmies. La poussière du chanvre vert est également dangereuse à respirer, et produit fréquemment l'inflammation des conjonctives.

2° SUBSTANCES ORGANIQUES PULVÉRULENTES QUI MODIFIENT LA VITALITÉ DES ORGANES. Nous mentionnerons dans ce paragraphe l'action produite par la poudre de cantharides, par celle d'euphorbe, par des particules de résine, de tabac, répandues dans l'air. Toutes ces substances sont très-dangereuses; elles irritent d'abord la pituitaire et produisent des inflammations des organes respiratoires. Les cantharides agissent spécialement sur les organes génito-urinaires.

Il faut prévenir les effets des substances organiques, en employant les moyens que nous avons indiqués contre la poussière des chemins et contre les émanations métalliques.

§ 3. *Altérations de l'air produites par les émanations marécageuses.*

Des marais, des routoirs, des rizières, des mares, etc.

La vase qui forme le fond des marais renferme beaucoup de substances organiques qui, sous l'influence de la chaleur et de l'humidité, se décomposent et entrent en fermentation ; elles donnent alors naissance à divers produits dont les uns restent dans la terre ou se dissolvent dans l'eau, et dont les autres se répandent dans l'atmosphère.

On divise les marais, en marais d'eau douce, en marais d'eau salée et en marais mixtes. Parmi ceux formés par la mer, les uns, connus sous le nom de marais salants, creusés par la main de l'homme, sont en général peu nuisibles ; mais ceux qui se forment spontanément sont le plus souvent très-insalubres, surtout si l'eau salée se mêle à l'eau douce. Il paraît que la grande quantité de débris organiques contenue dans les eaux de la mer, éprouve une fermentation plus active lorsqu'elle cesse d'être en rapport avec de l'eau salée pure. M. Savi (*Ann. de chim. et de phys.*, nov. 1841) divise les marais en *marais malsains* et en *marais indifférents*. Ces derniers sont ceux qui ne contiennent pas de sels en dissolution et dont le fond ne renferme pas de produits minéraux marins.

Les médecins distinguent les marais des pays froids, les marais des pays tempérés et ceux des pays chauds. Ces derniers, beaucoup plus dangereux que les autres, conservent leur influence nuisible toute l'année.

On divise encore les marais en *marais verts*, ce sont des prés ou pâturages marécageux ; en *marais à bruyère*, en *marais à tourbe*, en *marais stériles*, etc.

Nous avons, à l'article des terrains argileux, examiné l'influence des sols humides sur les animaux : nous allons étudier les émanations marécageuses. Aux articles *pâturages*, *prés* (voy. *Traité des cultures fourragères*), nous traiterons des plantes qui viennent dans les marais.

Les routoirs, les mares, les rizières, les fossés qui contiennent de l'eau une partie de l'année, émettent dans l'atmosphère des substances malfaisantes. Ces réservoirs agissent comme les marais. Les effets en sont toujours en rapport avec leur étendue, avec la quantité et la nature des substances que l'eau renferme.

Les routoirs sont plus dangereux que les simples mares, que les fossés. Le chanvre y laisse des substances qui, en se décomposant, dégagent une odeur très-infecte et très-nuisible à la santé.

Nature des émanations marécageuses. La nature des substances qui, s'élevant des marécages, diminuent la salubrité de l'air, est peu connue. On sait qu'elles sont formées en grande partie de gaz hydrogène proto-carboné, et de vapeur d'eau contenant une matière organique azotée très-putrescible. M. Savi a trouvé de l'hydrogène sulfuré dans les gaz des marécages en Toscane. La vase du fond de la Tamise en dégage aussi. En regardant l'eau des marais pendant les temps chauds, on aperçoit le dégagement des gaz qui surgissent de la vase, s'élèvent à travers l'eau sous forme de bulles et se répandent dans l'atmosphère. On peut se procurer de ces produits, en peu de temps, en remuant avec un bâton la bourbe des marécages, et en recueillant sous l'eau les fluides qui se dégagent : c'est par ce procédé qu'on a obtenu le fluide qui a servi à l'analyse des gaz des marais. Pour avoir la vapeur d'eau et la matière organique, on expose dans une atmosphère chargée d'émanations un ballon de verre rempli d'un mélange réfrigérant. Bientôt les vapeurs aqueuses et les substances qu'elles contiennent se condensent sur la surface du ballon ; on les fait ensuite égoutter dans une capsule, et l'on fait évaporer à une très-douce température. Le résidu est formé du produit cherché.

De quelle nature est cette matière ? On l'ignore. Seulement on sait, depuis qu'on l'a obtenue, que l'hydrogène proto-carboné, ou gaz inflammable de Volta, n'est pas la seule substance qui altère l'air des pays marécageux.

Columelle, Linnée, avaient attribué les propriétés malfaisantes des émanations nuisibles à des animalcules ;
d'autres, à des acides, à des alcalis, répandus dans l'atmosphère. On ignore aussi, si les émanations des eaux
salées sont de même nature que celles d'eau douce.
Quelle qu'en soit la nature, les médecins les désignent
sous le nom d'*effluves*, mot qui comprend l'ensemble des
produits qui se dégagent des lieux humides, des eaux
croupies, etc. Ils appellent *miasmes*, *virus*, les matières
que le corps animal répand dans l'air.

Production, dégagement et propagation des effluves. Il
n'est pas possible d'apprécier directement la production
et de suivre la propagation des effluves ; on peut seulement supposer la promptitude avec laquelle ces corps
sont produits et disséminés, par les effets qu'ils exercent.
Or, l'on a remarqué que leur action dépend de la température ambiante, du moment de la journée, de l'état hygrométrique de l'air, de la nature des marais, de la position des lieux, des mouvements qu'éprouve l'atmosphère.

Les émanations marécageuses sont produites toutes
les fois que des matières organiques, placées dans un
lieu humide, sont exposées à une température convenable.
Celle-ci peut être considérée comme la principale cause
de la production des effluves ; elle agit en faisant évaporer l'eau des marais et en activant la fermentation putride.
Une infinité de plantes et d'animaux naissent et meurent
continuellement dans les eaux stagnantes ; mais si ce liquide est en grande quantité et agité, les matières putrides n'entrent pas en fermentation. C'est lorsqu'elles ont
été concentrées par l'évaporation de l'eau que la putréfaction s'y développe ; et elle y devient très-active si le
liquide, étant en couches minces, est fortement échauffé
par le soleil. Toutes les émanations produites dans la vase
se répandent alors dans l'espace, ne pouvant pas être
dissoutes par le peu de liquide qu'elles traversent.

De ce qui précède, il résulte que l'insalubrité des
marais doit augmenter à mesure que l'eau diminue : les
effluves ne sont jamais plus nombreux ni plus dangereux
que lorsque la vase est à sec. C'est alors que la bourbe des
marécages, échauffée par les rayons directs du soleil et
par la vive fermentation qui s'y développe, émet, avec
des masses de vapeur, des principes morbifiques. La pluie
et le soleil alternatifs sont nuisibles. M. Montfalcon rapporte, d'après M. Cassan, l'exemple d'un marais qui
n'avait produit aucun accident tant qu'il avait été en-
touré d'arbres; mais qui était devenu un foyer d'infection
aussitôt que le bois avait été abattu, et que l'eau stagnante n'avait plus été préservée des rayons solaires.

L'eau n'est pas nécessaire à la production des émanations morbifiques. Les terrains non submergés renfermant des substances salines et des matières organiques,
peuvent émettre des effluves, lorsqu'ils sont soumis à des
alternatives de pluie et de chaleur. Les Toscans disent
alors que la terre *bout;* elle fermente et dégage, entre
autres produits, de l'hydrogène carboné et de l'hydrogène
sulfuré.

Le calorique facilite la propagation des effluves; il
augmente la force dissolvante de l'air et facilite le
déplacement de ce fluide : à mesure que les couches inférieures de l'atmosphère sont échauffées, raréfiées par
la chaleur, elles dissolvent une plus grande quantité
d'émanations et les entraînent dans l'espace. L'air qui
vient occuper la place abandonnée par celui qui s'élève,
s'échauffe, se dilate, se charge à son tour d'émanations,
et se dissémine ensuite, comme celui qui l'avait précédé
sur la surface du marécage.

Les temps froids arrêtent la fermentation putride,
diminuent en même temps la force dissolvante de l'air
et s'opposent à l'extension des effluves.

Les marais du Nord, de la Pologne, de la Russie,

qui ne se dessèchent jamais, ne sont pas insalubres ; ceux des Antilles, de l'Inde, sont pernicieux durant toute l'année ; et dans notre climat, les eaux stagnantes sont sans action pendant l'hiver, le printemps, et cessent d'exercer des ravages en automne, dès l'arrivée des premières gelées. Durant les saisons froides et humides, la putréfaction est ralentie, et le peu de principes délétères qu'elle produit, restent dissous dans l'eau qui couvre la vase.

Les émanations marécageuses se répandent dans l'air en abondance pendant les fortes chaleurs du milieu du jour. Cependant si la température ambiante ne baisse pas, elles restent dissoutes dans l'atmosphère, sont élevées dans les régions supérieures de l'air, par les mouvements ascensionnels que le calorique détermine dans ce fluide, et ne produisent aucun mauvais effet. Mais le soir, aussitôt que le soleil disparaît de l'horizon, l'air perd, en raison de sa rareté, la chaleur qu'il avait absorbée pendant le jour : la force dissolvante de ce fluide diminuant avec la température, la couche inférieure de l'atmosphère se condense et les effluves qui s'étaient élevés se concentrent en se rapprochant de la terre. Cependant, longtemps après la fin du jour, le sol conserve, en raison de sa densité, la chaleur qu'il a reçue du soleil ; la fermentation continue, et il se dégage toujours des émanations. Celles-ci ne pouvant plus être élevées par l'air, restent dans les couches inférieures de l'atmosphère. Il arrive alors que le soir l'air est surchargé d'émanations, provenant de celles qui se produisent et de celles qui s'étaient formées pendant le jour. C'est après le coucher du soleil que le voisinage des marais est nuisible, surtout en automne, quand des soirées déjà bien fraîches succèdent à des journées très-chaudes.

Les pluies abondantes s'opposent à la propagation des effluves, les rendent moins insalubres, en diminuant

la température ambiante et en augmentant l'eau qui recouvre la vase du marais ; elles rafraîchissent l'air, le
saturent d'humidité, affaiblissent la tendance qu'il a à
dissoudre les vapeurs, et arrêtent la propagation des
matières insalubres ; elles entraînent même à terre celles
déjà répandues dans l'espace. Personne n'ignore que
dans les pays où l'on ramasse l'eau de la pluie pour les
usages domestiques, la première qui tombe, après une
longue sécheresse, est chargée de matières putrescibles,
s'altère promptement et nuit à la santé.

Les montagnes, les forêts peuvent s'opposer à la propagation des émanations marécageuses, en arrêtant les
courants d'air. D'après Lancisi, les marais Pontins n'ont
exercé des ravages sur la ville de Rome qu'après la destruction des forêts situées entre ces lieux insalubres et la
capitale de la chrétienté. Peut-être les arbres décompo-
sent-ils, pour leur nourriture, les effluves, et purifient-ils
ainsi l'air marécageux qui traverse les bois.

Au fond des vallons sur des collines limitées par des
bois, les marais sont plus dangereux que sur les lieux
élevés et nus. L'air toujours agité des hautes montagnes
dissémine les effluves, à mesure qu'ils sont produits.

C'est lorsque l'air est tranquille, quand des obstacles
s'opposent aux mouvements de l'atmosphère, que le voisinage des marais est malsain ; mais pendant le règne
des vents, lorsque l'air circule librement sur les marécages, il y a moins de danger à y conduire le bétail.

Si le temps est calme, les effluves ne se propagent en
assez grande quantité pour nuire, qu'à une petite distance
du lieu où ils sont produits : ils s'élèvent plus qu'ils ne
s'étendent horizontalement. On remarque qu'en général
les lieux élevés, les coteaux dominant les marais, sont
plus insalubres que les plaines également éloignées de
ces foyers d'infection. En Bresse, on regarde les hauteurs
comme des lieux dont l'insalubrité est plus grande que

4 **

celle des bassins occupés par les étangs. (Monfalcon, *Histoire des marais*, p. 95.)

Si les mouvements de l'atmosphère sont rapides, impétueux, irréguliers, les effluves sont entraînés, dispersés, disséminés dans tous les sens et rendus inertes ; mais si un vent régulier ne souffle que légèrement, l'air peut alors transporter à de très-grandes distances, les principes morbifiques élevés des lieux humides. Les effluves des étangs de la Bresse « traversent la Saône, et vont occasionner quelquefois des épidémies meurtrières dans les villages ordinairement si salubres du Beaujolais et même du Mâconais. » (Bottex, *Ann. de la Soc. d'agric. de Lyon*, t. 3, p. 284.)

EFFETS DES ÉMANATIONS MARÉCAGEUSES. Les animaux ressentent plus que l'homme l'influence des émanations marécageuses ; continuellement courbés vers la terre, ils les introduisent dans la poitrine avec l'air inspiré, et dans l'estomac avec les aliments. Ces principes agissent sur le poumon et sur la sanguification : ils altèrent le sang, ils exercent une action directe sur la surface de l'appareil digestif, se mêlent au chyle et sont charriés dans tout l'organisme. Quoique la peau soit recouverte de poils, d'épiderme, elle absorbe probablement aussi des émanations marécageuses, surtout si les animaux étant exposés à la rosée, celle-ci les humecte, les mouille.

L'air des lieux marécageux est nuisible au moins à tous les animaux des classes supérieures : il ralentit l'exercice de tous les appareils ; les fonctions organiques languissent, la digestion est difficile, le chyle peu réparateur, le sang pauvre, aqueux, la lymphe abondante, l'assimilation se fait mal, les tissus sont mous, les chairs pâles, les animaux ne prennent ni muscles ni graisse ; ils semblent formés exclusivement de tissus blancs, albumineux ; ils ont la peau épaisse, rude, les productions cornées très-développées ; la viande en est fade, peu nutritive,

peu salubre. « C'est un fait reconnu , comme l'observe
M. Monfalcon, que la viande des animaux qui pâturent dans les lieux humides n'a pas la délicatesse et la
saveur de celle des bêtes de même espèce qui ont été
nourries dans un pays sec et élevé. » (*Hist. des marais*,
p. 108.) Depuis le dessèchement des marais de la Cha-
rente , la viande des bœufs de ce pays a un grain plus
fin , elle est plus courte, plus savoureuse, nourrit mieux
et se conserve davantage.

Les fonctions animales sont languissantes aussi sous
l'influence des marais : la sensibilité générale est peu
développée , les sens sont plus obtus , les contractions
musculaires faibles, les mouvements lents , difficiles ; les
animaux qui vivent dans les pays à marécages ont une
constitution faible , débile; toutes les causes de maladie
les influencent ; ils sont souvent affectés d'enzooties ,
d'épizooties.

Les effets pathologiques des effluves se montrent quelquefois longtemps après que les animaux ont été soumis
aux influences marécageuses. On voit même fréquemment des individus soumis longtemps à l'action d'un
marais ne devenir malades qu'après avoir quitté le lieu
malsain , et présenter cependant des affections analogues
à celles qui se développent dans la localité marécageuse.
Les habitants du Bugey , qui vont faire les moissons sur
la rive droite du Rhône, n'ont la fièvre, si commune dans
la Bresse, qu'après avoir quitté cette province et être
rentrés chez eux. (Bottex ; *loc. cit.*)

D'autres fois, les effluves agissent presque instantanément. Plusieurs fois on a vu sous l'équateur des équi-
pages contracter des maladies pestilentielles pour avoir
fait passer leur vaisseau à côté d'un lieu marécageux.
« Trente personnes se promenaient vers l'embouchure
« du Tibre, rapporte M. Monfalcon, d'après Lancisi ;
« le vent vint à souffler tout d'un coup sur des marais

« infects, dont il leur apporta les émanations ; vingt-neuf
« d'entre elles furent atteintes de fièvres intermittentes. »
(*Hist. des marais*, p. 94.)

On n'a, nous avons dit, reconnu aucune différence
dans la nature des émanations des divers marais ; mais
il y en a de bien grandes dans les effets qu'elles déterminent. Les principes qui s'élèvent des eaux courantes,
des eaux qui sont limpides, des rivières, des fleuves,
des lacs, des mers mêmes, rafraîchissent l'air en été, le
rendent doux en hiver, humide dans tous les temps ;
mais sans lui donner des qualités bien malfaisantes. Dans
tous les cas, ces principes ne produisent que des rhumatismes, des bronchites, des diarrhées, etc.

Mais les émanations des eaux stagnantes donnent lieu
à des affections cachectiques, des hydropisies, des lésions organiques du foie, de la rate. La pourriture des
bêtes à laine est souvent due à l'influence des marais.
On lui attribue aussi la fluxion périodique des solipèdes. Lancisi, Bailly ont observé que dans les pays où
l'homme contracte des fièvres intermittentes, les animaux sont atteints de maladies organiques des viscères
de l'abdomen. M. Malingié a même fait la remarque
(*Soc. d'agr.* de Loir-et-Cher ; séance ann., 30 août
1840) que les agneaux qui vivent en plein air dans la
Sologne, deviennent malades au moment des premières
chaleurs, à l'époque où les fièvres intermittentes attaquent l'espèce humaine, et que le mal des bêtes à laine
présente, dans son intensité, les mêmes phases que celui
de l'homme.

En automne, lorsque les animaux travaillent beaucoup
et que les fourrages sont peu abondants, les herbes dures, sèches, les eaux rares, les boissons malsaines, il se
manifeste dans les lieux humides des maladies plus dangereuses que celles que nous venons de désigner ; les
animaux sont affectés de fièvres de mauvaise nature,

de pneumonies très-intenses appelées gangréneuses ,
malignes, de phlegmons charbonneux à la peau. Audoin
de Chaignebrun, Petit, etc., attribuent à des marais
des épizooties charbonneuses qu'ils ont eu à traiter. Vicq-
d'Azir a vu la même cause produire sur l'homme des
fièvres, et sur le bétail des affections charbonneuses ; il
attribue la péripneumonie gangréneuse qu'il a observée,
en 1779, dans le vallon arrosé par l'Autre, dans la Picardie, à l'influence des eaux stagnantes. Ici le marais
provenait d'une écluse très-élevée qui avait été construite
pour faire tourner un moulin, contre le reflux de la mer.

Les marais formés d'eau douce et d'eau salée, sont les
plus insalubres : dans les pays chauds ils sont pestilen-
tiels ; en très-peu de temps ils déterminent les plus graves
maladies. On a même cru que le typhus contagieux qui
a ravagé l'Europe plusieurs fois, était dû aux marécages
de la Hongrie. Cependant les affections ataxiques, les typhoïdes, sont plus généralement attribuées aux émanations animales.

Les ruminants sont ceux de nos animaux qui souffrent
le plus de l'influence des marais. Les bêtes à laine exposées aux émanations effluviennes contractent la pourriture, et les bovines principalement des affections de
poitrine.

Dans les environs d'Isigny, les poulins qui pâturent
dans les marais contractent une espèce d'hydropisie qui
se manifeste par la tristesse, par l'œdème de la croupe,
du bord supérieur de l'encolure, du dessous du ventre.
Les animaux malades ont le poil terne, ils sont faibles,
suent au moindre exercice. D'après M. Ganu (*Revue
agr.*, nov. 1839), cette affection, appelée *mal de marais,*
attaque rarement les sujets âgés de plus de trois ans.

Le porc, le buffle, les oiseaux aquatiques, sont les
animaux qui résistent le mieux aux émanations des marécages.

Les poissons eux-mêmes souffrent de l'influence des marais. Tout le monde sait qu'il y en a beaucoup qui ne peuvent vivre que dans les eaux-vives; mais ceux qui supportent le mieux l'influence des eaux stagnantes souffrent lorsque celles-ci diminuant ressemblent aux marécageuses. Lorsque l'eau diminue dans les étangs de la Bresse, la carpe, la tanche y deviennent malades ; elles sont moins vives, la chair en est molle, fade, de mauvais goût, et cependant ces étangs ne ressemblent pas aux véritables marais : ils n'ont pas cet énorme couche de vase qui dans ces derniers est en fermentation depuis des siècles. Les poissons de l'étang de la Cauche périrent après l'irruption subite dans ce réservoir d'eaux marécageuses. (Monfalcon, *Histoire des marais.*)

Les animaux nouvellement importés dans un pays marécageux sont ceux qui souffrent le plus, et ceux des pays où les marais cessent d'être malsains en hiver ont, tous les ans, à s'accoutumer aux effluves. Les enzooties qui ne paraissent qu'à certaines saisons n'épargnent pas plus le bétail né dans le pays que celui qui a été importé.

Enfin la disposition individuelle a une grande influence. Les animaux qui ont été mal nourris pendant l'hiver; ceux qui pressés par la faim ont les absorbants très-actifs; ceux qui sont tranquilles, pris par le sommeil, sont plus impressionnables que ceux qui se trouvent dans des circonstances opposées.

En étudiant l'influence des émanations marécageuses, il ne faut pas oublier qu'elles agissent sur des animaux nourris de plantes ligneuses, insipides, peu riches en principes alibiles, souvent couvertes de vase, d'effluves. Il serait difficile de distinguer l'action de l'air de celle des aliments. Il est probable que ces deux causes exercent un effet simultané; que les émanations déterminent des effets plus dangereux, en agissant sur des êtres dont la constitution est détériorée, et dont les humeurs sont altérées par une alimentation insalubre.

Préservatifs. Il est inutile de recommander la destruction des marais et des étangs qui médicalement parlant, sont des marais (Bottex, *des causes de l'insalubrité de la Dombes*), lorsque cela est possible ; mais on ne doit pas la tenter lorsqu'on ne croit pas pouvoir l'effectuer complètement. Plutôt que d'exécuter des travaux qui diminueraient l'eau, il vaudrait mieux alors les transformer, au moyen de chaussées, en étangs qui sont cependant moins insalubres que les marécages, surtout si on ne les vide jamais et si les bords en sont profonds. Les Italiens ont détruit complètement l'insalubrité de quelques marais très-dangereux, formés d'eau douce et d'eau de mer, en empêchant l'eau de la mer d'y pénétrer.

Les bons effets des dessèchements ont été souvent démontrés par l'expérience. On a toujours vu les épidémies, les épizooties si fréquentes dans les pays de marais, disparaître après le dessèchement. Les premiers européens qui ont occupé la Jamaïque, la Pensylvanie, y périssaient en peu de temps d'affections pestilentielles : ces pays sont sains depuis qu'on en a desséché les marais et défriché les terres. La disparition des marais qui entouraient Bordeaux a fait cesser des épidémies qui, plusieurs fois, avaient obligé le parlement de cette ville à transporter dans un autre lieu le siège de ses séances. (Tourtelle, *Elém. d'hyg.*, tom., 1, p. 366.) A Lyon, nous avons vu le dessèchement de Perrache faire disparaître les fièvres qui, jadis, ravageaient cette partie de la presqu'île lyonnaise. Les fièvres ont quitté les parties de la Dombes dont les étangs ont été desséchés. Le village de Villars, le château de Montribloux, etc., sont beaucoup moins insalubres depuis que M. Greppo, M. Bodin, ont desséché des étangs qui étaient peu éloignés de ces localités. (Puvis, *Rapport sur le dessèchement des étangs de la Bresse.*)

Les effets des dessèchements ne sont pas toujours immédiats. MM. Savi, Fossombroni, ont reconnu que les
terrains marécageux continuent à être malsains quelques
années après que l'eau a cessé de séjourner à la surface.
En France, on a souvent fait la même observation.

Si l'on ne peut pas éviter les marais, il faudra donner
aux animaux une nourriture tonique, excitante, faire
usage de sel, de vinaigre, d'eau salée, de couvertures :
ces précautions sont utiles surtout pour les animaux qui
labourent les sols des étangs; pour ceux qui ont été
nouvellement introduits dans le pays. Les habitations
doivent toujours être hors de l'influence des marais :
s'il y a des marécages dans les environs des lieux où
l'on veut construire des étables, on aura égard à la direction des vents les plus fréquents, et quoique les constructions soient éloignées des foyers d'infection, au-delà
de la distance ordinairement parcourue par les effluves,
il sera toujours prudent de ne pas faire les ouvertures
de ce côté.

On ne doit conduire les animaux dans les pâturages qui avoisinent des marais que lorsque le vent, le
soleil, ont dissipé la rosée; le soir il faut les rentrer après
la disparition du soleil. Le bétail ne doit jamais y aller à
jeun, mais seulement quand il a reçu une ration au
ratelier ou qu'il a déjà pâturé dans un lieu sain ; car
dans les individus à jeun l'absorption est plus active et
la force de résistance moindre. Il ne faut pas laisser reposer les animaux près des marais, surtout le soir, et
principalement s'ils ont travaillé pendant le jour.

Les plantations d'arbres sont utiles quand on ne peut
pas opérer la dessiccation : les feuilles des grands végétaux,
étalées dans l'air, absorbent les effluves, décomposent les
gaz malsains, émettent de l'oxigène. Autant que possible, il faut diriger les plantations de manière à ce que
les arbres ombragent les marais sans arrêter les cou-

rants d'air. M. Bonafous (*Hist. nat. du Maïs.*) recommande même pour se garantir des effets des marécages
la culture d'une plante herbacée. Le maïs, dit-il, semble
garantir certains cantons de la Lombardie de l'influence
des marais et des eaux stagnantes ; de vastes champs de
cette graminée contribuent à neutraliser, ou intercepter,
pendant la canicule, les effluves qui s'élèvent des rizières
voisines et des prairies inondées, nommées *marcite.*

Nous ne pouvons pas établir la ventilation en grand
sur les marais, ni faire disparaître les montagnes qui
font d'une plaine, dont le sol est fertile, une gorge où
l'air est immobile et insalubre ; mais il nous serait souvent facile de diriger sur les marais des courants d'air
salutaires, en pratiquant dans les forêts des tranchées
dans le sens des vents dominants.

§. 4. *Altérations de l'air produites par des substances*
émanées du corps animal.

Les émanations animales qui altèrent l'air proviennent de substances en putréfaction, ou elles s'élèvent
du corps des animaux vivants. Nous appellerons les premières émanations putrides, septiques et les autres
miasmes et virus.

DES ÉMANATIONS PUTRIDES, SEPTIQUES.

Nature, origine. Ce sont des matières provenant de
substances animales privées de vie et en état de putréfaction. Les émanations putrides sont formées de vapeur
d'eau, de gaz ammoniac, d'hydro-sulfate d'ammoniac,
d'hydrogène sulfuré, et d'une substance organique qui
se putréfie facilement et qui est assez semblable à celle
qui provient des marais.

Ces émanations sont abondantes dans les fosses d'aisance, aux environs des voiries, des tueries, des boyau-
deries, des fonderies de suif, des fabriques de colle, des

égouts où l'on jette des débris d'animaux et de plantes,
enfin dans les endroits où l'on a enfoui, à une petite profondeur, des animaux morts : ces dernières localités deviennent très-dangereuses, si l'on déterre les cadavres
avant leur complète putréfaction.

Un air chaud, humide, stagnant, est favorable à la
putréfaction des matières organiques. Il s'imprègne d'é-
manations putrides, et semble agir ensuite comme un
levain qui hâte la fermentation des substances non encore décomposées. Le froid arrête la putréfaction, ou
s'oppose à l'expansion dans l'atmosphère des produits
qui se dégagent des corps en décomposition. Un temps
sec absorbe l'humidité des substances animales, les dessèche et leur fait perdre la propriété de se putréfier.
L'entassement de beaucoup de matières animales est
très-insalubre ; le mouvement de fermentation qui s'établit au centre, en élève la température et rend la décomposition très-active ; l'influence du vent, de l'air sec, du
froid, ne peut ralentir le dégagement pestilentiel qui en
émane.

Propagation. Les circonstances favorables à la production des matières septiques en facilitent la propagation. Les égouts, les voiries, etc., agissent à une grande
distance sous l'influence de l'air chaud, fortement chargé
d'humidité. Le vent du midi entraîne au loin les émanations putrides, en assez grande quantité pour qu'elles
affectent l'odorat et produisent des maladies.

Effets. Les émanations n'exercent pas toujours des
effets en rapport avec l'impression qu'elles font sur nos
sens. Les triperies, les fabriques de chandelle, etc., répandent une odeur très-infecte, et cependant ne produisent pas toujours des maladies ; tandis que d'autres localités, où la pituitaire reconnaît à peine la présence de
matières odorantes, sont très-insalubres. Les herbivores,
dit M. Grognier, résistent moins que l'homme aux éma-

nations animales ; les chevaux , les bœufs surtout , plongés dans une atmosphère putride mangent peu, maigrissent ; leur poitrine s'altère ; ils sont disposés aux fièvres adynamiques, charbonneuses, typhoïdes. Si les miasmes ne sont pas très-abondants, ils produisent des fièvres de mauvaise nature ; s'ils sont très-concentrés , ils peuvent déterminer la mort instantanée.

Pour prévenir ces accidents , il faut désinfecter les égouts , y faire passer une grande quantité d'eau qui entraîne et dissémine les matières susceptibles de se décomposer. Il faut enfouir profondément les cadavres des animaux, ou mieux les transformer de suite après la mort en produits chimiques ; on peut également les employer comme engrais, en les découpant en petites parties qu'on enterre séparément. Il faut placer les voiries , les fonderies de suif , etc., dans des lieux élevés et isolés de tout ce qui peut s'opposer aux courants de l'atmosphère ; tenir ces établissements bien propres , les laver très-souvent à grande eau ; bien disposer les ouvertures pour faciliter l'aérage et les laisser toujours ouvertes , excepté lorsqu'elles reçoivent les rayons solaires.

Les procédés de désinfection peuvent être utiles , mais seulement dans quelques cas particuliers. Le feu produit aussi de bons effets ; il établit un courant d'air toujours salutaire , et il décompose , brûle les substances délétères.

DES MIASMES ET DES VIRUS.

Les animaux vivants exhalent continuellement des principes qui se répandent dans l'espace à l'état gazéiforme, le plus souvent invisible. Ces principes, toujours plus ou moins insalubres , exercent sur la santé une influence qui varie selon leur quantité et l'état des animaux dont ils proviennent. Nous les diviserons en émanations provenant d'animaux non affectés de maladies

contagieuses, et en émanations fournies par des malades
dont le mal peut se communiquer : les premières sont
appelées *miasmes*, les secondes *virus*.

DES MIASMES ET DE L'INFECTION.

DES MIASMES. *Définition, origine, nature.* C'est le
nom des émanations qui proviennent du corps des animaux vivants sains ou malades. Les miasmes diffèrent
des virus, ainsi que nous allons le voir, en ce qu'ils sont
dépourvus de la faculté de communiquer une maladie
semblable à celle des individus qui les ont produits.

L'air chaud et humide, les grands rassemblements
d'animaux, sont favorables au développement et à la propagation des miasmes. Du reste, leur influence délétère
est toujours très-bornée ; elle se fait rarement sentir au-
delà de l'étable où ont été produites ces causes de maladie.

La nature des miasmes est peu connue. Ce sont des
matières organiques en dissolution dans la vapeur d'eau.
On en a recueilli en plaçant dans une salle d'hôpital un
ballon renfermant un mélange réfrigérant. L'humidité
déposée sur les parois du vase a laissé, après son évaporation, une matière gélatineuse ayant une grande tendance
à se putréfier. On ne connaît pas la différence qu'il y a
entre les miasmes qui proviennent des divers animaux.

Voies d'introduction, effets des miasmes. Les émanations miasmatiques peuvent pénétrer par les voies respi-
toires, ou par la peau, ou se déposer sur les aliments et
être introduites dans la cavité digestive.

De quelle manière que les miasmes aient pénétré dans
le corps, ils se mêlent au sang, sont charriés dans toute
l'économie animale, et sans produire des affections spéciales, ils donnent ordinairement naissance à des maladies aiguës, graves, qui se ressemblent par la tendance
qu'elles ont à devenir atoniques, adynamiques, putrides,
gangréneuses : les miasmes font prendre ces caractères à

toutes les maladies dont sont affectés les individus exposés à leur action. Du reste, les effets des miasmes varient en raison de leur quantité, de la disposition des individus sur lesquels ils agissent, et probablement selon l'état de ceux dont ils proviennent. L'influence exercée par la disposition de l'animal exposé à l'action des corpuscules miasmatiques est grande : les sujets déjà malades, ceux qui ont été mal nourris, fatigués, surmenés, sont ceux qui en ressentent le plus fortement les effets.

Disséminés dans un grand espace, les miasmes ont peu d'action : leur influence est relative à leur concentration. Toutes les fois que des animaux sont renfermés dans un lieu étroit, non aéré, l'affection des malades qui s'y trouvent devient plus grave. Qui n'a observé combien s'aggrave rapidement l'état des malades placés dans des étables qui, relativement à leur capacité, renferment un grand nombre d'animaux, lors même que ceux-ci jouissent d'une bonne santé ? Les troupeaux de bœufs qui font de longs voyages contractent constamment des maladies graves, si en route ils ne sont pas bien nourris, bien logés, bien soignés. Ainsi s'expliquent les fréquentes épizooties qu'on observe sur les bestiaux qui suivent les armées.

Les animaux qui ont été habitués insensiblement à l'action des principes délétères, en éprouvent moins les effets que les autres ; les bœufs de travail, les taureaux résistent moins aux miasmes des étables mal tenues que les vaches. (Grognier, *Recueil de méd. vét.*, 7° année.)

Les pathologistes ne connaissent pas mieux la différence des effets produits par des miasmes provenant de divers individus que les chimistes ne connaissent la diversité de nature de ces émanations. A peine est-il démontré que les malades, non affectés de maladies contagieuses à virus volatil, émettent des substances plus dangereuses que les sujets sains ; si l'atmosphère qui environne les êtres dont la santé est altérée ont plus insalubre, cela peut être expliqué par la quantité plus grande d'émanations qu'émettent ordinairement les malades dont les exutoires, les sécrétions, les évacuations, dégagent sans cesse des principes fétides.

DE L'INFECTION. *Circonstances favorables à l'infection.* On appelle infection l'action des substances délétères et quelquefois les qualités de ces substances. Il y a des médecins qui donnent aussi le nom d'infection à la propagation des maladies contagieuses par l'intermède de l'air. Ainsi on dit que le claveau, le typhus, se communiquent par infection et par contagion ; mais il est évident que ce mode de propagation des maladies ne diffère en rien de la contagion immédiate (*Voy.* plus loin *Contagion*) qui a lieu à l'aide d'un harnais, d'un instrument, etc. ; seulement dans un cas le principe morbifique est transmis par un gaz, dans l'autre par un corps solide. Quoique, d'après son étymologie, le mot infection puisse être appliqué à la production des maladies par les émanations diverses qui *infectent* l'air, conséquemment par les virus, nous croyons qu'il doit être réservé pour exprimer l'effet des émanations délétères non contagieuses.

Les molécules infectantes, émanations putrides, miasmes, peuvent provenir des animaux vivants, sains ou malades, de la transpiration cutanée, de la perspiration pulmonaire, des sécrétions, des exutoires ; enfin, il s'en élève aussi des égouts, du fumier, des cadavres qui se putréfient, etc.

Les miasmes se répandent dans l'air à l'aide de l'humidité. On a remarqué que toutes les circonstances qui favorisent la concentration et la production des vapeurs, dans un lieu limité, déterminent la formation des molécules infectes, et en augmentent la force. La chaleur qui serait assez intense pour dessécher les corps, arrêterait la production des miasmes ; mais alors elle serait assez forte pour nuire à la santé des animaux : on ne la remarque jamais dans les étables ; de sorte que l'on peut dire que plus la température d'un lieu est élevée, plus elle est favorable à l'infection. L'humidité, l'air calme, la malpropreté, l'entassement de matières susceptibles de s'échauffer, de se décomposer, favorisent toujours l'action des émanations malfaisantes.

Moyens de prévenir l'infection. Les miasmes n'agissent qu'en raison de leur quantité. On peut en prévenir les effets en ne mettant dans une habitation qu'un nombre d'animaux, petit relativement à la capacité du local, à la masse d'air que celui-ci renferme, aux ouvertures dont il est pourvu et à la ventilation qui y est établie. On doit moins craindre, pour les animaux, le froid que l'encombrement dans les étables. Il faut bien nourrir les troupeaux qui voyagent, leur faire faire de petites journées, les placer sous des hangars plutôt que dans des locaux étroits, et aussitôt qu'il y a un malade le séparer des sains.

DES VIRUS ET DE LA CONTAGION.

DES VIRUS. *Origine, nature.* Les virus sont des produits morbides susceptibles de donner naissance à des maladies semblables à celles des animaux dont ils émanent. Ils sont solides, liquides ou gazeux. Le même virus peut exister sous les trois états : celui de la clavelée se présente quelquefois à l'état de gaz, car la maladie qui le produit est propagée par l'air à de très-grandes distances ; on le trouve le plus ordinairement liquide, et c'est sous cet état qu'on l'emploie ordinairement pour pratiquer la clavelisation ; enfin, les croûtes des boutons claveleux peuvent communiquer la maladie. Le virus est-il dans les trois cas un corps identique dont l'air, le pus et les croûtes des boutons ne sont que les véhicules ? On l'ignore. On ne sait pas distinguer non plus de la salive des chiens enragés, le virus rabique ; du mucus nasal, le virus de la morve ; du pus des boutons de farcin, le virus farcineux. Il y a des virus qui ne sont pas susceptibles de s'évaporer : ceux de la rage, de la gale, du farcin, etc., sont dans ce cas. Dans quelques maladies, dans le typhus, dans le charbon, les virus n'ont pas de siége déterminé ; ils sont répandus dans toutes les parties du corps, dans les solides comme dans les liquides, puisque le contact de ces parties peut propager ces maladies. Dans la clavelée, dans la rage, dans la morve, dans les aphthes, etc., les germes de ces affections se trouvent seulement dans les boutons, dans la salive, dans le mucus nasal, dans le pus des ulcères, etc.

Les virus ne proviennent que des malades affectés de quelques maladies particulières, dites contagieuses. Le claveau, le typhus contagieux des bêtes à cornes, le charbon et toutes les affections gangréneuses, le piétin, la gale, la rage, le farcin, la vaccine, la maladie aphtheuse épizootique, la morve aiguë, sont des maladies généralement censidérées comme produisant des virus. Plusieurs vétérinaires placent dans la même catégorie la morve chronique, la ladrerie, la péripneumonie gangréneuse, certaines dartres.

On connaît peu les circonstances qui sont favorables au développement des virus ; on sait que plusieurs maladies ne sont contagieuses que dans certaines circonstances, que d'autres ne le sont qu'à certaines périodes de leur durée.

Conservation. Les virus privés du contact de l'air et de la lumière se conservent longtemps ; mais la rosée, la pluie, le soleil, le froid, les détruisent promptement ; les vents s'opposent aussi à leur conservation, probablement en les disséminant dans l'espace. Des moutons peuvent contracter la clavelée, ou les aphthes, dans un chemin où aurait passé un troupeau claveleux, ou affecté de la ma-

ladie aphtheuse; mais il est rare que cela arrive lorsque,
entre le passage des animaux malades et celui des sains,
il s'est écoulé une nuit où il y a eu de la rosée, ou une
journée dont le soleil a été ardent. Quelques instants de
pluie ou de grand vent produisent le même effet que la
rosée, que le soleil. Mais dans les étables fermées, inha-
bitées, sur le fumier, sur le bois altéré des crèches, sur
les murs, dans les toiles d'araignée, dans les placards où
l'on enferme les couvertures, les harnais, etc., les virus
se conservent très-longtemps. Fracastor pense qu'ils peuvent garder leurs propriétés pendant trente ans. La putréfaction des cadavres ne les détruit pas toujours; on les
a souvent vus se répandre avec les émanations putrides
qui s'élèvent du corps des animaux morts. Pour conserver les virus destinés à l'inoculation, on les prive du
contact de l'air, en les plaçant entre deux lames de verre
ou dans des tubes capillaires qu'on scelle avec soin.

CONTAGION. On appelle contagion la transmission
d'une maladie au moyen d'un virus. La contagion est
dite médiate, si la transmission est opérée par un corps
qui porte le virus de l'animal malade à celui qui est sain;
elle est dite immédiate, lorsque la transmission a lieu par
le contact de l'animal sain avec le malade. Quelques-uns
réservent la dénomination de contagion médiate à celle
seulement qui a lieu par l'air atmosphérique.

Tous les corps peuvent servir à transporter les virus :
les harnais, les instruments divers, mais surtout les
objets poreux, comme les étoffes, les peaux, la laine, les
fourrages, etc., (voyez pour les modes de transmission
des virus, le *Traité de Police sanitaire* de M. Delafond).
L'air lui-même est fréquemment le véhicule des virus;
il les transmet d'un animal à un autre; les vents les
transportent aussi très-loin : on a vu le claveau, le typhus
des bêtes à cornes, être communiqués à une distance de
plus de 100 mètres; Berg (de Bruxelles) a observé, en

1778, que l'air transporte les germes typhoïdes à plus de
deux cents pas. Dans les pâturages, la communication a
lieu plus rapidement; mais des hangars bien fermés
l'arrêtent. (Guersent, *Essai sur les épizooties*.) Il y a,
sous le rapport de la propagation par le vent, une grande
différence entre les virus et les autres émanations délétères : celles - ci sont rarement transportées en assez
grande quantité pour nuire, hors du lieu où elles sont
continuellement renouvelées par la source qui les produit.

Voies d'introduction. Les virus qui peuvent se vola-
tiliser pénètrent probablement par la peau et par la surface respiratoire ; quelques-uns n'agissent que lorsqu'ils
ont été déposés dans l'épaisseur des tissus, sur une partie
dénudée de son épiderme, sur une membrane muqueuse.

Effets des virus. Les virus sont des germes qui se développent quand ils sont placés dans les circonstances
favorables; ils agissent à peu près indépendamment de
la quantité, et déterminent une maladie semblable à
celle qui leur a donné naissance, ou ils ne produisent
aucun effet. Les dispositions individuelles occasionnent
quelquefois l'innocuité des virus, et déterminent des différences dans les symptômes de la maladie qu'ils produisent.
Les circonstances hygiéniques peuvent aussi faire varier.
la forme d'une maladie contagieuse ; mais les différences
qu'on observe, à cet égard, sont dans tous les cas limitées.
Plusieurs virus n'agissent que sur une espèce animale :
ceux du typhus, de la clavelée ; d'autres n'affectent qu'une
fois le même individu : celui du vaccin ou cowpox. Sous
ce rapport, les virus diffèrent beaucoup des émanations.
putrides, des miasmes : ces derniers agissent en raison de
leur quantité et déterminent des maladies différentes,
selon leur concentration et l'état des individus soumis à
leur influence.

De quelle manière que s'opère la contagion, les virus

n'agissent pas instantanément : on appelle *incubation* le temps qui sépare leur introduction dans l'économie de l'apparition des premiers effets qu'ils déterminent. Ce temps est variable selon les maladies : le virus des aphthes agit quelquefois en moins de vingt-quatre heures ; celui de la clavelée produit ordinairement ses premiers effets dans l'espace de trois à cinq jours ; celui de la rage ne manifeste, dans quelques cas, son action que plus de quarante jours après la contagion. Du reste, ce temps peut varier même pour chaque maladie : ainsi le virus rabique peut agir dans l'espace de quelques jours, d'autres fois il ne manifeste sa présence qu'après plusieurs mois. En général, la chaleur, les conditions défavorables à la santé rendent l'incubation des virus de courte durée.

Les virus produisent des effets qui leur sont communs et des effets spéciaux. Tous les virus déterminent un état fébrile plus ou moins marqué. Les malades perdent l'appétit, sont excités, ont le pouls accéléré. Cette fièvre est quelquefois presque nulle ; elle constitue la période d'invasion.

Les effets qui suivent varient selon la nature du virus : dans la clavelée, ce sont des boutons qui se montrent sur la peau ; dans la maladie aphtheuse, des phlyctènes qui apparaissent à la langue, aux pieds, aux mamelles. L'apparition de ces divers symptômes constitue, dans les maladies éruptives, ce qu'on appelle l'éruption. A cette période succède celle de la suppuration. Ces phénomènes varient dans chaque maladie et constituent les caractères des diverses affections contagieuses.

Les virus sont quelquefois mêlés à des miasmes émanés des mêmes malades ou d'animaux différents. Les individus soumis à cette double influence, à la contagion et à l'infection, sont ordinairement très-malades. La maladie contagieuse prend alors, presque toujours, un très-mauvais caractère ; elle se complique de fièvres putrides, de char-

bons ; ce double effet et les complications qui en résultent
se remarquent sur les troupeaux de moutons claveleux,
sur les bœufs atteints de typhus, de maladies charbonneuses, de péripneumonie maligne, si ces animaux sont
mal logés.

Moyens de prévenir la contagion. Les moyens qu'on
emploie contre les virus ont pour but de les empêcher
de naître, de les détruire, d'en arrêter la propagation et
d'en préserver les animaux.

On prévient le développement des virus en soignant
convenablement le bétail menacé d'une affection contagieuse ; en le visitant très-souvent ; en isolant les malades, les traitant avec soin aux premiers signes du mal :
on peut ainsi empêcher certaines maladies d'arriver à la
période où elles sont contagieuses. On doit enfin, si le
cas paraît assez grave, si l'on est dans l'impossibilité de
bien isoler les animaux, abattre les premiers malades,
afin d'arrêter la production des virus.

L'isolement des animaux est un moyen très-puissant
de les préserver des virus ; (il n'y a peut-être jamais eu
un cas d'épizootie contagieuse, où l'on n'ait pas remarqué
des propriétaires qui aient conservé leurs animaux sains
au milieu d'un village infecté, en les isolant continuellement ;) à cet effet, il faut les tenir à l'étable et empêcher
avec le plus grand soin qu'ils n'aient avec les animaux
malades aucune communication même indirecte. Les
hommes, les mendiants, les chiens, les chats, les oiseaux
de basse-cour, transportent souvent la contagion d'une
ferme à l'autre. Est-ce sans raison qu'on a attribué le
développement de quelques-unes des grandes épizooties
qui ont ravagé l'Europe, dans le siècle dernier, à des germes contagieux apportés avec des peaux, des fourrages,
etc. ? (voy. *Du Typhus contagieux,* par M. Bernard). Les
hommes qui soignent les malades doivent se couvrir d'ha-
bits particuliers, les déposer ensuite et se bien laver avec

des liqueurs chlorurées , des solutions alcalines , avant d'approcher des animaux sains. Les harnais, les instruments qui servent au pansage, à des opérations chirurgicales , à l'administration des remèdes , doivent , après avoir servi pour des individus malades , n'être employés pour les sains qu'après avoir été convenablement désinfectés. Il serait mieux d'affecter des instruments particuliers au service des malades.

Les soins hygiéniques fournissent le meilleur moyen de préserver les animaux de l'action des virus. Les individus faibles , les malades , les convalescents , ceux qui ont été exténués , mal nourris , récemment introduits dans le pays , sont les plus exposés à la contagion. Lorsqu'une maladie contagieuse règne dans la contrée , il faut bien soigner les animaux qu'elle attaque , les bien nourrir, ne pas en exiger un travail au-dessus de leurs forces. Il est très-avantageux que le régime suivi ordinairement par le bétail soit tel que nous venons de l'indiquer, et qu'on ne soit pas obligé de le modifier même en bien : tous les changements d'habitudes , seraient-ils favorables aux animaux , peuvent être nuisibles dans ces circonstances. C'est alors qu'il importe de ne pas pratiquer des opérations , à moins qu'elles ne soient rigoureusement nécessaires ; car, rien ne dispose plus à contracter une maladie contagieuse que l'incommodité occasionnée par les pertes de sang , par les douleurs , etc.

Y a-t-il des remèdes propres à préserver les animaux de la contagion ? Dans quelques circonstances, de légers toniques mêlés aux aliments, ou plutôt une alimentation tonique , peuvent être utiles ; et dans d'autres , c'est la saignée, ou mieux un régime diététique et l'exercice qui doivent être employés. On se sert très-souvent des excitants mêlés à la nourriture, on en lave la bouche, on en fait des masticatoires ; mais l'efficacité de ces moyens n'est pas bien constatée. La médecine possède plusieurs

exemples de personnes qui, étant affectées de salivation
produite par le mercure, n'ont pas été atteintes de maladies contagieuses régnantes ; est-ce d'après ces observations, qui ne sont cependant pas concluantes, qu'on a
déduit l'utilité de faire saliver les animaux, en plaçant
des substances irritantes dans la bouche ? Ces substances
peuvent être avalées en petite quantité, corroborer l'économie animale. Employées avec discernement, elles ne
peuvent être nuisibles ; mais leur emploi ne doit pas faire
oublier la nécessité de l'isolement, de la propreté et d'un
bon régime, qui sont des moyens beaucoup plus sûrs.

§ 5. *Influence des végétaux sur la salubrité de l'atmosphère.*

Les plantes émettent par toutes leurs surfaces des corps
liquides et des substances gazeuses : les premiers sont
aqueux ou formés d'un produit végétal particulier ; ceux
qui ont l'eau pour base renferment des sels, des gom-
mes, etc., qui restent sur la plante à l'état solide, et
la partie fluide se répand dans l'air sous forme de vapeurs. Celles-ci sont rarement insalubres ; elles humectent l'air, refroidissent l'atmosphère et exercent une influence salutaire sur les animaux. En été, quand les
arbres sont couverts de verdure et que l'exhalation en
est abondante, l'air des forêts dont le sol est sain, est
frais et humide. Les arbres ne rendent insalubres que les
lieux naturellement chargés d'un excès d'humidité : ils
agissent alors et par les vapeurs qu'ils répandent dans
l'air, et en conservant, par leur ombre, la fraîcheur de
la terre.

Les substances liquides qui n'ont pas l'eau pour base,
sont des huiles essentielles tenant en dissolution des résines, du camphre, etc. Parmi ces substances, les unes
sont volatiles, les autres fixes. Les premières communiquent à l'air diverses propriétés ; elles le rendent odo-

rant, excitant, narcotique, etc. Mais, à moins que la
chaleur n'active l'exhalation des végétaux et que le calme
de l'air ne retienne les émanations près du lieu où elles
ont été formées, elles sont rarement en assez grande
quantité, à l'air libre, pour nuire aux animaux. Ce qu'on
raconte des effets pernicieux produits par l'ombre de
quelques arbres est exagéré : dans tous les cas, on ne
trouve point dans nos climats des plantes qui exhalent
des matières assez actives pour communiquer des propriétés si nuisibles à l'air ; cependant il peut y avoir des
inconvénients à se reposer dans une atmosphère fortement
chargée de l'arome des plantes : dans les lieux enfermés
où se trouvent beaucoup de végétaux, les exhalations
qu'ils émettent peuvent produire des maladies graves et
même la mort des animaux.

Parmi les substances gazeuses, se trouvent en grande
quantité l'oxigène et l'acide carbonique. Pendant le jour,
surtout sous l'influence du soleil, les végétaux absorbent
le dernier de ces gaz, le décomposent dans leur intérieur,
s'en approprient le carbone et dégagent l'oxigène. Les
plantes vertes absorbent aussi les gaz insalubres qui résultent de la respiration des animaux et de la putréfaction :
les plantations d'arbres sont des moyens qu'on doit employer aux environs des marais et des lieux où se trouvent
des causes d'insalubrité.

Dans l'obscurité, les végétaux dégagent de l'acide carbonique, et ceux qui sont coupés, s'ils sont encore verts,
agissent comme ceux qui sont sur pied. Il est dangereux
de passer la nuit dans un appartement qui renferme des
plantes fraîches. Les parties végétales qui ont une couleur
autre que la verte sont les plus dangereuses ; sous ce
rapport, les enveloppes florales tiennent le premier rang.

Les arbres peuvent nuire à la salubrité de l'atmosphère
par l'influence qu'ils exercent sur les propriétés physiques
de l'air. L'ombre d'un bosquet ou seulement d'un arbre

grand, bien touffu, occasionne quelquefois des maladies aux animaux qui, étant en grande transpiration, vont y chercher un abri contre les ardeurs du soleil. Les arbres nuisent aussi dans quelques cas, en s'opposant aux mouvements de l'atmosphère : il faut en couper, les élaguer là où ils sont trop épais, afin de livrer passage aux rayons du soleil, aux courants d'air ; éloigner les animaux des appartements où l'on fait sécher des feuilles, des fleurs, etc.

SECTION DEUXIÈME.

DES PROPRIÉTÉS PHYSIQUES DE L'AIR ET DE L'INFLUENCE QU'ELLES EXERCENT SUR LES ANIMAUX.

L'air atmosphérique agit physiquement sur les animaux par sa pression, par sa température et par son humidité.

§ 1er. *Influence exercée sur les animaux par la pression atmosphérique.*

Pesanteur de l'atmosphère. La pesanteur de l'air, longtemps méconnue, se démontre directement en pesant un ballon où l'on a fait le vide et en le pesant ensuite rempli d'air ; dans ce dernier cas, le vase pèse à raison de 1, 2991 gramme de plus par décimètre (par litre) cube d'air qu'il renferme.

L'air est élastique. Il agit sur les corps qui le compriment avec une intensité qui est en raison inverse de l'espace qu'il occupe ; de sorte que lorsqu'on le réduit par la pression à la moitié de son volume, il réagit sur le corps comprimant avec une force double. Ainsi, l'élasticité de l'air est partout égale à la pression qu'il supporte : comme son poids, elle est plus forte dans les lieux bas, moindre sur les hautes montagnes. Une couche donnée de ce fluide agit avec autant d'intensité sur les corps qui la pressent de haut en bas que sur ceux qui la supportent : un quadrupède en est aussi fortement pressé sous le ventre que sur le dos.

C'est la pesanteur de l'air qui fait monter les liquides dans le vide ; elle élève l'eau à 10 mètres 3 décimètres, et le mercure à 76 centimètres au-dessus de leur niveau. La surface du globe est donc comprimée par l'atmosphère comme elle le serait par une couche d'eau de 10 mètres 3 décimètres, ou par une couche de mercure de 76 centimètres. Pour avoir le poids de l'air que supportent les animaux, il faut mesurer l'étendue de leur surface : le poids cherché est égal à celui d'une colonne d'eau ayant pour base cette étendue, et haute de 10 mètres 3 centimètres. On sait que le décimètre cube d'eau pèse 1,000 grammes ; par conséquent chaque décimètre carré du corps supporte un poids d'air de 103 kilogrammes. Or, la surface du corps de l'homme étant en moyenne de 175 décimètres carrés, elle supporte un poids de 18,025 kilogrammes. Tous les animaux supportent, de même, une pression proportionnelle à l'étendue de la surface de leur corps.

Du baromètre et des variations barométriques. L'action de la pesanteur de l'air sur les liquides est générale : ceux-ci s'élèvent toujours, dans le vide, en raison inverse de leur densité ; de sorte que le mercure étant à peu près quatorze fois aussi lourd que l'eau, une colonne de ce métal fera équilibre à l'atmosphère, comme une colonne d'eau quatorze fois plus haute. La grande densité du mercure rend ce métal très-apte à faire des baromètres : ces instruments sont courts, faciles à déplacer.

L'élévation du mercure, dans le vide, étant due à la pression atmosphérique, doit varier comme celle-ci ; elle varie selon la position des lieux, la température et la composition chimique de l'air. Au niveau de la mer, elle est de 76 centimètres ; elle est plus forte dans les profondeurs de la terre, dans les mines, et plus faible dans les

lieux élevés. Elle diminue à raison de 1 millimètre par
10 mètres 5 décimètres d'élévation : au mont Saint-Ber-
nard elle est diminuée de près d'un quart, et ne fait équilibre qu'à 57 centimètres de mercure.

Plusieurs circonstances font aussi varier la pesanteur
de l'atmosphère dans la même localité. Lorsque l'air
s'échauffe, il se dilate, se raréfie, et il devient plus
léger ; il en est de même lorsqu'il contient une grande
quantité de vapeur d'eau : dans ce cas, il presse moins
sur la surface du mercure exposée à l'air, et le métal
baisse dans la partie vide du tube. La lune exerce sur
l'atmosphère une attraction qui fait aussi varier l'élévation
du baromètre. Parmi les causes qui font varier la pression
de l'air, les unes sont accidentelles, passagères, irrégulières ; d'autres dépendent de circonstances qui, revenant
périodiquement, font régulièrement baisser ou élever la
colonne mercurielle. Les diverses variations de la pesanteur de l'air sont dues presque toujours aux mêmes causes, et elles entraînent ordinairement les mêmes effets ;
aussi les observe-t-on comme signes pronostiques des
changements qui doivent survenir dans le temps.

EFFETS DE LA PRESSION ATMOSPHÉRIQUE. 1° *Pression
moyenne.* Puisque l'air presse également dans tous les
sens, les corps plongés dans son sein ne doivent avoir
aucune tendance ni à s'élever, ni à se rapprocher de la
terre, ni à se porter de côté ; également comprimés sur
tous les côtés, ils tendent à garder leur position. Les mouvements n'en sont pas même contrariés : la réaction que
l'air exerce sur nous quand nous allons en avant, étant
égale à la pression qui nous pousse d'arrière en avant,
nous avançons comme si nous étions dans le vide ; de
même, quand nous voulons nous élever, l'élasticité de
l'air que nous comprimons étant égale à la pesanteur de
celui que nous supportons, nous n'avons que le poids de
notre corps à vaincre.

Mais comment, comprimés dans tous les sens, les animaux ne sont-ils pas réduits à un très-petit volume ? Le phénomène qui se passe sur l'ensemble du corps a lieu pour chaque partie, pour chaque couche, pour chaque membrane. Il y a dans l'intérieur de nos organes des fluides qui, comme l'air, sont compressibles, élastiques, et font équilibre à l'air extérieur ; de sorte que chaque couche, chaque pellicule des corps organisés, étant également comprimée dans tous les sens, n'éprouve aucun resserrement des pressions qu'elle supporte.

Par la même raison, les animaux qui habitent le fond des mers ne sont nullement comprimés par l'eau ; cependant il y en a qui, vivant à 1,000 mètres au-dessous de la surface des eaux, supportent le poids de plus de 80 atmosphères, et s'y meuvent avec la plus grande agilité ; loin de leur être nuisible, cette forte pression est indispensable à leur existence ; elle soutient leur corps et résiste à la force expansive de leurs fluides : ceux-ci tendent à faire éclater les réservoirs qui les contiennent.

Dans l'état ordinaire, c'est l'élasticité de l'air extérieur et celle des fluides contenus dans le corps qui soutient les organes, les empêche de presser les uns sur les autres. M. Weber a prouvé (Acad. roy. des scienc., 23 janvier 1837.) que la solidité de l'articulation coxo-fémorale était due à la seule pression atmosphérique. Le bourrelet circulaire et ligamenteux qui entoure la cavité cotyloïde fait fonction de soupape, et empêche l'entrée de l'air dans cette cavité. Si le fémur est tiraillé, il est maintenu en place par le vide qui tend à se faire dans l'intérieur de l'articulation. Le membre ne descend pas sur un cadavre, même d'une fraction de millimètre, lorsqu'on coupe les muscles qui entourent la jointure ; tandis qu'il descend lorsqu'au moyen d'un trou, pratiqué sans toucher le ligament rond ni la membrane capsulaire, on fait arriver l'air dans la cavité cotyloïde.

2° *Effets de l'augmentation de la pression atmosphéri-*
que. La densité des corps des animaux est toujours en
rapport avec la pression atmosphérique qu'ils supportent.
Si celle-ci augmente, le sang, la lymphe, les gaz renfermés dans les organes, étant plus comprimés, deviennent
plus denses ; si elle diminue, ces fluides tendent à se
dilater, à devenir plus rares, et réagissent plus fortement
sur les solides qui les renferment. Si les variations qu'é-
prouve la pesanteur de l'atmosphère sont peu étendues
et se font graduellement, le corps animal se met insensiblement en rapport avec elles, sans qu'il en résulte
d'accidents. Tous les changements qu'éprouve la densité
atmosphérique n'ont pas la même influence sur les êtres
organisés : l'augmentation en est, en général, plus favorable que la diminution. Les animaux soumis à une pression plus grande de l'air sont forts, agiles, toutes leurs
fonctions s'exécutent bien. La respiration se fait avec
aisance ; les inspirations sont rares et faciles ; les contractions du cœur sont lentes, mais régulières et aisées. L'air
contient, sous un volume donné, beaucoup d'oxigène ;
l'hématose se fait bien, le sang est chaud, stimulant,
riche en particules alibiles ; la nutrition est active ; les
tissus s'assimilent d'abondants matériaux ; les chairs deviennent fermes ; les maladies atoniques, les lésions
organiques disparaissent. En même temps que tous les
actes organiques prennent de l'activité, toutes les fonctions vitales deviennent plus étendues, plus développées. Les augmentations de la pesanteur de l'atmosphère
qu'on remarque dans les circonstances ordinaires, sont
peu étendues et les effets en sont peu sensibles. C'est
dans des pompes foulantes assez spacieuses pour contenir des hommes ou des animaux, que les effets salutaires
de la densité de l'air ont été démontrés. M. le docteur
Pravaz a prouvé, dans son bel établissement orthopé-
dique, que ce moyen avait une grande influence sur

la cure des maladies qui résultent de l'imperfection de l'hématose.

Mais l'augmentation de la densité de l'air, pour ne pas être pénible à supporter, doit se faire graduellement : si les fluides du corps n'avaient pas le temps de se mettre en rapport avec la pression extérieure, il pourrait en résulter de graves accidents. Ainsi les personnes qui, au moyen de la cloche à plongeur, descendent rapidement dans l'eau à une grande profondeur, ressentent des douleurs d'oreille qui cessent presque aussitôt que le plongeur s'arrête dans sa descente. Ces douleurs proviennent de ce que les gaz renfermés dans le tympan n'ayant que la densité de l'athmosphère, sont moins élastiques que l'air de la cloche, pressé par la couche d'eau qu'on a traversé. Alors le fluide qui remplit le conduit auditif externe presse sur la membrane tympanique qui, n'étant pas assez soutenue en dedans, éprouve des tiraillements douloureux. Ces accidents n'ont pas lieu si les plongeurs descendent très-lentement ou s'ils s'arrêtent tous les deux ou trois mètres ; car, alors les fluides du corps ont le temps de se mettre en équilibre avec l'air de la cloche, que l'eau comprime de plus en plus à mesure qu'on descend.

La densité de l'atmosphère et ses effets hygiéniques ne dépendent pas exclusivement de la pression supportée par l'air ; ils sont modifiés aussi par le calorique : la densité augmente à mesure que la température diminue. L'air des montagnes, quoique peu comprimé, produit sur les animaux, en raison de sa fraîcheur, de sa pureté, le même effet que l'air dense : il contient autant d'oxigène sous un volume donné et est aussi favorable à la santé.

Dans les lieux bas, la pression que supporte l'air est neutralisée par sa température élevée ; et en outre, il est presque toujours, en raison de son immobilité, chargé de vapeurs, de gaz, de corpuscules qui en altèrent la pureté ; de sorte que, quoique plus dense, il est moins favorable à la santé que celui que les vents agitent sans cesse dans les lieux élevés. Toutefois, il est présumable que l'air des mines profondes, en général assez favorable à la santé, doit ses qualités à sa grande densité : celle-ci neutralise les effets de la stagnation et des émanations souterraines. Du reste, cet air éprouve peu de variations.

3° *Effets de la diminution de la pression atmosphérique*. C'est lorsque la pression atmosphérique vient à cesser ou simplement à diminuer d'une manière subite, qu'il est facile de se convaincre des effets salutaires qu'elle exerce, dans l'état ordinaire, sur les êtres organisés ; aux effets qu'éprouvent alors les animaux, on voit qu'il ne peuvent exister que lorsque l'air produit sur eux une action physique par sa pression, et des phénomènes chimiques par les gaz qui le composent. Parmi les animaux qui vivent dans la mer, il en est qui sont d'une consistance beaucoup plus molle que celle des terrestres : leur corps a besoin pour se soutenir d'être pressé par une force plus grande que la pesanteur de l'air. Si on les retire de l'eau, leur masse n'étant plus soutenue, s'affaisse. Ceux même dont la consistance est plus grande, les poissons les plus fermes qui sont habitués à vivre dans la mer à une très-grande profondeur, périssent si on les amène à la surface. Leurs fluides se dilatent, la vessie natatoire se distend, les viscères sortent par les ouvertures naturelles, la peau éclate même par le fait du gonflement des parties intérieures. Sur les êtres qui vivent à la surface de la terre, les effets de la diminution de la pesanteur atmosphérique sont moins sensibles que dans les poissons de la mer, cette diminution étant beaucoup moins considérable et les fluides des animaux terrestres étant moins denses que ceux des poissons ; mais si l'on diminue artificiellement la pression de l'air, ou si l'on s'élève subitement à une très-grande hauteur dans un aérostat ou même en grimpant sur une haute montagne, alors l'homme, les mammifères, éprouvent les phénomènes que nous présentent les poissons sortis de l'eau : le corps se gonfle, les liquides et les fluides intérieurs compriment les tissus de dedans en dehors, les distendent, rupturent même les vaisseaux, se répandent, des hémorrhagies ont lieu, etc., etc. Ce qui arrive dans cette circonstance sur les animaux est un phénomène physique semblable à celui que présentent les ballons qui s'élèvent dans l'air. Personne n'ignore qu'à mesure que les aéronautes s'éloignent de la terre, ils sont obligés d'ouvrir les soupapes de leurs aérostats et de laisser sortir une partie du gaz, pour prévenir la rupture du ballon que l'air ne comprime plus assez.

Nous avons souvent occasion de constater les effets locaux de la rareté de l'air : c'est elle qui permet le gonflement et la sortie du sang sous la ventouse appliquée sur la peau. C'est par la même cause que l'inspiration faite sur la peau, avec la bouche seulement, produit le gonflement et la rougeur ; que la succion opérée sur le mamelon fait sortir le lait de la mamelle, etc.

La rareté de l'air produit sur les animaux des effets chimiques qui ne sont pas moins remarquables que ceux que nous venons d'examiner. Lorsque l'atmosphère est rare, elle ne contient pas, sous un volume donné, assez d'oxigène pour transformer le sang veineux en sang artériel ; la respiration se fait incomplètement, elle s'accélère, les inspirations deviennent fréquentes pour introduire dans la poitrine l'air nécessaire à l'hématose ; le cœur bat avec force, le pouls est fréquent. Cependant la circulation se fait avec difficulté, les poumons s'engorgent, tous les canaux sanguins se distendent, et des anévrismes se forment.

L'imperfection des phénomènes respiratoires et le manque de pression qu'éprouvent les organes, sont la cause de la faiblesse que les animaux éprouvent en s'élevant sur les hautes montagnes. A mesure que l'atmosphère devient légère, elle nous paraît plus pesante. Nous avons l'habitude de dire que l'air est lourd quand il est chaud et humide, quoiqu'il pèse moins alors que dans les circonstances opposées : il soutient moins nos organes, et les parties du corps, affaiblies par une respiration imparfaite et pénible, pesant les unes sur les autres, nous font éprouver un malaise, une fatigue, que nous attribuons à la pesanteur de l'atmosphère.

L'air rare des régions supérieures de l'atmosphère est presque toujours très-sec ; il a une grande affinité pour l'eau, dessèche la peau, les membranes muqueuses, et produit une sensation désagréable à la gorge.

Les effets de la rareté de l'air comme ceux de la densité de ce fluide dépendent en grande partie de la manière dont s'opèrent les variations : lorsque celles-ci sont brusques, elles sont dangereuses. Les animaux qui s'élèvent lentement peuvent vivre, sous une pression barométrique de 38 centimètres, à 4,900 mètres au-dessus du niveau des mers, et ils ne vivraient pas sous la cloche d'une machine pneumatique où cette grande raréfaction de l'air aurait été produite instantanément.

L'air trop rare est nuisible même aux plantes. On ne trouve plus de grands arbres au-dessus de 4,000 mètres d'élévation, ni de plantes herbacées au-delà de 5,000.

§ 2. *Influence de l'air considéré sous le rapport thermométrique.*

Thermomètres, de leur usage et de leur utilité. D'après sa température, l'air est dit froid, tempéré ou chaud. Ces états sont déterminés au moyen d'instruments con-

nus sous le nom de thermomètres. Les thermomètres
servent à faire connaître, par la dilatation que leur fait
éprouver le calorique, la température des corps ; c'est-
à-dire la tendance qu'a la chaleur à se communiquer
d'un corps à un autre, ou à se disséminer dans l'espace.
Sans ces instruments on ne peut pas apprécier, même
approximativement, les températures ; car souvent une
substance nous paraît être plus chaude qu'elle n'est réellement, et d'autres fois plus froide. Cette différence dépend de la sensibilité, toujours variable, de nos organes et
des propriétés physiques des corps. Les thermomètres
qui peuvent être utiles en hygiène sont à l'esprit de vin
ou au mercure ; ceux-ci sont préférables aux premiers,
qui ne peuvent guère servir pour les températures qui
dépassent 50 degrés. Or, l'on peut avoir souvent besoin de mesurer des températures plus élevées.

1° *De l'air chaud.* L'air est dit chaud, lorsque sa température est au-dessus de 20 degrés + 0. Il peut être
plus ou moins chaud ; mais il dépasse rarement, à l'ombre, + 40° centigrades.

Pour apprécier les effets de la température de l'air sur
les animaux et sur les plantes, il faut avoir égard, pour
chaque lieu, au maximum où la température parvient
dans quelques cas, et à la température moyenne. Le
maximum de chaleur est à peu près le même dans tous
les pays habités : ainsi, il y a des jours presque aussi
chauds sous les cercles polaires que sous l'équateur ;
mais, dans cette dernière région, la chaleur dure presque tout le jour et toute l'année, tandis que dans les
climats très-froids, la chaleur n'est très-forte que quelques instants du jour et seulement pendant l'été. Cette
différence entre la température des zones torrides et celle
des pôles, fait que la température moyenne est beaucoup
plus forte dans les premières de ces régions que dans
les autres, et que beaucoup de plantes et d'animaux qui

prospèrent sous l'équateur ne se remarquent jamais dans les pays très-froids.

Effets de l'air chaud. La chaleur agit comme un stimulant des forces vitales : l'air chaud dilate les organes ; les veines sont grosses, saillantes ; la circulation est accélérée, le sang se porte à la circonférence avec force ; la sécrétion cutanée augmente : elle est activée par le sang qui abonde dans les capillaires tégumentaires, par l'excitation que la chaleur détermine sur les exhalants, et par la facilité avec laquelle l'air s'empare des liqueurs exhalées.

L'air chaud est raréfié et il agit comme celui qui manque de densité. Les animaux ont besoin d'en introduire de grandes quantités dans les poumons, pour mettre en rapport avec le sang l'oxigène nécessaire à l'hématose. Cet air a une grande force dissolvante ; il dessèche les bronches et la gorge ; quoique la transpiration cutanée soit active, elle reste insensible ; mais si les animaux se placent, à l'ombre, dans un lieu frais où la force dissolvante de l'air soit moindre et cesse d'être en rapport avec l'exhalation, la peau est aussitôt couverte d'humidité.

En même temps que sous l'influence de l'air chaud la peau est sèche, le poumon surexcité, que les mouvements du cœur sont précipités ; l'appétit diminue, la digestion languit, le chyle est peu abondant, l'assimilation se fait mal, et les animaux maigrissent.

Le sang, échauffé, distend les tissus ; il afflue principalement dans les organes mous, peu résistants, et détermine des congestions, des apoplexies du cerveau, du poumon, de la rate, etc. Ces effets ont surtout lieu lorsque les animaux passent subitement du froid à une forte chaleur. Si l'air est chaud pendant longtemps, il devient presque toujours sec ; les fourrages deviennent rares et les herbes dures, couvertes de poussière. L'appareil digestif débilité, les élabore mal ; les digestions sont très-lentes. Le bétail, pour suppléer à l'herbe qui manque sur les pelouses, broute les feuilles, les jeunes pousses d'arbre, et contracte des irritations gastriques, intestinales, des diarrhées, des pissements de sang. Si en même temps les eaux sont rares, les boissons sont presque toujours mauvaises, impures ; les éléments du corps s'altèrent, et des maladies adynamiques, des fièvres bilieuses, des affections charbonneuses se déclarent.

C'est lorsque l'air est bien sec que les insectes, la poussière, font maigrir les animaux, irritent la peau et déterminent des maladies cutanées.

Cet air est surtout nuisible aux animaux bilieux, irritables ; il leur occasionne des maladies nerveuses, le vertige, le tétanos ; il est défavorable aussi à ceux qui ont été importés des pays froids.

Sous l'influence de l'air chaud, les sécrétions intérieures sont ralenties ; les urines sont rares, les hydropisies restent stationnaires ou disparaissent.

Lorsque cet état de l'air est nécessaire, on peut le produire, dans un lieu limité, au moyen du feu et en fermant les fenêtres ; mais il présente alors les inconvénients de l'air enfermé, et il est loin d'avoir les avantages de l'air chaud libre.

Il est souvent difficile de remédier aux inconvénients de l'air chaud ; on peut cependant en diminuer les mauvais effets, en arrosant le sol des étables, les toitures des magnaneries, etc. ; en fermant les ouvertures tournées au midi, et en ouvrant celles qui sont du côté du nord ; en établissant des ventilateurs ; en faisant travailler les animaux pendant la fraîcheur et les rentrant au milieu de la journée ; en donnant une nourriture substantielle, rafraîchissante, et des boissons abondantes, salées ou acidulées.

2° *De l'air tempéré.* L'air est tempéré dans nos climats, quand il marque de 12 à 20° centigrades : il exerce alors sur la peau une action agréable; cette membrane est fraîche, souple; le derme est ferme et non crispé; le sang abonde dans les capillaires superficiels dont la tonicité entretient la régularité de la circulation; la transpiration cutanée se fait convenablement et sans être assez abondante pour affaiblir l'organisme. L'air tempéré est assez chaud pour ne pas refroidir, resserrer les exhalants et les absorbants de la surface respiratoire; et il est cependant assez dense pour contenir, sous un certain volume, l'oxigène qui est nécessaire pour rendre l'hématose complète; l'appétit est bon, la digestion prompte, le chyle abondant; le sang est riche, stimulant et régulièrement distribué; les organes réagissent sur ce fluide, l'élaborent convenablement, et toutes les fonctions s'exécutent bien. La nutrition est active, les chairs sont fermes et les animaux forts.

L'air tempéré est favorable aux jeunes animaux, aux vieux et à ceux qui ont le tempérament lymphatique; il convient moins aux individus adultes, forts, sanguins; il les rend pléthoriques et les prédispose aux inflammations aiguës. Il guérit le farcin, les maladies atoniques, les affections anciennes, la pourriture.

3° *De l'air froid.* L'air est frais ou modérément froid, lorsqu'il a une température de — 8° à + 6°. Il est alors dense, contient beaucoup d'oxigène sous un volume donné. Il stimule d'abord moins les organes que l'air tempéré, et la respiration, la circulation sont moins actives que sous l'influence de ce dernier; il produit sur la peau un sentiment qui peut être pénible, la resserre, la rend épaisse, ferme, diminue le volume des capillaires tégumentaires, repousse le sang dans l'intérieur du corps; la transpiration cutanée diminue et les urines augmentent. Ces effets de l'air frais ne sont pas de longue durée, si les animaux sont vigoureux: il s'établit bientôt une réaction salutaire, le sang se porte à la circonférence, la

peau devient chaude sans cesser d'être ferme ; les membranes muqueuses apparentes sont roses, le pouls est
dur, lent. L'action tonique exercée sur la surface du
corps par l'air frais, se reproduit sur les viscères ; les
animaux mangent avec appétit et digèrent bien, prennent des chairs fermes, deviennent forts, disposés à faire
des courses, à gambader.

Si les animaux sont trop faibles pour que la réaction
puisse s'opérer, le sang, repoussé dans les poumons et
dans les autres viscères, détermine d'abord la dyspnée,
l'oppression ; si cet état de l'air continue, surviennent
des pneumonies, des pleurésies, des diarrhées et même
des apoplexies. L'air froid agit sur les organes de la respiration, et par le contact qu'il exerce sur les bronches,
et par son effet répercussif sur la peau ; il est surtout
nuisible aux animaux qui marchent contre le vent.

Lorsque la température de l'air est au-dessous de —8°,
ce fluide exerce une influence qui est de même nature
que celle de l'air modérément froid, mais plus marquée ;
les animaux ont besoin de plus de force pour résister à ses
effets, et il rend malades des individus qui supporteraient,
sans accident, l'action d'une température fraîche.

Si l'air est très-froid, il détermine plus fortement
que le frais le resserrement des parties extérieures, et
produit des fluxions sur les viscères, des apoplexies pulmonaires et cérébrales mortelles. En outre, il donne lieu
à un autre ordre de phénomènes : il refroidit par son
contact les voies aériennes ; la combinaison entre ses
principes et ceux du sang est ralentie ou ne peut avoir
lieu ; la respiration est incomplète ; il n'y a pas d'oxigène
absorbé ni de carbone exhalé ; le sang, imparfaitement
hématosé, n'exerce pas sur les organes une stimulation
suffisante ; les animaux deviennent tristes, la peau se
resserre, des tremblements surviennent, une grande faiblesse et l'insensibilité se manifestent. Le sang, repoussé

des extrémités, se porte au cerveau ; les animaux tombent dans la torpeur, ils s'endorment et meurent.

Les individus qui sont jeunes, forts, bien nourris, ceux dont le corps est pourvu d'une fourrure épaisse, résistent quelquefois à des températures très-basses. Le froid agit alors sûr les parties minces, sur celles qui sont éloignées du centre du corps : elles sont les plus exposées à l'action de l'air froid, et parce qu'elles offrent relativement à leur masse une grande surface au contact de ce fluide, et parce que le calorique qu'elles perdent se renouvelle difficilement, en raison de leur éloignement du centre de la circulation ; alors surviennent des morts partielles, la congélation des oreilles, de la queue, du pied, de la crête, etc.

L'organisation, l'habitude, le régime, l'âge, ont une grande influence sur les effets du froid. Les animaux du nord ont la peau épaisse, peu sensible, une fourrure touffue, une couche de graisse sous-cutanée, qui les préservent du froid ; ceux qui sont adultes, bien nourris, accoutumés au travail, aux variations ordinaires de la température, résistent aussi beaucoup.

§ 3. *Influence de l'air considéré sous le rapport hygrométrique.*

Des hygromètres, de leur usage et de leur utilité. Les hygromètres sont des instruments qui font connaître le degré d'humidité de l'atmosphère. Il y a des hygromètres de deux sortes : les uns, appelés de condensation, déterminent la liquéfaction des vapeurs aqueuses contenues dans l'air ; les autres, dits d'absorption, s'emparent de ces mêmes vapeurs et augmentent de volume. Ces derniers sont les plus employés : on en fait usage en hygiène et en agriculture. L'hygromètre à cheveux de Saussure est le plus généralement usité.

Les hygromètres ne font pas connaître la quantité d'eau contenue dans l'air ; ils en indiquent seulement, nous venons de le dire, la quantité relative, la tendance qu'a ce liquide à se précipiter sur les corps. Cette indication suffit en hygiène ; car l'air, considéré sous le rapport hygrométrique, n'agit sur la santé que par la facilité avec laquelle il s'empare de la partie aqueuse du corps animal, ou lui communique l'humidité qu'il contient. La quantité absolue d'eau que renferme l'air est moins intéressante à connaître ; car quelquefois il en contient beaucoup, et il agit comme s'il était sec ; loin de tendre à la déposer, il absorbe celle des corps qu'il touche. Pour connaître la quantité absolue d'eau renfermée dans l'air, il n'y aurait, du reste, qu'à prendre un volume donné de ce gaz et à le mettre sous une cloche, avec une quantité exactement pesée d'un corps très-avide d'eau, comme la chaux et la potasse caustiques. Ce corps, après quelques jours, aurait absorbé toute l'humidité de l'air, et, pesé de nouveau, il en ferait connaître exactement la quantité, par l'augmentation de son poids.

Considéré sous le rapport hygrométrique, l'air est sec ou humide.

DE L'AIR SEC. INFLUENCE QU'IL EXERCE SUR LES ANIMAUX. Les effets de l'air sec varient selon que ce fluide est froid ou chaud ; cependant il est toujours avide d'humidité, et il dessèche les corps plongés dans son sein.

Effets de l'air sec et chaud. Sous l'influence de cet air, la transpiration cutanée est abondante, mais les sueurs sont rares ; l'humidité s'évapore à mesure qu'elle est exhalée. Cet air dessèche les voies respiratoires, la gorge, et rend la soif vive.

L'air sec et chaud est peu favorable aux maladies de poitrine ; il convient aux animaux dont le tempérament est lymphatique ; il facilite la guérison des œdèmes, de la pourriture, du farcin.

La sécheresse de l'air est utile dans les pays environnés d'eaux croupies. « Les émanations des eaux stagnan« tes, si meurtrières en Chypre et à Alexandrette, n'ont « pas cet effet en Egypte. La raison m'en paraît due à la « siccité habituelle de l'air, siccité produite, et par le « voisinage de l'Afrique et de l'Arabie, qui aspirent sans « cesse l'humidité, et par les courants habituels des vents « qui passent sans obstacle. Cette sécheresse est telle que « les viandes exposées, même en été, au vent du nord, « ne se putréfient point, mais se dessèchent et se durcis« sent à l'égal du bois. » (Volney, *Voyage en Syrie et en Egypte*, ch. V.)

Effets de l'air sec et froid. L'air sec et froid resserre les tissus, fortifie les organes avec lesquels il est en contact, et agit sympathiquement sur l'appareil de la digestion. Cette fonction est activée, l'appétit est augmenté ; les aliments se digèrent bien ; le chyle est abondant, les fèces sont rares. La respiration est facile, l'air respiré contient beaucoup d'oxigène et les inspirations sont peu fréquentes. Cet air rend les animaux gais, vifs, forts, donne de la fermeté à leurs chairs. Il favorise la guérison des maladies atoniques ; mais il peut produire des inflammations aiguës, et nuit aux animaux qui ont la poitrine sensible.

DE L'AIR HUMIDE. INFLUENCE QU'IL EXERCE SUR LES ANIMAUX. Cet air est en général peu dense : sous son influence la respiration est accélérée, parce qu'il ne contient pas une quantité suffisante d'oxigène ; il conduit bien le calorique et l'électricité ; il produit sur les animaux la sensation du froid. Quoique léger, ne faisant plus équilibre à la colonne barométrique ordinaire, il paraît lourd. L'air humide peut être chaud ou froid.

Effets de l'air humide et chaud. Sous l'influence de l'air humide et chaud, la respiration est pénible, l'hématose se fait mal, le sang est pauvre, peu stimulant ; le cœur le pousse faiblement et le pouls manque de force :

la nutrition languit. Les animaux n'ont pas de vigueur ;
leurs mouvements sont lents, pénibles. La transpiration
cutanée est difficilement dissoute ; les animaux sont couverts de sueur au moindre exercice.

Les tissus sont relâchés : la chaleur les dilate, l'humidité les ramollit, et la pression atmosphérique, légère les
soutient mal. C'est pendant les temps chauds et humides
qu'apparaissent les gonflements, les hydropisies.

Cet air est favorable à la stagnation des liqueurs animales, à l'augmentation de volume du corps, à la production des tissus mous. Sous son influence les animaux engraissent rapidement, mais ils sont disposés à
contracter la pourriture.

L'air chaud et humide facilite la pullulation des insectes nuisibles, la fermentation des substances organiques privées de la vie, la dispersion des matières putrides,
des miasmes, etc. ; il favorise la propagation des virus,
le développement des maladies vermineuses, des affections
gangréneuses, typhoïdes, etc. Cet air convient aux animaux nerveux, irritables, à ceux qui sont affectés d'inflammations de poitrine ; il est nuisible aux sujets jeunes,
délicats, à ceux qui sont lymphatiques.

On peut avoir intérêt à produire cet état de l'air dans
quelques maladies fortement inflammatoires ; on y parvient en plaçant dans les habitations des vases contenant
de l'eau bouillante.

Effets de l'air humide et froid. Cet air est toujours dé-
bilitant, l'humidité neutralise l'effet tonique du froid. Il
est bon conducteur du calorique ; il paraît toujours avoir
une température peu élevée, et il est froid à + 10° ou à
+ 12°. Sous son influence les fonctions languissent, la
respiration se fait mal, l'hématose est imparfaite, le sang
reste fluide, peu vermeil ; les organes ne sont pas convenablement stimulés, les contractions du cœur sont faibles ;
la circulation est embarrassée, l'appétit peu développé,

la digestion lente, mauvaise; les déjections alvines sont copieuses; la peau est froide, la transpiration cutanée nulle; les sécrétions, les exhalations internes sont actives; les urines, la sérosité, sont abondantes. Cet air est nuisible à tous les animaux, notamment aux vieux, aux jeunes, à ceux qui sont échauffés, qui ont travaillé : il répercute la sueur et produit des phlegmasies internes; il détermine des rhumatismes, le farcin, la morve, des hydropisies, la pourriture, les eaux aux jambes. Il est difficile de neutraliser l'influence de cet air; mais on doit en combattre les effets par l'usage des frictions, des couvertures, et par un régime tonique, fortement réparateur.

SECTION TROISIÈME.

DES VENTS.

Les vents, ou déplacements de l'atmosphère, sont produits par des changements de température, par la liquéfaction de la vapeur contenue dans l'air, par le mouvement de rotation de la terre, etc.

On divise les vents, d'après leur direction, en vent du sud, vent de l'est, vent du nord, vent de l'ouest, vent du sud-est, vent du sud-ouest, etc. Les marins distinguent 64 espèces de vents, qu'ils appellent *rumbs* ou *rose* des vents. Les vents ont des propriétés différentes, selon les pays d'où ils proviennent. Le vent du sud est chaud et humide, les vents d'est, de nord-est, sont froids et secs; celui d'ouest est humide. Pour expliquer les effets des vents, il faut voir si la direction dans la localité où ils agissent en est la direction réelle; car les montagnes, les forêts peuvent dévier les courants d'air. Les vents sont distingués en chauds, en froids, en secs, en humides, selon l'état de l'air; en réguliers et en irréguliers, selon qu'ils apparaissent ou non à des époques fixes ; en lents , en rapides , en forts, impétueux , selon la vitesse de l'air.

Effets des vents. Pour apprécier l'influence hygiénique des vents, il faut avoir égard à leur direction, à la vitesse de l'air, etc. Les vents du nord sont nuisibles à la santé... : dans quelques localités , des vaches qu'on met au pâturage après le vêlage, contractent, sous leur influence, le lombago, la paraplégie, la métrite; les mêmes vents font naître le tétanos sur les chevaux nouvellement châtrés; sous l'influence des vents du sud , les vaches avortent, et l'avortement est suivi fréquemment de la chute et du renversement de la matrice. (Rainard, *Traité de path. et de thér. gén.*)

Les vents , en général , agissent sur les animaux par le frottement qu'ils exercent , par leur température, leur état hygrométrique et par la composition de l'air qui est en mouvement.

Le frottement excite la peau, produit un effet qui se répète sympathiquement à l'intérieur ; il résulte de là que les fonctions sont plus actives. Quant à leur température et à leur état hygrométrique, les vents produisent les effets qui résultent de l'action de l'air considéré sous les rapports de ses caractères thermométriques, de son humidité ; mais les effets en sont plus marqués, en raison des quantités de gaz qui sont en contact avec le corps des animaux. Ainsi, l'air agité, toujours plus froid que le corps animal, refroidit beaucoup plus que s'il est immobile, eût-il, dans les deux cas, la même température. Lorsqu'il est en repos, la couche qui entoure les animaux, une fois échauffée, ne leur enlève plus de calorique ; au contraire, comme elle conduit mal la chaleur, elle forme une enveloppe qui préserve de l'action réfrigérante des couches voisines. Mais si l'atmosphère est agitée, la peau est en rapport avec des couches d'air qui se renouvellent sans cesse, et sont toujours

également disposées à absorber son calorique libre.
Parry a observé, dans un voyage aux mers glaciales,
qu'on supporte plus facilement — 36° quand l'atmosphère est tranquille, que — 18° lorsqu'elle est agitée
par le vent.

Les vents exercent une action très-souvent perni-
cieuse si l'air, étant froid et humide, agit sur des sujets
en sueur. Beaucoup de rhumatismes, de maladies de
poitrine, qu'on observe dans les temps chauds, ont
pour cause des vents qui ont traversé des montagnes
couvertes de neige, ou du moins très-élevées et très-
froides. Le vent sec dessèche les corps beaucoup plus
rapidement que l'air immobile qui est au même degré
hygrométrique.

Les vents rapides sont nuisibles aux animaux qui
marchent contre les mouvements de l'atmosphère; ils
produisent sur les organes de la respiration un frottement désagréable qui détermine, surtout si les animaux
vont vite, des angines, des bronchites, et même des
pneumonies. Ces effets du vent sont plus fréquents quand
l'air est chargé de poussière.

Les vents produisent sur l'atmosphère une action en
général très-favorable : ils enlèvent les couches d'air qui
ont été altérées par la respiration, par la combustion,
par la putréfaction; les disséminent dans l'espace et
mettent à leur place de l'air pur des régions élevées; ils
forment sans cesse de l'enveloppe aérienne du globe un
gaz homogène, parfaitement sain, les parties insalubres
n'étant dans la masse générale que des atomes imper-
ceptibles, si, du reste, elles ne sont pas détruites par la
pluie, par la gelée, par la rosée, par la respiration des
plantes. Sans les vents, l'air des marais, des étables,
de nos habitations et de la plupart de nos rues, corrom-
pu par ces causes d'altération, serait bientôt impropre à
la respiration des animaux; nous péririons asphyxiés

par l'acide carbonique ou empoisonnés par des corps délétères, tandis que ces substances manqueraient dans les
bois où elles favorisent la végétation.

Les saisons et les lieux où les vents sont le plus rares
sont aussi les plus insalubres. L'air immobile est aux
animaux, dit Tourtelle (*Elém. d'hyg.*, t. 1er, p. 302),
ce que l'eau stagnante est aux poissons d'eau vive. Il est
même utile que les vents soient irréguliers, qu'ils changent fréquemment de direction; ceux qui sont constants,
réguliers, impriment à l'atmosphère des pays qu'ils traversent certains caractères qui la rendent défavorable
à la santé : ils la rendent, selon leur nature, ou trop
sèche ou trop humide. Hippocrate attribue la salubrité
de l'Europe aux variations que présentent, dans leur
direction et leur intensité, les mouvements de l'atmosphère dans nos climats, et l'insalubrité de l'Asie aux vents
constants et modérés qui soufflent sur cette partie du
monde.

Les vents exercent sur les plantes des effets qu'il importe de ne pas oublier. Ils facilitent la fécondation, en
portant la poussière fécondante des fleurs mâles sur les
pistils; et selon leur état hygrométrique, ils rendent les
végétaux aqueux ou les dessèchent. Le vent du midi dessèche et échauffe les fourrages verts, les rend aptes à
éprouver, après leur introduction dans l'estomac, la
fermentation qui produit les indigestions venteuses.

Il peut arriver cependant que les mouvements de l'atmosphère soient défavorables à une localité : cela a lieu
quand le vent souffle pendant longtemps du même côté
et lorsqu'il charrie des principes insalubres. Les vents
propagent les maladies contagieuses, en disséminent les
germes; ils transportent au loin les émanations délétères provenant des marais, des matières putrides, etc.,
et font naître des épizooties, des enzooties. Ces funestes
effets du vent ne se font observer que lorsque le courant

d'air est modéré, qu'il suit des collines, des vallées étroites, limitées par des montagnes, par des bois.

On emploira, pour prévenir les mauvais effets des vents, des abris, des couvertures ; on conduira les animaux qui ont été échauffés par le travail dans des pâturages abrités ; on fermera les ouvertures qui donnent du côté d'où viennent les courants d'air insalubres, etc.

SECTION QUATRIÈME.

DES MÉTÉORES AQUEUX.

DES BROUILLARDS. Les *brouillards* sont des vapeurs d'eau, à l'état vésiculeux, qui troublent la transparence de l'atmosphère ; on les remarque toutes les fois que l'air, contenant son maximum d'humidité, se refroidit ; ils se forment dans les régions élevées de l'atmosphère, si celle-ci, étant saturée, vient à se refroidir, ou si les mouvements ascensionnels y conduisent plus de vapeur d'eau qu'elle ne peut contenir d'après sa température. Les brouillards, formés dans les régions élevées, descendent, tombent près de la terre ou restent suspendus à une certaine hauteur, selon leur densité.

Les brouillards se produisent à la surface des eaux, sur la terre humide, si la température de ces milieux est plus élevée que celle de l'air ; la vapeur émise par l'eau ou par le sol se condense à mesure qu'elle arrrive dans des couches d'air trop froides pour la retenir à l'état invisible. Les brouillards qui prennent naissance près de la terre s'élèvent à des hauteurs variables ; ils contiennent, le plus souvent, surtout ceux qui proviennent du sol ou des marais, outre de l'eau, diverses substances que la vapeur a entraînées. Ils sont plus malsains que ceux qui ont pris naissance dans les régions supérieures de l'atmosphère ; ils sont insalubres principalement en au-

tomne, quand le soleil de l'été a fortement échauffé le
sol, la vase des marais, etc., et que les matières putrides sont en pleine fermentation. Le soir, lorsque
l'air a été chargé, par la chaleur du jour, de vapeurs et
d'émanations délétères, les brouillards sont plus dangereux que pendant le reste de la journée.

Les brouillards refroidissent les animaux par leur
température peu élevée, par la propriété qu'ils ont de
conduire le calorique mieux que l'air sec. Par leur humidité, ils relâchent les tissus, débilitent les organes, arrêtent la transpiration cutanée, et déterminent des inflammations, des pleurésies, des catarrhes, ou produisent des affections atoniques, des hydropisies, la pourriture ; ceux qui s'élèvent des marais altèrent, par les
effluves qu'ils renferment, les humeurs du corps, et
donnent naissance à des fièvres de mauvaise nature, à
des maladies adynamiques.

De la rosée. Les vapeurs répandues dans l'air se
déposent, le soir, sur les corps terrestres privés de leur
calorique par le rayonnement nocturne ; elles se liqué-
fient, se fixent sur les feuilles, sur le bois, sur les pierres, etc., sous forme de gouttelettes limpides, et constituent la rosée. Cette eau a déjà subi une véritable distillation ; elle est à peu près complètement privée de substances minérales ; mais elle contient de l'air, de l'acide
carbonique, et diverses matières qui s'étaient élevées
avec elle de la surface de la terre, ou qui étaient répandues dans l'atmosphère.

La rosée agit sur les animaux comme corps froid, humide : elle produit des inflammations, des coliques, l'a-
vortement ; mais, en outre, celle qui contient des effluves, comme cela arrive dans les environs des marécages,
donne lieu à des maladies plus graves.

Les fourrages couverts de rosée ont été longtemps
considérés comme dangereux, en raison de leur humi-

dité ; mais il n'est pas démontré que cette opinion soit fondée : il y a aujourd'hui de savants agronomes qui n'administrent le trèfle vert à leurs bestiaux qu'après l'avoir aspergé. Il paraît donc que si la rosée est insalubre, on doit en attribuer les propriétés à sa température et aux substances qu'elle tient en dissolution. Elle est toujours beaucoup plus saturée de ces matières que l'eau de pluie.

La rosée est plus dangereuse le matin que le soir. Il est rare qu'on rentre les troupeaux, à la fin du jour, sans qu'ils aient brouté des plantes humides, et cependant il n'en résulte aucun accident. Cela provient de ce que le soir les animaux sont moins sensibles, ayant déjà l'estomac plein au moment où ils avalent la rosée ; ensuite, l'acide carbonique et les émanations diverses que la rosée dissout se déposent en plus grande quantité quand l'atmosphère a été refroidie par la nuit ; il faut ajouter que le matin la température de la rosée et des plantes, est beaucoup plus basse que le soir. Personne n'ignore que la gelée blanche ne se forme ordinairement qu'après minuit.

De la pluie et du serein. L'eau qui tombe de l'atmosphère contient de l'oxigène, de l'azote et de l'acide carbonique ; celle qui tombe après une longue sécheresse contient, en outre, des composés ammoniacaux, de la poussière, etc., selon l'état d'impureté de l'air. La pluie agit sur les animaux directement comme corps froid et humide, et indirectement par l'influence qu'elle exerce sur le sol, sur l'air, sur les plantes, etc. Si les pluies d'été sont de courte durée, qu'elles ne soient pas trop froides, elles rafraîchissent l'air, abattent la poussière, contrarient les insectes, entretiennent l'humidité de la terre, alimentent les sources, lavent les plantes, les font pousser, et ne produisent en général que de bons effets ; mais si elles durent longtemps, elles rendent l'air humide, les plantes aqueuses et peu nutritives, font rouiller les

pailles, déborder les rivières et vaser les prés. Si elles
sont froides et qu'elles tombent sur des animaux échauffés
par le travail, elles produisent des arrêts de transpiration
et donnent naissance à diverses maladies. La pluie froide
mêlée de neige, qui tombe sur les montagnes avant la
saison des frimas, nuit quelquefois beaucoup aux troupeaux.

Les pluies d'hiver, quoique de longue durée, n'ont
pas les mêmes inconvénients que celles d'été ; elles sont
même nécessaires pour rendre au sol l'humidité qu'il
a perdue pendant la belle saison ; si les propriétaires
ont fait des provisions de fourrage, et qu'ils puissent
nourrir convenablement les troupeaux à l'étable, elles
sont peu dangereuses. Elles ont cependant l'inconvénient
de rendre l'air humide, et elles nuisent aux bêtes à laine
qu'on est dans l'habitude de faire pacager toute l'année.
C'est par l'usage des bons fourrages secs, du trèfle, de la
luzerne, etc., par l'administration des graines, des
grains, qu'il faut chercher à neutraliser les effets pernicieux des pluies.

De la gelée blanche, du givre, de la neige et de la grêle.
La gelée blanche se forme toutes les fois que les corps
terrestres sont assez refroidis pour déterminer la congélation de la rosée. Si le temps est très-froid, la vapeur
répandue dans l'air peut même passer à l'état de glace
dans l'espace, et tomber ensuite sous forme de givre,
de neige ou de grêle.

L'eau gelée, quelle que soit la forme sous laquelle elle
se présente, nuit aux animaux par sa température ; si
elle est introduite dans l'estomac, elle refroidit les viscères
de l'abdomen, et produit des gastrites, des entérites,
des péritonites, l'avortement, etc. La grêle se forme
principalement pendant les temps chauds ; si elle tombe
subitement sur des animaux en sueur, elle peut occasionner des arrêts de transpiration, etc. Les grêlons vo-

7

lumineux qui tombent avec une très-grande vitesse produisent quelquefois de graves contusions sur les animaux. Les orages qui éclatent subitement nuisent souvent beaucoup aux abeilles, qui ne sont pas toujours prévenues par leur instinct de l'approche de la grêle. Il est rare que la neige nuise directement aux animaux, cependant celle qui reste longtemps sur la terre contrarie souvent beaucoup l'entretien des bêtes à laine ; celle qui est mêlée aux pluies froides du printemps est quelquefois très-nuisible aux brebis nourrices et aux agneaux. La neige peut être utile en hiver. Dans les pays froids, elle préserve les récoltes des fortes gelées, et présage de bonnes années. On la considère comme fertilisant la terre : il est probable qu'en se congelant dans l'atmosphère, l'eau s'imprègne de principes qui agissent ensuite sur les plantes comme engrais.

On doit chercher à prévenir les mauvais effets des météores aqueux, en tenant les animaux dans les habitations pendant le mauvais temps ; en les rentrant de suite après qu'ils ont cessé de travailler ; en raclant la surface du corps pour faire écouler l'humidité de ceux qui ont été mouillés par la neige, par la pluie ; en ne les faisant paître au brouillard, à la pluie froide, qu'après leur avoir donné, pour les fortifier, une ration au râtelier. On doit éviter de faire parquer les bêtes à laine pendant les temps froids et humides, les pluies mêlées de neige ; éviter les pâturages humides ; tenir les animaux près des habitations, quand on a lieu de craindre un orage, et les rentrer avant que celui-ci éclate ; surtout faire usage d'une nourriture saine et bien alibile ; prévoir les mauvais temps du mois d'avril, et conserver pour cette époque des fourrages qui permettent de garder à la bergerie les bêtes à laine qui craignent le froid.

SECTION CINQUIÈME.

DES FLUIDES IMPONDÉRABLES.

L'atmosphère contient toujours du calorique, de la lumière et de l'électricité. L'action de ces trois fluides se confond généralement avec celle de l'air, que nous avons déjà étudiée; il nous reste à examiner les effets qu'ils produisent quand ils agissent séparément sur les animaux.

Du CALORIQUE. Le calorique est un fluide impondéré, élastique, qui a la propriété de dilater les corps qu'il pénètre, de faire passer les solides à l'état liquide, et de transformer les liquides en vapeurs. Il peut se mouvoir dans l'espace sous forme de rayons, et se propager de proche en proche à travers les molécules de la matière. Tous les corps qui sont à la même température ne renferment pas la même quantité de calorique. On appelle *capacité calorique* la faculté qu'ont les corps d'absorber une certaine quantité de ce fluide, pour marquer une température donnée, et l'on donne au calorique absorbé le nom de *calorique spécifique*. Les corps qui changent d'état, absorbent ou dégagent du calorique. Un kilogr. de glace à 0°, prend pour fondre la quantité de chaleur qui serait nécessaire pour élever un kilogr. d'eau de 0° à 77°, et cependant le liquide qui provient de la glace ne marque que zéro comme cette dernière : donc la glace a absorbé pour fondre 77° de calorique. De même, l'eau, pour passer de la température de 100° à l'état de vapeur, absorbe 550° de chaleur, cinq fois et demie autant qu'il lui en faut pour passer de 0° à l'état d'ébullition, et cependant la vapeur n'est pas plus chaude que l'eau d'où elle provient. Les liquides qui se solidifient et les vapeurs qui passent à l'état liquide dégagent une quantité de ca-

lorique égale à celle qu'ils avaient absorbée pour devenir
liquides ou vaporeux ; de sorte que l'eau qui passe de 0°
à l'état de glace dégage 77° de calorique, et la vapeur
qui se liquéfie 550° ; cependant la glace et le liquide
marquent 0° et 100°, comme les corps d'où ils proviennent. C'est cette chaleur absorbée et dégagée par les
substances qui changent d'état, qu'on appelle *calorique
latent*, *calorique combiné*, pour le distinguer de celui
qui est sensible, et qu'on appelle *libre* ou *rayonnant*. La
propriété qu'ont les corps d'absorber du calorique et de le
rendre latent, en changeant d'état, nous explique les
effets de la gelée blanche, de la glace, de la neige, etc. :
quoique ces corps ne soient pas plus froids que l'eau à
0°, ils déterminent, si on les introduit dans l'estomac,
des refroidissements beaucoup plus considérables et produisent des accidents plus graves ; de même une application de glace sur la peau produit un effet réfrigérant
beaucoup plus marqué que celui d'une application d'eau
à la même température.

Les êtres vivants ont toujours une température propre, indépendante de celle du milieu dans lequel ils
sont plongés.

Les expériences les plus précises ont prouvé que la
combinaison de l'oxigène de l'air avec le carbone et avec
l'hydrogène du sang, fournit environ les 80 centièmes
du calorique dégagé dans les animaux, et que les phénomènes de composition et de décomposition qui ont lieu
dans l'épaisseur des organes produisent le reste.

Ces données sur les sources de la chaleur animale
sont confirmées par les faits que nous fournissent la
physiologie comparée et la physiologie pathologique.
Ainsi, on voit toujours la température propre du corps
être en rapport avec l'étendue, l'activité de la respiration ;
dans les oiseaux, dans les mammifères, où celle-ci est
bien développée, la température est élevée, tandis qu'elle

diffère à peine du milieu ambiant dans les animaux qui ont la respiration incomplète. Les plantes, dont les phénomènes respiratoires sont si peu développés, ont à peine une température propre ; elles n'ont que le calorique apporté par la sève du sein de la terre et conservé par les diverses couches qui forment les tiges. Lorsque, par une cause accidentelle, les actes respiratoires ne s'exécutent pas convenablement, la chaleur vitale diminue. On observe ce phénomène dans les êtres les mieux organisés, lorsque les organes pectoraux étant malades fonctionnent mal, ou lorsque l'air est altéré et qu'il contient moins de 18 ou de 19 pour 100 d'oxigène ; qu'il est surchargé d'azote, d'acide carbonique, etc. ; de sorte que pour échauffer des animaux qui manquent de chaleur, il peut être plus convenable de leur donner un bon air, fût-il un peu froid, que de les laisser dans un espace étroit et fermé. De quelle manière les animaux perdent-ils le calorique qu'ils produisent sans cesse ? La respiration étant continue comment ne s'échauffent-ils pas indéfiniment ? Les animaux perdent une partie de leur chaleur par le rayonnement, par le pouvoir conducteur des organes, et par l'évaporation des liquides exhalés à la surface de la peau et des bronches. Les deux premières causes agissent avec une intensité variable, selon la chaleur extérieure. Elles sont beaucoup plus actives lorsque l'air est froid, ce fluide enlevant à la peau et à la membrane muqueuse des voies respiratoires le calorique qui lui est nécessaire pour se mettre en équilibre de température avec elles. Les parties grêles, minces, qui, comme les oreilles, la queue, la crête, etc., ont beaucoup de surface relativement à leur masse, sont celles qui perdent le plus de chaleur par le contact de l'air, et qui gèlent les premières quand les animaux sont exposés à de grands froids. Pour préserver les êtres vivants des effets de ces causes de refroidissement, la nature les a pourvus d'enveloppes

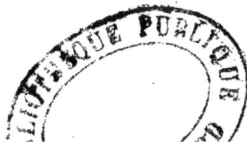

protectrices qui sont en rapport avec les climats que ces êtres habitent. Les plantes et les animaux de l'équateur ont l'écorce plus lisse, une peau plus unie, une fourrure moins chaude, que les pins, les ours, etc., qui vivent dans les régions glaciales. L'époque de la mue est même réglée de telle manière que les animaux aient une fourrure épaisse, un poil long, au moment de l'hiver.

Les causes de refroidissement que nous venons d'examiner sont communes aux êtres organisés et aux corps inorganiques; mais l'évaporation des liquides exhalés est propre aux êtres vivants. Cette cause est liée avec toutes les actions vitales qui développent la chaleur animale, et elle en suit toutes les variations, augmente et diminue comme elles. La température des animaux s'élève-t-elle, par suite d'une bonne nourriture, d'une santé robuste, d'un exercice forcé, la sueur devient abondante, et elle absorbe, en s'évaporant, l'excès du calorique produit. D'après les expériences de Seguin, un homme perd journellement, dans les temps ordinaires, 2,500 gr^es d'eau par la transpiration; or, si l'on réfléchit à la quantité de calorique que la vapeur absorbe en se formant, on comprendra combien la peau et les bronches doivent être refroidies par l'évaporation de la masse énorme de fluides qu'elles exhalent pendant les temps chauds. On démontre directement l'influence de cette cause de refroidissement. Si l'on place une éponge mouillée et un animal vivant dans un four chaud, ces corps conservent une température inférieure à celle du milieu dans lequel ils sont plongés; mais si l'évaporation ne peut pas s'opérer, que l'éponge soit sèche et l'animal placé dans un bain liquide, les deux corps s'échauffent également.

Ces faits nous expliquent pourquoi, dans les temps humides, les animaux ressentent si facilement la chaleur; pourquoi nous supportons plutôt un bain d'air sec à 50°, qu'un bain d'eau à 35°; pourquoi, dans un air sec, la peau est fraîche, quoique exposée au soleil. Des considérations qui précèdent, nous devons déduire la nécessité de faire boire souvent les animaux qui travaillent exposés aux fortes chaleurs, afin qu'ils transpirent abondamment. Franklin rapporte que des moissonneurs de la Pensylvanie ne pouvaient résister aux chaleurs de ce pays qu'en faisant usage de boissons sudorifiques : s'ils cessaient de boire souvent, la transpiration s'arrêtait, ils périssaient suffoqués de chaleur.

La faculté de produire du calorique est limitée dans les êtres organisés : les animaux cessent de vivre quand la température extérieure étant très-basse, ils perdent plus de calorique qu'ils n'en produisent ; de même que ceux qui sont exposés à une très-forte chaleur, périssent quand l'évaporation ne peut pas absorber tout le calorique produit par l'exercice des fonctions vitales, ou fourni par les corps extérieurs.

Les températures extrêmes auxquelles les animaux peuvent résister varient selon les espèces, les habitudes, les âges, etc. Une grenouille meurt dans un bain qui est à + 25 ou à + 30° de Réaumur, et les sangsues résistent à quelques degrés au-dessous de 0°. En 1738, Delisle a observé, à Kirenga, en Silésie, que l'homme et certains animaux pouvaient résister à un froid de — 70°. On ne supporterait pas longtemps une chaleur qui s'éloignerait en plus de la température ordinaire, autant que celle de 70° au-dessous de zéro s'en éloigne en moins. Les plus fortes chaleurs observées dépassent rarement, à l'ombre, même au Sénégal, 38°.

Chaque espèce organisée a un climat qui lui convient et duquel elle ne peut guère s'écarter. L'espèce humaine, certains animaux domestiques, quelques plantes, semblent faire exception à cette loi générale ; mais ces exceptions ne sont qu'apparentes et confirment la loi : elles sont d'ailleurs fort limitées, et fondées uniquement sur des modifications que l'homme a imprimées au plan primitif de la création, en créant, dans les espèces qu'il veut rendre cosmopolites, des races, des variétés pour tous les climats. L'habitude a aussi une grande influence sur la faculté qu'ont les animaux de résister aux extrêmes de température; mieux que la conformation, elle nous explique comment sur les routes de la Russie un cheval résiste à des froids de 25, 30° de Réaumur. « Les voya- « geurs ainsi que les postillons y sont enveloppés de peaux « d'ours, les chevaux n'ont d'autres vêtements que leurs « harnais; partout où l'on s'arrête, voyageurs et pos- « tillons se réchauffent dans des appartements autour « desquels circulent des tuyaux de chaleur; les chevaux « sont laissés dehors; ils passent la nuit au bivouac, sur « la glace ou sous de simples hangars. » (Grognier, *Cours d'hygiène vét.*, chap. X.)

Le calorique agit sur les êtres organisés, depuis le commencement de leur existence jusqu'à la mort. On ne peut pas concevoir la vie sans une température capable d'entretenir fluides les humeurs dont sont formés les corps vivants. C'est le calorique qui, en agissant avec l'air et l'humidité, réveille la vie engourdie dans le germe des végétaux et même des animaux; qui, au printemps, hâte la végétation des plantes, active l'absorption végétale, facilite la décomposition de l'acide carbonique, le dégagement de l'oxigène. Les fruits n'acquièrent leur perfection, leur beauté, leur saveur, que sous l'influence du calorique : c'est dans les sols bien exposés qu'on trouve les aliments les plus salubres. Les plantes exposées à la chaleur exhalent beaucoup, et elles s'épuisent si l'humidité manque aux racines; les parties molles, les feuilles, les jeunes pousses, se flétrissent, se renversent et se dessèchent.

Dans les mammifères et les oiseaux, cette influence est moins marquée; cependant la chaleur du printemps rend leur vie active : c'est seulement alors que ces êtres ont la force nécessaire pour se reproduire. Si l'homme et quelques animaux font exception à cette loi, c'est que des moyens particuliers, des abris, des vêtements, des provisions alimentaires, détruisent en eux l'influence de l'hiver.

L'action du calorique sur le développement du corps des animaux domestiques est très-puissante. Si la chaleur est très-forte, l'air est sec; les animaux surexcités perdent beaucoup par la transpiration, et leur volume n'acquiert jamais un très-grand développement. Les chevaux des déserts de l'Afrique, ceux des sables de l'Arabie, en offrent des exemples. Les pâturages fertiles, les bons aliments même, ne produisent pas sous l'équateur des animaux de forte taille. La race chevaline anglaise dégénère dans les Indes; tandis qu'elle se conserve dans l'Amérique septentrionale.

C'est la température moyenne qui est la plus favorable au développement des quadrupèdes domestiques; assez stimulés sans être cependant épuisés; ils acquièrent tout le volume que comporte leur espèce, si étant soumis à une chaleur et à une humidité moyennes; ils trouvent des aliments abondants. C'est dans les provinces tempérées de l'Europe, que nous trouvons les plus fortes races de bœufs, de chevaux, de moutons. (*Voy.* p. 115).

Enfin, le froid excessif produit le même effet que la chaleur extrême. Il rend l'air sec et s'oppose à la végétation. Sous son influence les animaux sont petits, rabougris.

Les effets instantanés du calorique sont subordonnés à l'habitude. Quoique la température des caves, des grottes profondes, des mines, soit constamment la même ou à peu près, l'air nous en paraît chaud en hiver, quand nous sommes habitués à la température basse de l'atmosphère, et il est frais en été, lorsque nos organes sont échauffés par le soleil. Par les mêmes raisons, les eaux des sources, celles des bons puits, paraissent froides en hiver et chaudes en été : à la température de + 10 ou + 12°, elles produisent quelquefois sur les animaux échauffés par le soleil ou par le travail, les effets pernicieux qu'occasionne en janvier l'eau couverte de glace ; elles déterminent même plutôt des angines, des bronchites, des entérites, des péritonites, etc.

La densité, l'état des corps chauds ou froids, la facilité avec laquelle ils conduisent le calorique, ont une grande influence sur les effets de leur température. Les substances denses, celles qui conduisent bien le calorique, nous paraissent plus froides ou plus chaudes, selon leur température, que celles qui ont des propriétés différentes. C'est ainsi que la laine, la paille, ne paraissent pas aussi froides, à la température ordinaire, que les pierres, que les métaux. Dans la pratique, on a souvent occasion de faire des applications de ces principes : ainsi, dans la construction des étables, on doit garnir la face interne des murs avec des nattes de paille ou avec des planches ; on doit préférer pour le pavage, aux pierres grandes et épaisses, le bois, les briques, qui sont moins denses et conduisent mal le calorique. Une bonne litière en paille fine, en herbes douces, n'agit pas seulement en procurant du bien-être aux animaux ; elle préserve du froid, elle est nécessaire pour les bêtes faibles, frileuses.

Des variations de température. Les variations de temperature sont tout-à-fait favorables à la santé, et nous verrons, en parlant des saisons, qu'elles sont nécessaires ; mais elles doivent être modérées, se faire graduellement : celles qui sont brusques sont toujours dangereuses. Rien n'est plus préjudiciable aux animaux que de passer subitement de la température chaude et humide des étables, où ils ont la peau couverte de moiteur et gorgée de sang, à l'air humide, à la pluie froide de l'hiver. Le froid agit comme un répercussif, il fait porter les humeurs sur les viscères et produit des fluxions, des phlegmasies.

Quand on ne peut pas convenablement ménager la transition, il faut garantir les bestiaux, au moment où on les met dehors, avec des couvertures, des harnais; mais le meilleur moyen, c'est de ne pas fermer les fenêtres des habitations ou du moins de les ouvrir, ainsi que les portes, une demi-heure au moins avant de faire sortir le bétail, afin que celui-ci s'habitue à la température extérieure, et ne passe pas brusquement du chaud au froid. Ces moyens peuvent même être insuffisants : si l'on a des bêtes jeunes, faibles, convalescentes, il faut, pour les garantir complètement de ces subites variations de température, les tenir constamment dedans, même les faire boire à l'étable.

DE LA LUMIÈRE. L'action de la lumière sur les animaux et sur les plantes se confond en général avec celle du calorique. La lumière produit cependant sur l'ensemble du corps animal des effets généraux et sur l'organe de la vue des effets spéciaux, qui lui sont particuliers.

Sur l'ensemble du corps, la lumière agit directement par le contact de ses rayons, et indirectement par l'influence qu'elle exerce sur les végétaux. Elle exerce une influence stimulante; elle active toutes les fonctions, notamment les nutritions, les sécrétions. Elle donne de la consistance aux tissus, de l'énergie aux fibres, de la force aux muscles : sous son influence, les contractions sont énergiques, puissantes, et les animaux agiles. Les êtres privés de lumière sont lymphatiques, lents, faibles; leurs tissus ont de la propension à se gorger de liquides, l'engraissement en est prompt et facile.

L'action de la lumière est surtout remarquable sur les êtres des classes inférieures. Les vers-à-soie ne prospèrent qu'à la lumière; il faut les éclairer avec des lampes si le soleil est caché par des nuages épais.

La lumière facilite la production des matières colorantes dans tous les êtres vivants. Les plantes et les animaux qui présentent les couleurs les plus brillantes, les plus variées, vivent sous l'équateur. A Ceylan, les Bedas qui habitent dans les bois sont blancs comme les Européens des régions les plus tempérées, tandis que les habitants des terres déboisées sont cuivrés. Les plantes qui dans nos climats sont privées de la lumière sont pâles, insipides, inodores, aqueuses, fades, peu nutritives, étiolées enfin. Quoique nous donnions à nos serres la température des régions équatoriales, nous ne pouvons pas y produire ces nuances vives, ces aromes suaves, que le long séjour du soleil sur l'horizon des tropiques fait naître dans les plantes de la zone torride. L'herbe qui croît dans les bois est grêle, mauvaise ; les animaux qui vont paître dans ces pâturages recherchent celle des clairières : cette herbe est plus riche en principes amers, odorants, est plus sapide, plus nutritive que celle des endroits touffus.

La lumière est un stimulant qui doit agir sur l'œil avec une certaine mesure dans son intensité et dans sa durée ; elle excite toutes les parties de l'organe de la vision, mais son action se porte d'abord sur la rétine.

L'excitation produite sur cette membrane par le fluide lumineux peut s'étendre à tout l'organe de la vision, déterminer une surabondante sécrétion de larmes, un afflux de sang sur la conjonctive, sur l'iris ; si la clarté est trop vive, la pupille se resserre, les paupières se ferment, et tous les signes des ophthalmies très-intenses se montrent. Si le fluide lumineux est en grande quantité, il excite d'abord la rétine ; mais il épuise ensuite la sensibilité de cette membrane nerveuse, et en produit la paralysie : la goutte sereine est souvent occasionnée par une lumière trop vive. La lumière diffuse est beaucoup moins dangereuse que celle qui part directement des corps lu-

mineux, ou qui est réfléchie par les neiges, par les sables
brûlants. L'obscurité trop longtemps prolongée fait dilater la pupille, rend la rétine si sensible que l'œil ne peut
plus supporter la lumière : rien n'est plus nuisible à la
vue qu'un jour éclatant, après une obscurité profonde ;
on a vu des cécités produites par des éclairs au milieu
d'une nuit sombre. L'obscurité est de temps en temps
nécessaire à l'œil ; il faut qu'après un certain temps d'excitation cet organe reste sans agir, mais le repos ne doit
avoir qu'une durée limitée. Il faudra toujours faire
passer les animaux graduellement de l'obscurité au grand
jour, pour que la pupille se resserre insensiblement et
que la lumière arrive avec gradation sur la rétine.

Pour prévenir les effets de la lumière directe, il faut,
si les fenêtres sont en face des animaux, les garnir d'auvents.

La lumière nuit aux animaux irritables, à ceux qui
sont atteints de maladies inflammatoires, d'affections
nerveuses, du tétanos, du vertige. Elle retarde l'engraissement, en augmentant l'activité des fonctions et les
déperditions que font les organes. Elle est favorable aux
animaux jeunes qui ont un tempérament lymphatique,
qui souffrent de maladies atoniques ; elle favorise la guérison des affections vermineuses, des hydropisies, de la
pourriture, etc. Les jeunes animaux élevés à la lumière
sont robustes, forts, agiles, propres au travail. En devenant ferme, brune, plus vivante, la peau produit,
sous l'influence de la lumière, une laine grosse, forte,
qui n'est ni blanche ni moelleuse.

DE L'ÉLECTRICITÉ. On appelle électricité, le fluide
impondérable, incoërcible, qui produit les phénomènes
électriques.

Le fluide électrique est considéré comme une des
forces générales de la nature qui contribuent le plus à
la production de tous les phénomènes que nous obser-

vous. Il agit sur toute la matière ; mais les êtres vivants,
soumis à une puissance qui leur est propre, la vie, sont
moins dépendants des actions électriques que les corps
uniquement influencés par les forces générales de la nature ; et parmi les êtres qui jouissent de la vie, on remarque que ceux dont l'organisation est la plus compliquée, les mammifères, sont moins influencés par l'électricité que les animaux inférieurs.

Les phénomènes électriques qui intéressent le vétérinaire sont ceux qui ont lieu spontanément dans la nature ;
ils sont produits par de l'électricité disséminée dans l'air
qui enveloppe la terre, et dans les nuages qui parcourent
l'atmosphère.

L'air atmosphérique contient toujours de l'électricité
et le plus souvent du fluide positif. Ce fluide provient de
l'évaporation de l'eau, des changements d'état qu'éprouve
ce liquide dans l'air, des frottements de l'atmosphère
contre les nuages, contre les arbres, les rochers, des
variations qu'éprouve la température des diverses couches d'air, de l'état thermométrique de la terre, etc.
Une journée orageuse, où l'air est chargé de fluide électrique, active la germination, la croissance des plantes
et la maturation des fruits, plus que quelques jours de
temps calme.

A l'approche d'un orage, l'électricité rend les animaux
agiles. Les abeilles, les taons, les oiseaux aquatiques,
sont alors agités et exécutent des mouvements extraordinaires.

Dans les animaux supérieurs, l'action de l'électricité est
moins marquée, mais elle est sensible. Les individus qui
ont eu des luxations, des fractures, des rhumatismes,
ressentent, par des douleurs, l'influence électrique des
temps orageux. Les animaux qui sont bien portants sont
même surexcités, inquiets à l'approche des orages ; ils se
poursuivent, s'agglomèrent, sans cause connue ; d'autres

fois, piqués par les insectes, si actifs dans ces circonstances, les animaux s'échappent des pâturages, se jettent
dans les bois, etc.

L'électricité accumulée sur un conducteur produit
sur les êtres qui en reçoivent la décharge des effets plus
marqués que ceux des variations qu'éprouve le fluide
électrique de l'atmosphère. Le galvanisme communique
aux muscles des animaux morts la faculté de se contracter. On a pu, par un courant électrique rétablir la circulation, la respiration, dans des individus décapités; faire
exécuter des mouvements aux paupières, aux lèvres,
à la langue, d'une tête séparée du tronc. Le fluide
électrique agit sur les fonctions organiques; il active la
circulation, la respiration, les sécrétions. La digestion,
suspendue par la section du nerf pneumo-gastrique, peut
être rétablie par l'influence d'un courant électrique, qu'on
établit en faisant communiquer l'extrémité du nerf coupé
avec un des pôles d'une pile dont l'autre pôle est appliqué sur la région épigastrique.

Dans l'état ordinaire, le fluide électrique de l'atmosphère détermine à peine des effets sensibles, à moins
qu'on ne le concentre au moyen d'instruments particuliers : à mesure qu'il est produit, il est transmis au sol par
l'air, en général assez humide pour conduire ce fluide
impondérable; mais si des nuages épais parcourent rapidement des espaces où l'air soit sec, mauvais conducteur du fluide électrique, celui-ci se concentre sur les
corps qui le produisent. Parmi ces corps, les uns peuvent être électrisés d'une manière, les autres de l'autre;
s'ils se rencontrent dans ces états, ils s'attirent, les élec-
tricités se combinent, et les effets que nous appelons
éclairs, *tonnerre*, sont produits. D'autres fois les nuages
électrisés se déchargent sur des corps placés à la surface
de la terre, sur des arbres, sur des bâtiments; on dit
dans ces cas que la foudre tombe. Les accidents qu'elle

occasionne sur les animaux sont assez connus ; ils sont
le plus souvent irrémédiables. Si les effets n'en sont pas
immédiatement mortels, il faut chercher à rappeler à la
vie les animaux qui en ont souffert, en les plaçant libres,
sans harnais, dans un bon air ; en leur faisant respirer
de l'ammoniaque, du vinaigre, etc. Pour prévenir les
effets de la foudre, il faut rentrer les troupeaux à l'approche des orages, ne pas mettre de girouettes sur les
étables, surtout si celles-ci sont isolées et placées sur
des lieux élevés ; si l'on est surpris dehors par des orages,
ne pas abriter les animaux sous les arbres les plus élevés,
ni sous ceux qui sont isolés sur une montagne ou au milieu d'une plaine.

La foudre agit à distance ; elle fait tourner le lait,
empêche la montée du beurre. Le tonnerre, la frayeur,
ou la secousse qu'il occasionne, font avorter les brebis,
les vaches, font périr les poussins dans les œufs. Pour
prévenir ce dernier accident, les ménagères placent des
morceaux de fer dans les nids des couveuses. Le métal
agit-il en soutirant l'électricité ?

CHAPITRE III.

DES CLIMATS.

Les climats sont pour les géographes des parties de la
terre comprises entre deux latitudes ; pour le médecin,
ce sont des contrées qui ont une même température, sont
également sèches ou humides, et exercent des effets analogues sur les animaux. Toutes les régions de notre globe
qui sont sous les mêmes latitudes ne présentent pas des
climats semblables, n'agissent pas également sur la santé :
la position des lieux, la nature du sol, le voisinage des
eaux, etc., rendent certaines localités rapprochées de

l'équateur, plus froides, plus humides que d'autres qui en sont fort éloignées ; la même province présente quelquefois des climats très-divers, selon qu'on est dans les plaines qui se trouvent au pied de quelques montagnes, ou qu'on s'élève plus ou moins sur celles-ci.

L'étude des climats intéresse sous le rapport de la conservation des individus et sous celui de l'amélioration des races ; ils exercent une grande influence sur le développement, sur la constitution des herbivores. « Le climat est la cause fondamentale, physique, universelle, de la forme, du naturel des animaux. » De la Font-Pouloti.

Les climats exercent sur les êtres organisés des effets qui résultent des actions combinées du sol, de l'atmosphère, de la culture des terres, des aliments, des boissons, etc. ; mais ils tirent principalement les caractères qui les distinguent les uns des autres, des fluides impondérés et surtout du calorique. Les médecins les divisent en climats chauds, en climats tempérés et en climats froids.

Du climat chaud. C'est le climat des régions du globe où la température ne varie ordinairement que de + 20 à + 40 degrés ; les grandes chaleurs y durent toute l'année, et elles sont presque aussi fortes la nuit que le jour. L'influence des saisons y est à peu près nulle : du 1er janvier au 31 décembre, le soleil y lance des rayons perpendiculaires qui répandent, pendant 12 heures par jour, des torrents de chaleur et de lumière. Quoique paraissant sec à l'hygromètre, l'air des pays chauds contient beaucoup d'humidité : il tombe sous l'équateur près de deux mètres de pluie par an. Le climat chaud s'étend sur les deux hémisphères, jusqu'au 30e degré de latitude ; il n'est pas partout uniforme : entre les tropiques, nous voyons un climat très-chaud ; mais la température diminue quand on s'éloigne de la zone torride.

8

Nous trouvons, dans les climats chauds, des plantes grasses, à écorce fine, à feuilles larges, tirant peu de nourriture du sol, et vivant principalement aux dépens de la rosée, de l'humidité atmosphérique. La végétation est très-vigoureuse dans les lieux humides des contrées chaudes. Le riz, l'orge, le froment, y prospèrent; la luzerne donne des coupes nombreuses et productives, si elle est arrosée. Les reptiles y acquièrent un grand développement; les insectes et les oiseaux y présentent des nuances fort vives. Les mammifères y ont en général une couleur foncée; cependant les chevaux sont ordinairement gris ou blancs; dans les pays où on leur donne des aliments peu volumineux, en Arabie, en Perse, ils se développent lentement; ils sont petits, ayant le pied dur, la corne luisante. On trouve dans les climats chauds le couagga, le zèbre, solipèdes dont le corps est peu volumineux. Mais dans quelques contrées humides de la zone torride, où les vapeurs diminuent la température de l'air, les herbivores acquièrent une taille aussi forte que dans les provinces fertiles des climats tempérés.

Les climats que nous étudions déterminent des affections cutanées, des maladies nerveuses, des fièvres bilieuses, adynamiques; si le sol est sablonneux, l'air chargé de poussière, on observe de graves ophthalmies : du reste une température élevée favorise la guérison de la fluxion périodique des yeux; nos mules conduites en Espagne sont bien rarement affectées de cette maladie. On rencontre peu de chevaux morveux, farcineux dans quelques parties chaudes de l'Italie, de l'Espagne. Le climat chaud agit comme l'air dont la température est élevée; mais l'influence en est plus marquée et les effets en sont plus difficiles à prévenir. Du reste, il faut, pour conserver les animaux en santé, employer les moyens qui peuvent prévenir les mauvais effets de l'air chaud.

Des climats tempérés. Ces climats s'étendent dans les

deux hémisphères du 30° degré de latitude au 60°. Le temps y est variable : il y fait aussi chaud en été, à midi, que sous l'équateur, mais les hivers sont froids ; la température y varie de — 20 à + 40°. Les saisons y sont au nombre de quatre, de longueur à peu près égale.

Dans ces climats, les plantes ont une écorce épaisse, des bourgeons écailleux qui les préservent du froid ; elles sont vigoureuses et variées. Nous y trouvons des racines sucrées, des grains, des graines riches en huile, en azote ; ces parties végétales entretiennent des sucreries, des amidonneries, des huileries, dont les résidus nourrissent le bétail. Les herbivores et les granivores, qui fournissent une si bonne nourriture pour l'homme, prospèrent dans les pays tempérés ; ils y acquièrent un grand développement et leurs chairs un goût exquis. Les animaux de travail y sont un peu mous ; mais par la stabulation permanente, par un régime sec, tonique, on peut leur donner du ton, de l'énergie, en même temps qu'on s'oppose au développement excessif des formes. On peut avoir dans ces climats des bêtes à cornes, des solipèdes, des bêtes à laine, de toutes les races, en modifiant l'action du sol, de l'air, par celle du régime. Les plus grands animaux domestiques connus se trouvent dans les climats tempérés. Les bœufs de la Russie méridionale, de l'Allemagne, de la Normandie, les chevaux belges, hollandais, les moutons flamands, etc., sont les plus forts animaux de leurs espèces ; mais on rencontre sous les mêmes latitudes les chevaux d'Espagne, du Limousin, du nord de l'Afrique, des Ardennes et le cheval anglais, les bœufs auvergnats et ceux de la Camargue, les mérinos et les petites races de moutons qui couvrent nos landes, tellement il est vrai que l'influence des climats ne dépend pas exclusivement de la position géographique des lieux.

Les animaux des pays tempérés, habitués à des saisons

courtes, à des variations de toute espèce, supportent facilement tous les autres climats.

Dans les lieux bas des pays tempérés, l'humidité produit le farcin, la morve, la pourriture. La fluxion périodique des yeux est plus commune dans les montagnes
tempérées de l'Auvergne, du Dauphiné, où les variations
de température sont grandes et fréquentes, que dans les
provinces chaudes des péninsules.

Des climats froids. Au-delà du 60° degré de latitude
commencent les climats froids. Il n'y a, près des pôles,
que deux saisons bien marquées, mais fort inégales :
un été de quelques mois dont les jours très-longs sont
échauffés par un soleil ardent, au moins aussi chaud que
celui qu'on observe sous la ligne ; et un hiver de huit à
neuf mois, pendant lequel le thermomètre descend à
— 50°, et beaucoup plus dans les *climats très-froids* qui
sont au-delà des cercles polaires. La température qui,
de suite après le solstice d'été, s'élève dans les pays
froids aussi haut que dans la zone torride, ne varie dans
cette dernière que de 15 à 18°; dans les climats tempérés, de 60°, et de plus de 100° dans les régions glaciales
encore habitées.

On ne trouve dans les climats froids que quelques
plantes annuelles dont la végétation est très-rapide, des
arbres verts, des lichens, et dans les pâturages quelques monocotylédonées. Ces plantes ne peuvent nourrir
que de petits animaux. Dans les climats très-froids les
bœufs, les solipèdes sont petits comme dans les climats où
la chaleur est intense. Les chevaux des parties septentrio-
nales de la Russie, ceux de l'Islande sont petits comme
ceux de la Corse, de l'Afrique. Dans les régions les plus
froides habitées par l'homme, nous trouvons le renne.
Ce ruminant vit, en hiver, de lichens qu'il cherche sous
la neige. (*Voy.* Calorique, p. 105).

CHAPITRE IV.

DES SAISONS.

Les astronomes divisent l'année en quatre parties, ou *saisons astronomiques*, nommées *printemps*, *été*, *automne* et *hiver*; les deux premières comprennent le temps qu'emploie le soleil pour aller de l'équateur au tropique du Cancer et revenir; et les deux dernières, le temps que met cet astre pour parcourir aussi deux fois l'espace qui sépare l'équateur du tropique du Capricorne. Lorsque le soleil traverse l'équateur le 21 mars et le 23 septembre, les deux pôles de la terre sont également éloignés de lui; les deux hémisphères de notre planète sont également éclairés, et les jours ont la même longueur que les nuits : ces deux époques sont dites *équinoxes*. On nomme *solstices* l'état de repos dans lequel paraît être le soleil, lorsque arrivé aux deux tropiques, il cesse de s'avancer du côté des pôles pour revenir vers l'équateur.

Les médecins, les vétérinaires divisent l'année comme les astronomes, en quatre *saisons* qu'on appelle *médicales*; elles sont caractérisées par divers phénomènes que présentent les corps placés à la surface de la terre. Les saisons ont une grande influence sur les êtres organisés; elles agissent sur les animaux directement par l'état de l'air et du sol, par le calorique, la lumière, l'humidité, et indirectement par les aliments végétaux et par les boissons, etc. Pour étudier les saisons médicales, nous allons supposer qu'elles coïncident avec les astronomiques, quoique cela n'arrive pas toujours dans notre climat.

Du printemps et de son influence hygiénique. Le prin-

temps comprend les jours qui s'écoulent du 20 ou du 21
mars au 21 ou au 22 juin. Il dure à peu près 92 jours.
Pendant cette saison, les rayons solaires nous arrivent
moins obliquement et nous éclairent plus longtemps qu'en
hiver. Cependant la terre, vers la fin du mois de mars,
ne s'échauffe qu'avec lenteur; couverte en plusieurs endroits d'eau, de glace, elle réfléchit dans l'espace une
grande partie du calorique qui lui arrive, et celui
qu'elle absorbe est en partie rendu latent par la fonte
des neiges et par l'évaporation de la grande humidité du
sol. Mais à mesure que les jours deviennent plus longs,
les glaces se fondent, la terre se dessèche, et vers la fin de
mai, les rayons du soleil nous arrivant plus chauds, plus
rapprochés les uns des autres, nous échauffent rapidement. Durant cette saison, la terre fournit toujours
beaucoup de vapeurs qui se répandent dans l'atmosphère
pendant le jour, se condensent la nuit et forment d'abondantes rosées. Nous voyons même souvent dans les mois
de mai, de juin, des nuages épais se former tout-à-coup,
parcourir l'espace, et des orages terminer des journées
qui, le matin, offraient le plus beau soleil.

Le printemps est une saison favorable à la végétation.
La chaleur et l'humidité des premiers beaux jours réveillent les plantes de leur sommeil d'hiver. Les substances nutritives qui, en automne, s'étaient amassées
dans les racines bisannuelles, vivaces, dans les cotylédons, etc., sont élaborées, transformées en jeunes pousses; en même temps les racines commencent leurs fonctions absorbantes, et les feuilles s'étalent. C'est lorsque
les chaleurs sont fortes et les pluies fréquentes au printemps, que les près sont vigoureux et les pâturages
riches: l'herbe, quoique abondante, est cependant encore, trop jeune, aqueuse, peu nutritive.

Les chaleurs de cette saison exercent une action directe
sur tous les animaux; elles font éclore les œufs des insec-

tes et développer les larves des années précédentes ; dans les quadrupèdes, la transpiration cutanée devient abondante ; et la fourrure hérissée, terne de l'hiver est remplacée par des poils courts, lisses, brillants. Nos herbivores mangent avec moins d'avidité les aliments secs ; si on leur donne sans précautions l'herbe qu'ils recherchent alors, elle agit comme un relâchant (*Voy.* du Vert). Aux effets qui résultent de la chaleur, des aliments, s'ajoutent ceux qui sont produits par l'exercice au grand air, pour les animaux qu'on soumet au régime du pâturage. Les herbivores deviennent gais, prennent de l'embonpoint ; le lait des femelles augmente, et celles qui ne sont pas pleines témoignent le désir de recevoir le mâle : celui-ci, toujours disposé à propager son espèce, a cependant plus d'ardeur au printemps que dans les autres saisons.

Les maladies du printemps sont causées par les grandes variations de température qu'on remarque dans les mois d'avril, de mai, etc., et par le changement de régime. Les animaux qui passent des chaleurs du jour aux fraîcheurs des nuits, ceux qui sont exposés aux giboulées de mars contractent des catarrhes, des maladies de poitrine, des rhumatismes, etc. Le passage subit d'une nourriture sèche, peu abondante, à une nourriture verte, copieuse, détermine la diarrhée, la pléthore, des hémorrhagies, des congestions sur la rate, sur le foie, sur le poumon, etc. Si aux effets d'une alimentation substantielle se joint l'action du soleil, que cet astre lance ses rayons sur la tête d'un animal non encore habitué à la chaleur, on observe des apoplexies foudroyantes. La fourbure se remarque aussi au printemps sur des animaux abondamment nourris qui travaillent sur des routes dures, échauffées par le soleil. C'est vers la fin de cette saison, lorsque les herbivores se nourrissent de fourrages secs, nouvellement récoltés, qu'on observe des échauboulures, la raffle, des échauffements, des indigestions, le vertige, etc.

Le printemps est généralement favorable aux herbivores, surtout aux jeunes, qui jouissent pour la première fois du grand air, qui prennent de l'exercice, mangent de l'herbe tendre, et dont les nourrices sont au vert; il favorise la guérison de la gale, du farcin, des eaux aux jambes, des irritations chroniques qui avaient résisté à un long traitement. L'eau introduite dans le corps avec les plantes contribue-t-elle à dissoudre les calculs de la véssie et des canaux biliaires?

De l'été et de son influence sur les animaux. L'été astronomique dure environ 93 jours; il commence au solstice d'été, le 20 ou le 21 juin, et dure jusqu'au 23 septembre. Au 22 juin, les jours sont, sans compter les crépuscules, de 16 heures, et seulement de 12 à la fin de l'été. Pendant cette saison, la terre a, relativement au soleil, les positions qu'elle a eues dans le printemps; mais elles se succèdent suivant un ordre inverse. La grande différence qui existe entre les effets hygiéniques de l'été et ceux du printemps provient de l'influence que les saisons exercent les unes sur les autres. A la fin du mois de juin, la terre a déjà été bien échauffée par le soleil, sa surface desséchée et aride absorbe le calorique qui lui arrive de cet astre. L'évaporation pendant le jour est peu considérable, l'air est sec; les nuits sont courtes, chaudes, et la rosée peu abondante, nulle même en beaucoup d'endroits.

La végétation est encore en grande activité au commencement de la saison, mais bientôt elle se ralentit: les racines des plantes commencent à manquer d'humidité; l'air avide d'eau active la transpiration, et les feuilles se rident, se fanent, se renversent. Avant la fin de la saison, beaucoup de plantes herbacées ont parcouru leur carrière; et toutes sont moins aqueuses, plus fermes, plus nutritives et plus toniques qu'au printemps.

Les chaleurs de l'été, la poussière, les insectes, le travail au soleil, agissent sur la peau, sur le système nerveux, produisent des affections cutanées, des maladies nerveuses, le vertige, le tétanos. Dans cette saison, les animaux sont débilités par l'abondance des exhalations cutanée et pulmonaire; la respiration est accélérée, la digestion lente et difficile; les aliments sont secs, la soif est ardente, les boissons sont rares. On observe des inflammations des voies digestives, des congestions. (*V.* Air chaud, p. 82.)

La fermentation de la vase des marais se développe vers la fin de l'été, et la putréfaction des matières animales devient active; le pus se corrompt rapidement dans les plaies où les mouches déposent des œufs qui sont bientôt transformés en larves. L'air altéré produit des effets d'autant plus graves que les animaux affaiblis opposent peu de résistance aux causes morbifiques. Les maladies adynamiques, pestilentielles se montrent à la fin d'août, et c'est à cette époque que la contagion est active.

En été, il faut abreuver souvent les animaux, leur donner de l'eau salée, vinaigrée; si l'on a des boissons froides ne les administrer qu'après les avoir laissées exposées au soleil. Les fermiers doivent diriger, dans les mois de mai, de juin, etc., les semailles des fourrages de manière à avoir tout l'été des aliments verts. Autant que possible, on ne fera pas travailler les animaux à l'ardeur du soleil; on les préservera de la poussière, des insectes.

L'été est favorable aux individus faibles, disposés aux hydropisies, aux maladies atoniques, vermineuses; il est nuisible aux animaux qui sont nerveux, bilieux, sanguins.

De l'automne et de l'influence hygiénique qu'il exerce sur les animaux. Le temps qu'emploie le soleil pour aller de l'équateur au tropique du Capricorne, constitue l'automne. Cette saison dure du 23 septembre au 22 décembre, 89 jours à peu près. A mesure que le soleil s'éloigne de l'équateur, l'inclinaison du pôle austral vers cet astre augmente ; les rayons solaires qui tombent sur l'autre hémisphère se rapprochent de plus en plus de la perpendiculaire, et ils s'en éloignent dans nos climats. Le soleil qui au commencement de l'automne restait 12 heures sur notre horizon, n'y reste que 8 à la fin de cette saison. Quoique cet astre soit déjà fort éloigné de nous à la fin de septembre, la température de nos pays est encore bien élevée : la terre échauffée par le soleil du printemps et de l'été conserve beaucoup de calorique ; elle est sèche, les chemins sont couverts de poussière, et les insectes tourmentent nos animaux jusqu'aux premières pluies d'automne.

Ces pluies abattent la poussière, nuisent aux insectes ; mais elles sont rarement assez abondantes pour couvrir d'eau toute la surface des marais, pour alimenter les sources, faire grossir les rivières ; elles rendent les rosées fortes, les brouillards épais et malsains ; en humectant la surface de la terre, elles contribuent beaucoup à produire la fraîcheur de ces longues nuits qui suivent les journées encore si chaudes du commencement de l'automne. La nécessité de faire travailler les animaux au soleil pour faire les semailles, et de les conduire le soir dans les pâturages pour économiser les fourrages secs, est nuisible à la santé, occasionne des pneumonies, des gastrites. L'herbe est peu abondante dans les terres pâturées ; les animaux broutent les feuilles, les jeunes branches des plantes ligneuses, contractent la maladie des bois. Après l'été, les sources, les rivières sont basses, les eaux sont chargées de substances salines ou de matières putrides ; elles sont insalubres, et, prises en grande quantité par des animaux nourris de végétaux durs, excitants, elles altèrent les humeurs. Si à ces causes de maladie s'ajoute l'action des marais, on observe des maladies du plus mauvais caractère. Nous voyons en automne des péripneumonies malignes, des fièvres muqueuses, adynamiques, des dyssenteries, etc. (*Voyez* Eman. maréc.) Les maladies qui sont ordinairement chroniques résistent alors aux moyens thérapeutiques; elles font périr les animaux pendant l'hiver ou ne guérissent qu'au printemps suivant.

De l'hiver et de son influence sur les animaux. L'hiver dure du solstice d'hiver à l'équinoxe du printemps, du 20 ou du 21 décembre au 20 ou au 21 mars. Dans cette saison, notre hémisphère se rapproche tous les jours du soleil, l'inclinaison du pôle austral diminue, les rayons solaires nous arrivent de moins en moins obliques, et nous éclairent pendant un temps qui devient journellement plus long. Cependant la terre, qui depuis la fin de l'été perd plus de calorique qu'elle n'en absorbe, est toujours très-froide, les rayons qu'elle reçoit du soleil, dans les mois de décembre, de janvier, lui arrivant très-obliques et refroidis par la couche épaisse et souvent brumeuse d'air qu'ils ont traversée, l'échauffent très-peu.

En hiver, la plupart de nos herbivores sont nourris à l'étable; il faut en soigner la stabulation et le régime alimentaire. Quand on les fait sortir, on doit avoir égard à la température de leurs habitations et à celle de l'air extérieur : le passage d'une étable chaude à l'air froid occasionne, en hiver, beaucoup de maladies. Pendant cette saison, les fenêtres des bouveries, des bergeries, doivent être assez souvent ouvertes, et l'on ne doit jamais laisser les animaux immobiles à l'air froid et humide. Les aliments que nous donnons en hiver sont généralement secs; ils échauffent les animaux, sont peu favorables à l'engraissement et à la sécrétion du lait. Il

faut neutraliser les effets des foins, des grains, etc.,
par l'usage des choux, des racines fourragères. En hiver,
les boissons sont abondantes et en général saines; si elles
sont froides, il est facile de remédier à cet inconvénient.
(*Voy.* Boissons.)

L'hiver est nuisible aux animaux faibles, à ceux qui
sont âgés, exténués, qui n'ont pas assez de force pour
réagir contre l'impression que l'air froid exerce sur la
peau. (*Voy.* Air froid). Dans cette saison, on remarque
les eaux aux jambes, les crevasses, le crapaud, etc., sur
les chevaux qui piétinent la boue des villes; le farcin, la
morve, les rhumatismes, sont aussi fréquents pendant
les temps froids et humides.

De la régularité des saisons, de la nécessité de leur
succession. Les saisons astronomiques déterminées par
des phénomènes qui tiennent aux lois générales qui ré-
gissent notre système solaire, sont invariables; mais les
phénomènes de chaleur, de lumière, de végétation, etc.,
qui caractérisent les saisons médicales, quoique subordonnés aux premiers, n'en ont pas la régularité. L'abondance ou la rareté des pluies, les météores, l'influence
que les saisons exercent les unes sur les autres, etc.,
intervertissent souvent l'ordre de leur apparition, et les
font devancer ou retarder. Parmi les causes qui peuvent
faire varier les effets des saisons, il faut placer l'influence
des espaces que nous fait parcourir le soleil, en obéissant
à l'attraction de quelque étoile éloignée. N'est-ce pas par
l'action de ces espaces que nous devons expliquer ces
chaleurs excessives, ces froids extraordinaires que nous
observons de loin en loin, et même ces grandes épizooties qui résistent à tous les secours de la médecine?

Dans l'examen des quatre périodes de l'année, nous
avons étudié les saisons médicales indépendantes des
époques auxquelles elles se montrent, de l'influence
qu'elles exercent les unes sur les autres, etc.; les effets

qui résultent d'une certaine température , d'un état
donné de l'atmosphère sont toujours à peu près de même
nature , quelle que soit l'époque à laquelle agissent cette
température , cet état de l'air ; de sorte que les saisons
médicales produisent des effets qui se ressemblent , soit
qu'elles coïncident avec les astronomiques , soit qu'elles
arrivent ou plus tôt ou plus tard. Si une saison présente
les caractères d'une autre , c'est la constitution médicale
de cette dernière qui règne ; si le même jour il fait alternativement chaud et froid , que nous soyons en été ou
en hiver, nous aurons les maladies du printemps et de
l'automne. Cependant les saisons *régulières ,* celles qui
viennent à leurs époques habituelles et dont la température est telle qu'elle doit être , d'après la position de la
terre relativement au soleil , sont les plus favorables. Les
années, disaient les anciens, sont salubres quand l'apparition et le coucher des astres sont suivis des effets qui
doivent avoir lieu ; quand le printemps est chaud et tempéré par des pluies douces , l'été chaud et sec , l'automne
froid et sec , l'hiver froid et humide , et que ces qualités
sont modérées. Les constitutions annuelles régulières
sont salutaires à la santé et à la prospérité des récoltes ;
« elles donnent d'amples moissons. Les fruits sont très-
abondants et de bonne qualité ; les blés et les seigles
fournissent beaucoup de farine, les moutons une excellente laine , et les chairs des animaux sont on ne peut
meilleures et plus sapides. » (Tourtelle , *Elém. d'hyg.,*
t. 1er, p. 326.) Les saisons irrégulières , celles qui em-
piètent les unes sur les autres sont ordinairement dangereuses il y a toujours des inconvénients à passer d'un
hiver long et tardif à un été précoce et chaud. Un automne qui par sa chaleur, sa sécheresse ressemble à l'été
est également insalubre.

Les quatre saisons ne sont pas également distinctes
dans toutes les régions du globe. Entre les tropiques

règne un été perpétuel, et près des pôles on n'observe qu'un hiver très-long et quelques jours de fortes chaleurs. Les zones tempérées jouissent seules des deux saisons les plus favorables, du printemps et de l'automne, qui succédant l'un à l'hiver et l'autre aux ardeurs de l'été, produisent les effets les plus salutaires, en faisant passer les animaux insensiblement des fortes chaleurs aux froids intenses, *et vice versâ*.

La succession des saisons est utile à l'économie animale, et même à la durée des végétaux. Elles se tempèrent réciproquement, entretiennent dans le développement des organes, dans l'exercice des fonctions, un état d'équilibre nécessaire à la santé : les maladies de l'une sont souvent guéries par la suivante. La succession des saisons n'est pas même toujours assez rapide, elles durent quelquefois assez longtemps pour modifier profondément l'organisme et détruire la santé : de là résultent les maladies appelées d'été, d'automne, etc. Les enzooties sont presque toujours produites par les saisons : elles se montrent et reparaissent tous les ans aux mêmes époques. Les frimas eux-mêmes sont nécessaires pour suspendre la végétation, pour modérer l'activité vitale des animaux, prévenir leur épuisement, pour arrêter la fermentation putride, et pour détruire les animaux nuisibles et les plantes parasites qui dévastent, épuisent les récoltes.

CHAPITRE V.

DES ÉTABLES.

SECTION PREMIÈRE.

DES BATIMENTS.

Division. Nous désignons sous le nom d'*étables*, (*stabulum*, de STARE,) les habitations des animaux domestiques en général, et nous appelons *écurie*, *bouverie*, *bergerie*, *chèvrerie*, *porcherie*, *clapier*, *chenil*, *poulailler*, *colombier*, *magnanerie*, *ruche*, les habitations des solipèdes, des grands ruminants, du mouton, de la chèvre, du porc, du lapin, de la volaille, des pigeons, du ver-à-soie et de l'abeille.

De l'emplacement des étables. Dans le choix d'un lieu pour l'emplacement ou l'assiette des étables, il faut avoir égard à la santé des hommes, à celle des animaux, et à la commodité des services, des travaux; car si ces points ne sont pas bien réglés, le fermier, quel que soit son zèle, ne peut obtenir, ainsi que le dit Fromage de Feugré, un succès complet. C'est une fausse économie de vouloir faire servir un mur à une double fin, et de réunir les étables aux maisons. Cette distribution des bâtiments peut être nuisible à la santé des hommes et occasionner des incendies. On doit à plus forte raison ne pas loger les animaux au rez-de-chaussée d'un bâtiment dont les étages supérieurs sont habités par l'homme : les émanations qui s'élèvent sans cesse du fumier sont toujours insalubres, détériorent les planchers et gâtent les meubles. D'un autre côté, à moins que l'étable ne soit voûtée ou plafonée, la marche des hommes sur le plancher, le balayage, font tomber de la poussière qui, à la longue, peut déterminer des ophthalmies, des affections de poitrine, des maladies cutanées.

Beaucoup de maladies du bétail dépendent de l'assiette des étables, qui sont tantôt sur un mauvais sol, d'autres fois dans un lieu enfoncé, ailleurs exposées aux influences d'une masse d'eau impure, d'une forêt.

La nature du sol doit être siliceuse ou calcaire; l'argile conserve trop longtemps l'humidité et répand sans cesse des vapeurs. Si la terre est humide, malsaine, il ne faut y établir les étables qu'après avoir élevé le sol avec des graviers. Il faut toujours placer les étables dans un

lieu où il soit facile de mettre le sol intérieur, l'aire, au-
dessus du niveau de la terre extérieure. Cette disposition
est nécessaire sous le rapport de l'hygiène, et utile sous
le point de vue économique; elle empêche l'eau de pénétrer dans l'étable, et facilite le renouvellement de
l'air, l'écoulement des urines, le lavage des crèches et
du sol, la construction des fosses à fumier et la fabrication
des purins.

La surveillance des étables placées non loin des habitations de l'homme est facile. Le fermier peut avoir continuellement l'œil sur son bétail et sur ses fourrages, voir
de quelle manière les animaux sont soignés; il peut aisément surveiller les malades, les femelles prêtes à mettre
bas, et leur faire porter des secours.

Le fenil doit être à côté de l'étable, et les deux bâtiments doivent communiquer par un passage garanti de
la pluie. Cette disposition facilite beaucoup la distribution des fourrages; les domestiques craignent moins de
multiplier les voyages; les rations alimentaires sont
mieux faites, et les animaux profitent davantage de la
nourriture. Cependant, à moins de voûtes ou de plafonds, le foin, la paille ne doivent pas être au-dessus de
l'étable, ni même à côté, à moins qu'il n'y ait un gros
mur de séparation, afin que la poussière du fenil n'arrive
pas jusqu'aux animaux, et que les émanations qui s'élèvent des excréments ne pénètrent pas jusqu'aux fourrages.

Les pâturages et les abreuvoirs doivent être rapprochés des étables. Malheureusement le morcellement des
terres oblige beaucoup de propriétaires à avoir des champs
éloignés. C'est un grave inconvénient : il produit une
grande perte de temps, et les animaux se fatiguent pour
aller au pâturage et pour en revenir; l'herbe qu'ils y
prennent sert à peine à réparer les pertes occasionnées
par ces voyages; et s'il survient un orage, les troupeaux

le reçoivent, n'ayant pas le temps de se rendre aux habitations. Heureux le fermier qui a ses étables au centre des terres arables, et dont les troupeaux, en sortant de la cour, entrent dans le paquis. Les bœufs ne se fatiguent pas en allant au champ; en sortant de la bouverie ils sont attelés à la charrue. Le fumier est porté dans les terres, à temps perdu, et sans fatigue pour les animaux. M. Nivière nous a démontré, d'après les calculs de M. de Thünen, qu'une terre arable assez féconde pour donner trente hectolitres de grains par hectare ne rapporte pas de produit net, si elle est éloignée des bâtiments de la ferme de plus de quatre kilomètres; et que celle qui rapporte dix-huit hectolitres par hectare ne donne plus de bénéfice, si elle est seulement à la distance de 2 kilomètres.

Il y a en France bien des propriétaires cultivateurs qui peuvent à peine vivre et payer leurs impositions, quoique menant une vie de privations; la plupart attribuent à leur condition, à l'ingratitude de l'art de cultiver les champs, leur misère, qui dépend seulement de la dispersion de leurs terres, des travaux improductifs qu'ils font, eux et leurs bestiaux, pour aller faire les labours, porter les fumiers, chercher les récoltes.

On doit approuver les propriétaires qui ayant des terres éloignées des bâtiments de la ferme y font construire des bergeries, des bouveries; leurs dépenses sont amplement couvertes par l'économie de temps, par le fumier conservé et par l'embonpoint qu'acquièrent les animaux.

Les frais de construction d'une conduite d'eau pourraient aussi être compensés par les avantages qui résulteraient d'un abreuvoir attenant aux étables; les animaux en sortant, en hiver, d'un lieu chaud et humide, pour aller boire, n'auraient pas le temps de se refroidir; et pendant le règne des épizooties contagieuses, l'isolement des bestiaux serait beaucoup plus facile et plus efficace.

9

De l'aire des étables. Nous avons vu que l'aire des
étables doit toujours être au-dessus du sol environnant.
Le plan en est tantôt horizontal, d'autres fois incliné ; il
peut même être creux, légèrement concave, si l'on veut y
laisser séjourner le fumier, surtout si l'étable est destinée
à recevoir des animaux qui, comme les brebis, urinent
peu ; mais dans les autres circonstances, il faut donner à
l'aire des inclinaisons qui facilitent l'écoulement des
urines. Elle présente le plus souvent deux pentes ; l'une
dirigée de la crèche vers le train postérieur des animaux,
et l'autre dirigée d'une extrémité de l'étable à l'autre.
L'aire doit présenter, dans le sens de cette dernière
pente, une rigole qui conduit les urines au-dehors.

Tous les modes de pavage qu'on a employés jusqu'ici
pour les étables présentent quelques inconvénients. Les
grandes dalles forment bien une surface unie, facile à
nettoyer ; elles peuvent être assez bien appliquées les unes
contre les autres pour que les urines pénètrent difficilement dans les espaces qui les séparent ; mais elles ont
l'inconvénient d'être chères, d'être froides, et d'occasionner souvent des glissades. Si les cailloux ne présentent pas ce dernier inconvénient, ils forment un sol
inégal qui fatigue les animaux, comprime les pieds et
peut fausser les aplombs. En outre, l'aire ainsi pavée
présente des interstices qui rendent le nettoiement de
l'étable difficile, qui reçoivent même et conservent les
urines, le fumier, et répandent ensuite des émanations
insalubres.

Les planches, les madriers, les plateaux sont employés
dans les pays où le bois est à bas prix. On se sert à cet
effet de plateaux posés à plat, ou de liteaux placés de
champ. Le bois dur se pénètre d'humidité et devient
glissant. Cet inconvénient est moins à craindre avec le
bois blanc : celui-ci étant mou, les fibres imbibées de
liquides, foulées par les pieds ferrés, se séparent, for-

ment une surface inégale et rugueuse ; mais alors elles se
pénètrent de matières animales, se putréfient et dégagent
des vapeurs insalubres. Ce dernier inconvénient aurait
une gravité bien plus grande, si les plateaux n'étant pas
bien jointés, les urines pouvaient passer au-dessous du
plancher et y séjourner : on a vu des épizooties produites
par une cause semblable.

Le pavage en briques a été pratiqué depuis quelques
années ; celles qu'on fabrique pour les carrelages des
maisons, pour les aires des fours, ne doivent pas être
placées à plat ; elles seraient trop fragiles et se lèveraient
trop facilement. Il faudrait, pour le pavage, en faire
fabriquer qui eussent une très-grande épaisseur ; mais
on préfère se servir des communes, qu'on place de champ.
Avec ces matériaux, on peut former une aire solide,
unie, sans être glissante, facile à nettoyer, à laquelle il
est aisé de donner les inclinaisons nécessaires.

La terre glaise est quelquefois employée pour former
l'aire des étables ; à cet effet, on la bat, on la dame, pour
en faire une croûte solide, résistante ; mais l'humidité ne
tarde pas à la ramollir, à la pénétrer, et bientôt elle dégage des matières putrides. Il faut la renouveler souvent :
on en obtient chaque fois un bon engrais.

On dit qu'on salpêtre les étables, quand on en garnit
le fond avec des terres mêlées de plâtras ; à mesure que
les urines pénètrent ce sol, il s'y forme des nitrates ; on
enlève ensuite ces terres pour en retirer le nitre, par la
lixiviation.

L'asphalte, qui a servi dans ces dernières années à des
usages divers, a été employé sur le sol des étables. Près de
Lyon, M. Laracine l'a employé dans des vacheries ; à
Dijon, on a essayé de l'appliquer aux écuries. D'après
un rapport fait le 6 juillet 1841, au comité d'agriculture
de cette ville, par M. Delarue (*Journ. d'agric. et d'hor.
de la Côte-d'Or*, 1841.), le dallage en asphalte, en évi-

tant les causes d'accidents inhérentes à tout autre système,
présentera l'avantage d'un nettoiement prompt et facile,
en donnant le moyen de faire couler rapidement au-
dehors les urines et les eaux des lavages. On a reproché
à l'asphalte mouillé d'occasionner des glissades.

De l'exposition des étables. Dans la plupart des provinces de la France, l'est est celui des quatre points
cardinaux qu'on doit préférer pour l'exposition des bâtiments destinés à loger l'homme et les animaux : l'ouest
est souvent trop humide. Quoique l'exposition au sud
soit désagréable en été, elle est cependant, en général,
préférable à celle du nord. Du reste, au moyen d'ouvertures convenables, on peut se procurer presque partout les avantages de chaque exposition et en éviter les
inconvénients ; quand la chaleur est trop forte, on ferme
les portes, les contrevents du côté du sud, et l'on ouvre
les fenêtres qui donnent au nord et à l'est.

Des murs des étables. Il importe que les étables soient
solides et que la construction en soit économique ; les
murs doivent être imperméables à l'air et à l'humidité,
afin que la température intérieure puisse être réglée par
les ouvertures, et qu'elle ne soit pas constamment modi-
fiée par celle de l'air extérieur. On construit les étables
en briquetages, en planches, en nattes de paille, en
branchages, en pisé, en cailloux, en pierre. On doit
toujours entretenir les murs en bon état, n'y laisser ni
crevasses ni trous. La face interne surtout doit en être
unie ; les excavations qui pourraient servir de retraite
aux rats doivent être bouchées avec soin ; ces animaux
ramassent sans cesse des pailles, des grains, des plumes, etc., et ces corps conservent les principes contagieux qui leur arrivent, se putréfient à la longue et deviennent eux-mêmes des causes d'insalubrité.

Si les murs sont humides et froids, il faut en garnir la
base de planches, de nattes de paille. La fraîcheur des

pierres qui restent longtemps en contact avec le corps des animaux occasionne souvent des rhumatismes, des douleurs qu'on attribue mal à propos à des efforts, à des écarts, etc.

Du plafond, des toitures. Les étables sont placées sous le fenil, sous l'habitation du fermier, sous un magasin, ou directement sous la toiture : dans le premier cas, il faut préserver les animaux des graines du foin, de la poussière, et dans le dernier, de la pluie, du froid. Les plafonds, les voûtes sont les meilleurs moyens d'obtenir complètement ces résultats : ils ont de grands avantages sur les planchers ; ils sont unis, faciles à nettoyer, complètement imperméables, et moins exposés aux incendies. Mais elles sont en général trop chers pour la plupart de nos propriétaires ; de plus, les étables voûtées sont fraîches en été, chaudes et humides en hiver, si les murs et la voûte ne sont pas percés d'ouvertures bien disposées ; A Paris et à Lyon, les écuries voûtées causent la perte de beaucoup de chevaux (Rainard, *Path. gén.*)

Les planchers sont beaucoup plus communs dans les étables que les plafonds ; ils ont l'inconvénient de présenter des fentes toujours assez grandes pour laisser passer la poussière, à moins qu'ils ne soient doubles et faits avec de bonnes planches. Il est difficile de tenir propres les planchers ; ils reçoivent dans les angles des poutres et des travons, les araignées. Les bois sont toujours perméables à l'humidité ; à la longue, les émanations les pénètrent et les virus s'y conservent ensuite longtemps. On peut remédier en grande partie à cet inconvénient, en passant sur les bois quelques couches de goudron, que l'on peut au besoin saupoudrer de gravier, de sable.

Le plafond des écuries doit être élevé de trois mètres, et même cette élévation peut être insuffisante, si l'on doit y loger un grand nombre d'animaux.

Les toitures sont le plus souvent en ardoises, en

tuiles, en planchettes ou en chaume : dans le nord, on
en trouve en toile goudronnée et sablée, ou en carton
enduit également d'une couche imperméable. Ces derniers matériaux sont très-économiques; mais ils sont
exposés aux incendies, surtout si les étables sont placées
près des maisons, dans le voisinage des fours, etc. Les
toits en tuiles laissent passer l'air, et les étables sont
froides en hiver, chaudes en été.

Des ouvertures. Les ouvertures ont pour but de livrer
passage aux hommes et aux animaux, de faire renouveler l'air, de laisser pénétrer la lumière et de régler la
température des étables.

Les portes doivent être assez grandes et à deux bat-
tants; les huisseries seront en bois ou en pierre de taille,
ne présentant pas des angles saillants. Si l'on doit laisser
le fumier s'amasser dans les étables, les portes doivent
être au-dessus du niveau du sol. On dispose alors un plan
incliné ou un petit escalier pour faciliter l'entrée et la
sortie. Cette disposition a même l'avantage d'empêcher
qu'un trop grand nombre d'animaux sortent à la fois et
se pressent contre les huisseries.

Les ouvertures pour le renouvellement de l'air doivent
être combinées avec l'épaisseur des murs, la nature du
plancher, la forme de la voûte, de manière qu'on puisse
régler convenablement la température : elles doivent
être les unes au niveau du sol, les autres au plafond;
Les premières, appelées barbacanes, sont petites, laissent
entrer l'air frais et pur du dehors; celles des plafonds
livrent passage à l'air rendu léger, et altéré par la chaleur
et par les émanations animales. Si le plafond est disposé
en voûte, qu'une ouverture, surmontée d'une gaîne, en
occupe le point culminant, le renouvellement de l'air se
fait avec la plus grande activité. On a dernièrement proposé (*Ann. de la Soc. d'agr. de Lyon*, 1842.) comme
pouvant suppléer dans les magnaneries aux meilleurs

ventilateurs, un tuyau ouvert aux deux extrémités et placé verticalement au milieu des bâtiments. Au rapport de M. J. Gensoul, M. Laure a trouvé que ce moyen renouvelait convenablement l'air dans toutes les circonstances ; ce tuyau prend dans les appartements le gaz impur, et le répand au-dessus des toitures. Les effets que produisent les cheminées, nous expliquent l'utilité de ce ventilateur. Pour régler la ventilation, on place des registres aux ouvertures supérieures, et des planchettes glissant dans des coulisses, sont adaptées aux barbacanes. Les quatre murs des étables doivent avoir à la base des ouvertures, afin qu'on puisse laisser pénétrer l'air du côté où il est le plus favorable. C'est à tort que les barbacanes manquent presque partout : les portes n'y suppléent qu'imparfaitement.

Les ouvertures destinées à éclairer les écuries, les bouveries doivent être placées à une hauteur de deux mètres au-dessus du sol ; elles doivent être pourvues de vitres, pour s'opposer à l'entrée du vent et des insectes. Pendant les chaleurs, on doit les garnir de paillassons pour ne pas laisser pénétrer une lumière trop vive. Ces paillassons toujours perméables contribuent au renouvellement de l'air. Si l'on doit ouvrir ces fenêtres, il est bon qu'elles soient assez élevées au-dessus du sol pour que le courant d'air qu'elles établissent n'atteigne pas les animaux. Autant que possible, on doit en placer sur les quatre murs ; on ferme ensuite les unes ou les autres, selon la direction du vent, la température de l'étable, etc. Si elles sont d'un seul côté, elles doivent être sur le mur placé derrière les animaux ; celles qui sont du côté des râteliers doivent être pourvues d'auvents disposés pour empêcher la lumière directe d'arriver sur les yeux des solipèdes.

SECTION DEUXIÈME.

DES LITIÈRES ET DU FUMIER.

DES LITIÈRES. Parmi les substances employées comme litière, les unes se putréfient et augmentent la masse des matières fertilisantes, et d'autres ne contribuent à la production des engrais qu'en absorbant les principes liquides, volatils, fournis par le corps animal. Nous étudierons les unes et les autres, sous les rapports de l'hygiène vétérinaire et de l'économie rurale.

Des litières absorbantes et fertilisantes. Elles sont formées de substances qui, comme les pailles, les feuilles, les gazons, peuvent s'imprégner d'urine et fournir par leur décomposition des matières susceptibles de contribuer à la nutrition des plantes. Les pailles parenchymateuses sont les meilleures (*Voy.* Pailles); elles absorbent beaucoup de liquide, fermentent rapidement et donnent de grandes quantités d'engrais : celles des céréales se tassent, absorbent mieux quand elles sont écrasées. Les feuilles de fougère sont riches en substances minérales, en potasse; elles peuvent former de bonnes litières; celles de noyer, grandes, faciles à ramasser, épaisses, bien absorbantes, ont une composition chimique fort compliquée, fermentent facilement et donnent un excellent engrais ; celles de châtaignier leur sont inférieures, mais elles sont préférables à celles de hêtre, de chêne, qu'on trouve dans les bois en couches si épaisses et qu'il est si facile de récolter : celles de hêtre sont petites et coriaces ; celles de chêne, riches en acide tannique, se conservent aussi longtemps et ne doivent être employées comme engrais que lorsqu'elles sont bien décomposées, et que la chaux, l'ammoniaque, en ont saturé l'acidité.

On se sert de la bruyère comme litière dans les pays

de montagne ; on l'emploie seule, fauchée, ou après l'avoir
enlevée avec le gazon ; elle est dure, ligneuse, absorbe peu et fermente difficilement ; le fumier qui en
résulte agit avec lenteur, mais dure longtemps. Il convient pour les récoltes longues à venir : avec du fumier
de bruyère, le blé, bien nourri jusqu'à sa maturité,
fournit beaucoup de grain.

A Spitrhut, M. Preuss entretient 50 chevaux qui
n'ont jamais d'autre litière que 6 centimètres de *sciure de
bois*, et qui ne sont jamais atteints ni de teignes ni de
dessèchement des sabots. M. Nérust, directeur des postes à Tilsitt, conseille cette litière pour guérir les maladies des pieds. Dans la Forêt Noire, on l'emploie concur-
remment avec la bruyère : aussi les assolements renferment peu de céréales. (*Journ. des Haras*, mars 1840.)
En France, nous laissons perdre mal à propos la sciure
de bois dans les forêts, sur les torrents qui font mouvoir
les scieries.

Le *gazon* est souvent employé comme engrais : dans la
Westphalie, on enlève celui des bords des chemins, et on
le porte sur les terres arables ; ailleurs, on stratifie des
couches de gazon avec des couches de fumier : dans
quelques endroits, après avoir nettoyé les étables, on
met sur le sol 20 ou 30 centimètres de gazon, et on
place la litière sur cette couche. Après une quinzaine de
jours, on enlève le fumier et on remet une seconde
couche de gazon, plus tard une troisième, et ainsi de
suite, autant que la profondeur de l'étable le permet.
Ces couches de terre, piétinées, imprégnées d'urine et
d'excréments, portées dans les champs et dans les prés,
forment d'excellents engrais. Cette pratique tient les animaux secs et rend les fosses à fumier inutiles. Le gazon
est quelquefois employé comme litière ordinaire des
moutons ; il absorbe suffisamment l'urine de ces animaux,
et tient les bergeries dans un état de propreté convenable.

Quand on fait passer le fumier des chevaux et des porcs
dans les bergeries avant de le disséminer dans les terres,
on le couvre d'une couche de gazon, pour que les bêtes
à laine ne couchent pas directement sur les excréments
des autres animaux. Dans tous les cas, les plantes qui
forment le gazon fournissent des principes fertilisants.

La *tourbe* agit comme litière absorbante et fertilisante.
Cependant les parties végétales qu'elle renferme fermentent lentement ; mais elle agit comme engrais par les
matières animales, par les débris très-tenus de végétaux
qu'elle contient. Elle peut être employée comme le gazon.
Dans le Limbourg, où le système pastoral est très-ré-
pandu et la paille rare, on fait la litière avec *des cendres
de combustibles fossiles*. Cette litière absorbe les urines et
agit ensuite elle-même comme amendement.

Des litières absorbantes. Le *sable sec*, placé dans les
étables, forme une assez bonne litière ; il s'imprègne des
émanations animales, et fournit ensuite un engrais excellent pour les terres argileuses et pour les près aigres,
humides, dont il détruit la mousse. Le sable calcaire,
marneux, sert en outre d'amendement aux terres qui
manquent de chaux. Quelques cultivateurs font coucher
les bêtes à laine sur des lits de sable qu'on recouvre de
paille, et ils ne nettoient la bergerie qu'une fois tous les
ans.

La *terre sèche*, employée comme litière et répandue
ensuite dans les champs, agit par les principes dont elle
s'est chargée et par le terreau qu'elle contenait préalablement. D'après quelques observations, il faut un pied cube
de terre sèche pour absorber les matières que rend journellement une vache.

Les matières absorbantes tiennent les étables sèches et
saines ; mais si elles ne sont pas nécessaires pour rendre
les animaux propres, leur emploi entraîne des frais de
main-d'œuvre inutiles. Les litières ne fertilisent la terre

que par les matières qu'elles renferment au moment où on les emploie, et par les produits qu'elles acquièrent pendant la fermentation ; de sorte que les substances qui contiennent les engrais tout formés, celles qui ne sont pas susceptibles de fermenter, doivent être portées directement dans les terres. On dit que les urines et les excréments mêlés à des substances inertes sont plus faciles à répandre uniformément ; mais cet avantage ne peut pas compenser les embarras de porter la terre du champ à l'étable, et de l'étable au champ qu'elle doit fertiliser. Les litières purement absorbantes ne doivent donc être employées que si elles sont exigées par des motifs hygiéniques ; même, si les litières fertilisantes sont rares, on doit disposer les pentes, les rigoles des étables de manière à pouvoir ramasser facilement les urines, les excréments, et laisser coucher les animaux sur le sol.

Quantité de litière. Il faut employer la quantité de litière nécessaire pour absorber les excrétions et tenir les étables sèches. On dit que pour obtenir un bon fumier, il faut 20 parties de paille pour une quantité de nourriture équivalant à 100 parties de foin, distribuées en raison de 2,500 gr. de foin par 50 kilogr. de poids vivant. Cette évaluation ne peut être qu'approximative. Les animaux nourris au vert, ceux qui prennent des aliments aqueux, des soupes, de grandes quantités de boissons, ceux qui ne travaillent pas, qui transpirent peu, urinent beaucoup et pourrissent des masses de litière. Il y a des animaux qui, comme la vache, le porc, exigent des couches épaisses de litière ; on en donne aussi beaucoup aux chevaux et aux bêtes à laine, mais c'est pour tenir le poil et la laine de ces animaux dans une grande propreté. Si le sol des étables est horizontal, il faut plus de litière que lorsqu'il présente des pentes, des rigoles pour l'écoulement des urines.

Quand on a beaucoup de substances végétales que l'on

veut transformer en engrais, il n'y a pas d'inconvénient à faire des litières épaisses ; car, mises en contact avec les matières animales, les plantes sèches s'en imprègnent, fermentent ensuite facilement, et deviennent plus propres à activer la végétation que si elles ont été tassées seules dans une fosse. On doit donner aux animaux fatigués une litière abondante et sèche ; afin non-seulement de préserver leur corps échauffé par l'exercice, de la fraîcheur et de l'humidité, mais de leur procurer du bien-être, et de faciliter leur délassement.

AMÉNAGEMENT DU FUMIER. S'il est favorable à la santé et au bien-être du bétail de renouveler ou de faire sécher la litière tous les jours, cet usage est nuisible à l'économie rurale ; on le pratique seulement pour des animaux de luxe, et dans quelques localités où la paille est chère ou le fumier sans valeur. Le plus communément on laisse le fumier sous le bétail quinze jours ou trois semaines. Cette méthode ne nuit pas à la santé des bêtes, et elle est favorable à la bonne qualité des engrais : la chaleur, l'humidité, les exhalations animales favorisent la fermentation des litières ; mais les étables doivent être spacieuses, leurs ouvertures disposées de manière à faciliter l'aérage, et les litières abondantes. On ne doit pas laisser le fumier s'amasser exclusivement sous le train postérieur des animaux, mais placer la litière de manière que la pente de l'aire soit toujours sensible. Avec ces précautions, le séjour du fumier dans les étables n'est nuisible ni pour les bêtes ovines, ni pour les porcs, ni pour les grands ruminants : il n'est pas démontré qu'il diminue, ainsi qu'on le dit, la qualité du lait des vaches. Le bétail de la Flandre jouit en général d'une bonne santé, quoique les cultivateurs de ces pays laissent ramasser dans les bouveries plus d'un mètre de fumier ; tandis que les épizooties sont fréquentes dans la Hollande, où l'on tient les habitations des animaux dans la plus

grande propreté. Ce n'est pas dans celles de nos montagnes où les bouveries sont le plus mal tenues que les
épizooties sont le plus fréquentes. Pour laisser ainsi le
fumier sous le bétail, il faudrait que l'urine pût s'écouler
facilement au-dehors, afin de profiter de ce liquide et
d'en prévenir la décomposition qui est prompte ; il faudrait, en outre, avoir beaucoup de litière, surtout si les
animaux travaillent peu, reçoivent de fortes rations de
bons aliments, des racines, etc.

Beaucoup de cultivateurs ne nettoient les bergeries
qu'une fois l'an ; mais quand ils enlèvent le fumier, il
est tassé, sec, souvent moisi ; on reconnaît que l'humidité n'a pas été assez abondante et que la fermentation a
été incomplète. Il y a des agriculteurs qui, pour empêcher
le fumier de moisir et pour en faciliter la fermentation,
l'arrosent de temps en temps. Cette pratique n'a pas,
dit-on, d'inconvénients pour la santé des bêtes à laine.

S'il peut être avantageux de laisser le fumier étendu
sous le bétail, il est toujours nuisible d'en faire des tas
dans les étables. Cette pratique a les plus grands inconvénients pour les bâtiments et pour les animaux ; il ne
faut pas même faire les tas devant les portes ni sous les
fenêtres des habitations : les animaux ne doivent pas être
exposés aux émanations qui s'en élèvent. Fromage de
Feugré (Des bâtiments ruraux.) ne voudrait pas qu'on
laissât le fumier dans la cour ; il veut qu'on construise les
étables en retour d'équerre, attenant les unes aux autres,
et que chacun de ces logements communique, par l'une
de ses extrémités ou par l'une de ses faces, du côté de la
fosse à fumier.

Le plus avantageux est souvent de porter le fumier
sur les terres au moment où on le retire des étables : les
mauvaises graines germent avant les semailles, et le sol
profite des vapeurs qui se dégagent ; si on le laisse réduire, on perd les principes volatils, et il n'en est

pas meilleur ; car si la décomposition en est avancée, il agit trop promptement, ne profite aux plantes que dans leur jeunesse, et les récoltes manquent d'engrais au moment où les graines se forment. Si l'on veut le faire fermenter avant de l'employer, il n'y a aucun inconvénient à le laisser exposé à la pluie, si l'on ramasse les eaux qui s'en écoulent ; car si dans quelques cas il est un peu délavé, on obtient toujours un liquide qu'on peut employer comme engrais, et qui sert pour arroser les tas de fumier quand ils sont trop secs. C'est le fumier des vaches qui, sans arrosages, éprouve le mieux les phénomènes qui doivent l'améliorer ; celui des chevaux a besoin de plus d'humidité qu'il n'en peut recevoir de l'urine de ces animaux. Si l'on néglige de l'arroser, il se dessèche et perd de son poids et de ses qualités ; mais s'il est convenablement humecté, il produit une quantité de fumier à demi consommé, de meilleure qualité, et égal, au moins en poids, à celui que donnent les vaches. (Perrault.) Il en est de même pour celui des bêtes à laine.

CHAPITRE VI.

DES MOYENS DE DÉSINFECTION.

Indépendamment des moyens particuliers que nous avons fait connaître aux articles *Sols*, *Etables*, etc., pour remédier à l'insalubrité des circumfusa, il en est de généraux qui peuvent être appliqués contre les effluves, les virus, etc. On les appelle *moyens de désinfection*, parce qu'on en fait plus particulièrement usage pour neutraliser les qualités nuisibles que l'air et les autres corps acquièrent en s'imprégnant de matières infectantes.

Les moyens de désinfection sont les uns mécaniques, physiques, les autres chimiques ; beaucoup agissent mé-

caniquement et exercent en outre une action chimique.
Ils ont pour but de détruire les particules infectantes, ou
de les rendre inertes en les détachant des objets auxquels
elles adhèrent et en les disséminant dans l'espace.

DE LA VENTILATION, DE L'AÉRAGE. La ventilation est le
plus intéressant de tous les moyens de désinfection :
l'emploi des autres est facultatif, et déterminé seulement
par des circonstances particulières qui ne se présentent
que très-rarement ; mais les besoins de l'aérage sont
de tous les instants, et toujours d'une nécessité absolue.
La ventilation seule peut remédier à toutes les altérations
de l'atmosphère, tandis que tous les autres moyens désinfectants seraient incapables de rendre habitable un lieu
dont l'air serait altéré, sans renouveler ce fluide. Les
effets de l'aérage sont moins prompts sur les objets solides imprégnés de molécules infectantes que sur l'atmosphère, mais ils sont aussi très-efficaces : aucune infection ne résiste à l'action longtemps continuée d'un
courant d'air.

La ventilation est très-facile à mettre en pratique ; il
suffit de disposer convenablement les ouvertures des
habitations. Nous ajouterons à ce que nous avons dit,
pag. 134, que lorsqu'un appartement est infecté par un
agent bien délétère, et qu'il faut agir promptement, on
facilite l'action des fenêtres par des ventilateurs : on emploie ces machines quand il y a dans un local une source
continue de molécules infectantes, ainsi que cela a lieu
dans les magnaneries, dans les hôpitaux, etc. Les tarares
en usage dans les magnaneries, sont les ventilateurs les
plus employés. Il suffit, dans quelques cas, de faire mouvoir les portes d'un appartement pour établir des courants
d'air suffisants.

Le feu peut être un moyen de ventilation : c'est même
le meilleur pour les lieux bas, pour les grottes, les caves
qui manquent d'ouvertures. On y place des réchauds

remplis de charbons ardents qu'on renouvelle jusqu'à ce que la combustion s'entretienne aisément : les animaux peuvent alors y pénétrer sans danger. On active l'action du feu en adaptant aux fourneaux des cheminées, pour aviver la combustion et augmenter le tirage. Le calorique agit en rendant l'air léger et en détruisant les principes insalubres.

On ne saurait trop activer l'aérage des lieux habités. L'air impur des étables occasionne beaucoup de maladies : M. Miquel lui attribue le développement de plusieurs enzooties qu'il a eues à traiter. Ces affections ont cessé aussitôt que les propriétaires des animaux malades, suivant les conseils de ce savant vétérinaire, ont mieux logé leurs animaux. Les accidents qui surviennent après les opérations graves sont souvent dus aux émanations des étables. Un air pur, modérément chaud, favorise beaucoup la guérison des individus opérés. Sous les rapports de la température, de l'humidité, de la composition chimique, l'aérage est continuellement nécessaire dans les lieux habités ; car il ne se forme pas constamment des émanations délétères, mais l'air perd sans cesse de son oxigène, se charge d'acide carbonique et tend à devenir chaud, humide, impropre à la respiration.

Le RATISSAGE, action de ratisser, est un moyen de désinfection simple et efficace. On le met souvent en usage dans un but de propreté, pour enlever aux crèches, aux murs l'apparence de vétusté. Au lieu de la ratissoire, on peut employer, pour les objets en bois, le rabot dont l'action est prompte et efficace. Le ratissage est nécessaire pour désinfecter les bois altérés, pourris, imprégnés de matières infectantes, et les murs qui, ayant été longtemps en rapport avec les animaux, avec le fumier, sont couverts de matières impures. Après le ratissage, on passe une couche de lait de chaux sur les corps désinfectés. Le lavage est moins efficace que ces opérations.

Les matières animales s'infiltrent dans les sols des étables et imprègnent les corps les plus durs. « Après avoir fait laver à grande eau une des écuries du quartier de Condé, j'ai fait enlever les pavés et j'ai constaté, 1° que les terres et les sables au-dessous sont imprégnés d'urine et de matières en décomposition, et cela à plus d'un pied de profondeur ; 2° que les pavés sont pénétrés d'urine jusqu'à leur centre ; 3° qu'en approchant du nez ces divers matériaux, ils exhalent une odeur à faire bondir le cœur. (*Journ. des Haras*, décembre 1840.) Il ne peut jamais y avoir d'inconvénient à enlever, de temps en temps, la couche supérieure de l'aire des étables et à la remplacer par de la terre : l'opération détruit une cause d'insalubrité et procure un bon engrais.

Du BLANCHIMENT A LA CHAUX. Le lait de chaux est fréquemment employé pour blanchir les murs, les crèches, les plafonds ; il cache d'abord les matières infectes sur lesquelles on l'applique, et il les détruit ensuite. Étendu sur les crèches, sur les râteliers, il se dessèche et exerce une influence hygiénique salutaire. Les particules calcaires que les animaux prennent agissent comme condiment ; elles excitent l'appétit, stimulent l'estomac ; elles peuvent même saturer les acides qui se trouvent dans les premières voies, principalement chez les jeunes animaux, et guérir certaines diarrhées.

La chaux vive purifie l'atmosphère, en attirant et en condensant l'acide carbonique. Pour prévenir les mauvais effets de ce gaz, on place, dans les lieux qui en renferment, de la chaux vive, sèche, ou des vases contenant du lait de chaux ; d'autres fois on arrose avec ce liquide le sol, les murs.

Des LAVAGES. On les pratique avec l'eau pure, avec des dissolutions alcalines, des acides, etc.

Aucun principe délétère ne résiste à l'action *de l'eau* convenablement prolongée. Si l'on frotte, si l'on fait

macérer les objets infectés, le liquide entraîne ou décompose constamment les molécules infectantes. L'action
de l'eau bouillante est plus prompte que celle de l'eau
froide; le calorique augmente la force dissolvante du
liquide. Il y a même des matières, celles que la chaleur
ramollit, qui sont entraînées par l'eau bouillante quoique
insolubles.

Les *acides concentrés* décomposent la plupart des matières organiques; ils attaquent aussi beaucoup de substances minérales, ou sont attaqués par elles; ils agissent
avec une grande intensité sur les corps organiques qui,
comme les miasmes, les virus, sont à l'état moléculaire.
Les acides sulfurique, hydro-chlorique, nitrique sont les
plus énergiques; malheureusement, parmi les objets
qu'on a ordinairement besoin de désinfecter, peu en
supportent l'action. On a préconisé l'acide acétique comme
désinfectant; mais l'action en est moins sûre.

Les *lavages avec les alcalis* décomposent les corps
délétères comme le font les acides; mieux que ces derniers, ils nettoient les objets imprégnés de matières grasses et couverts de vernis, de mucus, de bave. On les
pratique avec des dissolutions de potasse et de soude du
commerce, de cendres gravelées, avec des lessives de
cendres. L'eau de savon agirait comme les dissolutions
alcalines. Ces lavages ne sont pas assez souvent employés : c'est à tort que nos cultivateurs les considèrent
comme des pratiques de luxe; ce sont des moyens toujours utiles et souvent nécessaires.

Le *nitrate et le bichlorure de mercure* décomposent les
matières organiques; on a fait l'essai de leurs dissolutions, en lavages, dans les cas de peste, de fièvre jaune.
Ces substances sont peu susceptibles d'être employées en
grand.

Le *chlorure d'antimoine*, *l'ammoniaque*, sont dans le
même cas : ils ne peuvent être employés qu'en petit; on

s'en sert pour cautériser les morsures des chiens enragés
et des vipères, les plaies faites avec des instruments imprégnés de matières délétères. Sous ces rapports, l'efficacité de ces agents est contestée.

Quelque substance qu'on emploie en lavages pour
désinfecter, il faut terminer l'opération avec l'eau ordinaire. Ce liquide, jeté en grande quantité, entraîne avec
les matières détachées, décomposées par les alcalis et par
les acides, les particules de ces corps qui étaient restées
adhérentes aux objets infectés.

Du FEU. De tous les agents désinfectants, celui-ci est
le plus économique, le plus facile à employer, et le plus
efficace ; mais tous les objets ne peuvent pas en supporter l'action. Toutefois, il n'est pas nécessaire, pour
détruire les virus, les miasmes, de chauffer les corps infectés jusqu'à la température rouge ; de sorte qu'on peut
soumettre à l'action du feu les objets métalliques, et ceux
en bois qui peuvent résister quelques instants à l'action
de la flamme.

Les FUMIGATIONS sont employées pour désinfecter l'air
des habitations, et les objets solides qui ne peuvent pas
résister à l'action du feu, de l'eau, etc.

Des fumigations aromatiques. On les pratique en dirigeant, à l'aide du calorique, des substances volatiles
odorantes sur les objets que l'on veut désinfecter. A cet
effet, on jette sur les charbons ardents, sur un morceau de fer chaud, des plantes aromatiques, des baies
de genièvre, des résines, des gommes-résines, du sucre,
du vinaigre, etc. De nos jours, on n'accorde pas une
grande confiance à ces fumigations ; on croit qu'elles
masquent les mauvaises odeurs, sans détruire les corps
odorants. Elles peuvent être utiles pour cacher à l'homme
des odeurs désagréables ; mais elles sont indifférentes
sous le rapport de l'hygiène vétérinaire : l'huile empyreumatique, la créosote, que l'action du feu produit pen-

dant l'opération, ne sont pas en assez grande quantité pour agir comme antiputrides sur les miasmes ; et les vapeurs aromatiques, quoique excitantes, ne sont pas assez actives pour rendre les animaux qui les respirent plus aptes à résister à l'action des agents morbifiques.

Des fumigations de chlore. On les appelle encore *fumigations guytonniennes.* C'est Guyton de Morveau qui en a fait usage pour la première fois.

On les a longtemps considérées, en France, comme un moyen infaillible ; mais aujourd'hui on doute beaucoup de leur efficacité.

Pour les pratiquer, on ferme, avec soin, toutes les ouvertures du lieu que l'on veut désinfecter, après en avoir fait sortir les animaux ; on place dans l'intérieur un fourneau contenant des charbons allumés et portant un plat peu profond, vernissé. On verse dans ce vase 70 gr. de peroxide de manganèse, et 250 gr. de sel marin en poudre ; après avoir mélangé ces deux substances, on les arrose de 125 gr. d'acide sulfurique, étendu d'une égale quantité d'eau. On remue le mélange, on abandonne l'opération, et l'on quitte le local, en ayant soin de fermer exactement les ouvertures.

Le *Codex* donne les proportions que nous venons d'indiquer, pour un espace de 111 mètres : ces doses doivent être considérées comme une moyenne qui peut servir de guide, mais qui n'a rien d'absolu ; lors même qu'on mettrait un excès de l'une des trois substances, l'opération réussirait également.

A mesure que le chlore se dégage du plat, il se répand dans le local, et il pénètre dans toutes les fissures des murs, des planchers, des poutres, etc. Si le bâtiment était grand, allongé, on ferait dégager le chlore dans plusieurs appareils, afin que ce gaz se disséminât plus facilement. Les ouvertures des étables doivent rester fermées au moins quelques heures, pour laisser agir le gaz désinfectant ; il faut même répéter la fumigation, si le lieu ne présente pas, après le renouvellement de l'air, une légère odeur de chlore.

Quand on juge que l'opération est terminée, on laisse ouvertes les portes, les fenêtres des lieux désinfectés, pour chasser le chlore, avant de remettre les animaux à leurs places.

De l'emploi des chlorures. Les chlorures de chaux, de soude, de potasse, peuvent être employés pour désinfecter. Celui de chaux, dont le prix est peu élevé, est le plus usité. Pour s'en servir, il faut en mettre quatre ou cinq cents grammes dans deux ou trois seaux d'eau, remuer, laisser déposer, et décanter : il est inutile de filtrer. Après la décantation, on remet un seau d'eau sur le magma, et si le liquide séparé présente une forte odeur de chlore, on peut lessiver une troisième fois. On réunit ensuite ces eaux et on les emploie en lavages. Les chlorures servent à la désinfection de beaucoup d'objets qui ne peuvent pas supporter l'action d'agents plus puissants, mais que l'eau seule ne peut pas purifier ; on les emploie même pour désinfecter la viande destinée à la nourriture de l'homme.

Les lavages faits avec des chlorures agissent comme l'eau, comme les alcalis et comme le chlore. Le chlorure de chaux est souvent employé au lieu de la chaux, pour blanchir les crèches, les râteliers, etc. A cet effet, on prépare un magma que l'on applique à la manière du lait de chaux, et qui agit comme ce dernier ; mais il exerce, en outre, une action particulière par le chlore qu'il renferme : le magma se dessèche, forme une croûte qui pendant longtemps retient du chlore, et le dégage à mesure que l'acide carbonique de l'air se fixe sur la chaux. Ce moyen de désinfection détruit, par l'eau et par la chaux, les matières déposées sur les objets blanchis ; absorbe l'acide carbonique et dégage du chlore. Celui-ci devient libre insensiblement, par petites quan-

tités ; il forme une fumigation continue, assez intense
pour agir sur des particules très-ténues comme les miasmes, mais trop peu abondante pour nuire aux animaux.
On ne sort pas même le bétail des étables dont on veut
passer les murs au chlorure. Ce composé ne serait pas
assez actif pour remplacer les fumigations guytonniennes, mais il peut être très-utile dans un local où la désinfection en grand a déjà été opérée.

Des fumigations acides. L'acide sulfureux décompose
les matières organiques comme le chlore. On s'en sert
pour faire des fumigations désinfectantes. A cet effet,
on fait brûler du soufre dans le lieu que l'on veut désinfecter, après en avoir fait sortir le bétail et avoir bien
fermé toutes les ouvertures. La combustion de ce corps
produit l'acide sulfureux. Pour employer les fumigations
soufrées sur des objets petits, on place ces objets dans
une caisse où l'on fait arriver le gaz. L'acide nitreux
a également été employé comme désinfectant ; on peut le
préparer en faisant agir l'acide nitrique sur un métal. Il
est très-rarement mis en usage.

C'est peut-être à ces deux acides que les détonnations
de la poudre à canon doivent leurs propriétés désinfectantes. Ces détonnations, jadis plus employées qu'aujour-
d'hui, produisent de l'acide nitreux, de l'acide sulfureux
qui décomposent les corps insalubres ; elles contribuent,
en outre, au renouvellement de l'atmosphère, en communiquant à l'air de violentes secousses.

Les fumigations avec l'acide nitrique ont été préco-
nisées par le docteur Smith ; elles ont été assez employées
en Angleterre. Pour les pratiquer, on fait dégager l'acide, en traitant le sel de nitre par l'acide sulfurique. Les
vapeurs produites sont fortes, piquantes ; il faut les
employer avec précaution.

Le *gaz ammoniac* a été employé en fumigations par
Mitchill : on le dégage en traitant le sel ammoniaque

par la chaux. Ce moyen désinfectant a été très-rarement
employé en France.

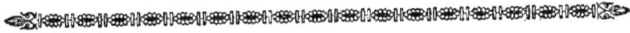

DEUXIÈME CLASSE.

DES DIGESTA.

Nous appelons *digesta*, les substances alimentaires,
les corps que les animaux soumettent, pour se nourrir,
à l'action de l'appareil digestif. Hallé les a nommés *in-
gesta*, mais cette dénomination est moins exacte ; elle
peut être appliquée à l'air ingéré dans la poitrine, aux
lavements, etc., comme aux substances alimentaires.
On appelle *bromatologie*, de Βρωμα, *aliment*, la science
qui traite des digesta.

De toutes les influences qui agissent sur les animaux,
celle des digesta est la plus importante sous le rapport de
l'hygiène, à cause de l'intensité de son action et de la facilité que nous avons de la modifier, en variant la nature
et la quantité des substances alimentaires. Les digesta
n'agissent pas seulement sur la santé, sur la constitution
des animaux ; ils contribuent à produire les caractères
des espèces, ils déterminent le volume des individus, et
ont la plus grande influence sur la conservation, le perfectionnement et sur la dégénération des races. Mieux
nourrir les animaux, dit Sinclair, c'est le meilleur moyen
de les améliorer, celui par lequel on doit toujours commencer. En effet, avec une nourriture bien choisie et avec
des soins, on pourrait imprimer aux espèces zoologiques
toutes les modifications qu'elles sont susceptibles d'acquérir ; tandis que, sans un régime alimentaire convenable, tous les moyens d'amélioration, le croisement des

races, l'importation d'animaux étrangers, sont inefficaces ou ne produisent que des effets passagers.

Caractères, division des digesta. Les naturalistes appellent *substances alimentaires, nourriture,* quelquefois *aliment, alimentum,* de ALERE, *nourrir,* toute substance qui peut être assimilée aux organes, concourir à l'accroissement des êtres vivants et à la réparation des pertes qu'entraîne l'exercice des fonctions. Ainsi l'air, l'eau, sont des substances alimentaires ; ils jouent un rôle important dans la nutrition des êtres les plus parfaits, et constituent, avec quelques substances minérales, la nourriture exclusive des polypes et de certains végétaux.

En hygiène, on donne le nom de substances alimentaires aux corps susceptibles d'être modifiés par les organes digestifs, ou du moins d'être absorbés et mêlés au fluide nutritif pour être assimilés aux organes ; elles diffèrent des médicaments et des poisons, en ce qu'elles cèdent aux forces digestives et à l'assimilation, tandis que les toxiques et les agents médicamenteux résistent à l'action de l'estomac, modifient l'organisme et ne peuvent pas être transformés en substance animale. Il y a beaucoup de corps qui renferment des substances alimentaires et des médicaments ; ils sont à la fois nutritifs et médicinaux : on les appelle médicaments alimentaires, aliments médicamenteux. La différence qui sépare le poison de l'aliment est facile à saisir, mais elle n'est pas absolue ; elle dépend souvent de l'espèce, du tempérament, de l'habitude des animaux qui les avalent. Il y a des corps qui sont alimentaires pour une espèce animale, inertes pour une autre, et vénéneux pour une troisième ; la même substance est nuisible ou salutaire au même individu, selon la quantité qu'il en prend ; on voit périr plus d'animaux pour avoir introduit une trop grande quantité de bonne nourriture dans l'estomac, que pour avoir mangé des substances indigestes ou vénéneuses.

Nous diviserons les substances employées à la nourriture des herbivores domestiques, en aliments proprement dits, en condiments et en boissons. Les premiers appaisent la faim et fournissent la partie solide du sang; les condiments sont employés pour agir sur les aliments ou sur les organes digestifs; et les boissons étanchent la soif, réparent les pertes de la partie fluide du sang. Cette division facilite l'étude des substances alimentaires, mais elle est peu marquée dans la nature; il y a beaucoup d'aliments solides qui étanchent la soif, des liquides qui appaisent la faim, et des condiments qui nourrissent.

CHAPITRE PREMIER.

DES ALIMENTS.

Nous diviserons ce chapitre en deux sections; dans la première nous étudierons les aliments en général, et dans la seconde chaque aliment en particulier.

SECTION PREMIÈRE.

DES ALIMENTS EN GÉNÉRAL.

1° *Propriétés physiques des aliments. De la cohésion.* Les aliments durs, coriaces sont difficiles à triturer; s'ils résistent à l'action des dents, ils traversent le tube digestif sans fournir aucun principe nutritif; ils peuvent même irriter les organes qu'ils parcourent. On ne doit les donner qu'à des animaux forts, vigoureux, ayant de bonnes dents. Les ruminants sont les herbivores qui digèrent le plus facilement les plantes dures. On croit que la nourriture trop dense est nuisible aux jeunes chevaux; que le travail qu'elle exige de la part des organes de la mastication, fait affluer le sang à la tête et détermine

des congestions sur les yeux. Cette opinion aurait besoin
d'être démontrée. Mais il est prouvé que les aliments
secs, les graines, les grains, moulus, ramollis, sont plus
alibiles que si on les administre entiers et durs.

De la porosité. Les substances poreuses sont en général
faciles à écraser, absorbent rapidement les liquides avec
lesquels elles sont en contact ; introduites dans le corps,
elles s'imprègnent de salive, de mucus, de suc gastrique, s'altèrent, fermentent, sous l'influence des organes
digestifs, et sont en peu de temps transformées en chyle.

La *solubilité* des aliments est un indice de leur digestibilité. Les corps qui renferment le plus de principes
solubles, du sucre, de la gomme, de l'albumine, etc.,
sont de facile digestion et en général assez nutritifs. On
ne doit pas cependant juger de la faculté alimentaire
d'une substance d'après sa solubilité dans l'eau : car il y
a des corps qui seulement se ramollissent dans ce liquide,
et qui cependant sont très-alibiles ; ce sont les matières
qui, comme l'amidon, le gluten, etc., peuvent être dissoutes par les liquides alcalins ou acides, par la salive et
par le suc gastrique, sous l'influence de la température
du corps animal. L'expérience a prouvé que la fermentation qui se développe dans l'estomac pendant la digestion, rend solubles, dans les liqueurs animales, des
corps qui résistent à l'action dissolvante de l'eau. Pour
apprécier les qualités alibiles d'une substance, d'après sa
solubilité, il faudrait la traiter d'abord par l'eau, et ensuite par une dissolution alcaline. En procédant de cette
manière, on peut arriver à des résultats assez exacts
pour être utiles dans la distribution des aliments.

2° *De la saveur et de l'odeur des aliments.* L'impression
exercée sur les sens par les aliments a une grande influence sur la digestion. En général, la nourriture que
les animaux prennent avec plaisir est facilement digérée,
et fournit de bon chyle. Les aliments agréables, qui plai-

sent au goût, à l'odorat, nuisent très-rarement, quelles qu'en soient les qualités ; tandis que les substances alimentaires qu'on considère généralement comme les meilleures, résistent souvent à la digestion, quand elles sont prises avec répugnance.

L'instinct des animaux n'est pas un guide aussi sûr, sous l'influence de la domesticité, qu'à l'état sauvage, puisque nous observons assez souvent des empoisonnements occasionnés par des substances que nos herbivores ont mangées volontairement ; mais ces accidents sont très-rares, et ils ont lieu seulement, sauf quelques cas exceptionnels, lorsque les animaux, pressés par la faim, n'ont pas le choix de leur nourriture.

La saveur, l'odeur des substances herbacées seraient pour l'homme civilisé un mauvais guide, en raison de l'imperfection de nos sens ; cependant nous pouvons, à l'aide du goût et de l'odorat, sinon juger du mérite absolu d'une substance alimentaire, du moins en indiquer approximativement les propriétés.

Les plantes qui ont une odeur forte, aromatique sont peu nutritives ; elles sont plutôt médicinales qu'alimentaires, et doivent être mêlées à des aliments fades, à titre de condiments. Celles qui ont une odeur repoussante, vireuse, sont vénéneuses, plus ou moins narcotiques. En général, il faut considérer comme mauvais pour l'alimentation les produits végétaux qui, comme la valériane, l'assa-fœtida, l'ail, etc., ont des odeurs spéciales, fortes : les cruciformes, les ombellifères, odorantes et cependant alibiles, ne forment pas une exception à cette règle ; car les plantes de ces familles ne nous fournissent de bons aliments que lorsque, par la culture, nous avons remplacé les principes odorants par des produits inodores. Le foin sec, quelquefois très-aromatique, ne forme pas non plus une exception : l'odeur de ce fourrage provient d'un petit nombre de plantes odorantes qui, mêlées à une grande quantité de végétaux inodores, ne peuvent pas en modifier les propriétés alibiles ; tout au plus elles sont assez abondantes pour agir comme condiment, et sous ce rapport elles sont utiles.

Les principes sucrés, doux, sont faciles à digérer et nutritifs, propres à engraisser ; ceux qui sont amers, un peu astringents, fortifient, forment une bonne nourriture pour les animaux à tempérament mou, lymphatique, lorsqu'ils sont mêlés à des parties riches en fécule, en sucre. La saveur acide indique des aliments rafraîchissants, peu nutritifs, propres à la nourriture des animaux pléthoriques, et de ceux qui ont eu des maladies inflammatoires. Les végétaux aqueux, fades, doivent leur saveur à beaucoup d'eau, à du mucilage ; ils sont peu nutritifs, débilitants, peu recherchés des animaux qu'ils disposent à la cachexie aqueuse. Il faut aussi considérer comme de médiocre qualité les plantes insipides, qui n'ont aucune saveur ; elles sont en général ligneuses, pauvres en principes solubles, et renfermant très-peu de matière alibile. Enfin, on doit rejeter toutes les substances qui ont une saveur forte, âcre, irritante (les végétaux âcres, la moisissure, les cantharides, etc.) ; elles sont plutôt des poisons que des aliments.

3° *Composition chimique des aliments.* Les aliments sont composés d'oxigène, d'hydrogène, de carbone, d'azote, de soufre, de phosphore, de chlore, de chaux, de potasse, de soude, de silice, de magnésie, d'alumine, de fer, de manganèse, etc. Des divers éléments qu'on rencontre dans les substances alimentaires, l'oxigène, l'hydrogène, l'azote et le carbone sont ceux qu'on y trouve en plus grande quantité. Lorsque l'un de ces quatre corps prédomine dans une substance, il lui communique certaines propriétés. Les produits organiques qui renferment beaucoup d'oxigène sont acides ; ceux qui contiennent plus d'hydrogène qu'il n'en faut pour saturer leur oxigène, sont généralement gras, insolubles dans l'eau; quelques-uns sont volatils; tous brûlent avec facilité. Les substances qui renferment beaucoup d'azote se décomposent facilement, et les organes digestifs les modifient en peu de temps; elles sont très-nutritives. Le carbone est solide et insoluble; les parties végétales qui en renferment beaucoup résistent longtemps à l'air, à l'eau, aux forces digestives, et nourrissent très-peu les animaux. L'azote, qui prédomine en général dans les substances animales, le carbone, qui est en grande quantité dans les végétaux ligneux, expliquent la différence qui existe entre les matières animales et les végétales, sous le rapport de la facilité avec laquelle elles se décomposent, et de la quantité de matières alibiles qu'elles fournissent. Les premières ayant pour base un corps gazeux, s'altèrent facilement; les autres sont presque inaltérables comme l'élément qui prédomine dans leur composition.

Les différents corps simples qui constituent les êtres organisés se trouvent en plus ou moins grand nombre dans les substances alimentaires, et ils contribuent tous à la nutrition; mais ils ne pourraient pas, lorsqu'ils sont à l'état de pureté, fussent-ils mis en rapport avec les organes digestifs, s'unir directement aux corps des animaux domestiques; ils contribuent seulement à la nutrition, quand ils font partie de la composition des principes immédiats que nous rencontrons dans les êtres organisés. D'après les principes qui prédominent dans les substances alimentaires, on divise celles-ci en sucrées, acides, etc. Nous allons considérer ces principes sous le rapport de leurs facultés nutritives; nous verrons qu'ils existent dans les plantes, dans la viande, diversement combinés et mêlés entre eux.

La *gomme* se trouve dans presque tous les végétaux; elle forme la base de la composition de quelques-uns.

Elle existe à l'état de dissolution, et constitue le mucilage : ce principe est fade, douceâtre, émollient ; il relâche les organes, il est difficile à digérer et nourrit peu ;
il communique ses propriétés aux végétaux qui en renferment beaucoup ; la mauve sauvage, la mauve à feuilles
rondes, etc., les plantes étiolées, les très-jeunes pousses
sont plus ou moins mucilagineuses.

Les aliments *sucrés* ont une saveur douce, agréable ;
ils sont susceptibles de fermenter et de fournir de l'alcool.
L'estomac les digère facilement, mais ils sont peu alibiles.
Le sucre en forme la base. Les vaches qui se nourrissent
d'aliments sucrés et aqueux donnent de grandes quantités
de bon lait. Les tiges de maïs, d'orge, les racines de betteraves, de carottes, sont des substances alimentaires
sucrées. Le sucre est souvent uni au mucilage, à l'acide
pectique, à l'acide malique, etc. ; ces mélanges forment
des aliments mucoso-sucrés comme le panais, ou sucrés
et acides comme beaucoup de fruits.

La *fécule* est une substance végétale qui, comme les
deux précédentes, est neutre. Elle se présente sous
forme de grains vésiculeux, renfermant un principe
gommeux ; elle est insoluble dans l'eau froide. L'eau
chaude en dissout de grandes quantités, et devient épaisse,
gluante, susceptible de former de la colle. La torréfaction, la fermentation, rendent la fécule soluble à froid,
en rupturant les vésicules qui la constituent. On trouve
beaucoup d'aliments dont la fécule forme la base ; ils ont
une saveur agréable, sont d'une digestion facile, passablement nutritifs, propres à engraisser plutôt qu'à donner
des forces. Les tubercules de la pomme de terre, les
fruits du châtaignier, etc., renferment beaucoup de fécule.

L'*albumine* est azotée, de facile digestion, éminemment nutritive ; elle est soluble dans l'eau froide, mais
la chaleur la durcit et la rend difficile à digérer. L'albu-

mine est distinguée en animale et en végétale : la première
forme le blanc d'œuf ; la seconde se trouve dans des
graines, dans des racines ; les lentilles, les fèves, etc.,
lui doivent leurs propriétés alibiles.

Du gluten. C'est la substance azotée qu'on trouve dans
les grains, mêlée à la fécule. Récemment obtenu, le gluten est élastique, insoluble dans l'eau ; il fait fermenter la
farine de froment, de seigle ; il donne aux grains leurs
propriétés si alibiles : le gluten extrait du maïs, des blés
satisfait à lui seul à une nutrition complète et prolongée
(Magendie, *Rap. sur la gélatine.*); ce qui prouve que ce
principe est plus nutritif que la fibrine, que l'albumine.

On appelle *gélatineux* les tissus qui, comme les tendons, les aponévroses, sont transformés en gélatine par
l'action de l'eau chaude. La gélatine domine dans la chair
des jeunes animaux ; elle est soluble dans l'eau, plus à
chaud qu'à froid. Elle est assez nutritive, mais d'une
digestion difficile ; quelques tissus gélatineux relâchent
même les intestins.

La *fibrine* forme la base des muscles ; elle se trouve
dans le sang et dans le chyle à l'état globuleux. Elle est
très-azotée, insoluble dans l'eau ; les alcalis la ramollissent et peuvent la dissoudre. Elle n'est pas d'une digestion
très-facile ; mais elle nourrit beaucoup. Les aliments
fibrineux sont très-substantiels ; dans les muscles des
animaux âgés, la fibrine est unie à l'osmazôme qui la
rend stimulante.

Le *caséum* se trouve dans le lait mêlé, en diverses
proportions, au beurre, à différents sels, au sucre de
lait ; il est précipité par les acides, par l'alcool ; les
alcalis le dissolvent. Le caséum est azoté, il fermente
avec facilité et constitue les divers fromages. Il est très-
nutritif quand l'estomac peut le digérer.

Les *acides organiques* ont des facultés nutritives
rès-variables ; la plupart en sont dépourvus. Mêlés aux

substances alimentaires, ils leur communiquent leur saveur. Les aliments acidules sont en général rafraîchissants ; le petit-lait, certains fruits, quelques plantes polygonées, les pampres de vigne, sont acidules. Mais si les acides sont mêlés à des substances fortement alibiles, au gluten, à la fécule, comme dans les pâtes qui ont fermenté, ils excitent l'appétit des animaux et poussent à l'engraissement.

Les *graisses*, les *huiles fixes*, forment la base des aliments gras ; elles sont insolubles dans l'eau, renferment beaucoup d'hydrogène et de carbone, peu d'oxigène, et sont privées d'azote. Les oxides et les alcalis se combinent avec elles et forment des savons. Les substances grasses sont d'une digestion peu facile et nourrissent médiocrement ; mais si elles sont mêlées à d'autres produits, elles contribuent à former une bonne nourriture : répandues entre les fibres des muscles, elles rendent la viande marbrée, savoureuse ; réunies à l'albumine, à la gomme, dans les noix, dans la graine de lin, dans le chenevis, elles forment des aliments très-substantiels, peut-être même un peu échauffants. Les résidus de la fabrication d'huile appartiennent aux aliments gras.

On a longtemps attribué l'amertume des plantes à un principe particulier, azoté, nommé *extractif amer* : ce corps est très-nutritif, d'après quelques auteurs. C'est le *tannin* qui forme le plus souvent la base des végétaux amers ; il est acide, soluble dans l'eau, inodore, mais d'une saveur astringente ; il précipite la gélatine, tanne les tissus blancs. Le tannin, pris en petite quantité et mêlé à d'autres substances, agit comme tonique ; mais introduit à hautes doses dans les voies digestives, il les resserre, ralentit la digestion. On trouve le tannin dans les feuilles de chêne, le fruit du marronnier d'inde et en général dans les végétaux amers.

Les *huiles essentielles*, les *résines*, etc., se trouvent

dans beaucoup de végétaux, et dans quelques-uns en grande quantité. Ces substances ne sont pas alimentaires, elles sont excitantes; mais si elles sont mêlées à des principes bien alibiles, elles produisent les meilleurs effets (*Voy.* Cond. excitants) : elles contribuent beaucoup à donner aux grains d'avoine, aux carottes, les bonnes qualités qui distinguent ces aliments.

Le *ligneux* est inodore, insipide, insoluble dans tous les liquides; les agents qui le décomposent peuvent seuls en diminuer la consistance; les parties végétales qui en contiennent beaucoup résistent à l'action prolongée de l'eau, se putréfient difficilement, sont indigestes et peu nutritives. Dans toutes les plantes, le ligneux est uni aux principes végétaux que nous avons examinés; il constitue le canevas dans lequel se trouvent la gomme, le sucre. Quoique indigeste, très-peu alimentaire, il joue un rôle important dans la nutrition des herbivores : les principes solubles administrés seuls entretiendraient mal les solipèdes, les ruminants; ces animaux, les derniers surtout, ont besoin de prendre une nourriture volumineuse pour remplir et exercer leurs vastes réservoirs digestifs. Si le bœuf, le cheval mangeaient de l'amidon, du gluten, la quantité de ces substances nécessaire pour remplir convenablement les estomacs, les intestins et lester le corps, occasionnerait en peu de temps la pléthore; s'ils ne prenaient que la quantité indispensable pour fournir les matériaux exigés pour la nutrition des organes, l'appareil digestif deviendrait faible, l'abdomen se rétracterait, la faiblesse se propagerait de l'estomac à tout l'organisme, et les animaux périraient d'inanition.

Les *substances minérales* métalliques, les métalloïdes, le chlore, le phosphore, les sels, sont généralement en petite quantité dans les végétaux; aucun de ces corps (à l'exception de la substance saline des os) ne se trouve assez abondamment dans les aliments pour leur commu-

niquer des propriétés particulières. — On doit désirer de
trouver beaucoup de sels, d'oxides minéraux dans les
plantes ; ils indiquent, ceux qui sont solubles surtout,
que les fourrages sont aptes à bien nourrir les animaux.

SECTION DEUXIÈME.

DE L'ÉTUDE DES DIVERS ALIMENTS (ET DES CULTURES FOURRAGÈRES).

On appelle quelquefois *fourrages* ce qui sert à *affou-
rager*, à nourrir les herbivores. En examinant les aliments, nous placerons, dans le même article, les substances
qui se ressemblent par leur consistance, par leur porosité ; qui produisent sur les animaux, quoique à des degrés divers, les mêmes effets et peuvent, quelle qu'en
soit la composition, se suppléer.

ART. 1er. — DES FOINS (ET DES PRAIRIES).

Le mot *foin* est un nom générique par lequel nous
désignons les plantes herbacées coupées avant la maturité, et desséchées pour la nourriture des animaux. Nous
appelons *foin ordinaire, foin de trèfle, foin d'ivraie*, etc.,
les produits desséchés des prairies naturelles, des tréflié-
res, de l'ivraie, etc. Le mot *foin* est appliqué exclusivement aux produits des prés permanents, dans les pays où
les prairies artificielles sont peu répandues ; mais dans
d'autres localités ce nom est donné à la luzerne, aux
vesces, aux gesses desséchées.

Les qualités du foin dépendent de la nature et de l'exposition des terres qui l'ont produit, des plantes qui le
composent, des soins qu'on a donnés aux prairies, de la
manière dont le fourrage a été préparé et conservé, etc.

§ 1er· *Définition, division des prairies.*

On appelle *prairies* (*prés*), des terres dont l'herbe est fauchée pour être consommée à l'étable ; on les divise en *naturelles* et en *artificielles*.

Les premières ne sont pas toujours naturelles ; elles sont souvent établies par la main de l'homme. On les a encore nommées *permanentes*, quoique beaucoup ne soient que temporaires ; elles sont formées de plantes qui appartiennent à des espèces et à des familles différentes, et qui, prédominant tantôt les unes tantôt les autres, maintiennent le sol dans un état de gazonnement qui pourrait être perpétuel.

Daprès la nature, l'exposition, etc., on les divise en prairies basses, humides ; en grasses ou regainables, à deux herbes ; en prairies de coteau, de montagne, ou prés secs, à une seule coupe. Nous étudierons successivement les prés maigres, les moyens, les gras et les marécageux.

Les *prés maigres* sont le plus souvent sur des coteaux, sur des montagnes. Ils reçoivent l'eau de la pluie, les eaux en général peu fertilisantes de quelques sources. Ils ont de l'herbe fine, sapide, aromatique, mais peu abondante. Le foin en est facile à récolter ; il sèche vite et se conserve aisément ; il est nutritif, et convient aux bêtes à laine, aux vaches.

Prairies moyennes. Elles sont souvent en plaine. Si l'année est pluvieuse, il y a beaucoup de foin, et ce fourrage est de bonne qualité ; mais quand il pleut rarement, les plantes à fleurs composées prédominent et le fourrage, peu abondant, est grossier. Le foin de ces prés, en général bon, doit être donné aux grands ruminants.

Les *prairies grasses* sont situées sur un bon fonds. L'herbe en est longue, même dure. L'avoine élevée,

l'avoine jaunâtre, les paturins, les phléoles, etc., y
sont en grande quantité. La sécheresse rend le foin de
ces prés dur; elle retarde les graminées, les légumineuses, et favorise, relativement, les cynarocéphales, les
corymbifères, les scabieuses. Il y a des prés gras qui,
situés sur des sols très-féconds, donnent constamment,
sans irrigation, des produits abondants; leur foin, composé
de graminées, est long, un peu dur, mais assez substantiel. Il nourrit bien les chevaux, leur donne de la
force, de la vigueur.

Les *prairies basses* sont situées sur les bords des rivières;
quelques-unes sont humides et même marécageuses;
l'herbe y est abondante, souvent longue, même dure;
il n'est pas rare d'y rencontrer des carex, des joncs, etc.
Quelques prairies humides reçoivent de l'eau aigre,
acide, ayant séjourné dans des marais, sur des tourbières. Le produit de ces prés est mauvais.

D'après l'abondance des produits, les agronomes allemands divisent les prairies en six classes : dans la 1re, la
2e et la 3e, sont les prés à deux coupes donnant environ
80, 65, 50 quintaux de foin par an; dans la 4e, la 5e et
la 6e, sont placés ceux qui fournissent annuellement
40, 30, 20 quintaux de produits par hectare.

Les prairies artificielles sont formées de plantes choisies et toujours ensemencées par l'homme. On les appelle aussi *temporaires*, parce que, formées d'un très-
petit nombre d'espèces de végétaux, elles n'ont qu'une
durée limitée par la vie de ces espèces. On les divise,
d'après les plantes qui les forment, en prairies de trèfle
ou tréflières, en prairies de sparcette ou sparcettières, etc.,
d'après la durée, elles sont annuelles, bisannuelles, ou
vivaces.

§ 2. *Choix, examen des plantes.*

Quand on veut reconnaître la composition d'un herbage, il faut bien tenir compte des bonnes et des mauvaises espèces de plantes ; mais on doit principalement prendre en considération le nombre d'individus que présentent les unes et les autres. On trouve presque toujours qu'il y a plus de mauvaises espèces que de bonnes, mais que ces dernières présentent plus d'individus. En Bretagne, dans les prés hauts, 8 plantes sur 32 conviennent au bétail ; dans les prés moyens, à mi-coteau, 17 sur 42 ; dans les bas, 4 sur 29. D'après M. N. Nicklès, les prairies naturelles de l'Alsace renferment 300 espèces de plantes dont 111 sont fourragères, 141 indifférentes et 48 nuisibles : il y a donc plus d'espèces inutiles que de bonnes ; cependant l'auteur évalue qu'en masse il y a 8/16 de plantes fourragères, 7/16 de plantes indifférentes et 1/16 de nuisibles. Les cultivateurs appellent indifférentes les plantes dépourvues de bonnes qualités, mais n'exerçant aucun mauvais effet sur les animaux. Cette dénomination ne doit pas être conservée : les plantes d'un herbage doivent donner un produit proportionnel en quantité et en qualité à la place qu'elles occupent ; toutes les herbes qui ne remplissent pas cette condition sont nuisibles, mauvaises.

Les plantes utiles des prés sont alimentaires ou assaisonnantes ; *Voy.* pour les qualités qu'elles doivent avoir, § 3 : Prairies artificielles.

PLANTES ALIMENTAIRES.

Elles sont saines, tendres, nutritives, recherchées par les animaux.

GRAMINÉES. Les plantes de la famille des graminées aiment en général un sol frais, humide ; par leurs racines nombreuses, touffues, elles épuisent beaucoup la surface de la terre ; elles ont des tiges fistuleuses, peu succulentes ; des feuilles étroites, minces. Ces plantes sont médiocrement nutritives : on doit les faucher avant la maturité. Les graminées forment la base des prairies naturelles, des pâturages ; quelques-unes sont cultivées en prairies temporaires. Nous indiquerons les plus intéressantes, en commençant par celles qui se trouvent dans les prés permanents, et qui méritent plus particulièrement la dénomination de fourragères.

L'IVRAIE *vivace, lolium perenne*, connue sous le nom de *ray-grass des Anglais*, est une plante commune dans nos pays ; elle peut prospérer dans des terres fort diverses, mais elle aime les sols humides, le nord plutôt que le midi, et résiste aux inondations ; elle peut acquérir un mètre d'élévation et fournit un fourrage abondant, assez bon, mais un peu dur. Elle est précoce ; si elle reste sur pied après la floraison, ses tiges deviennent ligneuses, ses graines piquantes ; elle donne alors un mauvais foin. Elle tale beaucoup, convient pour faire des gazons, supporte le pâturage sans en souffrir, et fournit au printemps une pâture précoce, sapide, alibile, précieuse pour les brebis et les agneaux. Elle est cultivée en prairies artificielles ; mêlée au trèfle, à la luzerne, elle prévient les indigestions qu'occasionnent souvent ces légumineuses.

L'I. *d'Italie, L. Italicum*, est une plante qu'on a conseillée pour les lieux chauds, pour le midi ; elle jouit des qualités que présente la précédente. Le même genre renferme le *L. multiflorum*, le *L. riffelianum*, le *L. tenue*, qu'on trouve en Provence, en Bretagne, etc., et qui fournissent une bonne nourriture. Les Anglais reconnaissent plus de 60 variétés de l'ivraie vivace.

Le VULPIN *bulbeux, alopecurus bulbosus*, est une plante précoce, plus précieuse par la qualité que par la quantité de fourrage qu'elle fournit. L'*A. pratensis*, l'*A. geniculatus*, etc., donnent de bonnes récoltes dans les lieux humides.

Le FLÉAU *noueux, phleum nodosum*, le *P. alpinum*, etc., se trouvent dans nos prés. Le *P. pratense*, appelé *herbe de timothy, herd-grass,* est tardif, donne un fourrage un peu grossier, mais très-abondant et excellent pour les chevaux ; il doit être fauché avant la maturité. Ce vulpin est précieux pour les terres bourbeuses, les lieux marécageux où il est spontané. On le sème ordinairement avec d'autres plantes.

L'AGROSTIDE *stolonifère, trainasse, terrue nue, agrostis stolonifera,* est une plante excessivement traçante qui reste verte toute l'année et fournit un excellent pâturage ; elle convient pour les terres argileuses, couvertes d'eau en hiver. La variété *Latifolia, fiorin* des Anglais, est très-productive. L'*A. canina,* l'*A. vulgaris,* l'*A. alba,* sont aussi des plantes bien alibiles, assez répandues dans nos pays. L'*A. dispar,* agr. d'*Amérique,* tale beaucoup, dure longtemps, prospère « sur les terrains humides et tourbeux où elle fournit en abondance un fourrage un peu gros, mais de bonne qualité » (Vilmorin). Il faut faucher cette plante avant qu'elle soit dure.

Le PATURIN *des prés, poa pratensis,* qui croît sur des terrains variés ; le *P. trivialis,* le *P. annua,* le *P. compressa,* le *P. alpina,* le *P. bulbosa,* etc., fournissent un bon fourrage. La plante que les Bressans appellent *brouille* et qu'on trouve dans les étangs, est le *P. fluitans (festuca fluitans.* L.). Cette plante peut être précieuse pour les terres couvertes d'eau une partie de l'année ; son fourrage, quoique grossier, n'est pas mauvais ; les graines de la brouille sont alimentaires, et employées à la nourriture de l'homme dans les pays pauvres. Les poissons et les oiseaux la recherchent avec avidité. Le *P. aquatica* pourrait être bon pour les lieux humides. Pour transformer ces deux dernières plantes en foin, on devrait les faucher lorsqu'elles son encore tendres.

La FÉTUQUE *des prés, festuca pratensis,* la *F. tenuifolia,* la *F. inermis,* la *F. ovina,* la *F. rubra,* etc., se trouvent dans les prés, dans les pâturages. La première

est la plus précieuse ; les autres croissent sur les sols
les plus arides, ont des feuilles étroites, peu recherchées
des animaux ; elles pourraient être utiles pour former
des pâturages artificiels sur les terres maigres ; elles
sont très-rustiques, résistent à la sécheresse et aux plus
grands froids.

La FLOUVE *odorante*, *anthoxantum odoratum*, est
précoce, aromatique, médiocrement productive. On
peut la semer dans des lieux peu humides ; elle est très-
abondante dans les terres fortes de la Dombes, où, mal
à propos, on l'accuse de produire des fièvres intermittentes. Mêlée à d'autres végétaux, elle agit comme condiment aromatique.

Le DACTYLE *pelotonné*, *dactylis glomerata*, donne,
sur des terrains d'assez médiocre qualité, un fourrage
abondant, mais grossier et peu nutritif. Cette plante
est rustique, précoce ; elle devient dure à la maturité. A
Holkamm, on la sème pour remplacer le trèfle, afin de
ne pas faire revenir cette légumineuse trop souvent sur
le même sol. Semé seul, le dactyle est peu recherché par
les animaux.

Le genre BROME renferme un grand nombre d'espèces :
elles sont de médiocre qualité ; comme la précédente,
elles fournissent un fourrage rude ; avec leurs barbes,
elles incommodent les animaux. Les bromes sont très-
rustiques ; on les a conseillés pour les terres arides. On
doit les semer avec d'autres plantes et les faire consommer avant la maturité.

La HOULQUE *laineuse*, *holcus lanatus*, la *houlque molle*,
H. mollis, etc., sont des plantes de médiocre qualité. On
conseille de semer la première sur les sols mauvais où l'on
ne peut pas cultiver de meilleurs fourrages.

Le genre CANCHE renferme plusieurs espèces dont
quelques-unes donnent un fourrage bon et fin.

Le CYNOSURE à crêtes, *cynosurus cristatus*, est commun dans les prés ; vert il est très-bon, mais il donne un foin médiocre.

Les genres ELYMUS, BRIZA, PHALARIS, SESLERIA, ANDROPOGON, etc., renferment des espèces assez communes mais peu intéressantes.

Le genre MAÏS, *zea*, est formé, d'après M. Bonnafous, de quatre espèces, dont l'une, le *maïs commun*, *zea maïs*, fournit un grand nombre de variétés cultivées en grand.

Le maïs aime les sols légers, fertiles, profonds, bien ameublis, frais sans être humides. Cette plante est très-précieuse, elle réussit dans les années de sécheresse, quand les autres fourrages manquent. On dit qu'elle opère en Allemagne la révolution agricole que le turneps a réalisée en Angleterre. Pour le grain, on la cultive en récolte sarclée ; pour la fane, on la sème à la volée ou en lignes rapprochées. On fait consommer la fane verte ou desséchée, le plus souvent verte. Il faut la faucher avant que les tiges soient dures ; la dessication et la conservation en sont toujours faciles. Quand on cultive le maïs pour le grain, on peut, sans inconvénient, couper, après la fécondation, les tiges au-dessus de l'épi femelle supérieur ; les feuilles peuvent aussi être récoltées avant la maturité de la plante, sans que la récolte du grain soit diminuée.

La fane de maïs a une saveur sucrée agréable ; elle fournit une nourriture saine, substantielle, recherchée par tous les animaux qu'elle entretient très-bien ; elle leur donne un poil luisant, des chairs fermes. Le maïs active la sécrétion des mamelles, mais le lait est, d'après Deyeux, douceâtre : quoique bon, il a moins d'arome que celui qui est produit par d'autres fourrages. Les médecins ont conseillé de donner du maïs aux ânesses dont le lait doit être pris par des malades.

Le maïs peut sans inconvénient être administré sans aucune préparation ; cependant M. Bonnafous conseille

de le laisser un peu se faner avant de le donner aux
animaux ; il devient, en perdant une partie de son eau,
plus nutritif et plus sain. Les feuilles sèche s arrosées
d'eau salée, d'eau bouillante, sont plus appétées des
animaux et plus faciles à digérer. Cette préparation est
nécessaire pour les feuilles récoltées après la maturité
du grain. Les raffles, les tiges coupées, ramollies, fournissent une bonne nourriture.

Le SORGHO, *sorghum vulgare*, *millet d'Afrique*, semé
épais et fauché avant la maturité donne un fourrage sucré,
excellent pour être consommé vert. Dans le midi, on
cultive, pour la fane, le *S. alpensis*; le *S. bicolor* est employé en Afrique pour engraisser la volaille, pour nourrir
les herbivores.

Les espèces *panicum germanicum*, *P. italicum*, *P. mi-
liaceum*, du genre PANIC, semées à la volée, épais, fournissent un bon fourrage. Il faut les faucher avant la maturité. Les ruminants sont avides de ces végétaux verts :
les vaches qui s'en nourrissent donnent beaucoup de lait.
Le *P. germanicum* est le meilleur comme plante fourragère. Ces trois végétaux sont précieux dans les années
de sécheresse ; semés après la récolte des céréales, ils
remplacent les fourrages de printemps qui ont manqué.

Le *P. altissimum*, *herbe de Guinée*, est une graminée
fourragère, vivace ; c'est une plante nutritive, mais un
peu dure si elle n'a pas été fauchée à temps. Elle craint le
froid dans sa jeunesse ; on la sème à la fin d'avril et on la
repique en juin. Elle ne donne d'abondants produits qu'à
sa deuxième année (Vilmorin).

Le genre AVOINE renferme de bonnes espèces fourragères. L'*avena pratensis*, l'*A. pubescens*, l'*A. flavescens*,
l'*A. alba*, l'*A. elatior*, etc., sont bonnes et communes
dans les prés. La dernière, appelée *fenasse*, croît dans les
terres médiocres, mais elle craint un excès d'humidité.
On la sème, en prairie temporaire, dans les sols médio-

cres ; elle épuise beaucoup la terre, et on cesse avec raison de la cultiver. Les feuilles en sont larges, mais les tiges sont creuses, très-peu succulentes ; elle est précoce, sèche rapidement sur pied, devient ligneuse ; elle donne un foin long, médiocre, qui convient plutôt au cheval qu'aux ruminants.

Les avoines cultivées pour le grain, surtout celles d'hiver, forment de bonnes prairies annuelles. Ce sont les céréales qui exigent le moins de labours. Elles prospèrent dans des terres bien médiocres. On les sème seules ou mêlées à d'autres fourrages. Si on les fauche lorsque le grain est encore laiteux, elles fournissent une bonne nourriture. Il faut cependant les donner aux animaux avec précaution, car elles produisent quelquefois le météorisme ; elles peuvent aussi relâcher, produire même une forte diarrhée, si les animaux en prennent de grandes quantités : elles occasionnent rarement des accidents, si, avant de les administrer, on les a laissées se flétrir au soleil. Coupées quand la graine a noué, les avoines forment une excellente gerbée.

Le genre ORGE renferme des espèces fourragères et des céréales. Ces dernières sont souvent cultivées en prairies annuelles, surtout les orges d'hiver, appelées *escourgeon*, *soucrion*, *sucrion*. Les orges sont peu difficiles sur la nature du sol ; mais c'est sur les terres fertiles et bien travaillées qu'elles donnent d'abondants produits. Ces plantes fournissent un fourrage sucré, nutritif et très-précoce ; mais les barbes incommodent la bouche des animaux après la formation des épis. Toutes les orges ne sont pas également estimées ; la *céleste* produit, d'après Thaër, un tiers de plus, en fane, que l'ordinaire ; elle est très-rustique et ses épis n'ont pas de barbes. Cette espèce présente même une variété qui fournit 2, 3 coupes de tiges moelleuses et de feuilles larges, nombreuses. La dernière récolte de cette plante est précieuse pour l'arrière-saison.

On fait consommer les orges au râtelier ; on peut les faire
pâturer en hiver et les faucher au printemps ; elles servent à faire prendre le vert aux chevaux ; on les donne
aux vaches laitières ; coupées avant la maturité et desséchées, elles forment un bon fourrage d'hiver.

Le SEIGLE , *secale cereale,* offre aujourd'hui plusieurs
variétés ; M. Seringe en signale trois ; les agriculteurs
distinguent un seigle d'hiver et un de printemps. Le
premier est le plus répandu ; il est rustique, prospère sur
les sols médiocres où l'on cultive l'avoine, et il donne trois
fois autant de produits alimentaires que cette dernière.
Le seigle fournit après l'hiver un fourrage abondant,
précoce, sain et nutritif. On peut semer, au printemps,
le seigle avec la vesce, l'avoine, le sarrasin ; on obtient
plusieurs coupes la première année, et, 15 mois après les
semailles, une récolte de grains.

Le *seigle multicaule* est semé au commencement de
l'été : on le fauche une ou deux fois en automne, lorsque
les fourrages verts sont si rares ; on le fait ensuite pâturer, et l'on obtient encore une coupe de fourrage au
printemps ; si on le laisse mûrir, on a une bonne récolte
de grains et une paille plus longue, plus fine que celle du
seigle ordinaire. M. C. Drouet *(Bullet. de la Soc. d'agr.
de la Sarthe)* a trouvé un boni de 70 fr. par 44 ares sur
la culture de cette céréale comparée à celle du seigle ordinaire. Tous les essais qui ont été faits sur le seigle multicaule n'ont pas été si heureux ; cependant il est à peu
près démontré que cette plante est avantageuse comme
culture fourragère.

Le FROMENT exige de bonnes terres, il les épuise et re
vient toujours à un prix élevé. On le cultive rarement
comme fourrage ; mais, s'il arrive qu'il soit envahi par
les herbes adventices ou qu'il verse, il y a souvent plus
d'avantage à le faucher avant la maturité, pour en nourrir
le bétail, qu'à attendre le grain. On obtient alors un

fourrage très-alibile qu'on fait consommer vert ou qu'on peut faire sécher. On connaît un grand nombre de froments. La *godelle*, dont les feuilles sont larges, le *blé de Pologne*, rustique, vigoureux, fournissent d'abondantes récoltes au printemps; mais il faudrait les couper avant que les tiges eussent acquis beaucoup de consistance. L'*engrain*, *triticum monococcum*, est rustique, pourrait fournir de bons produits au printemps.

Le *froment chiendent*, *T. repens*, se propage dans les bonnes terres avec une très-grande rapidité. Ses tiges souterraines peuvent servir de nourriture au cheval; les aériennes sont douces, riches en principes alibiles et donnent beaucoup de lait aux vaches. Le chiendent est rustique, ne craint que la sécheresse, supporte le pâturage et peut fournir un bon foin.

La famille des LÉGUMINEUSES renferme un grand nombre de plantes qui prospèrent, les unes ou les autres, sur toutes les terres. En général, elles ont moins besoin d'arrosements que les graminées; elles implantent leurs grandes racines dans les couches profondes de la terre, où elles absorbent les matières fertilisantes qui ont été entraînées par les pluies, et ne diminuent pas la quantité des principes dont se nourrissent les céréales. « Après la production du trèfle, de la luzerne surtout, la terre est presque toujours plus riche qu'elle n'était auparavant » (Nivière); mais les légumineuses ne doivent être resemées sur le sol qu'elles ont occupé qu'après un temps égal, au moins, à la durée qu'elles ont eue. Ces plantes ont des tiges parenchymateuses[1], succulentes, des feuilles larges, épaisses; elles sont plus grasses, plus difficiles à faner que les graminées; elles ont une composition plus compliquée et sont plus riches en principes alibiles. Nous en trouvons beaucoup dans les prés naturels, et elles forment la base de la plupart des prairies temporaires annuelles ou vivaces. Nous allons passer en revue les plus intéressantes.

La LUZERNE *cultivée, medicago sativa*, quelquefois
confondue avec le sainfoin sous le nom *d'esparcette*, est
originaire du midi de l'Europe. C'est une des plantes
les plus intéressantes sous le rapport de l'économie rurale et de l'hygiène vétérinaire. Tous les sols profonds,
exempts d'humidité, peuvent en produire; mais elle
préfère ceux où l'argile prédomine légèrement, les dépôts
de terre végétale; elle craint les sables arides, les terres
calcaires presque pures, celles qui sont froides, compactes, les sols nouvellement défoncés; il lui faut une
terre préparée par des cultures auxquelles on a donné de
nombreuses façons et de bonnes fumures : le sol ne saurait
être trop riche pour cette plante; car il n'est pas à craindre qu'elle verse, et elle paie toujours par d'abondants
produits la générosité qu'on aura eue pour elle (Crud).
La luzerne peut occuper le sol 18, 20 ans. Elle fournit,
même dans nos climats, jusqu'à 4, 6 coupes par an;
mais alors, pour en obtenir longtemps de bonnes récoltes,
il faut la fumer plusieurs fois. Pline recommande de sarcler cette plante; V. Yvart conseille de passer la herse
à cheval sur les luzernières à la fin de l'automne, et il
est souvent avantageux de renouveler l'opération après
l'hiver. S'il y a des clairières dans une luzernière, on les
garnit en y semant des graines ou en y repiquant de
jeunes plans. Les arrosages augmentent beaucoup les
produits de cette plante; dans les pays chauds, si on
l'arrose convenablement, elle donne 12, 14 coupes
par an. On la préserve de l'Eumolpe en la fauchant bien
raz de terre, et en répandant de la chaux vive sur le sol.

On fait consommer la luzerne sur pied ou au râtelier.
Le piétinement, la dent des animaux lui sont contraires,
et les excréments y attirent les insectes nuisibles. On ne
doit faire pâturer que les vieilles luzernières qu'on veut
rompre, et il faut bien surveiller les animaux (*Voy.* Pâturage); car la plante prise sur place est très-dangereuse.

On la donne au râtelier sèche ou verte. Il faut la faucher à temps : si on la laisse devenir trop vieille, le foin est dur et les racines s'épuisent ; si on la coupe trop jeune, elle est aqueuse, diminue beaucoup par la dessication, et le fauchage fatigue les pieds. Le foin nouveau de luzerne est très-échauffant.

Olivier de Serres avait apprécié le mérite de la luzerne qu'il appelait *sainfoin*. « Le bon mesnager, bien « qu'il ait d'autres prairies à suffisance, dit-il, fera très-« bien de se pouruoir de quelques iournées de cette ex-« quisse pasture pour en distribuer en hyuer à ses bestes « malades, lasses, maigres, recruës, pleines, à laict ; « pour aider à remettre et fortifier les portieres, et seruir « à l'augmentation du laict des allaictantes. Aussi à ses « poulains, veaux, agneaux, chevreaux, leur en donnant « par fois comme pour les regaillardir. » (*Théât. d'Agric.*, liv. IV, chap. 4.) Elle entretient bien les bêtes de travail, pousse les animaux à l'engrais et donne aux femelles beaucoup de lait ; on la donne aussi avec avantage aux porcs, aux juments poulinières.

La luzerne est une des plantes les plus productives en fourrage ; elle dure longtemps, exige peu de soins. On doit y avoir recours quand on a besoin de beaucoup de fumier. M. Crud a constaté qu'un hectare de luzerne peut donner, par an, 32 charges de 1,000 kilogr. d'excellent fumier, indépendamment de celui fourni par la litière ; or comme la plante n'en exige que 8 charges, elle en fournit 24 qu'on peut consacrer à d'autres cultures. La luzerne est très-précieuse aussi en raison de sa précocité ; on doit en régler les coupes de manière qu'elle dure longtemps.

La *luzerne lupuline*, *trèfle jaune*, *minette dorée*, M. *lupulina*, est une plante bisannuelle ; elle est commune dans nos pays, dans les lieux arides, et peut être cultivée sur les terres médiocres ; M. Vilmorin la recommande

pour occuper, dans les pays à seigle, la place qu'on accorde au trèfle dans les terres à froment. Elle a de longues
racines et ne craint ni le froid ni la sécheresse. Sur un
sol sec, épuisé, elle prospère mieux que le sainfoin. Elle
produit moins, à la vérité, que le trèfle commun, mais elle
est aussi nutritive et très-recherchée par le bétail : verte
elle n'occasionne pas le météorisme ; elle peut être pâturée
sans inconvénients, ni pour elle ni pour les animaux ; ses
tiges grêles, précoces conviennent aux bêtes à laine, et
fournissent, lorsqu'elles sont sèches, un bon fourrage.
Fauchée, lorsque les graines sont en partie formées, elle
donne, d'après M. Colombel, une très-bonne nourriture
pour les solipèdes.

V. Yvart semait la lupuline au printemps avec l'orge
ou l'avoine. On la sème aussi avec le sainfoin, avec la
luzerne ; unie aux graminées, dans un sol frais, elle
concourt à former de bonnes prairies ; elle se renouvelle
par graine, et quoique bisannuelle elle dure longtemps.

Le genre luzerne renferme encore la *L. moyenne*,
M. media (*Pers.*), que *le Bon Jardinier* recommande
comme plus rustique que la *L. luzerne cultivée* et moins
difficile sur la nature du sol ; la *L. faucille*, *M. falcata*,
qui peut être semée sur des terres arides avec des graminées vivaces, et qui, fauchée à temps, fournit un bon
fourrage ; la *L. orbiculaire*, *M. orbicularis*, plante annuelle qui vient dans les terres, dans les prés ; la *L. à
écusson*, *M. scutellata*, la *L. villeuse*, *M. villosa*, la *L.
denticulée*, *M. denticulata*, etc., qui pourraient être
cultivées en récoltes dérobées.

Dans le genre TRÈFLE, nous trouvons un grand nombre d'espèces recherchées par les animaux et très-nutritives ; elles sont les unes à fleurs jaunes, les autres
à fleurs rouges, blanches, etc.; les premières sont moins
aqueuses et déterminent plus rarement le météorisme.

Le *trèfle commun*, *trèfle*, *triolet*, *trémère*, *clave*, *trèfle des prés, trifolium pratense, trèfle rouge* pour le distinguer du trèfle blanc, est indigène. Depuis le siècle dernier, il est entré dans la grande culture et forme la base des prairies qui ne doivent durer que deux ans. Cette plante offre plusieurs variétés ; elle prospère dans les sols argilo-calcaires et dans les sables argileux, frais, profonds ; dans les climats humides, on peut la mettre sur des terres légères. Le trèfle épuise peu le sol, l'ameublit, donne d'abondantes coupes ; mais il ne doit revenir sur la même terre que tous les 4, 5 ou 6 ans. On sème le trèfle seul ou avec d'autres plantes, en automne ou au printemps ; on peut répandre la graine, lorsque la terre est encore couverte de neige ; il importe que la plante soit bien établie avant la sécheresse. M. Crud met par hectare 16 kilogr. de graine ; il en sème d'abord 10 kilogr., et le reste 15 jours après. Si l'on fume le trèfle établi, avec des engrais liquides ou pulvérulents, on obtient d'abondantes coupes et le sol reste bien disposé pour les récoltes suivantes.

Cette plante contient beaucoup d'eau, du sucre, de la gomme, de l'albumine, différents sels. On la donne verte ou sèche. Dans le premier état, elle occasionne souvent des indigestions, et plutôt en été et au printemps qu'en automne (Hygonet) ; les animaux doivent en prendre peu à la fois. On la fait consommer le plus souvent au râtelier, et les bons agriculteurs en règlent les coupes pour en avoir longtemps.

On administre le trèfle à tous nos animaux : il donne aux vaches un lait abondant et bon ; M. Hygonet espère que ce fourrage rendra à l'Auverge de grands services pour l'élevage des bestiaux, pour la production du lait et même pour l'amélioration des fromages. Les bœufs de travail doivent en être nourris une grande partie de l'été ; il leur donne de la force et les entretient en chair ; il engraisse même et fortifie les chevaux (Gilbert) ; il est

12

très-utile pour l'entretien des porcs, mais on doit le
donner aux truies pleines avec précaution ; il augmente
le lait des brebis et rend les agneaux robustes. Cette
plante est précieuse pour l'engraissement des ruminants.

Le trèfle doit être fauché quand les fleurs sont épa-
nouies ; il faut le sécher avec de très-grandes précautions.
Il y a de l'avantage à le stratifier avec des végétaux moins
aqueux et moins nutritifs. Les dernières coupes sont plus
difficiles à dessécher que la première. Convenablement
préparée, cette plante donne un très-bon foin, mais
échauffant, surtout s'il n'a pas ressué.

Le *trèfle incarnat*, *T. incarnatum*, *farouch*, prospère
dans les terres à seigle et sur celles à froment. On le
sème après les moissons, sur un labour ou sur le chaume,
seul ou mêlé à d'autres fourrages, à des vesces, à du
maïs, à de l'avoine, à du millet qu'on fauche en automne.
Le farouche est très-précoce, exige très-peu de frais, occupe la terre peu de temps, et donne une coupe abondante ;
mais il donne un foin qui, sous tous les rapports, est
moins bon que celui des autres espèces du genre.
Comme il devance la luzerne de 8 ou 10 jours, et le
trèfle des prés de plus de trois semaines, et qu'il vient
dans un moment où les animaux sont avides de nourriture verte, il fournit une ressource précieuse. On le fait
généralement consommer vert, sur pied ou au râtelier.
Dans les environs de Céret de Prades, on le fait pâturer
dans le mois de décembre.

Le *T. blanc*, *T. rampant*, *petit trèfle de Hollande*, *T.
repens*, est vivace, commun dans les prés, dans les pâturages. Il réussit dans les terres légères où prospère très-
rarement le trèfle des prés, et même dans les lieux frais,
d'où il chasse les mauvaises herbes, si on le fume avec
des cendres. Ce trèfle est précieux pour former des pâturages : il s'étend, s'épaissit sous la dent des animaux,
forme un gazon dense, et fournit, en été, aux bêtes à laine

une nourriture dont elles sont avides ; elle les engraisse et n'occasionne pas le météorisme. Cette plante, d'après M. Powers, donne la diarrhée aux vaches.

Le *T. hybride*, *T. hybridum*, est cultivé en Suède. Il est vivace, peut durer longtemps, se renouvelle par graine et donne annuellement, pendant 15 ou 20 ans, 20,000 kilogr. de fourrage par hectare. On le sème en automne, la neige le protége contre le froid ; il vient dans les terres fortes. On le fauche ou on le fait consommer sur pied.

Le *T. intermédiaire* est cultivé en Angleterre. Le *T. rouge*, *T. rubens*, le *T. couché*, *T. procumbens*, l'*alpestre*, *T. alpestre*, le *T.* des Alpes, *T. alpinum*, le *T.* des montagnes, *T. montanum*, etc., se trouvent dans nos prés, dans nos pâtures, où ils fournissent un fourrage nutritif et recherché des animaux.

Dans le genre MÉLILOT nous trouvons le *M. officinal*, le *M. blanc*, le *M. bleu*, le *M. à feuilles rondes*, etc., qu'on pourrait cultiver en prairies. Ces plantes sont productives, mais elles donnent un fourrage un peu dur ; mêlées à des vesces, à des gesses, elles fournissent une bonne nourriture.

Esparcette cultivée, sainfoin, onobrychis sativa, (*hedysarum onobrychis*. L.) Cette plante prospère dans les terres siliceuses ou calcaires peu fertiles, dans les terres légères qui ne peuvent produire ni le trèfle ni la luzerne ; ses longues racines s'enfoncent entre les rochers et craignent peu la sécheresse. Elle est très-propre à améliorer la plupart de nos terres peu fertiles et à soutenir, par ses racines, les coteaux meubles, crayeux (*V.* Yvart). Dans les Cévennes, pour améliorer les vignes épuisées, on les transforme pendant cinq, six ans en esparcettières. On sème l'esparcette en été, en automne ou en mars, après les gelées ; car elle craint le froid quand elle est jeune. M. de Dombasle répand du plâtre avec la graine d'onobrychis. On

ne doit faucher cette plante, la première fois, que lorsque
les'racines sont bien formées ; elle souffre d'être pâturée
bien raz de terre ; mais elle procure « presque en tout
temps un pâturage très-sain et singulièrement approprié
à la nourriture d'été et d'hiver de nos bêtes à laine superfine, qu'elle ne météorise jamais (*V*. Yvart). » Le
fourrage sec de cette plante est dur ; pour la transformer
en foin , il faut la faucher avant la floraison. Si l'on perd
sur la première récolte , on gagne sur celles qui suivent
et l'on obtient un fourrage meilleur. Le fanage de l'esparcette exige des précautions ; M. Plauche, qui a bien
démontré les avantages de cette plante pour le midi ,
conseille de la botteler à mesure qu'on la coupe ; en agissant ainsi , on ne perd pas les feuilles ; il s'opère au centre
des bottes , dit le rédacteur des *Ann. prov.* , une fermentation qui améliore le foin.

Quand on cultive l'esparcette sur nos sols en pente,
elle donne des récoltes qui , eu égard aux terres qui les
produisent , sont d'une grande valeur et conviennent à
tous les animaux. L'esparcette : » est une herbe fort va-
» leureuse, non de beaucoup inférieure à la luzerne. Elle
» rend abondance de foin exquis , bien que gros , appé-
» tissant et substantiel , propre pour nourrir et engrais-
» ser toutes sortes de bestes à quatre pieds , jeunes et
» vieilles , mesmes pour agneaux et veaux , faisant
» abonder en laict leurs mères. L'esparcet produit
» aussi du grain chaque année, seruant d'auoine au bes-
» tail , pour engraisser les poulailles et pour les faire fa-
» cilement over et pondre. Craint la morsure des bestes,
» sa délicatesse les y attirant de telle sorte qu'en ayant
» unefois gousté , de deux lieues la vont paistre à sa ruine,
» si le lieu n'est bien fermé. Vient gayement en terre
» maigre et y laisse certaine vertu engraissante à l'vtilité
» des blés qui y sont semés en suite. Ne desire l'arrouse-
» sement. » (*Théât. d'Agr.*)

La GESSE *cultivée, lathirus sativus, pois carré*, croît sur des terres médiocres, mais elle donne d'abondants produits sur les sols fertiles, frais sans être humides. On la sème le plus souvent au printemps, quelquefois en automne ; il faut la faucher quand elle commence à devenir jaune ; plus tôt elle serait difficile à faner et donnerait la diarrhée aux animaux (de Père) ; plus tard elle serait trop dure.

Tous les animaux en sont avides : elle fournit un aliment très-substantiel qui convient mieux aux bêtes à laine que la vesce ; elle favorise la sécrétion du lait chez les vaches et engraisse tous les herbivores.

Jarosse, L. cicera, gesse chiche, gessette, pois breton. Dans le midi, cette plante peut être semée en automne ; si le froid en tue une partie, le reste tale et donne beaucoup de produits ; elle est cultivée pour la fane et pour le fruit. Verte, elle convient pour tous les animaux, mais spécialement pour le porc. Pour la transformer en foin on la fauche à la floraison ; son fourrage engraisse rapidement les ruminants. Quelques auteurs recommandent de la réserver pour le mouton.

L'usage de la jarosse peut produire des accidents. (*V.* Graines.)

La *G. tubéreuse*, la *G. sauvage*, la *G. des marais*, la *G. à feuilles larges* sont vivaces et fournissent une fane que les animaux recherchent. La *G. des prés* est, d'après Young, un des meilleurs fourrages ; elle est rustique, précoce, a de longues racines, fournit un fourrage fin, recherché par tous les animaux et très-nutritif. La *G. anguleuse*, la *G. annuelle*, la *G. velue*, la *G. articulée*, la *G. odorante*, etc., sont annuelles, pourraient être mêlées à d'autres fourrages et semées comme récoltes dérobées.

VESCE *cultivée, vicia sativa.* Elle présente deux variétés, celle d'été et celle d'hiver. La première végète sur toutes les terres, et dans les années de sécheresse elle donne sur les sols maigres des produits plus considérables que ceux qu'on obtiendrait des autres plantes fourragères ; mais c'est dans les terrains un peu forts qu'elle prospère le mieux. On la sème après le colza , le lin , et même après les céréales précoces. Elle occupe le sol peu de temps et peut suppléer à la disette des fourrages pérennes. La vesce d'hiver est cultivée en grand dans le nord ; elle est peu difficile sur le sol , mais elle craint l'humidité ; elle est précoce ; on peut la faire consommer avant la luzerne. M. Perrault préfère cette plante au farouch.

Les vesces donnent un fourrage abondant, recherché par les animaux et très-alibile. On le fait consommer vert ou sec , et quelquefois sur pied. M. de Dombasle les recommande pour nourrir le bétail depuis le milieu de mai jusques dans le courant d'octobre.

Les Anglais appellent les vesces *tares*, à cause du poids de la graine. Les tares s'accommodent de toutes les positions, de tous les sols ; elles entretiennent bien les chevaux et engraissent les moutons et les bœufs ; elles activent beaucoup la sécrétion du lait chez les vaches, les brebis et les juments (*Almanach du Fermier*). Cependant on a remarqué en France que, données seules pendant quelques jours , elles communiquent au beurre un goût huileux fort désagréable, et qu'elles sont échauffantes lorsqu'elles sont parvenues à la maturité.

Il est rarement avantageux de laisser mûrir les vesces que l'on veut donner aux animaux ; cependant si le foin de ces plantes est destiné aux solipèdes , on ne doit les faucher que lorsque les gousses sont en partie formées.

La *V. des buissons*, la *V. des haies*, la *V. des bois*, la *V. velue*, la *V. bisannuelle*, etc. sont de bonnes plantes fourragères.

La Fève *ordinaire, faba vulgaris*, (*vicia faba* L.), offre plusieurs variétés. On la cultive comme récolte sarclée quand on veut obtenir les graines, et on la sème à la volée si l'on veut profiter de la fane. Les fèves viennent sur des terres médiocres ; elles ne craignent que la grande humidité et les fortes sécheresses ; elles épuisent peu le sol et détruisent les mauvaises herbes. Si on les fauche avant la maturité, elles peuvent donner plusieurs coupes, mais la dessiccation en est difficile. Le plus ordinairement l'on en forme des gerbées. Dans le nord on les mêle aux vesces, aux gesses, aux pois, à des graminées. Les sommets des fèves cultivées pour les graines, coupés avant la maturité, fournissent un bon aliment ; l'enlèvement de cette partie augmente la quantité et la qualité des graines, avance leur maturité et débarrasse les plantes des pucerons. « Les fèves peuvent faire le même service que les vesces ; les mélanges des unes et des autres avec le seigle et l'avoine, dans la proportion de 4 à 1, composent un excellent fourrage, qu'on peut semer à diverses époques, avant et après l'hiver, pour en jouir en mai, juin et juillet. Ce fourrage peut tenir lieu aux chevaux et aux moutons de foin et d'avoine (De Père). »

Le genre LENTILLE, *ervum*, renferme des espèces dont les tiges et les graines sont très-alibiles. La *lentille blonde*, *E. lens,* destinée en général à la nourriture de l'homme, fournit une bonne paille. On cultive souvent pour les bestiaux la *petite lentille, E. L. minor.* Elle vient sur des sols médiocres ; on la fauche à la floraison pour la faire consommer en vert, où on la convertit en fourrage sec. V. Yvart trouvait avantageux de la faire pâturer. La *lentille à une fleur, E. monanthos,* vient sur les mauvaises terres, siliceuses; elle est succulente, recherchée par les animaux et très-alibile. On la sème souvent avec l'avoine qui la soutient. La *lentille ervillier, E. ervilia,* vient aussi sur les terres médiocres, ne craint pas la chaleur. On la cultive pour la graine ou pour la fane ; si l'on veut pro-

fiter des tiges , on la sème épais et on la fauche avant la
maturité ; elle donne un fourrage très-nutritif ; mais il
faut le donner avec précaution. La dessiccation en est difficile ; il faut la stratifier avec des végétaux moins aqueux.
Cette plante est utile en Afrique., en Egypte.

Le POIS *des champs, pisum arvense , pois gris, bisaille,*
pois de brebis, pois de mouton, pois à cochon, présente deux
variétés, l'une d'hiver, l'autre de printemps ; celle-ci a
même deux sous-variétés, dont l'une est semée en mars
et l'autre en mai. Le pois aime les terres un peu fortes.
On le sème épais pour prévenir les ravages des oiseaux,
pour avoir une récolte épaisse qui étouffe les mauvaises
herbes et qui fournisse un fourrage fin. La graine et la
fane sont très-recherchées de tous les animaux. Données
à l'état vert , elles conviennent pour l'entretien des bœufs,
des vaches à lait , du cheval, du porc , pour l'engraissement de tous les animaux.; mais les pois sont surtout favorables pour la nourriture des bêtes à laine., pour l'élevage des agneaux. Pour les tranformer en foin on les
fauche à la floraison ; le fanage en est long et difficile.

Le *pois chiche , cicer arietinum ,* est aussi cultivé pour
l'homme et pour les animaux ; il est rustique et supporte
la sécheresse ; on peut le faire pâturer pendant l'hiver ;
on le fauche plusieurs fois au printemps.; les vaches en
sont très-friandes ; il leur donne beaucoup de lait ; il est
très-propre à nourrir les bêtes à laine. S'il parvient à la
maturité, il épuise le sol ; mais la paille et les graines
fournissent une bonne nourriture.

Dans la famille des légumineuses nous trouvons encore
la CORONILLE *variable,* la *petite coronille ;* l'OROBE *du prin-*
temps, l'*O. tubereux ;* l'HIPPOCRÉPIDE *en ombelle ;* le LO-
TIER *corniculé,* le *velu,* etc., etc., qui fournissent de bons
fourrages. Une variété du lotier, *lotus uliginosus,* cultivé
dans les sols humides , donne de grandes quantités de
bon foin ; le *petit pied d'oiseau, ornithopus perpusillus ,*

peut aussi, par la culture, acquérir un grand développement ; c'est une des plantes les plus riches en principes
nutritifs.

La PIMPRENELLE, *poterium sanguisorba*, petite pimprenelle, se trouve dans les prés, dans les pâturages. » Le
grand mérite de cette plante est de fournir d'excellentes
pâtures sur les terres les plus pauvres, soit sablonneuses,
soit calcaires (Vilmorin.) » Cependant elle réussit mieux
dans ces dernières. Les racines longues de la pimprenelle
la préservent de la sécheresse ; elle est très-rustique et
très-précoce. On ne doit pas la faire pâturer en automne ;
elle passe l'hiver et fournit, avant que les autres plantes
aient poussé, un pâturage précieux pour les bêtes à laine.
Cette plante est nutritive, excitante ; elle convient fort
bien aux moutons, et donne beaucoup de lait aux vaches.
Semée sur les bonnes terres, elle devient assez longue
pour être fauchée ; mais on doit toujours la faire consommer verte. Son foin est dur et les animaux en sont peu
avides.

La SANGUISORBE *officinale*, *sanguisorba officinalis*,
grande pimprenelle, souvent confondue avec la précédente, vient sur des terres calcaires maigres ; mais elle ne
donne de bons produits que sur les sols frais, fertiles ; elle
drageonne et fournit plusieurs coupes ; elle réussit,
(Yvart), dans les prairies aquatiques dont elle améliore le foin, en corrigeant, par sa saveur astringente,
les effets des plantes aqueuses. Elle devient dure à la
maturité.

La CHICORÉE *sauvage*, *cichorium intybus*, est une
plante très-rustique, spontanée sur les bords des chemins ; elle prospère beaucoup sur les terres de consistance moyenne. Elle a des feuilles larges qui tiennent la
terre fraîche, et des racines longues qui vont chercher
l'humidité dans les couches profondes du sol. Elle croît
rapidement et dure longtemps ; elle fournit, par an,

plusieurs coupes. Cette plante est très-précoce : on peut
la faucher en avril.

La chicorée sèche difficilement, mais elle donne un
bon foin ; le plus souvent on la fait consommer en vert.
Elle contient un principe amer, abondant, qui excite
l'appétit, fortifie les organes ; elle est salubre et nutritive ; convenant principalement au tempérament lymphatique du mouton ; elle entre avec avantage dans la
nourriture des vaches laitières, du porc ; on la donne
aux chevaux soumis au régime du vert, et elle leur est
salutaire ; en Sicile, elle est cultivée pour les mulets.

Comme la chicorée, le PISSENLIT, *taraxacum dens
leonis*, a des racines longues qui pénètrent entre les
pierres, les cailloux ; il est très-précoce et ne craint ni le
froid ni la sécheresse. On le sème dru au printemps sur
une céréale. Il reste vert presque toute l'année ; ses feuilles,
dans un terrain passable, acquièrent de 3 à 4 décimètres
de long ; sur les terres médiocres, elles s'étalent, mais
peuvent être pâturées. Le pissenlit a une composition
chimique très-compliquée ; le principe amer et le sel marin qu'il contient lui donnent une saveur agréable ; il
donne aux vaches un lait abondant et bon ; pousse les
bœufs à l'engraissement et prévient la pourriture des
moutons. Il donne un bon fourrage sec, mais difficile
à préparer ; il faut le stratifier avec des substances moins
aqueuses.

Les LAITUES sont presque exclusivement réservées pour
l'homme ; elles seraient cependant fort utiles pour le porc.
« Dans les exploitations rurales où l'on élève beaucoup
de cochons, il est d'un grand avantage de semer en diverses fois, en mars, avril et mai, quelques ares de laitues
que ces animaux aiment excessivement » (de Dombasle).
Ces plantes fournissent une nourriture aqueuse, peu
substantielle, rafraîchissante, propre à entretenir les
animaux en bonne santé pendant l'été.

Le genre CONSOUDE, *symphitum*, renferme des espèces à feuilles larges, longues, étalées, aqueuses, fades. Ces plantes sont peu recherchées par les animaux libres dans un pâturage, et elles diminuent beaucoup par la dessiccation ; on les considère, dans les prés, comme parasites, mais on les cultive comme plantes fourragères.

La *consoude à feuilles rudes*, *S. asperrimum*, originaire du Caucase, a été introduite dans nos pâtures depuis longtemps, et elle a été ensuite cultivée en grand en Écosse, en Angleterre, en France ; elle prospère sur tous les terrains, se multiplie par semis ou par éclats, dure 18, 20 ans, sans exiger aucun soin. On la coupe 4, 5 fois par an, et elle fournit jusqu'à 40,000 kilogr. de feuilles par hectare. Cette plante est précoce ; elle a déjà 30 cent. quand la plupart des autres fourrages commencent à pousser. Les chevaux, les bêtes à laine, les oies, sont avides de ses feuilles ; mais c'est aux bêtes à cornes, aux vaches, qu'elles conviennent spécialement.

M. Vilmorin a cultivé, comparativement avec la précédente, le *S. echinatum*, originaire de Russie ; il a trouvé cette dernière plante supérieure sous le rapport de la précocité et de l'abondance des produits ; elle donne, de la mi-avril jusqu'à la fin de l'été, un fourrage excellent : les vaches le mangent avec avidité.

La BERCE *brancursine*, *heracleum sphondylium*, est indigène ; on la trouve dans les prés où elle occupe, par ses grandes feuilles étalées, beaucoup de place. Elle est précoce et ne présente, au moment de la fauchaison, qu'une grosse tige ligneuse. Cultivée seule elle est utile ; elle a une racine pivotante qui ne craint ni le froid ni la sécheresse ; la tige et les feuilles contiennent beaucoup d'eau, de l'albumine, des sels, de la matière sucrée. Les habitants de la Silésie en obtiennent du sucre. La berce donne beaucoup de lait aux vaches.

La PATIENCE *des jardins*, l'*oseille patience*, *rumex pa-*

tientia, cultivée dans les jardins, a été introduite dans les cultures fourragères. Cette plante ressemble aux précédentes par ses feuilles grandes, aqueuses. On la sème en automne ou en mars, à demeure ou en pépinière (Aubert); elle lève facilement et prospère sur les décombres, sur des terres médiocres. Elle est vigoureuse, très-précoce; on peut la couper 5, 6 fois par an; elle peut fournir des qantités prodigieuses de fourrage. Les vaches, les chevaux, le porc, la mangent avec plaisir : elle leur est très-salutaire.

Le BOUCAGE *à feuilles de pimprenelle, pimpinella saxifraga*, vient sur les terres maigres; ses racines longues s'implantent entre les pierres, entre les cailloux, et résistent à la sécheresse; la plante reste fraîche toute l'année, et résiste très-bien au pâturage; elle est ferme, peu aqueuse, saine, nutritive et recherchée par le bétail.

Le *boucage à grandes feuilles, P. magna*, possède presque toutes les qualités de la précédente; elle repousse rapidement quand elle a été coupée, fournit de grandes quantités de bon fourrage; mais elle est moins fine que le boucage saxifrage.

Le SARRASIN, *polygonum fagopyrum, blé noir*, vient sur les terres peu fertiles, sur les sols siliceux comme dans les argileux, mais il craint l'humidité. Dans les assolements, on peut le mettre après toutes les autres récoltes; mais quand on le cultive pour fourrage, on le mêle souvent à une autre plante. Il croît avec une grande rapidité et occupe la terre très-peu de temps. On le coupe quand il est en fleur ou lorsque le grain est formé. On n'est pas d'accord sur la valeur de ce fourrage : on dit qu'il est fort médiocre, que les animaux ont besoin de s'y habituer pour le manger sans répugnance; et d'après M. Rouleau, la culture du sarrasin est plus avantageuse que celle de la vesce; la plante polygonée produit une grande économie de semence, peut être semée plus tard

que la légumineuse, et les chevaux la mangent avec autant de plaisir que le trèfle et que la luzerne. (*Bulletin
de la Soc. d'Agric. de la Haute-Marne*, 1841.) Le
sarrasin donne aux vaches un lait riche et abondant;
mais il occasionne une tuméfaction et de la rougeur aux
oreilles, au cou, à la face des bêtes à laine, des porcs,
des vaches qui s'en nourrissent : ces effets sont dus, d'a-
près M. Chaillon, à des insectes qui vivent sur la plante.

La SPERGULE, *spergula arvensis*, est très-commune
dans les terres arides, sablonneuses; elle est rustique,
d'une prompte végétation, recherchée de tous les animaux, alibile, lactifère, et donne un beurre excellent;
mais elle produit peu et ne réussit, dans nos climats peu
humides, que dans les années pluvieuses.

On a obtenu dans le nord une variété de spergule
appelée *géante*, *S. maxima*, dont les tiges acquièrent
10, 12 décimètres de long. Elle présente les qualités de
la précédente, convient aussi au mouton, au porc; mais
elle produit davantage. L'introduction de cette plante,
dit M. de Colombiers, est un service rendu à tous les pays
de sable frais.

L'ORTIE *dioïque* est cultivée comme plante fourragère;
elle prospère dans tous les sols, rend productifs les graviers, les coteaux arides; elle est très-rustique, résiste à
la sécheresse, mais elle craint un excès d'humidité; elle
dure longtemps et n'exige d'autres soins qu'une fumure
tous les 3 ou 4 ans. Cette plante est précoce; elle peut
être consommée un mois avant la luzerne. Lorsqu'elle
est jeune, tous les animaux la mangent : elle fournit une
nourriture saine, alibile, qui augmente le lait des vaches
et rend ce liquide gras. On la donne crue après qu'elle
s'est fanée, que son liquide âcre s'est dissipé, et que les
poils se sont flétris; d'autres fois on la fait cuire seule ou
avec d'autres fourrages; on la donne aux vaches, aux
porcs, aux oiseaux, mêlée à l'orge, à l'avoine, aux pois.

La dessiccation de l'ortie est difficile ; mais stratifiée avec la paille, cette plante se conserve et donne un bon fourrage d'hiver. Les dernières coupes sont souvent employées comme litières ; elles sont très-fertilisantes.

Le genre PLANTAIN, *plantago*, offre plusieurs espèces qu'on trouve dans les prés, dans les pâturages ; elles ont des feuilles larges, étalées et donnent peu de produits ; mais si on les sème dru, les feuilles, rapprochées, se redressent et la récolte est abondante. Les plantains sont un peu amers, sains et alibiles. On sème, au printemps, sur les sols un peu humides, le *P. lancéolé*, seul ou mêlé au trèfle blanc, à une graminée. On le trouve dans tous les bons pâturages ; il ne souffre pas d'être brouté, piétiné, et reste vert toute l'année.

Le COLZA, *brassica campestris oleifera*, semé vers la fin d'août, fournit un fourrage vert pour la fin de l'hiver. On le recommande surtout à cause de sa précocité. En Angleterre, on le fait pâturer, et l'on procure ainsi une bonne fumure aux terres. Le colza peut être pâturé en automne, pendant l'hiver, et fournir encore au printemps une bonne coupe ; il convient aux vaches, aux moutons, aux porcs.

La NAVETTE *d'hiver, brassica napus oleifera*, est quelquefois cultivée comme fourrage. On la sème sans aucun travail préparatoire, et elle fournit un bon pâturage pour l'automne et pour l'hiver.

La NAVETTE *d'été, brassica precox*, doit être semée dans le mois de mai ; elle peut être utile quand les autres fourrages manquent. Elle produit moins que la précédente, dont elle diffère en outre sous le rapport botanique.

La MOUTARDE *blanche, synapis alba*, est une plante rustique, venant dans les mauvaises terres et poussant rapidement. On la cultive en récoltes dérobées ; on la sème après les moissons, et l'on obtient un fourrage qui peut durer jusqu'en décembre. Cette plante est salubre, nutritive; elle donne du lait aux vaches, et produit un beurre très-bon, ce qui lui a fait donner le nom d'*herbe au beurre*.

La *M. noire*, *S. nigra*, la *M. des champs*, *S. arvensis*, sont aussi alimentaires. Cette dernière doit être donnée avec précaution; elle irrite la bouche et produit une sécrétion surabondante de salive.

PASTEL *des teinturiers, isatis tinctoria, guède, vouède.* Cette plante est bisannuelle, très-rustique et une des plus précoces. Plusieurs agronomes l'ont recommandée comme pouvant fournir une bonne nourriture d'hiver, avant que les autres fourrages commencent à pousser. Elle est saine et assez nutritive pour engraisser les agneaux (Gasparin) : les animaux la mangent avec plaisir. V. Yvart conseille de la semer à la volée pour la faire consommer sur place. On doit la mêler à la pimprenelle, à la chicorée, etc.

Nous citerons aussi le BUNIAS, qui a été conseillé comme une plante rustique, précoce, nutritive, donnant d'abondants produits.

La MILLEFEUILLES, *achillea millefolium*, croît dans des terres de diverse nature; mais elle ne prospère bien que dans les sols un peu humides. Elle est précoce et reste verte jusqu'à l'hiver, ne souffrant ni de la dent ni du piétinement des animaux. Elle peut fournir, pendant plusieurs années, des produits abondants; elle est alimentaire et excitante; mêlée au trèfle, aux graminées, elle en facilite la digestion. Le cheval, le bœuf, le mouton, la chèvre et le porc, la recherchent. On dit que les racines usitées en Allemagne donnent aux vaches un lait abondant et de bonne qualité.

Le PERSIL est spontané dans le midi. On le sème en mai. V. Yvart avait introduit cette plante dans la composition des herbages; il avait remarqué qu'elle préservait les bêtes à laine de la pourriture. On doit imiter ce grand agriculteur, surtout dans les pays humides et pendant les années pluvieuses. En Saxe, en Moravie, on donne de temps en temps du persil aux animaux, principalement en automne.

Nous pourrions ajouter, à cette liste de plantes alimentaires, beaucoup d'autres végétaux qui sont utiles dans les prés et dans les pâturages, et dont quelques-uns pourraient être cultivés avec avantage; car, « on ne peut douter que parmi la multitude de plantes qui ne croissent encore que spontanément, il ne s'en trouve un grand nombre qui mériteraient, par des propriétés spéciales, d'entrer dans le domaine de l'agriculture (*Ann. de Roville*) »; mais nous avons dû nous borner aux espèces dont l'utilité est bien reconnue. Nous engagerons les vétérinaires et les agriculteurs à faire des essais sur les plantes qui croissent dans leurs environs, afin d'avancer l'époque où chaque localité, possédant des végétaux propres à toutes les espèces de terres, pourra bannir la jachère et adopter un système de cultures fourragères n'exigeant que les labours nécessaires pour préparer le sol à recevoir les récoltes céréales et industrielles.

PLANTES ASSAISONNANTES.

Nous devons considérer comme bonnes les plantes aromatiques, amères, acidules, qui agissent à la manière des condiments. Seules, la plupart formeraient un herbage très-peu productif et une mauvaise nourriture : mais elles sont fort utiles quand elles sont mêlées, en petite quantité, aux nutritives; elles communiquent au fourrage leur odeur, leur saveur, et exercent une action favorable sur les organes digestifs des animaux. Nous trouvons beaucoup de ces plantes dans les prés et dans les pâturages naturels; nous devons en faire entrer dans la composition des prairies et des pâtures artificielles.

PLANTES AROMATIQUES. Elles contiennent une huile essentielle, du camphre, des résines, etc.; mêlées aux herbes fades, insipides, aqueuses, elles rendent le fourrage sapide, odorant, excitent l'appétit, préviennent les indigestions. Parmi les plantes qui produisent ces effets se trouvent les suivantes : la mille-feuille, le persil, la carotte; les espèces du genre cerfeuil qui ont une odeur aromatique, agréable, non vireuse; les thyms, les sauges, les bugles, les brunelles, l'origan, les menthes, l'arnique, la tanaisie, les camomilles, les armoises, le cresson des prés, le cresson des fontaines, les draves, le raifort sauvage, les moutardes, etc. Ces plantes devront être semées en plus grande quantité dans les sols gras que sur les terres arides, exposées au midi.

PLANTES AMÈRES. Elles contiennent de l'acide tannique, de l'extractif amer (V. Cond.); elles produisent sur la bouche une impression qui excite les animaux à prendre des aliments. Parmi les condiments toniques qui peuvent entrer dans la composition des prés, nous citerons la chicorée, le pissenlit, dont nous avons parlé; la germandrée, les aunées, les gentianes, la benoîte, les potentilles, le fraisier, les spirées, le trèfle d'eau (menianthes trifoliata), etc. Ces plantes, de même que les précédentes, produisent de très-bons effets dans les herbages composés de végétaux sujets à occasionner le météorisme; la luzerne, le trèfle, mêlés à la chicorée, à la mille-feuille, sont rarement dangereux.

PLANTES ACIDULES. Ces plantes renferment des acides ou des sels acides; elles sont en général précoces, et en approchant de la maturité elles perdent leur saveur aigre et deviennent ligneuses. Les oseilles, les patiences, la bistorte, etc., sont acidules et communiquent leur saveur à l'herbe des prés dans lesquels elles abondent; elles la rendent rafraîchissante, convenable pour faire prendre le vert aux chevaux pléthoriques, à ceux qui ont eu des inflammations gastro-intestinales. 13

2° PLANTES NUISIBLES.

Ces plantes sont nuisibles parce qu'elles sont, les unes vénéneuses, les autres parasites, d'autres piquantes, tranchantes ou simplement inutiles.

A. PLANTES VÉNÉNEUSES. Parmi les plantes nuisibles des prés, nous plaçons en première ligne celles qui empoisonnent les animaux. Elles agissent, les unes comme les poisons âcres, les autres comme les narcotiques. Les unes et les autres sont moins actives, mêlées aux fourrages, que si elles étaient seules. Agissent-elles comme contrepoisons les unes des autres ? Il est certain que les plantes acides et celles qui sont excitantes doivent neutraliser les effets des narcotiques ; tandis que celles-ci et les mucilagineuses préviennent les irritations que tendent à déterminer les irritantes. On doit reconnaître aussi que ces dernières, en stimulant fortement l'estomac, neutralisent l'action de celles qui sont fades, émollientes ; il est également incontestable que la grande masse des plantes qui n'ont aucune propriété malfaisante, enveloppe celles qui sont nuisibles et prévient leurs mauvais effets, en les empêchant de toucher les organes. Ces circonstances, quoique favorables, ne neutralisent pas constamment l'effet des plantes vénéneuses, et beaucoup de maladies des animaux, dont la cause est inconnue, sont dues à la mauvaise composition des herbages.

PLANTES IRRITANTES. Ces plantes, introduites en assez grande quantité dans les organes digestifs, déterminent des irritations gastro-intestinales, des diarrhées, des dyssenteries qui peuvent être mortelles. On rencontre assez souvent des plantes âcres dans les fourrages ; mais elles y sont ordinairement en trop petite quantité pour produire les effets que nous venons d'indiquer : elles occasionnent seulement des irritations lentes qui se manifestent par de mauvaises digestions, par des ballonne

ments que présentent les animaux après les repas, par
la constipation ou par la diarrhée. Ces plantes peuvent
altérer les humeurs et disposer les animaux à contracter
diverses maladies ; elles produisent quelquefois des affections cutanées, la gale, des dartres, des irritations de la
bouche et des glandes salivaires. D'après l'observation
de M. Lengerke, les renoncules qui n'empoisonnent pas
épuisent, à la longue, les animaux. Si les plantes irritantes n'étaient prises qu'en petite quantité, elles pourraient être utiles, en agissant comme la moutarde et le
poivre agissent sur l'homme ; on doit cependant les extirper des herbages, car elles peuvent, en certaines circonstances, se multiplier plus que les bonnes et produire
des accidents.

Le genre RENONCULE renferme des espèces très-com-
munes dans tous les herbages et dont quelques-unes sont
très-actives. La *R. scélérate, ranunculus sceleratus,* vient
dans les lieux humides ; elle est en général refusée par les
animaux : cependant les bêtes à laine la broutent quelquefois volontairement. M. Leuret a vu cette plante déterminer une enzootie qui a disparu, lorsque le propriétaire du troupeau, suivant le conseil de ce médecin, a
cessé de conduire ses animaux dans le pré où se trouvait
cette renonculacée. La *R. âcre, R. acris, bouton d'or,*
commune dans les prés, peut, comme la précédente,
produire des inflammations mortelles. Brugnone dit
que la *R. des champs, R. arvensis,* est mangée par
nos herbivores, et qu'elle produit des tympanites, des
coliques. La *R. flammette, R. flammula,* la *R. langue,*
R. lingua, sont âcres, très-dangereuses. La *R. aquatique,*
R. aquatilis, est placée, par M. Orfila, parmi les poisons
âcres ; cependant les habitants des bords de l'Ill, en
Alsace, la retirent de l'eau pour la donner aux vaches.
Elle rend le lait plus abondant et le beurre de meilleure
qualité. (De Candolle, *Flor. franç.*)

Les renoncules sont plus actives en hiver qu'au printemps ; elles perdent leurs propriétés vénéneuses par la
dessiccation.

Plusieurs ELLÉBORES (*elleborus niger*, *E*. *fœtidus*, etc.),
sont communs sur les montagnes, dans les lieux ombragés. Ces plantes empoisonnent, d'après Brugnone, les
poulains qui pâturent sur les Alpes ; M. Leuret a remarqué aussi que, mêlées au foin, au sainfoin, elles produisent des gastro-entérites, des coliques mortelles plutôt
sur les solipèdes que sur les grands ruminants. M. Brunet
rapporte que ces derniers animaux mangent les ellébores
sans qu'il en résulte de graves accidents.

L'ACONIT *tue-loup*, *aconitum lycoctonum*, l'*A*. *napel*,
A. *napellus*, se trouvent sur les montagnes ; ils sont
dangereux après leur dessiccation comme à l'état vert. Le
dernier, mêlé au foin dans la proportion de 1/12, produit, sur les solipèdes, l'ivresse, des contractions spasmodiques.

L'*herbe de St-Christophe*, ACTÆA *spicata*, est généralement refusée par les animaux ; cependant le mouton
s'en empoisonne quelquefois ; on dit que la chèvre la
mange impunément.

La CLÉMATITE *des haies*, *vigne blanche*, *clematis vitalba*,
est âcre, caustique, vénéneuse ; mais elle perd ses propriétés par la cuisson ; les Italiens en mangent les jeunes
pousses, et les paysans du Lyonnais en font des bachassées pour les vaches. La *C*. *flammula*, verte, est âcre
et vénéneuse ; mais elle perd ses propriétés par la dessiccation. Dans les environs d'Aigues-Mortes, on la cultive pour les vaches ; d'après M. Bouvier, on la donne
sèche en petites bottes (Mérat et de Lens).

La GRATIOLE, *gratiola officinalis*, se trouve dans les
pâturages humides ; elle est très-active et conserve ses
propriétés après la dessiccation ; elle rend le foin irritant
et occasionne des entérites ; elle communique même des

propriétés purgatives au lait des vaches qui s'en nourrissent.

Le COLCHIQUE d'automne, colchicum. automnale, est très-commun. Rosier a observé que les bœufs, libres dans un pré, ne touchent pas à cette plante, même lorsqu'ils sont pressés par la faim et qu'ils n'ont pas d'autre nourriture. Plusieurs faits prouvent que le colchique, mêlé au foin, est nuisible aux vaches, aux chèvres, etc., et qu'il empoisonne les porcs, même lorsqu'il est cuit.

Les VÉRATRES se trouvent sur les montagnes ; ils sont assez irritants pour déterminer des coliques ; mais les animaux les refusent généralement.

Les EUPHORBES sont pourvues d'un suc blanc, laiteux, âcre. Elles se trouvent dans tous les herbages ; les unes sont vivaces, les autres annuelles ; elles conservent leurs propriétés nuisibles après la dessiccation.

Les MERCURIALES, également très-répandues, sont assez irritantes pour donner la diarrhée et pour diminuer la sécrétion du lait.

Les PÉDICULAIRES, communes dans les gazons humides, sont irritantes, déterminent le pissement de sang.

Les PRÊLES sont coriaces, non nutritives et même irritantes ; elles occasionnent des inflammations, le pissement de sang, diminuent la sécrétion du lait. On dit que les Italiens mangent les jeunes pousses de la *P. fluviatile*, et que la *P. des marais* augmente la quantité et les qualités du lait des vaches.

PLANTES NARCOTIQUES. Nous plaçons ici des plantes qui diffèrent beaucoup les unes des autres par leurs propriétés. Plusieurs pourraient être classées parmi les précédentes ; cependant elles agissent toutes plus ou moins sur le système nerveux ; beaucoup sont narcotiques, tendent à diminuer la vitalité des organes ; d'autres sont narcotico-âcres, irritent en même temps qu'elles exercent

une action nuisible sur l'encéphale. Elles sont toutes plus
dangereuses que les plantes âcres ; prises avec les aliments, elles nuisent constamment : si elles ne sont pas
en assez grande quantité pour déterminer la mort en peu
de temps, elles engourdissent les organes, ralentissent la
digestion ou l'arrêtent complètement. Quelques-unes
produisent, à la longue, des maladies nerveuses. Les
plantes narcotiques ont presque toutes une odeur vireuse et désagréable.

Le genre PAVOT renferme des plantes communes dans
les terres cultivées. Les *coquelicots*, (*papaver rheas*, P.
dubium,) sont narcotiques, produisent des indigestions,
des tremblements, des convulsions (Schmayer). D'après
M. Gaullet, ces plantes ne sont dangereuses qu'après la
formation des capsules ; il est prudent de ne pas les donner aux animaux, même avant la floraison. Elles rendent
toujours les digestions difficiles. Le *P. somniferum*, P.
des jardins, est encore plus vénéneux que les précédents.

La GRANDE CIGUE, *conium maculatum*, a des propriétés
assez connues.

La CIGUE AQUATIQUE, *ciguë vireuse*, *cicuta aquatica*,
Lam., (*cicuta virosa*, L.), se trouve dans les lieux humides ; elle est dangereuse aussi.

La PETITE CIGUE, *ache des chiens*, *œthusa cynapium*,
est encore une mauvaise plante.

Les ÆNANTHES, *œnanthe phellandrium*, Lam., (*phellandrium aquaticum*, L.,) *Æ. crocata*, L., *Æ. fistulosa*,
L., etc., sont des plantes d'une odeur vireuse ; elles donnent au lait, au beurre une saveur amère, désagréable
qui, dit-on, repousse les veaux.

Le SIUM *verticillatum*, le *S. angustifolium*, ont une
odeur repoussante, une saveur désagréable ; la dernière
de ces plantes (M. Vallot) donne aux vaches des vertiges et même la mort.

Le CERFEUIL SAUVAGE, *chœrophyllum sylvestre*, se

trouve dans les haies, dans les près ; c'est une plante narcotico-âcre.

L'IVRAIE *enivrante, lolium temulentum,* dont le fruit moulu a une odeur nauséabonde, une saveur amère, âcre, produit l'ivresse, des vertiges ; d'après Parmentier, cette plante perd ses propriétés par la dessiccation. Du reste, les animaux qui sont libres de choisir leur nourriture la refusent. On donne la graine, appelée *zizanie,* aux mulets rétifs pour les rendre mous, dociles.

Les DIGITALES, la LAITUE *vireuse,* les JUSQUIAMES, les MORELLES, la BELLADONE, le BOUILLON BLANC, sont aussi des plantes dangereuses dont les propriétés sont assez connues. On doit considérer aussi comme mauvaises, la PARISETTE, les MOURONS, les ASCLÉPIADES, les ARISTOLOCHES, les LINAIRES, etc., qu'on les classe parmi les narcotico-âcres, ou parmi les irritantes.

Nous citerons ici l'IF, *taxus baccata,* dont les feuilles, les jeunes branches, sont un poison pour le cheval.

En parlant des altérations du foin, nous verrons que la famille des CHAMPIGNONS renferme plusieurs espèces qui nuisent assez souvent aux animaux.

B. PLANTES PARASITES. Nous appelons ainsi les végétaux qui vivent aux dépens des plantes utiles.

Les OROBANCHES ont des tiges dressées, jaunâtres, pourvues d'écailles. Ces plantes épuisent les végétaux sur lesquels on les trouve. L'orobanche *major*, l'*O. vulgaris*, l'*O. minor*, implantent leurs racines dans celles du trèfle ; quand elles attaquent une trèflière elles la détruisent.

Les CUSCUTES, *cuscata major, C. minor, Dec.* ont des tiges grêles, volubles, sans feuilles ; elles implantent leurs suçoirs sur les légumineuses, sur lesquelles elles grimpent et les épuisent en peu de temps.

La luzerne a ses racines attaquées par un champignon, RHIZOCTONIA MEDICAGINIS. Ce parasite est sous forme de tubercules irréguliers, fragiles, blanchâtres d'abord, devenant pourpres, noirâtres. Le rhizoctone fait jaunir les pieds de luzerne qu'il attaque, et il se propage rapidement; il faut travailler la terre des endroits de la prairie où il se montre.

En traitant de la rouille, de l'ergot, nous parlerons des espèces du genre UREDO qui attaquent les tiges, les fruits des graminées.

C. PLANTES PIQUANTES, TRANCHANTES. Les plantes qui, par leurs épines, leurs aiguillons, par les bords de leurs feuilles peuvent piquer, inciser un corps mou, sont nuisibles dans les herbages. Les animaux, en cherchant à les éviter, rejettent du bon fourrage; s'ils les mangent, ils les mâchent imparfaitement et les digèrent mal; ils contractent même quelquefois des aphtes à la bouche, au pharynx. Les plantes piquantes sont plus nuisibles dans les fourrages secs que dans les pâturages.

Parmi les plantes qu'il faut exclure des herbages comme piquantes, nous citerons le GENÊT anglais, genista anglica; le G. germanique, G. germanica; le G. hérisson, G. henonis; l'AJONC ÉPINEUX, ulex europeus, U. provincialis; l'A. nain, U. nanus; l'ONONIS, ou arrête-bœuf; la RONCE; l'ÉGLANTIER, rosa canina; le CAILLE-LAIT; la GARANCE; les nombreux végétaux qu'on appelle vulgairement chardons, le CIRSE, la CARLINE, la CHAUSSE-TRAPE, l'ONOPORDE, la CARDÈRE, la SERRATULE des champs; les espèces du genre CARDUUS, etc. La Billardière rapporte (Instruct. vét. 6) que les chardons lui ont été fort utiles une année de disette, pour nourrir les vaches. La plupart des chardons sont dans leur jeunesse tendres, succulents, nutritifs, salubres et produisent du bon lait; s'ils sont durs, il faut les laisser se faner, et les battre avant de les administrer.

Quelques espèces des genres orge, brome, dactyle, incommodent quelquefois les animaux par leurs épis; les feuilles de quelques carex, laiches, etc. peuvent inciser la bouche des animaux qui les broutent.

D. Plantes inutiles. Ces plantes n'ont pas de propriétés malfaisantes, mais elles nuisent en occupant la place
des bonnes. Quelques-unes, très-précoces, sont dures, ligneuses ou ont disparu à l'époque de la fauchaison (la *crête-
de-coq*, les *primevères*, la *patience*, les *centaurées*, les *scabieuses*, le *panais*, la *carotte*, la *berce*, etc., etc.); d'autres
sont fades, mucilagineuses, coriaces, non nutritives (les
mauves, la *guimauve*, la *buglose*, la *pulmonaire*, l'*héliotrope d'Europe*, le *seneçon*, le *tussilage*, les *mousses*, les
fougères, les *roseaux*). (L'*arundo phragmites*, d'après
Lengerke, fait avorter les vaches.) les *carex*, le *typha*,
les *rubans d'eau*, les *luzules*, les *souchets*, les *joncs* (dont
quelques espèces, *joncus bothnicus*, *J. pilosus*, *J. campestris*, sont alibiles). Ces derniers genres croissent dans
les lieux humides ; on doit rejeter le foin qui en contient,
comme ayant été récolté sur des terres où même les
bonnes plantes sont de mauvaise qualité. On doit aussi
considérer comme inutiles dans les pâturages des plantes
alimentaires qui, comme la *piloselle*, la *petite marguerite*, le *grand plantain*, etc., occupent beaucoup de place
et donnent peu de produits ; comme elles sont très-alibiles et qu'elles prospèrent sur les terres arides, elles
peuvent être utiles sur un terrain où les bonnes plantes
sont très-rares.

§. 3. *Etablissement des prairies.*

Il n'est jamais avantageux d'épuiser par plusieurs céréales successives le sol où l'on veut faire des prairies ;
celles-ci doivent toujours être établies sur des terres
meubles, fertiles et bien nettoyées ; c'est sur la céréale
qui suit immédiatement une récolte sarclée qu'il convient
de les semer. Placées sur une terre féconde, les plantes
se développent rapidement, deviennent vigoureuses,
résistent aux temps peu favorables, vivent aux dépens
de l'air, étouffent les herbes adventices, donnent d'abon-

dants produits et laissent la terre en bon état de fécon
dité. On ne saurait faire trop de sacrifices pour bien préparer le sol qui doit rester plusieurs années en prairie.
Pour les plantes dont les graines sont petites , la fumure
doit être bien mêlée à toutes les parties de la terre. Le
trèfle, la luzerne, disparaissent après avoir levé, si leurs
radicules ne trouvent pas un sol bien amendé. Les petites
graines doivent être couvertes très-légèrement. Si l'on
veut mêler plusieurs semences différant par leur poids,
par leur volume, il faut les répandre séparément. On a
conseillé d'établir des prairies en lignes, même de semer
les graines en pépinière et de repiquer les plantes. Ces
procédés dispendieux produisent un fourrage toujours
plus grossier que lorsque les semailles ont été faites à la
volée.

PRAIRIES NATURELLES. On ne doit mettre en prairies
permanentes que les sols frais, humides, ceux qu'on peut
arroser convenablement. La surface des prés doit être
bien unie, passée au rouleau et disposée en pente régulière, afin que l'irrigation soit facile.

Il n'est jamais avantageux d'employer de la graine
prise dans un fenil et provenant des prés ordinaires ; le
poussier de foin contient toujours des graines de mauvaises plantes. Pour avoir de la semence bonne, on laissera mûrir un pré bien composé , et après la fauchaison
et la fenaison on battra le foin sur une aire; si cette prairie contient quelques mauvaises plantes, on les enlèvera
ou l'on ramassera à la main la graine des bonnes avant
le fauchage. On choisira un pré placé sur un terrain semblable à celui qu'on désire enherber. Si l'on prenait sur
un sol gras, fécond , les graines destinées à une terre
siliceuse, maigre , on aurait un pré peu productif d'où
les plantes adventices chasseraient celles que l'on aurait
semées. Si par les procédés que nous indiquons on ne peut
pas obtenir en une année une quantité suffisante de se-

mence, on multipliera celle-ci en formant une pépinière, un petit herbage temporaire qu'on laissera mûrir. Toutes les plantes d'un pré doivent être mûres à la même époque, bien convenir au sol et être en grand nombre ; cette dernière condition fera durer l'herbage longtemps sans être envahi par les mauvaises herbes. Stephens conseille de semer ensemble la flouve odorante, le cynosure à crêtes, le vulpin des prés, le paturin des prés, l'agrostis stolonifère, l'ivraie vivace. Le baron Crud trouve la formule suivante économique et profitable : Avoine élevée, 75 ; ray-grass, vulpin des prés, fétuque, houlque laineuse, de chaque 20 parties ; si le sol doit être arrosé, on peut ajouter de cinq à six parties d'*agrostis alba*. M. Queret (*Ann. de la Soc. vétér. du Finistère*) sème sur un demi-hectare 7 kilog. houlque laineuse, 7 ivraie vivace, 3 paturin des prés, 3 agrostis. L'auteur ajoute à ces graines 1 kilog. de graine de trèfle et 1 hectolitre d'orge; l'avoine, le sarrasin peuvent remplacer l'orge. Nous conseillons d'ajouter aux graminées qui aiment les lieux humides, un peu de trèfle rempant, de lotier des marais, de gesse des prés et au besoin de mille-feuille, de grande pimprenelle. Il est rarement avantageux de mettre des graminées sur un sol sec ; si cela paraissait convenable on choisirait l'avoine élevée, la flouve odorante, la fétuque, la houlque, le brome, le dactyle, auxquels on ajouterait la pimprenelle, le sainfoin, quelques trèfles de montagne, des labiées et des ombellifères.

Les semailles se feront en automne ou au printemps, mais assez tôt pour que les plantes soient bien enracinées avant les grands froids ou avant la sécheresse. On conseille, pour faire taler les plantes, de mettre les moutons sur les jeunes prés l'année qui suit celle de l'ensemencement ; plus alors les herbes « seront broutées près du collet, plus elles repousseront de tiges. » (De Dombasle.) Ce soin est très-important pour les graminées, et il procurc aux brebis, aux agneaux, une excellente pâture pour le mois de mars. Enfin si le pré était clair, on laisserait mûrir l'herbe avant de faucher, on secouerait fortement le foin pour faire tomber la graine et l'on passerait le rouleau.

PRAIRIES ARTIFICIELLES. *Choix, préparation du sol.* Les cultivateurs doivent avoir des plantes fourragères pour tous les terrains afin que certaines soles ne soient pas trop souvent occupées par des herbages temporaires pendant que d'autres seraient privées de ces cultures améliorantes. Les prairies artificielles, quatre, cinq fois plus productives que les naturelles, doivent occuper successivement toutes les terres de la ferme; chaque cultivateur doit chercher à les multiplier et à rendre à la culture la plupart des terres gazonnées dont les produits sont très-rarement en rapport avec leur fertilité.

Choix des plantes; composition des prairies. Dans le choix des plantes, il faut s'attacher plutôt à la composition chimique qu'au volume, à la valeur nutritive qu'à la quantité de produits. Si l'on a des fourrages riches en principes alibiles, on a moins de frais de récolte et les animaux sont mieux nourris. Il faut choisir les plantes d'après la durée que doit avoir l'herbage afin de ne pas être obligé de rompre la prairie avant qu'elle ait payé les frais d'établissement ou de la conserver après qu'elle aurait commencé à péricliter. Ce serait une mauvaise méthode de faire des prés de trois ans avec le trèfle et des prés de deux ans avec la luzerne ou le sainfoin. Il faut que la valeur des récoltes soit en rapport avec les frais qu'elles occasionnent : les fourrages annuels, qu'on ne fauche qu'une fois, reviendraient à un prix trop élevé s'ils exigeaient des travaux dispendieux; tandis que les frais de plusieurs labours, d'une bonne fumure, répartis sur les récoltes que donne une luzernière pendant dix ou quinze ans, augmentent peu le prix de revient du fourrage. Les végétaux rustiques, ceux qui une fois semés exigent peu de soins, sont précieux. Il faut encore avoir égard aux facultés épuisantes des plantes, rechercher celles qui ont des feuilles larges et qui vivent aux dépens de l'air; celles qui ont des racines longues qui vont chercher les principes solubles entraînés par la pluie dans les couches profondes de la terre; celles qui augmentent la puissance du sol en le divisant par leurs racines; celles qui alternent le mieux avec les céréales et avec les récoltes industrielles; qui vivent des matières que le blé, le lin ont excrétées ou laissées dans le sol. Enfin, on doit prendre en considération, dans le choix des plantes, les besoins de la ferme : avoir des fourrages pour les solipèdes, pour les vaches à lait; en avoir de précoces pour les brebis nourrices et pour les agneaux; de tardifs pour les bêtes qui font les travaux de la fin du mois d'août.

Dans la composition des herbages, il est presque toujours avantageux de réunir plusieurs plantes sur le même sol; car il y a dans toutes les terres des principes qui sont favorables à un végétal et nuisibles à un autre; il est bien reconnu qu'un champ où l'on a semé plusieurs végétaux donne plus de produits que celui qui est occupé par une seule plante; la navette, la moutarde, cultivées simultanément, donnent des récoltes plus abondantes que lorsque chacune de ces graines est semée séparément. Nous voyons tous les jours le trèfle, la luzerne mélangés donner des produits meilleurs et plus abondants que si l'on cultivait chaque fourrage isolément. Les légumineuses, qui produisent le plus souvent des indigestions, sont très-rarement dangereuses lorsqu'elles sont mêlées à d'autres plantes.

On donne aux herbages formés de plusieurs plantes, diverses dénominations; on les appelle *dragée, drave, dravie, mélarde, hivernage, bisaille, waret, coupage, tre-*

flade, *gravière*, etc. Les mélanges des graines doivent
être faits d'après certaines règles : il faut réunir les
plantes à racines profondes à celles qui vivent aux dépens
de la surface du sol ; semer ensemble celles qui se succèdent dans l'état sauvage, afin que le sol toujours occupé par les végétaux qu'on lui a confiés, ne soit pas
envahi par les herbes adventices. On doit tendre à former des mélanges recherchés par les animaux ; unir des
plantes amères ou aromatiques à celles qui sont fades,
molles, d'une digestion difficile; mêler le pissenlit, le persil
au trèfle, à la luzerne, aux graminées ; mettre des herbes
charnues à tiges faibles, la vesce, les gesses avec celles
qui sont fermes, d'une dessiccation facile, comme l'orge,
le seigle; dans les sols qui ne peuvent pas produire de
bonnes plantes, associer les végétaux vigoureux qui
prospèrent sur les mauvaises terres à ceux qui sont
grêles, savoureux, qui donnent des récoltes peu abondantes, mais d'excellente qualité.

Prairies annuelles. Elles ne durent quelquefois que
pendant une saison et donnent une ou plusieurs récoltes.
Ces prairies peuvent être très-avantageuses et d'un grand
secours. On doit choisir, pour les établir, des plantes
qui n'exigent que très-peu de travaux préparatoires ;
qu'on puisse semer après un labour, après un hersage,
ou même sur les chaumes. Il y a certaines plantes dont la
semence est petite, qu'on n'a pas même besoin de couvrir;
il suffit de répandre la graine pendant un temps pluvieux.
Les prairies annuelles sont très-utiles quand les fourrages
vivaces manquent ; elles occupent le sol peu de temps et
donnent des produits supplémentaires qui remédient aux
effets de la sécheresse. Ainsi lorsqu'un trèfle mis sur une
céréale a manqué, après la moisson, on ressème du trèfle
avec du millet; la graminée fournit une bonne récolte
en automne. Si la légumineuse manque une seconde fois,
M. Crud conseille de semer à la fin de septembre du trèfle

incarnat avec de l'orge ; ces deux plantes peuvent donner au printemps, en une seule coupe, autant que le trèfle commun produit dans une année, et elles laissent le sol libre assez tôt pour recevoir des racines fourragères. On forme souvent les prairies annuelles de plusieurs plantes ; dans le département de l'Ain, on sème par hectare : sarrasin 5 décalitres, vesces de printemps, avoine, maïs, de chaque 3 décalitres, millet 2 décalitres. Le mélange des graminées et des légumineuses à tiges flexibles ne saurait être trop recommandé ; on peut le faire consommer vert ou en faire du foin. On établit des prairies dans toutes les saisons ; on doit, jusqu'à la fin de juillet, semer, tous les douze ou quinze jours, du maïs, du millet, des vesces d'été, etc., afin d'avoir des fourrages verts toute l'année ; surtout pour en avoir lorsque les pâturages sont secs, les eaux rares ; quand les insectes, la chaleur, le travail, la poussière, échauffent les animaux.

Des prairies bisannuelles, vivaces. Elles durent de 2 à 20 ans. Nous avons quelques plantes précieuses (le trèfle, la lupuline, le mélilot, la luzerne, le sainfoin, le raygrass) qui, à elles seules, peuvent former ces herbages ; cependant la pratique des mélanges s'étend tous les jours, même pour les plantes qui seules réussissent le mieux. On mêle souvent la moutarde, le trèfle, à la luzerne ; le sainfoin au trèfle, à la luzerne. Dans le Milanais, on sème : ivraie vivace 5 kilogr., avoine élevée, trèfle, de chaque 15 kilogr. Avec l'avoine élevée, l'ivraie vivace, l'ivraie d'Italie, la grande pimprenelle, on forme des prairies qui durent 5, 6 ans. L'avoine donne des produits la première année ; les ivraies la 2ᵉ et la 3ᵉ ; la rosacée fournit une coupe et un bon pâturage les dernières années. Les plantes qui forment la base des prairies vivaces sont, en général, lentes à se développer ; il faut, pour protéger leur enfance, pour augmenter les récoltes des premières années, les mêler à des végétaux d'une croissance rapide et d'une courte durée.

§ 4. *Soins des prairies.*

Les FAÇONS avec la herse, la houe à cheval, la binette sont utiles à tous les herbages. La herse, passée, en hiver, sur un pré, sur une luzernière, les rajeunit, détruit la mousse et fait pousser les bonnes plantes ; on doit même sarcler les herbages, surtout les jeunes, pour arracher les joncs, les chardons, etc.

La DESTRUCTION DES MAUVAISES PLANTES influe beaucoup sur le produit des prairies : c'est à tort qu'on laisse croître, dans les trèflières et les luzernières, les paturins, les bromes ; les herbes adventices nuisent à la plante principale et abrègent la durée des herbages. On doit d'abord prévenir le développement des plantes nuisibles, en choisissant, pour établir les prairies, des semences bien nettes de mauvaises graines. S'il survient sur un pré des herbes nuisibles, il faut les faucher avant leur maturité ; ce moyen, pratiqué deux ans de suite, suffit pour détruire les plantes annuelles et les bisannuelles ; les vivaces doivent être arrachées, si elles sont en petit nombre ; s'il y en existe beaucoup, il faut rompre le pré, le soumettre à des cultures sarclées. On conseille contre la mousse d'enlever le gazon et de le replacer après avoir travaillé la terre. Lorsque la cuscute se montre sur un endroit limité, on peut se borner à couper et à brûler l'herbe de la partie infectée.

Les ENGRAIS sont nécessaires aux herbages. Les divers fumiers consommés, les purins, les engrais pulvérulents, conviennent pour les prés ; la chaux, le plâtre, les cendres produisent des effets extraordinaires sur les légumineuses ; ils rendent ces plantes vigoureuses mais aqueuses, et augmentent la propriété qu'elles ont de produire le météorisme. A la place du plâtre, on a conseillé, ces dernières années, l'acide sulfurique, étendu de 800 à 1,000 parties d'eau ; il est plus économique, plus

facile à employer que le sel de chaux ; mais il ne produit de bons effets que sur les terres calcaires. Les engrais qui ont de l'odeur doivent être employés en automne, en hiver, afin que la pluie les décompose, les
entraîne dans le sol avant la pousse de l'herbe.

ARROSEMENT. *Nécessité.* L'arrosement exerce beaucoup d'influence sur la quantité et la nature des plantes
qui croissent dans les herbages, surtout sur celles des
prairies formées de graminées. La récolte des prés de
montagne est complètement subordonnée à l'arrosage :
si l'eau y est distribuée d'une manière suffisante, l'herbe
est touffue, fine, toutes les plantes sont également longues ; si la terre manque d'humidité, les graminées,
le trèfle rampant, les lotiers, etc., souffrent, et les
composées, les scabieuses, les labiées, envahissent le
sol : on obtient un foin peu abondant, dur et excitant.

Effets de l'eau. L'eau, convenablement distribuée, dissémine uniformément les engrais répandus sur la terre,
dissout les matières nutritives et les charrie dans les organes des plantes ; elle remplace l'humidité que les feuilles
perdent par la transpiration, et contribue elle-même à la
formation des tissus végétaux, car les herbes en contiennent de 70 à 80 p. 100 de leur poids ; elle chasse les
taupes, détruit les insectes ; enfin elle nuit aux bruyères,
à l'ajonc nain, aux labiées, qui croissent principalament
sur les cotaux arides. L'eau agit aussi par sa température : ordinairement plus chaude en hiver que l'air et
que la surface de la terre, elle échauffe le sol, active la
fermentation de l'humus et fait pousser les plantes ; en
été, elle refoidit la terre par son contact, en absorbe le
calorique en s'évaporant, et prévient ainsi les effets du
soleil sur les racines peu profondes. Indépendamment
de ces effets, l'eau qui est chargée de matières fécon-
dantes fertilise le sol et chausse les plantes.

Des différentes manières d'arroser. L'arrosement peut

14

avoir lieu par *infiltration*, *par immersion* et par *irriga
tion*.

L'arrosement par infiltration est rarement pratiqué
pour les herbages ; il a lieu quand des réservoirs, des
canaux entourent ou sillonnent les prés. L'eau pénètre,
de proche en proche, dans toute l'épaisseur de la terre,
l'humecte et favorise la végétation. Un canal d'écoulement, partant des réservoirs, permet de régler ce mode
d'arrosage, d'élever au besoin l'eau jusqu'à un décimètre
au-dessous de la surface du sol.

L'arrosement par immersion peut être produit par le
flux de la mer, par le débordement des rivières, ou par
des écluses, par des canaux, par des chaussées et par des
barrages. L'inondation couvre la terre et les plantes, de
limon, de sable, et rend le sol humide : si elle arrive
lorsque les végétaux ont poussé, elle les rend vasés,
aqueux, insipides ; mais si elle a lieu en automne, en
hiver, elle prépare d'abondantes récoltes. Si les inondations sont, dans quelques cas, des calamités, elles ont
souvent l'avantage d'augmenter la fertilité de la terre
par les matières qu'elles déposent.

En France, l'arrosement par irrigation est le plus répandu. Pour l'effectuer, on pratique, dans la partie
la plus élevée du terrain que l'on veut arroser, le *grand
canal* d'irrigation, la *béale ;* de ce canal partent les *canaux
secondaires* qui fournissent les *raies d'arrosement ;* celles-
ci distribuent l'eau à la prairie ou se divisent en *rigoles
d'arrosage*. La pente de ces canaux doit être peu rapide ;
chaque division secondaire doit avoir à son origine la
profondeur du canal d'où elle part, afin que l'eau qui
coule sur le fond des raies, toujours chargée des principes fertilisants, de feuilles pourries, de limon, n'arrive pas exclusivement à l'extrémité des canaux, mais soit
distribuée uniformément sur tout le terrain arrosé. Dans
quelques cas, on emploie des écluses pour régler la sortie

de l'eau des canaux. Les raies d'arrosage doivent être distribuées de manière que toute la prairie reçoive l'eau des rigoles avant qu'elle ait été répandue sur le sol ; dans les prés qui bordent les innombrables ruisseaux de nos montagnes, et où l'arrosement se fait par dérivation, l'eau arrose la partie supérieure du pré, coule en nappes jusqu'à la partie inférieure, où elle n'arrive qu'après avoir déposé tous les corps qu'elle charriait. De ce mode d'arrosement, il résulte qu'une partie des prés est improductive et donne des herbes aigres, acides, peu abondantes.

Qualités des eaux. Étangs, pêcheries. Les eaux des sources, des ruisseaux sont très-variables ; celles des rivières, des fleuves sont en général meilleures ; celles qui proviennent d'une tourbière, d'un marais, sont aigres, acides, font pousser les mauvaises plantes ; celles des bois sont aigres si elles sont claires, et charrient de mauvaises graines lorsqu'elles sont troubles (Duperthuys) ; les eaux qui ont lavé des cours, des rues, sont toujours très-fertilisantes ; celles de pluie qui tombent directement sur un herbage produisent peu d'effet ; mais elles sont très-bonnes, quand, après une longue sécheresse, elles ont lavé les pâturages, les routes, les ravins : on ne doit jamais laisser perdre l'eau des premières pluies d'automne.

En général, toutes les eaux bourbeuses sont fertilisantes ; celles du Rhin, peu renommées, sont cependant bonnes quand elles sont troubles. Les *Ann. de l'Ariége,* 1841, citent avec éloge l'exemple d'un cultivateur, Espi, qui a rajeuni son pré, en a beaucoup augmenté et amélioré le produit, en rendant trouble l'eau du ruisseau qui arrose ce pré. Dans la Suisse, dans les Vosges, etc., on a l'habitude de remuer la vase des ruisseaux, en amont des herbages qui doivent être arrosés.

Pour améliorer les eaux des sources, celles qui coulent des marais, des bois, on les fait séjourner dans des étangs ;

elles y déposent les substances minérales nuisibles qu'elles
contiennent, se chargent d'acide carbonique et de matières
putrides fournies par des insectes, par des plantes qui s'y
décomposent : il peut être très-utile de porter dans ces
réservoirs des feuilles, du fumier, de la chaux, des cendres. Dans les pays de montagne, les pêcheries ont pour
but de recueillir l'eau des sources peu abondantes : répandu
à mesure qu'il surgit, ce liquide n'exerce aucun effet ; tandis qu'employé à produire un bon arrosement tous les
jours, il peut avoir une grande influence. Les réservoirs
peuvent avoir pour but d'élever le niveau de l'eau et
d'augmenter la surface de terrain qui peut être arrosée.

M. Penn–Hellouin, pour ne pas être obligé de surveiller les réservoirs et de les faire vider lorsqu'ils sont
pleins, y a adapté des siphons qui les vident sans le secours de l'homme. Une fois le réservoir vidé, il se remplit de nouveau pour se vider encore. M. Hellouin a
construit son siphon avec le fourchet d'un arbre ; on
pourrait faire cet instrument en zinc, en fonte, en terre
cuite, etc.

*Époque et durée de l'arrosement. Aménagement des
eaux.* On doit faire arroser en automne et en hiver,
quand les eaux sont bourbeuses, pour faire limoner le
sol, et durant la belle saison pour donner de l'humidité
aux plantes. Il faut commencer l'arrosage pendant les
premières pluies d'automne, le continuer 12 ou 15 jours
et l'interrompre pendant une semaine ; après ce temps,
remettre l'eau sur le pré pour la retirer de nouveau après
quelques jours, et continuer ces alternatives durant toute
la mauvaise saison, en ayant soin de retenir l'eau lorsqu'elle est trouble et de mettre les herbages à sec pendant
les beaux jours, afin que la terre absorbe les rayons du
soleil. Pendant les gelées, les prés doivent être secs ou
couverts d'une nappe d'eau : si la terre est seulement
humide, le froid en soulève la surface, arrache les

plantes ; mais si elle est couverte d'une couche d'eau
courante , la glace se forme à la surface du liquide , la
température de la terre reste au-dessus de zéro , l'herbe
est toujours verte , elle pousse même ou est disposée à
pousser aux premiers beaux jours. Vers la fin de l'hiver,
on doit diminuer graduellement la durée de l'arrosement,
ne laisser l'eau sur les prés que pendant 8, 6, 4 jours, et
seulement tous les 6, 8, 10 jours. S'il survient quelques
nuits froides , il est à désirer que les prés soient secs.
Peut-on continuer l'arrosement jusqu'à la fauchaison ?
Si on le cesse aussitôt que le pré est assez touffu pour
conserver son humidité , les plantes ont le temps d'élaborer leurs principes , elles sont moins aqueuses , plus
sapides , plus nutritives ; débarrassées par la pluie des
matières amenées par l'eau, on ne les fauche jamais vasées.
Dans les terres sèches , il peut être avantageux de continuer fort tard l'arrosement , sauf , dans les derniers
temps , à ne laisser l'eau sur les herbages que durant
une nuit tous les quatre ou cinq jours. En général , nos
cultivateurs laissent trop longtemps l'eau sur les prés, et
ils obtiennent un foin long , gros , fade , ligneux , qui
nourrit très-mal les animaux.

Doit-on arroser les prairies après la récolte des foins ?
On voit, dans les environs d'Edimbourg, des prés arrosés
d'eaux bourbeuses, qu'on fauche 5, 6 fois par an, et qu'on
arrose deux jours après chaque coupe. On peut aussi
sans inconvénient mettre l'eau dans les prés moins fertiles , après la fauchaison de la première herbe , si l'on a
l'intention de faucher le regain : car dans les mois de
juillet , d'août , les plantes élaborent suffisamment l'humidité qu'elles ont absorbée. Mais l'arrosement serait
pernicieux si le pré devait être pâturé , à moins qu'on
ne voulût y conduire les moutons une quinzaine de jours
pour les engraisser. L'herbe tendre , aqueuse , que l'eau
fait pousser en été , est nuisible à tous les animaux ; les

bêtes à laine qui s'en nourrissent contractent la pourriture dans l'espace de quelques jours : ce sont les plantes molles, plutôt que l'eau croupie, qui donnent cette maladie aux bêtes à laine qui fréquentent les lieux humides.

Pendant les arrosements, il faut visiter souvent les herbages, parcourir les canaux d'irrigation, inspecter les écluses, les changer, afin de régler la distribution de l'eau. M. le colonel Dumas, qui se prononce contre les pêcheries, veut, lorsqu'on n'a pas assez d'eau pour faire un bon arrosement sur la totalité du pré, qu'on la dirige tantôt sur une partie, tantôt sur une autre, mais qu'on la laisse sur chaque place jusqu'à ce que l'arrosement soit complet. Il conseille de faciliter la pénétration du liquide en rompant le gazon par un coup de herse.

Desséchement. L'excès d'humidité est plus nuisible que la sécheresse ; de sorte qu'il importe autant de dessécher les herbages humides que d'arroser ceux qui sont secs. L'eau qui séjourne sur un gazon favorise la formation de la tourbe, décompose les plantes, se charge d'acide ulmique, rend les bonnes herbes molles, aqueuses, les fait périr et pousser les joncs, les pédiculaires, etc. La terre couverte d'eau devient elle-même une cause de maladie ; *Voy.* Marais. La pourriture des moutons est rare en Écosse depuis que par des canaux bien faits on a desséché les herbages de ce pays. L'eau courante est même nuisible si elle est trop abondante, si elle coule trop rapidement ; elle entraîne le fumier, délave le sol, déchausse les plantes, etc. Quand on pratique les nivellements, les canaux d'irrigation, on ne doit pas négliger de disposer le sol, d'établir des saignées, des rigoles d'écoulement pour pouvoir dessécher les herbages complétement et à volonté. L'irrigation en planches ou billons est aussi favorable à l'hygiène vétérinaire qu'à l'économie rurale.

§ 5. *Récolte et conservation des foins.*

RÉCOLTE DES FOINS. *De la fauchaison, du fauchage.*
C'est à l'époque de la floraison des plantes qu'il convient
généralement de les faucher pour les transformer en foin :
plus tôt, elles sont tendres, mais trop aqueuses, difficiles
à dessécher, peu substantielles et diminuent beaucoup
pendant le fanage ; plus tard, elles seraient dures, ligneuses, d'une digestion difficile et moins nutritives. Il y a
même souvent de l'avantage à faucher avant l'épanouis-
sement des fleurs : les plantes croissent plus rapidement
lorsqu'elles sont jeunes et courtes que lorsqu'elles sont
longues ; ensuite, à mesure qu'elles mûrissent, leurs
principes deviennent moins solubles et plus difficiles à
digérer. Dans tous les cas, si la récolte du foin est diminuée par un fauchage prématuré, le regain est ensuite
meilleur et plus abondant ; de sorte qu'on obtient, en
définitive, plus de produits alimentaires en fauchant
avant la maturité, et qu'il y a toujours plus d'inconvénients à retarder la fauchaison qu'à la devancer.

Pour déterminer l'époque du fauchage, il faut avoir
égard aussi aux animaux qui doivent consommer le foin :
le fourrage bien mûr est préféré par les solipèdes et il
leur est salutaire ; mais celui qui est tendre, le regain
même, convient aux ruminants ; le regain donne plus de
lait aux vaches que le meilleur foin ; le fourrage dont la
récolte a été un peu prématurée est aussi très-propre à
la nourriture des brebis et des agneaux.

Pour faire la récolte des légumineuses, il faut attendre
le moment où la plus grande partie des fleurs est épa-
nouie. Si l'on fauche avant la floraison, le fourrage diminue par la dessiccation et celle-ci est difficile ; si l'on fauche
plus tard, les feuilles tombent et les tiges deviennent
ligneuses. Il faut anticiper la fauchaison du trèfle, de la

luzerne, etc., quand les plantes ont versé et lorsque, à
la suite d'une grande sécheresse, les feuilles deviennent
jaunes : il ne faut attendre les nouvelles pouses.

Il est inutile de recommander de choisir un temps favorable pour faucher, et d'expliquer les avantages de
couper l'herbe raz du sol.

Fenaison, fanage. Il y a deux manières de pratiquer
la fenaison du produit des prés permanents : par l'une,
l'herbe conserve sa couleur, on fait du *foin vert;* par
l'autre, les plantes prennent une teinte foncée, et l'on
prépare le *foin brun.*

Foin vert. — Le fanage tel qu'on le pratique ordinairement, avec des outils à main, avec des faneuses, est
un procédé vicieux : il ne communique aucune qualité à
l'herbe; au contraire, il évapore des substances utiles, ou
les dessèche, les rend insolubles, brise les plantes, en
dissémine les parties les plus nutritives et rend les foins
beaucoup moins favorables à la santé; il fait perdre le
quart du poids, et peut-être la moitié de la valeur nutritive, de certains fourrages. C'est autant dans l'intérêt de
l'hygiène des animaux que dans celui de l'économie rurale qu'on doit recommander les modes de fanage qui,
tout en rendant les plantes susceptibles de se conserver,
les améliorent et n'en détachent aucune partie.

M. Crud indique la méthode suivante comme conservant les feuilles, les fleurs des plantes et coûtant infiniment moins que le procédé qui consiste à tourner et à
retourner plusieurs fois le fourrage : « Eparpiller l'herbe
après qu'elle a été fauchée, afin qu'elle s'essuie et se fane.
Le soir, avant la chute de la rosée, la retourner de manière que la partie qui a reçu l'action du soleil et qui
serait altérée par l'humidité de la nuit se trouve placée
dessous; tandis que celle qui est demeurée encore verte
et qui peut sans inconvénient recevoir la rosée se trouve
du côté supérieur. Le jour suivant celle-ci se fane à son

tour, et vers le soir on met alors cette récolte en tas de
50 ou 100 kilogr., qu'on presse légèrement afin d'en accélérer la fermentation. Au bout de 12 ou 15 heures,
lorsque le calorique est assez développé pour qu'on
puisse à peine tenir la main dans ces tas, il faut les ouvrir et étendre le fourrage ; si celui-ci reçoit pendant
deux ou trois heures l'action du soleil, il est sec ou peu
s'en faut.

« Lorsque le temps menace de pluie, cette méthode
doit subir des modifications. Il faut alors interrompre
ces opérations et mettre le foin en monceaux, afin qu'il
soit protégé contre l'humidité, autant que cela est possible, et préservé de détériorations. »

M. Puvis indique de la manière suivante le procédé
qu'on suit sur le plateau des Vosges pour faire sécher le
foin. « Dans les prés tourbeux, en montagne, trois
heures de soleil suffisent pour sécher le foin ; il paraît
qu'il est alors préférable à ce qu'il serait si on le laissait
plus longtemps sur le pré. Il éprouve dans les fenils une
fermentation qui le radoucit, le rend d'une digestion
plus facile, et modifie d'une manière favorable les principes nutritifs qu'il contient. Il ne paraît pas qu'il en soit
résulté d'accident d'inflammation spontanée, comme cela
est quelquefois arrivé avec du fourrage rentré vert, et
particulièrement avec les fourrages artificiels.

« Cet usage de rentrer le fourrage des prés marécageux avant son entière dessiccation nous paraît très-utile
à répandre ; nous ne l'avions vu employé jusqu'ici nulle
part ; il se rapproche toutefois de celui qui produit le
foin brun en Allemagne.

« Le fourrage fermenté des prés marécageux entretient en bon état les bestiaux des Vosges en hiver, quand,
sans cette précaution, il les nourrirait à peine, ne vaudrait pas de la paille et leur donnerait des poux.

« Il paraît qu'on doit le laisser d'autant moins sécher

qu'il est de plus mauvaise qualité. Nous serions disposé à regarder l'espace de trois heures, dont nous venons de parler, comme le plus court possible, et ne devant s'appliquer qu'aux fourrages des plus mauvais prés. »

Thaër recommande pour préparer le foin des sols marécageux de le laisser exposé à l'air et à la pluie; le bétail qu'on nourrit, dit-il, avec des carex, des joncs, etc., perd ses forces, si l'on a négligé de laisser ces plantes étendues, pendant cinq à six semaines, pour qu'elles reçoivent la pluie plusieurs fois. Le moyen employé dans les Vosges, pratiqué avec précaution, est préférable.

La récolte des regains est souvent difficile, soit parce qu'on les fauche lorsque l'herbe est encore tendre, aqueuse, soit à cause du mauvais temps. Si on les rentre avant la dessiccation complète, ils s'échauffent rapidement. Pour prévenir cet accident, il faut, après les avoir tournés plusieurs fois sur les prés, les mettre en grosses meules et les laisser plusieurs jours en cet état; ils s'échauffent et se conservent ensuite facilement.

Foin brun. — « Pour faire le foin brun, dit Thaër, on laisse l'herbe fauchée en andains, pendant deux ou trois jours, et même plus longtemps si le temps est mauvais. Lorsqu'elle est essuyée, on la secoue et on la retourne, après quoi on la met en petits monceaux; on l'abandonne dans cet état pendant plusieurs jours et l'on en fait ensuite des tas plus grands. Quand elle est restée ainsi tassée quelques jours, on la met en meules qu'on a soin de tasser fortement. Bientôt elle s'échauffe, fournit beaucoup d'humidité, s'essuie ensuite et devient compacte comme des tas de tourbe. Pendant que ce mouvement intérieur a lieu, il faut tenir le foin serré et préservé du contact de l'air; car ce fluide détermine la fermentation putride et la moisissure. »

Aussitôt que l'herbe des andains aura pris une teinte jaunâtre, dit M. Parkinson (*Expérienced farmer*), on l'exposera au soleil, et lorsqu'elle sera fanée, on la mettra en chevrottes et on la laissera dans cet état un ou deux jours. Si ensuite le foin ne paraît pas assez sec pour être mis en meules de 4 à 500 kilogr., on l'exposera à l'air pendant un jour : il faut que l'herbe ait perdu assez d'humidité pour ne pas s'échauffer trop fortement, pour ne pas moisir; elle est parvenue au point convenable quand elle a une odeur plutôt forte que douce; qu'elle est onctueuse à la main plutôt que sèche, et qu'elle est brûnâtre; elle doit avoir conservé toute sa force, tous ses sucs.

Le temps nécessaire à la préparation du foin brun est variable selon la nature des plantes et la température de l'air. L'herbe grosse doit rester plus longtemps en andains et en moyettes que celle qui est grêle. Le produit des prés secs peut être entassé un jour après la fauchaison. Lorsque l'herbe est claire et que les andains sont minces, M. de Valcourt, traducteur de Parkinson, conseille de les doubler.

La préparation du foin brun est économique et donne des produits de bonne qualité; mais ce fourrage, peu estimé par ceux qui n'en connaissent pas les qualités, se vend moins sur les marchés.

Le fanage des légumineuses exige plus de précaution que celui des graminées; la luzerne, le trèfle sont difficiles à dessécher et friables quand ils sont secs. M. de Dombasle recommande le procédé suivant pour le fanage de ces plantes. Après avoir laissé le trèfle en andains pendant un jour ou deux au plus, on le met en petits tas de 5 à 6 décim. de diamètre sur autant d'élévation, nommés chevrottes, bocottes. Si le temps est beau on laissera subsister ces tas sans y toucher pendant deux ou trois jours; s'ils ont été applatis par une forte pluie, on se contente de les retourner en les desserrant le plus qu'on peut, de manière que l'air les pénètre bien. Aussitôt que ces che-

vrottes sont à moitié sèches, on les transporte, une à
une, pour en faire des tas coniques de 18 à 20 décim.
de hauteur, que l'on ne presse pas. Si ces tas sont faits
avec soin, bien formés en pointes aiguës, le fourrage
achève de s'y dessécher, sans qu'il soit besoin d'y toucher
jusqu'au moment du chargement, et les plus fortes averses
ne les endommagent pas. C'est du soin avec lequel on
forme ces tas que dépend tout le succès de l'opération ;
car des tas irréguliers se laissent facilement détremper
par les pluies. Dès que le trèfle approche de la dessiccation
on ne doit le toucher que le soir et le matin. Ce procédé
coûte très-peu de main-d'œuvre et l'on obtient un fourrage d'une excellente qualité, à moins que le temps ne
soit très-pluvieux. Si, au contraire, on le remue à la
chaleur du jour il se brise trop facilement, et l'on perd
beaucoup de feuilles.

Klapmayer a pratiqué en Allemagne un autre procédé
fort simple et donnant de bons résultats. C'est encore au
célèbre directeur de Roville que nous en empruntons la
description : On met l'herbe, le lendemain du jour où
elle a été fauchée, en tas de 3 mètres de diamètre et aussi
hauts qu'il est possible de les faire ; on les foule fortement
et bien également dans toutes les parties. On les laisse
fermenter jusqu'à ce que la température soit portée au
point où l'on ne pourrait plus tenir la main dans la masse ;
on démonte alors le tas et l'on étend l'herbe. Quelques
heures de soleil et même de vent suffisent ensuite pour
dessécher complètement le foin. On ne doit pas manquer
de démonter le cas parvenu à ce degré de chaleur : la
pluie ne doit pas même faire retarder cette opération
sans laquelle tout se gâterait. Si la fermentation ne s'était
pas établie dans toute la masse, qu'une partie de l'herbe
fût restée verte, on devrait la mettre dans d'autres tas
pour la faire fermenter, ou la faire sécher en l'étendant,
en la tournant plusieurs fois. Si après avoir défait les tas

on craint la pluie, on peut les reformer de suite en mettant au centre ce qui était à la circonférence.

Ces procédés de fanage peuvent être appliqués à tous
les fourrages ; ils n'occasionnent pas la chute des feuilles
et forment de bons aliments. Le foin préparé par la méthode Klapmayer n'a pas même de seconde fermentation à subir ; on peut le rentrer parfaitement sec.

En Allemagne on fait sécher le tréfle sur des perches
nommées *porte-tréfle, cavaliers* ; on place le fourrage sur
ces perches quand il est en partie sec ; il peut y rester
plus de quinze jours, sans qu'il en résulte aucun inconvénient ni pour le pré ni pour la plante qui sèche : celle-ci
conserve ses feuilles. M. Villeroy recommande cette
méthode pour les temps pluvieux et pour les prés éloignés des bâtiments de la ferme.

Pour dessécher le produit des prairies artificielles, dans
la Picardie, on dispose, en fauchant, les tiges pied contre
pied ; on remue ensuite, le moins possible et sans déranger la position régulière des plantes. Lorsque l'herbe est
à moitié sèche, on en fait des tas qui pèsent, après la
dessiccation, 5 kilogr. Pour faciliter le fanage, on retourne soigneusement ces tas, et après la dessiccation on
les attache avec un lien de seigle ou d'écorce de tilleul.
Dans les Alpes on lie les légumineuses à mesure qu'elles
viennent d'être fauchées ; on dresse les bottes par fais-
ceaux de quatre, et on les laisse dans cette position jusqu'après la dessiccation ; dans cet état les bottes ne souffrent pas d'une petite pluie ; il est dans tous les cas facile
de les mettre en meules provisoires. « Le bottelage du
sainfoin, dit M. Bergasse, me revient à 5 ou 6 cent. par
quintal ; je ne crois pas qu'on puisse faire en agriculture de dépense plus utile que celle-là. » M. Bergasse
recommande de ne faire les bottes que de 1000 ou 1500
gramm. Le bottelage des foins facilite la propreté, l'ordre,
l'économie, prévient l'infidélité, la paresse des domes-

tiques ; il fait connaître exactement les ressources de la
ferme en fourrages et donne le moyen de rationner le
bétail. Sous ce rapport, il est précieux ; mais doit-on le
pratiquer au moment de la récolte ? Il est alors quelquefois très-dispendieux. Si on bottelle après le fanage, on
brise les plantes, l'on en détache les parties les plus nutritives. Les fourrages bottelés ne peuvent pas être stra-
tifiés ; ils se tassent inégalement dans les meules et
éprouvent mal la deuxième fermentation ; les vapeurs
se condensent sur les parties non serrées, non échauffées
et les altèrent. Quoique le bottelage soit recommandé
pour faciliter la récolte des légumineuses, il n'est pas bien
démontré qu'il soit avantageux à l'époque de la fauchaison, et plusieurs agronomes conseillent de ne le pratiquer que pendant les mauvais jours, et sur les fourrages
qui ont ressué.

CONSERVATION DES FOINS. — Il faut rentrer les fourrages au moment où ils ont éprouvé le degré de dessiccation convenable : les plantes sont-elles trop sèches, elles
sont friables, il s'en perd beaucoup, et ensuite elles
éprouvent mal la fermentation qu'elles doivent subir après
la récolte ; si elles sont emmagasinées trop humides,
elles moisissent, pourrissent, et même quelquefois elles
s'enflamment spontanément. Il y a moins d'inconvénient
à rentrer des plantes contenant encore une partie de leur
eau de végétation que mouillées par la pluie ou la rosée :
l'humidité qui est libre à la surface, les altère plus rapidement que l'eau qui est disséminée dans leurs tissus.
Le degré de dessiccation qui convient pour faire un bon
fourrage varie selon la nature des plantes et selon le lieu
où elles ont végété. C'est à chaque cultivateur à étudier
la manière dont il doit récolter ses fourrages ; les végétaux gras, ceux qui ont été fauchés sur un sol fécond,
s'altèrent facilement.

On conserve les foins en meules ou dans des bâtiments.

On doit chercher à les préserver de la pluie , de l'humidité du sol, des excréments des rats et des oiseaux , des émanations des animaux et du fumier , etc.

On fait les *meules* pyriformes, en parallélogrammes, etc. Parkinson croit que celles nommées en Angleterre *meules à moutons* sont les meilleures : elles sont « rondes, » basses et contiennent de 20 à 30 milliers métriques de foin ; elles ont la base étroite et s'évasent beaucoup à mesure qu'elles s'élèvent. La grosseur des meules n'est pas indifférente. Le foin maigre s'échauffe difficilement ; il faut le mettre en gros tas. Le plus grand inconvénient des meules, c'est la difficulté de les préserver de la pluie avant qu'elles soient finies et couvertes. Quand elles sont terminées, on les garantit du mauvais temps au moyen d'une toiture ou d'une couverture en paille : le dernier moyen est préférable ; la couverture , appliquée directement sur le foin, le préserve du contact de l'air.

La couche supérieure des tas de foin , conservés dans des *fenils*, devient pâle, perd sa saveur, se couvre même de moisissures : elle est altérée par les vapeurs qui se produisent pendant la fermentation et qui se condensent à la surface des tas. Pour prévenir cet inconvénient, la charpente des fenils doit être construite de manière qu'on puisse remplir tous les vides ; il est même utile de préserver le foin de l'humidité , en le couvrant d'une couche de paille qui le garantit du contact de l'air et reçoit l'humidité qui s'élève de l'intérieur de la masse.

L'usage des fenils se perd ; c'est un bien sous le rapport de l'économie et de l'hygiène vétérinaire : les fenils sont dispendieux et le foin conservé en plein air est meilleur, a plus d'arome, il est moins altéré par les rats, les fouines et se vend mieux.

Les courants d'air sont toujours nuisibles au foin , surtout peu de temps après la récolte. Soit qu'on mette ce fourrage en meules, soit qu'on le place dans des fenils, il faut le tasser uniformément. Privé du contact de l'air, il s'échauffe, sue, s'améliore; s'il est inégalement pressé, il fermente, s'altère, se couvre de moisissures. Les Anglais tassent beaucoup tous leurs fourrages; pour les extraire, ils sont ensuite obligés de se servir de couteaux, de haches, et pour les déplacer, ils les coupent en tranches grandes, régulières, faciles à charger sur les voitures.

La pratique de *saler les fourrages*, au moment de la récolte, s'étend tous les jours. On conseille de mettre environ 30 kilogr. de sel pour 80 quintaux de plantes sèches. Lord Sommerville en faisait répandre avec un tamis 12 kilogr. pour 1,000 kilogr. de foin : le fourrage ainsi salé était un excellent préservatif de la pourriture. Le sel répandu sur le foin est en peu de temps dissous et absorbé par les végétaux qu'il préserve de la moisissure, et auxquels il donne des propriétés toniques et une saveur qui plaît à tous les animaux. Ce condiment est surtout utile pour le foin des prés humides, pour celui qui a été mal récolté. Rozier rapporte que du foin altéré par la pluie, presque pourri, ayant reçu du sel à l'époque de la récolte, a fourni une nourriture que le bétail préférait au bon fourrage non salé.

Si l'on a des fourrages mous, difficiles à dessécher, il faut les mêler à des substances sèches, dures : on obtient une masse qui se conserve facilement et les plantes s'améliorent; celles qui sont trop molles deviennent fermes et celles qui ont trop de consistance s'imprègnent d'humidité, deviennent tendres, sapides. La *stratification* peut être nécessaire pour modifier les propriétés alimentaires de quelques fourrages : celle du foin ordinaire et du foin de trèfle ou de luzerne donne une bonne nourriture, plus substantielle que le produit des prés permanents et moins échauffante que les légumineuses desséchées. La stratification devrait toujours être pratiquée quand on a plusieurs espèces de fourrages; elle produit un mélange plus recherché des animaux, plus nutritif et plus salutaire à la santé que chacune des parties qui le composent.

Mais c'est avec les regains et les pailles qu'il convient de faire les stratifications. « La quantité de paille doit être égale à peu près en volume à celle du regain, si ce dernier n'est pas parfaitement sec. Les couches doivent être tassées fortement, également, et la masse tenue le plus possible à l'abri du contact de l'air. La paille qu'on emploie ainsi acquiert une saveur qui la rend agréable au bétail » (de Dombasle); elle devient aussi plus facile à digérer et plus nutritive, en même temps qu'elle complète la dessiccation du regain.

DÉCHET QU'ÉPROUVE L'HERBE PENDANT LE FANAGE ET APRÈS LA RÉCOLTE. L'herbe perd pendant le fanage une grande partie de son eau ; elle diminue de poids de 75 à 80 p. 100 : les plantes à feuilles grasses, celles qu'on a coupées sur un sol fécond, celles qu'on a fauchées avant la maturité, fournissent moins de foin que celles qui sont maigres, récoltées à la maturité ; les légumineuses perdent 15 p. 100 de plus que les graminées. Les principes volatils ne forment pas tout le poids qui disparaît pendant la dessiccation : M. Perrault de Jottemps a vu que le trèfle, aussi ménagé qu'on le pouvait, perdait, en débris, 25 p. 100 de son poids. Après la récolte, le foin subit une fermentation qui le modifie : ce phénomène dure de 50 à 60 jours ; il a lieu aux dépens de l'humidité renfermée dans le tissu végétal ; le foin qui l'a subi, a ressué, il a jeté son feu ; il a perdu l'odeur, la saveur fortes du foin nouveau ; il est moins échauffant, plus sain. Pendant que ces modifications ont lieu, le foin perd environ de 5 à 10 p. 100 du poids qu'il avait au moment de la récolte.

La proportion de fourrage sec que fournissent les végétaux verts, varie selon la nature des plantes, l'époque de la fauchaison. On croit généralement que 100 parties d'herbe en fournissent 25 de foin ; mais M. Perrault pense « que par le fait de notre brutal mode de fanage, de mise en tas, de chargement et de déchargement, il nous reste à peine 20 p. 100 du poids en vert. »

§ 6. *Des qualités et des altérations des foins.*

QUALITÉS. *Foins des prés naturels.* Block reconnaît six qualités de foin : la première est produite par un pré de bonne nature, fertile, bien composé et convenablement arrosé ; la deuxième, récoltée sur un pré de la nature du précédent, présente quelques plantes dures, peu nutritives ; la troisième est fournie par un pré où se trouvent en grande quantité des plantes peu alibiles, des polygonées, des pédiculaires, etc. ; la quatrième est produite par un terrain favorable aux joncs, aux carex, aux prêles ; la cinquième est celle qu'on récolte dans les prés marécageux où l'on trouve, avec les plantes précédentes, des renoncules, le souci des marais ; enfin, la sixième qualité présente les mauvaises plantes des deux qualités précédentes, et en outre elle a été inondée et renferme du limon, des débris de plantes, etc. Il faut 200 parties de la 6e qualité, 180 de la 5e, 160 de la 4e, 140 de la 3e, 120 de la 2e, pour faire l'équivalent de 100 de la 1re.

On ne distingue ordinairement que trois qualités de foin. Celui de la 1re est formé de plantes alimentaires et d'assaisonnantes ; celles-ci y sont en petite quantité ; les unes et les autres sont entières, feuillées, souples ; leur ensemble a une odeur légèrement aromatique et une couleur verte ; les graminées y prédominent. Le foin de la première classe de Block et celui de la deuxième, sont des foins de première qualité.

Il est très-difficile d'apprécier les foins à leurs caractères apparents ; on doit avoir égard à la nature et à l'exposition des terres qui les ont fournis, et surtout aux effets qu'ils produisent sur les bêtes qui les consomment. Il faut considérer comme de bonne qualité celui que les animaux recherchent avec avidité, qu'ils mangent sans le trier; celui qui donne beaucoup de lait aux vaches, qui, sans grains, entretient en bon état les animaux de travail et pousse les bêtes à l'engrais. Le foin est de bonne qualité quand les animaux qui en font usage ont le poil brillant, la peau souple, le corps cylindrique, l'abdomen peu développé.

Le foin brun, bien préparé quoique visqueux au toucher, d'une odeur forte, d'une couleur brunâtre, présente les conditions d'un foin de bonne qualité.

Le foin de 2ᵉ qualité est un foin récolté sur un bon terrain et formé de bonnes plantes, mais mal préparé ou mal conservé; ou un foin qui a été récolté sur un sol humide ou sur un pré qui n'est pas bien composé. Le foin médiocre est délavé, inodore; on y trouve quelques patiences, quelques joncs, etc. Tels sont les foins que M. Block considère comme étant de 3ᵉ et 4ᵉ qualités.

Le foin de 3ᵉ qualité, le mauvais foin, est formé de plantes vasées ou non nutritives, dures, piquantes, vénéneuses; ou c'est un foin mal préparé, mal conservé et présentant l'une des altérations que nous allons indiquer. Celui de la 5ᵉ et celui de la 6ᵉ classes de Block sont de mauvais foins.

Les animaux mangent avec répugnance les foins médiocres et les mauvais; ils les trient, en refusant une partie et ne les ingèrent que lorsqu'ils sont pressés par la faim. Ces fourrages nourrissent mal, remplissent l'abdomen sans rassasier : après en avoir pris, les bêtes qui s'en nourrissent témoignent encore le désir de manger; elles ont l'abdomen très-développé, sont maigres, faibles, suent au moindre exercice, donnent peu de lait; souvent elles contractent des maladies.

Le *foin des prairies artificiollos* a des caractéres et
des qualités très-variables, selon les plantes qui le composent (*Voy.* § 7).

Du regain. Le premier regain des prairies précoces
ressemble beaucoup au foin; mais celui des troisièmes
coupes et celui des prés tardifs est mou, peu excitant,
difficile à préparer (*Voy.* § 7).

ALTÉRATIONS DU FOIN. Le foin peut être altéré sur
pied, pendant le fanage et après la récolte.

Le *foin vasé* est celui dont l'herbe a été exposée aux
débordements des rivières. Si l'inondation a eu lieu au
commencement du printemps, les pluies peuvent encore,
avant la fauchaison, laver les plantes, et le foin est moins
mauvais que si elle n'arrivait que peu de temps avant la
récolte. Le foin vasé est couvert de terre, de limon, de
débris de végétaux; il est sec, ligneux, cassant, poudreux; il répand un nuage de poussière quand on le remue; il a une mauvaise odeur; il est acrimonieux, quelquefois moisi. Si l'inondation a été de longue durée, la
composition des plantes peut être altérée; le foin d'un
coteau, qui n'aurait éprouvé qu'un débordement passager, serait moins mauvais, s'il y avait très-peu de vase.

De la rouille. Elle attaque plus rarement les graminées fourragères que les céréales (*Voy.* Paille).

Du foin trop mûr. Si la fauchaison a été peu retardée,
le foin, quoique dur, est propre à entretenir les animaux
robustes qui travaillent; mais si les plantes restent
sur pied après la maturité, surtout si elles ont des tiges
grosses comme la luzerne, ou peu de feuilles comme le
ray-grass, le dactyle, ou si le temps a été chaud, elles perdent leur couleur, leur saveur; les principes passent des
feuilles et des tiges dans les fruits, qui se détachent ordinairement avant que le foin soit parvenu dans l'estomac
des animaux. Le foin trop mûr est inodore, délavé, cassant; il nourrit mal.

Foin dur. Ce foin provient des luzernières, des prés gras, des coteaux où l'on trouve des jacées, de grandes marguerites, des ononis ; s'il a été bien récolté, il est nutritif, bon pour les bêtes de travail.

Foin formé de plantes grêles, étiolées. Les plantes des prés mal exposés, ombragés, sont souvent longues mais grêles, pâles, inodores, peu sapides, ne donnant, après la dessiccation, que de mauvais foin. Parmi des graminées, on trouve dans ce fourrage la mercuriale, des ancolies, des renoncules, etc.

Foin des prés humides, trop arrosés. Ce foin est quelquefois difficile à reconnaître ; mais souvent il est formé de plantes longues, insipides, inodores ; on y remarque des joncs, des carex ; quelquefois la base des tiges est vasée, couverte de débris de végétaux. Ce fourrage est peu nutritif. C'est au foin des prairies basses, trop fréquemment arrosées, que sont dues, le plus souvent, ces maigreurs, ces faiblesses que présentent des animaux qui cependant conservent un grand appétit et mangent beaucoup.

Foin fétide. L'odeur des engrais mal employés passe quelquefois aux plantes et se reconnaît dans le foin. Les animaux rejettent en général ce fourrage ; les vaches qui s'en nourrissent donnent un lait d'une odeur désagréable. Ce foin fait perdre l'appétit aux animaux.

Foin délavé. Lorsque l'herbe est sèche, la rosée d'une nuit, une pluie de courte durée, la rendent pâle, inodore ; mais c'est la pluie et le soleil alternatifs qui déprécient beaucoup le foin, le décolorent, le rendent pâle, cassant, inodore, insipide, peu nutritif.

Foin nouveau. C'est le foin qui n'a pas encore ressué ; il a une odeur forte qu'on sent, en entrant dans un fenil, peu après la récolte. Le foin nouveau est échauffant ; il détermine des gastrites, des jaunisses, des vertiges, la rafle, l'ébullition, le farcin, etc.

Foin vieux. Si 18 mois après la récolte le foin n'est pas consommé, il perd sa couleur, son odeur, sa saveur; il devient pâle., sec, friable, poudreux. Le foin trop mûr, et celui qui a été vasé, présentent plutôt les caractères du foin vieux que celui qui a été bien récolté; Le foin vieux est peu nutritif.

Foin moisi, pourri. C'est le foin couvert de moisissures. Cette altération peut provenir de l'humidité du sol et des murs du fenil, des gouttières de la toiture, d'un mauvais emmagasinage, etc. On a remarqué que l'eau déposée à l'extérieur des plantes, celle de la pluie, de la rosée, est plus nuisible que celle qui est contenue dans les parenchymes des végétaux. Celle-là étant libre facilite la fermentation; le foin s'échauffe; des champignons naissent sur la surface des plantes; celles-ci deviennent grises, noirâtres, contractent une odeur fétide, une saveur âcre; elles sont humides et friables; si on les fait sécher et qu'on les secoue ensuite, elles répandent une poussière irritante.

Foin altéré par la présence de corps étrangers. Des substances étrangères se mêlent souvent au foin après la récolte. L'humidité, les miasmes, les gaz qui s'élèvent du fumier, des étables, pénètrent à une grande profondeur dans le foin, s'ils parviennent dans les fenils; d'autres fois le foin est altéré par des plumes, par des excréments de rat, d'oiseau, par des toiles d'araignée, etc., qui rendent le fourrage humide, fétide. Ce foin est, presque toujours, brisé par les animaux qui l'ont sali.

Falsifications du foin. Les marchands, les fournisseurs sophistiquent le foin pour en augmenter le poids, pour vendre le mauvais. Il est inutile d'énumérer les moyens que suscite le désir de tromper pour obtenir ces résultats; mais on ne doit pas oublier que les sophistications diminuent la quantité du bon fourrage par l'addition de foins altérés, de poussière, etc., et qu'elles peuvent, en outre, provoquer l'altération de la partie qui est bonne.

Effets et correctifs des foins altérés. Parmi les altérations du foin, les unes en diminuent seulement les facultés nutritives, les autres lui communiquent des propriétés nuisibles. Le foin dur mais nutritif (le foin formé de grosses plantes, le foin un peu trop mûr) peut être d'un bon usage; mais il faut le réserver pour les animaux forts, robustes, ne le donner qu'en petite quantité, le mêler préalablement à de l'herbe, à des pulpes, à des racines cuites, le hacher, l'arroser avec de l'eau salée, de l'eau qui a servi à la cuisson des tubercules. Ce foin donné sans précaution peut produire des gastrites, la jaunisse, l'immobilité, la fluxion périodique, des éruptions cutanées. Le foin nouveau agit à peu près comme le foin dur.

Le foin dur non nutritif, celui des prés marécageux ou trop humides, celui qui a été lavé, qui a été fauché beaucoup trop tard, ou qui est formé de plantes étiolées, coriaces, détermine les mêmes maladies que le précédent; mais, en outre, il occasionne la faiblesse, il altère la constitution, produit des maladies organiques du foie, du mésentère. Si la disette des fourrages oblige à faire consommer ce foin, il ne faut le donner qu'après avoir employé les correctifs conseillés pour le foin dur mais alibile, et le mêler à des aliments de très-bonne qualité.

Le foin vasé, poudreux, vieux, donne aux animaux les mêmes maladies que ceux dont nous venons de parler; en outre il agit par la poussière qui s'en dégage, et produit des coliques, des calculs intestinaux, des bronchites, la toux, la pousse, l'usure des dents, etc. Ce fourrage ne doit pas être donné aux animaux s'il est fortement altéré; dans tous les cas, avant de l'administrer, il faut le secouer, le battre à l'air, le laver, même lui faire subir les préparations que nous avons conseillées pour le foin dur, et ne le faire entrer que pour une petite partie dans la nourriture des animaux.

Les foins rouillés, moisis, pourris sont les plus nuisibles : si les altérations qu'ils présentent sont très-marquées, ils peuvent occasionner des entérites, des coliques mortelles ; s'ils ne sont que légèrement gâtés, ils altèrent les humeurs et produisent, à la longue, des fièvres putrides, le charbon, etc.

§ 7. *Valeur nutritive et administration des foins.*

Les facultés nutritives du foin peuvent varier du simple au double (p. 226) si l'on compare les diverses espèces de ce fourrage ; mais le foin des bons prés, bien récolté, a paru assez semblable à lui-même, dans toutes les circonstances, pour être considéré comme un type auquel on a comparé les autres fourrages.

Le foin fournit une nourriture moyenne, considérée sous le rapport des facultés nutritives : il est plus alibile que les pailles, que les racines, que les choux ; mais il l'est moins que les grains, que les graines des légumineuses et que le fruit du sarrasin. De tous les aliments, c'est celui qui, seul, convient le mieux aux herbivores ; c'est même le seul qui, administré exclusivement, peut les entretenir en bonne santé ; il ne peut cependant suffire qu'à des animaux qui ne font pas des déperditions extraordinaires ; il ne serait assez alibile ni pour les bêtes qui travaillent beaucoup, ni pour les nourrices, ni pour les animaux à l'engrais.

Nous administrons le foin presque exclusivement à l'état naturel ; cependant il y a souvent avantage à le hacher et même à le faire cuire ou macérer. Quand il a subi ces préparations, il est plus alibile et peut suffire sans grains pour les vaches à lait, et même pour les bœufs et les veaux à l'engrais.

En étudiant l'hygiène du cheval, du bœuf, nous verrons quelle doit être la ration du foin pour les divers

animaux ; nous dirons seulement ici qu'il faut à peu près
de 1,500 à 2,000 gr. de ce fourrage par jour pour entretenir chaque quintal de viande, les animaux pesés en vie.

Le foin brun a moins besoin de préparation que le
vert ; il est plus sapide , plus facile à digérer et plus nutritif ; il entretient mieux les chevaux ; le bétail engraissé
avec ce fourrage est aussi fin gras que celui qui a mangé
des pains d'huile , des grains , des navets. Il donne aux
vaches beaucoup de lait. Parkinson rapporte qu'ayant
acheté une meule dont le foin était très-brun par places,
(il n'aurait pas osé en faire l'acquisition , s'il n'avait
vu une génisse, venue par hasard près de la meule, rechercher le foin le plus brun , d'où il avait conclu que
c'était le meilleur.), il en nourrit ses 18 vaches ; or, dit-il,
une vache mange par semaine, outre la ration de grain ,
50 kilogr. de foin , et entre ce foin brun et le foin fin et
vert , j'ai trouvé une différence par jour et par tête de
3 pintes de lait : ainsi, pour mes 18 vaches , il s'agissait
de 54 pintes de lait par jour ; conséquemment le lait à
15 cent. la pinte, les 378 pintes que les vaches avaient
de plus par semaine, font 56 f. 70 cent. En outre, le foin
brun mangé dans la semaine coûtait 12 fr. 50 cent. de
moins que le vert.

Le foin des graminées cultivées en prairies artificielles
ressemble beaucoup à celui des prés permanents : il est
cependant presque toujours plus grossier, moins sapide ,
d'une composition plus simple ; car les herbages artificiels sont composés, en général , d'un petit nombre de
plantes choisies parmi les plus productives qui sont aussi
presque toujours les moins fines.

Le foin des légumineuses est très-nutritif , mais il faut
le donner avec précaution ; nouveau , il échauffe plus
que celui des prairies naturelles. Il diffère , du reste,
beaucoup selon les plantes qui le forment : celui du
trèfle , de la luzerne , du sainfoin , du mélilot est dur,

grossier ; on doit le donner à des animaux forts : s'il a
été desséché brusquement et en excès, il a presque toujours perdu les parties les plus délicates ; il ne reste que
les tiges qui sont dures, ligneuses. Les vesces, les gesses,
les lentilles ont des tiges molles qui noircissent facilement
si elles sont mal récoltées ; mais bien préparées, ces plantes
fournissent un foin qui est au moins aussi nutritif que
celui du trèfle, de la luzerne, mais qui est plus succulent.

Le regain, de même que le foin fauché trop tôt,
convient peu aux animaux de travail ; il ne donne ni
force ni énergie. Bourgelat veut qu'on le réserve pour
les chevaux ignobles : ce serait en faire un usage peu
avantageux ; il vaut beaucoup mieux le réserver pour les
ruminants, pour les bœufs à l'engrais, les vaches laitières,
pour les agneaux et les brebis qui nourrissent. Demoussy
a comparé les effets du regain à ceux du foin sur les poulains : celui-là est aussi alibile ; il produit moins de crottins, est absorbé en plus grande quantité et pousse d'a-
vantage aux urines.

ART. 2. — DES PAILLES, DES GRAINS, DES GRAINES ET DES GERBÉES.

§ 1er. *Culture, récolte, conservation.*

Les graminées céréales fournissent une grande partie
de ces fourrages ; elles viennent sur toutes les terres, mais
elles réussissent mal sur les hautes montagnes ; dans les
lieux bas, exposés aux brouillards, elles sont souvent
affectées de la rouille et donnent un grain maigre, petit,
pauvre en farine ; elles sont sapides, très-nutritives sur
les sols calcaires, légèrement en pente, exposés au midi.
D'après M. Sprengel, les terrains où l'on trouve du carbonate, de l'ulmate de fer produisent des pailles que les
animaux refusent.

La culture des graminées et des légumineuses destinées

à la nourriture de l'homme est trop étendue, ne reçoit pas les soins convenables, et les terres produisent peu de grains et de graines; ces produits reviennent à un prix très-élevé et les cultivateurs en donnent très-rarement à leurs animaux. Pour augmenter la production des blés et surtout les bénéfices de leur culture, et afin qu'on puisse donner aux bestiaux autant de grains et de graines que le réclame l'hygiène, on ne doit pas étendre la surface des terrains emblavés; il faut multiplier les fourrages, avoir un bétail plus nombreux et mieux nourri, bien travailler les terres, augmenter la masse des engrais, les étendre sur de petits espaces, et ne placer les céréales que sur les terrains qui auront été bien préparés par la culture des prairies artificielles et des récoltes sarclées.

On ne récolte ordinairement les céréales qu'à leur complète maturité; on n'ignore pas qu'en agissant ainsi on sacrifie la paille; mais on espère obtenir de bons grains. Cette pratique ne répond pas toujours au but qu'on se propose : des expériences faites depuis longtemps en Angleterre, et répétées en France, en Allemagne, ont prouvé que la moisson un peu anticipée ne diminue pas la valeur du grain; que celui-ci est plus fin, mieux nourri, plus lourd, donne plus de farine, fait de meilleur pain (Coke, Rodat, Lescure); que la paille est plus tendre, plus appétée des animaux et plus nutritive; que la récolte est plus facile et que les frais en sont moins élevés; enfin, que les dégâts de la grêle, des brouillards, des vents, sont beaucoup moins à craindre. « Si l'on coupe les blés rouillés pendant que la paille est verte et que le grain s'écrase sous les doigts, les effets de la rouille sont interceptés, la récolte est abondante et belle. J'ai vu, dans le même champ, une portion, moissonnée le samedi, donner des gerbes excellentes, et l'autre partie, moissonnée le lundi, donner des gerbes misérables; cependant les épis de cette dernière moisson, deux jours auparavant, étaient comme les autres courbés sous le poids des grains » (Rodat). A l'époque des moissons, on doit visiter souvent les céréales, et procéder à la récolte aussitôt que la paille devient jaune dans la partie qui avoisine l'épi, les tiges et les feuilles seraient-elles vertes et le grain mou. Il n'y a d'exception à cette règle que pour les grains destinés à servir de semence et pour l'orge dont on veut faire de la bière (Taylor).

La substitution de la faux à la faucille rend les moissons plus économiques ; la faux coupe les plantes raz de terre et ramasse la partie la plus fourragère de la paille. Dans quelques endroits, on enlève avec la faucille le sommet des chaumes et l'on fauche en même temps la base et les plantes fourragères ; le mélange, appelé *culot*, fournit une bonne nourriture si la paille est fine et les herbes abondantes.

Les céréales étant peu aqueuses et presque mûres au moment où l'on moissonne, la dessiccation en est facile ; mais si on les moissonne avant la maturité, il faut les laisser en javelles ou en meules jusqu'à leur entière dessiccation. On dit qu'on pratique le *javelage* quand on abandonne les céréales sur le chaume pendant plusieurs jours, dans le but d'exposer le grain à l'influence de l'air et de l'humidité du sol. Un peu de pluie pendant le javelage ne nuit pas, surtout à l'avoine : le grain en javelles devient brun, gros, et il conserve son volume. Mais si le javelage a trop de durée, s'il pleut souvent sur les javelles, le grain s'échauffe, fermente, moisit, germe ; il est douceâtre, noir, terne, gros, et après la dessiccation, léger, ridé. Si on le donne aux animaux, il occasionne des maladies qu'on attribue, dit V. Yvart, à toute autre cause ; si on le sème, les semailles manquent ou lèvent mal. Le grain d'avoine nouveau détermine plus souvent des coliques, le météorisme, quand il a été fortement javelé.

La paille éprouve plus d'altérations que le grain par un long javelage : exposée à l'action alternative de la rosée, du soleil, de la pluie, elle devient brune, friable, peu nutritive ; quelquefois même elle pourrit, se couvre de moisissures.

L'orge est difficile à conserver en javelles ; elle germe facilement. Cependant Taylor veut qu'on fasse javeler celle qui a été moissonnée avant la maturité. Cet agriculteur prévient, toutefois, que l'opération est chanceuse, qu'il est préférable de laisser mûrir la récolte sur pied, et d'en faire, après la moisson, des gerbes qu'on dresse pour les faire sécher.

La paille s'altère rarement, mais elle est plus exposée à être brisée, souillée par les rats que le foin ; il y a plus d'avantage à la conserver en meules que dans une grange. Cependant une grange est un bâtiment fort utile pour dépiquer, en hiver, et pour préserver, en été, les récoltes des orages. Le dépiquage est beaucoup plus économique dans la mauvaise saison, et la paille récemment battue est moins chargée de poussière et plus salutaire aux animaux.

Tous les modes de battage ne sont pas également avantageux ; si la paille doit servir de fourrage, il faut employer pour battre une machine rotative ou les pieds des animaux, préférablement au fléau. Les premiers moyens écrasent la paille davantage, et elle est ensuite préférable à la paille hachée pour être donnée aux animaux, seule ou mêlée aux foins. En Espagne, les mules ont des fers qui brisent beaucoup la paille pendant le dépiquage, et ce fourrage forme une bonne nourriture. Lorsque le battage est incomplet, le peu de grain qui reste dans les épis améliore beaucoup les qualités de ce fourrage, et le rend très-propre à la nourriture des bêtes à laine.

On conserve les grains dans des lieux secs, aérés, et

on doit les changer de place de temps en temps pour en
prévenir la germination et pour en écarter les insectes.
Ils s'altèrent toujours en vieillissant, et il y a plus d'a-
vantage, quand ils sont à bas prix, de les donner aux
animaux que de les garder. Ils se conservent plus difficilement aujourd'hui qu'ils ne faisaient il y a 20 ans; ceux
qui ont été récoltés sur une terre nouvellement défrichée
et fumée avec abondance sont peu propres à servir de
semence et s'altèrent rapidement.

§ 2. Des pailles.

On appelle *paille* la fane desséchée des plantes herbacées cultivées pour leurs fruits. Les pailles servent à la
nourriture des animaux et à la confection des litières.
Comme pour remplir ce dernier usage elles n'ont besoin
d'offrir aucune condition particulière, nous ne les étudierons que sous le point de vue de l'alimentation.

Les pailles diffèrent beaucoup plus les unes des autres
que les foins : ceux-ci offrent la ressemblance de composition que présentent, en général, toutes les herbes avant
que la vie aie développé les substances qui distinguent
chaque végétal à la maturité; mais les pailles, ayant
parcouru toute leur végétation, présentent de grandes
différences selon les plantes qui les fournissent.

DES DIVERSES ESPÈCES DE PAILLES.

Les PAILLES DES GRAMINÉES sont formées de quelques
feuilles étroites, minces et de tiges fistuleuses; elles contiennent beaucoup de ligneux, un peu d'albumine, du
sucre, du mucilage, de la potasse, de la soude, de la
chaux, du chlore, du soufre, du phosphore, de la silice.
Les principes les plus alibiles y sont en petite quantité;
aussi sont-elles peu succulentes et très-peu substantielles.

Pour être bonnes, ces pailles doivent être fines, souples,

avoir conservé les feuilles et les épis, être légèrement jaunes, insipides ou sucrées, inodores et mêlées à des gesses, à des luzernes, à des graminées fourragères, au liseron des champs, etc. Elles ne doivent renfermer ni chardons, ni fougères, ni hièble, ni ronces et être exemptes d'altérations.

La *paille de froment* contient, d'après Sprengel, 7 p. 100 de principes solubles dans l'eau et 40 de matières solubles dans les alcalis. Du reste sa composition chimique comme ses facultés nutritives varient selon les variétés de froment qui la fournissent, selon le sol où elle a été récoltée, etc. Dans le midi elle est plus souvent parenchymateuse que dans le nord ; celle des blés d'automne est la meilleure ; celle du froment barbu de Silésie est petite, pleine au sommet; les animaux la triturent facilement. M. Desvaux signale le blé barbu blanchâtre comme très-rustique, résistant aux intempéries dans les terres qui gèlent et dégèlent facilement, et comme ayant une paille tendre, conservant ses feuilles et fournissant une très-bonne nourriture. Les pailles de froment sont, en général, bonnes pour les solipèdes.

La *paille d'avoine* conserve bien ses feuilles ; elle est molle, et renferme 21 pour cent de matières solubles dans l'eau et 31 qui se dissolvent dans les alcalis ; elle est riche en potasse, et c'est dans les terres qui offrent beaucoup de ce minéral que l'avoine prospère. Si la paille d'avoine a été coupée avant la maturité, si le javelage n'a pas été trop prolongé, elle fournit une bonne nourriture. On la réserve pour les ruminants ; tous les herbivores la recherchent et elle les entretient bien, mais elle occasionne, ainsi que la suivante, une éruption accompagnée de prurit et de la chute des poils (Rodat). Celle de l'avoine semée en mars est la meilleure ; les solipèdes « préfèrent celle de l'avoine patate au foin. »

Paille d'orge. Elle contient 12 pour cent de matières

solubles dans l'eau et 30 de solubles dans les alcalis ; elle renferme un principe amer et beaucoup de potasse, de soude, de magnésie, etc. ; elle est jaunâtre, sapide, pourvue de larges feuilles, mais en général peu estimée ; on dit qu'elle est peu recherchée du bétail à cause de sa dureté ; les grands ruminants s'en accommodent mieux que les autres animaux. Cependant l'orge céleste, appelée quelquefois blé de mai, plante qui tale beaucoup, donne une paille excellente, égale, selon quelques auteurs, à celle du froment. La paille d'orge, en général, peut fournir une bonne nourriture, si, avant de l'administrer, on la fait ramollir. Dans le midi elle est meilleure que dans le nord.

Paille de seigle. Elle est dure, luisante, pourvue de peu de feuilles ; elle résiste aux intempéries, et convient pour faire des toitures, des paillassons, des liens ; elle renferme 3 pour cent de matières solubles dans l'eau et 49 de solubles dans les alcalis ; elle a très-peu d'albumine, de sucre et de gomme, mais elle est très-siliceuse. Cette paille est d'une digestion difficile et peu nutritive. Les grands ruminants sont les animaux qui s'en accommodent le mieux ; c'est la paille la plus saine pour les bêtes à cornes, dit M. Rodat ; c'est la plus usitée en Allemagne comme fourrage.

Les trois dernières espèces de pailles donnent un goût amer au beurre des vaches qui s'en nourrissent.

La *paille de millet* est considérée comme la plus nutritive par Sprengel. Ce savant y a trouvé 42 pour cent de matière soluble dans l'eau, 20 de soluble dans les alcalis, et seulement 38 de principes insolubles. Les substances solubles sont un peu d'albumine, beaucoup de gomme, du mucilage, du sucre, un acide et un principe amer. Le département des Pyrénées-Orientales exporte tous les ans une grande quantité de grain de millet, et il en emploie la paille, avec grand avantage, à la nourriture des vaches. Elle peut servir à l'alimentation de tous les animaux.

Paille de maïs. Elle est peu employée comme fourrage : on la laisse souvent dans les champs ou on la ramasse pour la jeter dans la fosse à fumier ; elle est grossière, ligneuse, on la croit peu propre à nourrir les animaux. « Et cependant le bétail en est très-avide. L'analyse en démontre la cause ; cette paille contient une très-grande quantité des matières albumineuse, saccharine et mucilagineuse (Sprengel) » ; elle renferme 17 pour cent de substances solubles dans l'eau et 57 de solubles dans les alcalis. Récoltée à temps, hachée, ramollie, elle forme une très-bonne nourriture.

PAILLES DES LÉGUMINEUSES. Les pailles des légumineuses sont plus nutritives que celles des graminées : elles renferment naturellement plus de principes susceptibles de nourrir les animaux, de l'albumine, du mucilage, de la gomme, des substances amères, des acides, etc.; de la potasse, de la soude, de la chaux, de la magnésie, du chlore, du phosphore, du soufre, etc., etc.; elles sont succulentes, tendres et elles ne sont jamais complètement épuisées par les graines. Les fruits de la base des tiges sont mûrs que celles-ci poussent et fleurissent toujours au sommet ; de sorte qu'il faut récolter ces plantes pendant qu'elles renferment encore une grande quantité de sucs; elles sont encore tendres, sapides, nutritives.

La *paille de fèves* contient 11 pour cent de matières solubles dans l'eau, 37 de solubles dans les alcalis. Celle des fèves semées à la volée est plus grêle, moins épuisée par les graines, que celle des fèves cultivées en lignes. Pour avoir un bon fourrage, on doit semer ces plantes à la volée, bien laisser sécher la paille en javelles et ne la battre qu'en hiver : les animaux préfèrent la paille qui vient d'être battue à celle qui est restée dans les granges, qui est couverte de poussière. Ce fourrage est

16

succulent, alibile; il forme, surtout s'il a été récolté avant
la maturité, une excellente nourriture pour tous les herbivores. On le donne seul ou stratifié, mêlé à des grains,
le plus souvent haché. Il y a des contrées où les moutons,
les chevaux « ne reçoivent jamais de foin, mais une
nourriture composée de pailles de fèves, de pois et de
vesces, et ils paraissent s'en trouver bien ; il est vrai que
la bonne qualité de ce fourrage dépend principalement des
pailles de pois et de vesces. » (Sprengel). On croit, dans
la Côte-d'Or, que la paille de fèves fait avorter les vaches.

La *paille de lentilles* est formée de 28 pour cent de
matières solubles dans l'eau, de 34 de solubles dans
les alcalis, d'une quantité assez notable de phosphate de
chaux et de chlorure de sodium, qui la rendent nutritive
et la font rechercher par le bétail. La paille de toutes
les espèces de lentilles, celle de l'ers, sont flexibles, succulentes, préférables à plusieurs espèces de foins.

Paille des vesces. Elle renferme 26 pour cent de substances solubles dans l'eau et 31 de solubles dans les alcalis. La paille de vesces forme un très-bon fourrage pour
les chevaux et pour les moutons surtout. Il n'y a jamais
avantage à cultiver la plante pour faire manger séparément le grain et la paille : elle épuise le sol, s'égrene
facilement. On ne doit laisser mûrir que les vesces cultivées pour la graine. La décoction des vesces, celle des
lentilles, ont une odeur fort agréable.

Paille des gesses. Cette paille est longue, mais grêle,
sapide, nutritive; elle forme une bonne nourriture pour
les vaches et pour les bêtes à laine.

Des pailles des pois. Celles des pois des champs, des
pois nains, des pois semés à la volée sont succulentes,
très-bonnes ; mais celles des pois à rames, cultivés dans
les jardins, sont longues, grossières, ne forment qu'un
médiocre fourrage lorsqu'elles sont parvenues à la maturité. M. Sprengel a trouvé dans la paille de pois 47 pour

cent de matières solubles dans l'eau, 24 de solubles dans les alcalis ; mais elle ne contenait ni chlore ni sodium. La paille de pois est considérée comme une des meilleures ; elle convient particulièrement aux moutons. On dit qu'elle donne des coliques aux chevaux ; mais Sprengel a vu souvent ces animaux en manger et toujours sans inconvénient.

Paille des haricots. Les feuilles des haricots sont minces, tombent facilement ; la paille de ces plantes n'est formée que de tiges et de quelques gousses ; elle constitue une assez médiocre nourriture. La paille des espèces à rames est la meilleure. Ce fourrage ne devrait être administré qu'après avoir été haché, ramolli.

DE LA PAILLE DES CRUCIFÈRES. La *paille de colza* est grosse, rameuse, ferme à l'extérieur, molle, parenchymateuse à l'intérieur ; elle est dure mais poreuse, absorbe facilement les liquides et se ramollit ; elle est ensuite facile à digérer et nourrit beaucoup, car elle est riche en principes alibiles : elle contient 15 pour cent de matières solubles dans l'eau, 30 de solubles dans les alcalis, (de l'albumine, de la gomme, du phosphore, du chlore, de la soude). M. Sprengel considère la paille que nous étudions comme la meilleure pour former des engrais ; elle renferme 14 pour cent de substances minérales.

Les cosses, les siliques vertes ou sèches, même dépourvues de graines, fournissent une nourriture que les animaux recherchent et qui est très-alibile.

PAILLE DE SARRASIN. Cette paille contient 23 pour cent de matières solubles dans l'eau, 24 de solubles dans les alcalis ; mais l'extrait aqueux renferme peu de bons principes ; on y trouve seulement des traces d'albumine, des acides libres, un sel végétal acide, un peu de gomme, beaucoup de mucilage, des traces de soude et de chlore, une grande quantité de chaux, etc. Cette paille forme un fourrage médiocre ; elle contient un prin-

cipn âcre, astringent; lo bétail la mange avec difficulté,
surtout quand elle est vieille ; il faut la donner au commencement de l'hiver. Elle peut être utile quand les
fourrages sont rares.

ALTÉRATIONS DES PAILLES. La paille, avant la récolte,
peut être rouillée, vasée, cariée, attaquée du charbon.

De la paille rouillée. La rouille est une maladie qui
attaque les graminées, le plus souvent les céréales : on
connaît peu les causes qui la produisent. On sait qu'elle
est plus fréquente dans les terres fortes, humides, quand
le printemps est pluvieux et quand il y a beaucoup de
brouillards. Cette maladie est héréditaire. On a cru,
sans doute mal à propos, que le voisinage de l'épine
vinette la produit.

La paille rouillée présente sous l'épiderme des taches
couleur de rouille, qui sont d'abord petites, mais qui deviennent grandes, soulèvent la cuticule, la rompent et
présentent à l'air une poussière roussâtre. La rouille
siége quelquefois sur la face supérieure des feuilles ; il
peut y en avoir assez sur l'orge, sur le blé, etc., pour
communiquer une teinte roussâtre aux animaux qui traverseraient un champ couvert de ces céréales. La rouille
présente, dans quelques cas, une disposition linéaire sur
la gaîne et la face inférieure des feuilles ; d'autres fois ce
sont des taches noirâtres qui se montrent indistinctement
sur toutes les parties des plantes, même sur les organes
de la fructification. La première variété est produite par
l'*uredo couleur de rouille,* la seconde par l'*uredo linéaire,*
et la troisième par la *puccinie.* Il n'est pas rare de rencontrer ces trois champignons réunis. La première espèce est très-dangereuse.

La rouille rend la paille malade, moins nutritive, et les
grains maigres. Mais la paille rouillée agit surtout par
les champignons qui constituent les taches; elle irrite les
organes, occasionne des coliques, altère les humeurs et

donne lieu à des fièvres adynamiques, à des maladies charbonneuses.

Paille vasée. La paille est rarement vasée ; cependant une forte pluie pendant que le sol est très-sec, pulvérulent, peut couvrir ce fourrage de terre. La paille vasée est mauvaise (*Voy.* Foin).

De la carie. La carie attaque surtout les grains ; elle ronge aussi l'axe des épis, diminue la quantité de paille, en détruit la partie la plus nutritive. Les feuilles des plantes affectées de cette maladie sont d'abord très-vertes ; mais elles deviennent bientôt pâles, privées de sucs.

Du charbon. Cette maladie attaque les grains, détruit les épis et nuit aussi à la paille. Les feuilles de maïs sont exposées à un charbon qui se présente sous forme de tumeurs d'abord petites, mais qui deviennent plus grosses que le poing : ce sont des bourses grises, brunes, rougeâtres, renfermant une poussière qu'on considère comme formée par un champignon, *uredo maidis.*

La récolte de la paille est facile ; cependant, si les pluies sont fréquentes, ce fourrage s'altère en javelles. Après la récolte, les pailles sont souvent gâtées par les rats, par les oiseaux, etc. : ces animaux mangent la partie la plus alibile, les grains, détruisent les épis, gâtent, brisent les feuilles, y laissent leurs excréments, des plumes, et donnent au fourrage une odeur qui dégoûte le bétail. Si la paille a été rentrée avant sa dessiccation ou conservée dans un lieu humide, elle peut moisir, pourrir en partie : elle est verdâtre, d'un jaune foncé, brune, friable, acrimonieuse et souvent fétide.

On ne doit pas chercher à remédier aux altérations de la paille ; il faut employer pour faire la litière celle qui est altérée ; si l'on était obligé de s'en servir, on chercherait à en diminuer les inconvénients, en em-

ployant les moyens que nous avons indiqués en parlant
du foin (p. 231). Quant à la paille moisie, rouillée,
il faut la mettre dans la fosse à fumier, ne pas la répandre
même dans les étables, de crainte que les animaux en
mangent.

PROPRIÉTÉS HYGIÉNIQUES, ADMINISTRATION DES PAILLES.

Quoique en général dures, coriaces, peu recherchées
des animaux, les pailles diffèrent beaucoup les unes des
autres par leurs propriétés : celles des légumineuses, du
millet sont assez appétées, se rapprochent des bons
foins par leurs qualités alibiles ; celles du colza, du maïs
sont riches en matières nutritives, et cependant elles ne
forment, dans l'état naturel, qu'un fourrage médiocre
à cause de leur grosseur, de leur consistance ; les pailles
de froment, d'avoine, d'orge et de seigle sont peu nutritives ; elles peuvent à peine entretenir les animaux qui
ne travaillent pas ; les organes digestifs ne peuvent pas
en contenir la quantité qui serait nécessaire pour fournir
les principes alibiles qu'exige l'entretien du corps ; et ces
principes étant disséminés dans une trop grande masse de
substance inerte, les organes ne peuvent pas les en
extraire. Les repas des animaux nourris avec de la paille
devraient être longs et fréquents, ce qui contrarierait
beaucoup l'emploi des bêtes de travail. Les pailles ne
doivent être employées comme nourriture principale des
animaux que dans les temps de disette ; elles sont cependant utiles dans les pays où les bons procédés agricoles
sont inconnus.

Mais si les pailles ne peuvent pas servir de nourriture
exclusive, elles fournissent un excellent supplément. Les
bonnes pailles sont prises sans répugnance par les animaux forts, vigoureux ; distribuées convenablement,
elles entretiennent bien les chevaux, leur donnent des

chairs fermes, une respiration libre et régulière, des allures rapides. C'est aux chevaux de carrosse que la paille convient ; elle donnerait à celui de course un abdomen trop volumineux, et ne nourrirait pas suffisamment les gros chevaux de trait. Il est toujours avantageux de faire passer par le râtelier la paille qui doit servir de litière ; les animaux profitent des grains, des épis, des herbes qu'elle contient ; et la paille elle-même, en traversant le tube digestif, ne diminue pas de valeur comme engrais ; car si quelques-uns de ses principes sont absorbés, sa masse s'imprègne de liqueurs animales et devient meilleure ; d'ailleurs les matières absorbées par les chylifères acquièrent plus de valeur, en se transformant en viande, qu'en produisant du fumier. Les animaux nourris avec la paille donnent un engrais médiocre.

On administre les pailles, entières, hachées, écrasées, coupées, seules ou mélangées à d'autres fourrages, crues, cuites, fermentées, ramollies par la macération. Une préparation préalable est utile pour toutes les pailles ; mais elle est nécessaire pour celles de seigle, d'orge, d'avoine, de pois, et indispensable même pour celles de maïs, de colza, de fèves, etc. Pour augmenter beaucoup la valeur de ces fourrages, il suffit de les arroser avec des liquides salés, avec l'eau dans laquelle on a fait cuire des racines, des tubercules.

La litière que les chevaux ont mouillée de leur urine est appétée par les vaches ; elle les nourrit mieux que la paille ordinaire. Les préparations rendent les pailles sapides, faciles à écraser, à digérer : les animaux les mangent avec plus de plaisir ; elles les nourrissent beaucoup mieux, les engraissent même, augmentent la sécrétion du lait, etc.

Les pailles sont même utiles en raison de leurs deux principaux défauts, de leur peu de valeur nutritive et de leur dureté : elles forment un lest qui, associé aux grains,

aux graines, constitue une nourriture meilleure, pour les
herbivores, que les blés, les fèves, les pois donnés seuls;
unies aux pommes de terre écrasées, aux résidus semi-
fluides des sucreries, à la mélasse, elles absorbent l'eau
que ces aliments ont en excès, les rendent plus consistants, en facilitent l'administration et les rendent plus
salutaires à la santé. Nous avons vu que les pailles sont
utiles pour stratifier les fourrages difficiles à dessécher
et à conserver. (*V*. p. 224, Stratification).

§. 3. *Des grains et des graines.*

Les grains et les graines doivent être pleins, bien
nourris, lisses, brillants, secs, glissant facilement les
uns sur les autres, quand on les presse dans la main;
s'ils sont gros, on doit présumer que la substance nutritive intérieure est relativement plus abondante que l'enveloppe. Le poids de ces fourrages indique assez exactement leur valeur nutritive; comme celle-ci il varie beaucoup selon les grains. Pour faire 100 kilogr., il faut
litres, froment 131, seigle 139, orge 158, maïs 160,
avoine 200. Nous trouvons dans le recueil qui donne ces
chiffres (*Journal d'Agric. pratique*, 1839) que 126
litres de lentilles, 132 de pommes de terre, pèsent aussi
100 kilogr. Ce poids peut varier beaucoup dans chaque
espèce de graines; c'est un des meilleurs indices des
qualités de ces fourrages.

C'est avec raison qu'on pèse la ration d'avoine des
chevaux de troupe au lieu de la mesurer. On devrait
adopter cette pratique pour tous les grains, pour toutes
les graines et même pour les tubercules, etc., soit qu'on
achète ces denrées, soit qu'on rationne les animaux: en
pesant, on connaît mieux la valeur des objets qu'en employant des mesures de capacité; car il n'y a jamais
entre 100 kilogr. d'une qualité d'avoine, par exemple,

et un poids égal d'une autre qualité quelconque du même grain, la différence, en facultés nutritives, qu'il peut y avoir entre deux hectolitres de deux qualités du même aliment.

Des grains.

Ce sont les fruits des graminées céréales. On appelle aussi grain la graine du blé noir. Les grains renferment de la fécule, de l'albumine, du gluten, de la fibrine (Liebig), mais très-peu de ligneux.

De l'avoine. C'est le fruit allongé, fusiforme, plus ou moins renflé de *l'avena sativa*, de l'*A. nuda*, de l'*A. orientalis*, etc. La plante qui fournit le grain, l'époque des semailles, le climat, le sol, le javelage, font varier la grosseur, le poids, la couleur de l'avoine. On distingue « l'avoine *blanche*, l'*A. grise*, l'*A. brune*, l'*A. noire*, l'*A. jaune*, l'*A. rousse*. Ces variétés se subdivisent encore en avoine automnale et en avoine printannière, plus ou moins précoces. Les variétés blanche et noire sont les plus tranchantes par la couleur et les moins changeantes d'après notre expérience. Mais quoique nous n'ayons jamais vu l'une de ces deux variétés de couleur changée totalement en l'autre, nous avons cependant souvent remarqué que la différence du sol et de la constitution atmosphérique y apportait des variations très-notables; que, par exemple, la première devenait d'autant plus *grise* ou *jaune* que le sol et la saison étaient plus humides, et que la seconde devenait aussi d'autant plus *brune* ou *rousse* que le sol ou le climat étaient plus secs. On pourrait donc rigoureusement réduire toutes ces variétés à deux principales modifications accidentelles, et nous n'avons cru devoir les faire connaître toutes que parce que nous avons vu souvent leur attribuer des qualités distinctes qui les faisaient plus ou moins rechercher. »

On cite comme variétés caractérisées l'*A. patate*, *A.*

d'Angleterre, *A. pomme de terre*, dont le grain est
blanc, court, gros, lourd, riche en farine : elle est très-
productive et forme d'excellents gruaux; l'*A. de Georgie*
a le grain lourd, jaunâtre, gros, pourvu d'une écorce
dure; elle est précoce; l'*A. barbue*, dont le grain est
barbu, léger, petit, peu nutritif.

On a tour-à-tour préconisé l'une ou l'autre des diverses variétés d'avoine comme précoce, peu difficile
sur le sol et le mode de culture, comme productive,
riche en farine; les uns recommandent la grise, d'autres
la blanche; quelques personnes recherchent la noire,
d'autres la refusent, sa couleur pouvant provenir de la
fermentation, d'un trop long javelage. Pour cultiver,
on choisira celle qui réussit le mieux dans le pays, ce
que l'expérience seule apprendra; pour donner aux animaux, celle qui offrira les caractères suivants : grains
lisses, brillants, inodores, ayant l'écorce mince, l'intérieur
blanc; présentant une saveur farineuse, n'ayant rien
de désagréable. Les grains doivent être égaux entre eux,
sans balles ni graines étrangères. L'avoine d'hiver est en
général grosse, riche en farine. L'avoine doit être sèche
et lourde; si on la jette dans l'eau, elle ne doit pas sur-
nager; son poids peut varier du simple au double. C'est
de tous les grains celui qu'il importe le plus d'acheter au
poids; car l'avoine étant sujette à s'égrener, on la moissonne souvent avant la maturité; celle qui a été coupée
verte donne des grains effilés, maigres, presque uniquement formés d'une écorce ligneuse. Pour apprécier
les qualités des avoines, il peut être utile, surtout si les
grains sont gros, de les peser, de les faire sécher ensuite,
et de les peser de nouveau afin de s'assurer s'ils ne contiennent pas un excès d'humidité.

L'avoine renferme du gluten, de la fécule, du sucre,
de la gomme, un corps gras, du ligneux et une résine
aromatique. La décoction de ce grain communique aux

crèmes une odeur de vanille ; il renferme, dans des proportions justes le principe alibile et la substance inerte qui doit servir de lest ; on peut le donner aux herbivores, aux granivores, entier, concassé ou réduit en farine, sec ou ramolli par l'eau.

L'avoine convient particulièrement au cheval ; elle lui donne de la force, de l'énergie, de belles formes, des chairs fermes, sans augmenter le volume de l'abdomen. On donne journellement de 8 à 25 litres d'avoine par cheval en deux ou trois rations, le plus souvent après que les animaux ont bu. Deux ou trois litres donnés aux chevaux, exténués de fatigue, au moment où ils rentrent à l'écurie, produisent un très-bon effet ; ils agissent comme excitant diffusible, raniment à l'instant les forces, excitent l'appétit et préviennent les suites d'un refroidissement trop prompt. L'avoine produit souvent des indigestions vertigineuses, mortelles, sur les animaux qu'on soumet à de rudes travaux immédiatement après le repas ; pour prévenir ces accidents on doit donner l'avoine en très-petites rations et très-souvent. Les maîtres de poste qui suivent cette méthode, perdent bien rarement leurs chevaux.

Ce grain est nécessaire pour les bœufs de charroi, de halage ; une petite ration donnée à ceux qui labourent, les fortifie, abrège le temps des repas et économise beaucoup les autres fourrages. Il pousse rapidement l'accroissement des jeunes animaux, donne aux mères un lait gras et abondant. Il fait beaucoup pondre les volailles. Ce grain peut être d'un grand avantage pour l'engraissement de tous les animaux ; mais il donne aux porcs une chair qui n'est pas très-estimée, à moins qu'on ne le remplace, pendant les derniers jours de l'engraissement, par des pois, par du maïs, etc.

Les grains d'avoine sont coriaces, fermes, élastiques, difficiles à écraser ; une partie échappe toujours à la mas-

tication et même aux forces digestives et traverse le tube
intestinal sans contribuer à la nutrition. Pour prévenir
cet inconvénient , on doit mêler le grain à la paille hachée , le faire ramollir dans l'eau ; on peut aussi le concasser , le moudre grossièrement ; après ces opérations
il est beaucoup plus nutritif, engraisse davantage. On
doit le donner moulu , macéré , etc., aux bêtes à l'engrais, aux juments poulinières et aux poulains.

Succédanés de l'avoine. — L'avoine formant une nourriture bonne , riche , se vend toujours très-cher , quelquefois autant que le froment et un tiers de plus que le
seigle. Les propriétaires seraient souvent intéressés à
pouvoir la remplacer par d'autres grains. Beaucoup
d'essais ont été faits à cet égard. On a voulu la remplacer par le froment , le seigle , le maïs , l'orge ; mais ces
grains contenant beaucoup moins de son et beaucoup
plus de principes azotés sont, dans leur état naturel, trop
alibiles pour le cheval. M. Guénié a observé que le seigle,
l'orge, donnent des indigestions, produisent la fourbure.
Si on veut les donner en place de l'avoine , il faut en
augmenter le volume. M. Guénié a obtenu ce résultat en
faisant cuire l'orge , le seigle , et en donnant , après la
cuisson un volume de ces grains égal à celui qu'il donnait d'avoine , 20 litres par jour aux chevaux de trait et
15 à ceux de diligence. Ces animaux ont été longtemps
soumis à ce régime , et malgré le service pénible qu'ils
faisaient , ils s'en trouvaient bien.

Depuis le nouveau mode d'alimentation , dit M. Guénié , les fluxions de poitrine , les maux d'yeux , désignés
sous le nom de fluxion périodique , tout a déserté la
maison; et avec cette nourriture mes chevaux sont gras.
Je suis forcé de croire , d'après la vigueur que je leur
vois , qu'ils sont plus forts , puisque leur service pendant
l'année qui vient de s'écouler a été un tiers au moins
plus considérable que l'année précédente.

L'orge peu chère, ne renfermant que 3 pour 100 de matière azotée quand le seigle en contient 12 pour 100, est avantageusement mêlée à ce dernier. M. Guénié a calculé que l'hectolitre de mélange cuit, les frais de cuisson compris, ne lui revient qu'à 3 f. 20 c., au lieu de 7 f. que coûte l'avoine. En employant les deux premiers grains, il faisait tous les jours une économie de 75 c. sur les chevaux qui consomment 20 litres d'avoine et de 57 sur ceux qui n'en mangent que 15 litres, ou de 273 f. par an pour les uns et de 204 f. pour les autres.

La pratique de M. Guénié a été adoptée par d'autres maîtres de poste, par des agronomes. M. Puvis a trouvé que, l'avoine valant 10 fr. l'hectol. et le seigle 13, il y avait une économie de 8/15 à employer ce dernier grain cuit ; car une partie équivaut à trois d'avoine. Les chevaux nourris avec du seigle, prennent de l'embonpoint, de l'énergie, un poil luisant. M. Puvis était obligé de diminuer la ration de grain quand les animaux ne travaillaient pas. Le sarrasin, les fèves, les carottes même, etc., peuvent aussi remplacer, en partie, l'avoine.

De l'orge. — L'orge est une plante robuste, très-précoce, plus productive en principes nourrissants que l'avoine ; son grain est d'un jaune pâle, sillonné, plus gros et plus lourd que celui des avoines ; il peut servir à la nourriture de l'homme et à celle de tous les herbivores. Les Romains donnaient de l'orge à leurs chevaux et ils appelaient *hordeatio* la fourbure, cette maladie étant alors occasionnée, le plus souvent, par l'orge. Ce grain est encore usité dans le midi pour la nourriture des solipèdes: les Arabes en nourrissent leurs robustes coursiers ; il contribue aussi beaucoup à l'entretien du cheval andaloux. Bourgelat avait essayé en France de remplacer l'avoine par l'orge pour la nourriture de quelques chevaux; mais ses essais n'ont pas été heureux. Lors de l'occupation de l'Espagne par les armées françaises, on a même

remarqué que, dans ce pays, l'orge ne convient pas aux
solipèdes nés dans notre climat; à l'état naturel elle est
toujours trop alibile pour ces quadrupèdes. Mais en lui
faisant subir certaines préparations, en la mêlant à d'autres aliments, elle peut être très-utile. D'après les Anglais
il y a une économie de 20 pour 100 à donner au cheval
l'orge à la place de l'avoine. Sinclair voulait même qu'on
défendît d'importer en Angleterre ce dernier grain,
l'orge convenant tout aussi bien aux chevaux : il recommande de la mêler aux navets de Suède (*Princ. d'Agr.*).
L'orge est plus facile à broyer que l'avoine; il y a moins
d'inconvénients à la donner entière; on la recommande
pour les jeunes chevaux qui souffrent de la dentition,
pour les vieux dont les dents sont mauvaises, usées.
L'orge, surtout écrasée, macérée, convient pour l'engraissement de tous les animaux, comme pour leur
accroissement et pour leur entretien. On prépare pour
l'homme l'orge mondé, l'orge perlé, et l'on obtient
pour résidu un son grossier, riche en farine.

Du seigle. Le grain du seigle est plus riche en substances azotées, plus nutritif que les précédents. Il convient pour les juments poulinières, pour les animaux
qu'on veut remettre; il pousse beaucoup l'engraissement de tous les herbivores, du porc; mais quelques bouchers lui reprochent de ne pas produire une très-bonne
viande. Il a longtemps été réservé pour la nourriture de
l'homme; mais l'usage de plus en plus répandu du pain
de froment pour les cultivateurs, la grande consommation
qu'on fait aujourd'hui de l'avoine, ont rendu le seigle
moins cher que cette dernière. On a cherché à remplacer
celle-ci par celui-là; mais la substitution n'a pas toujours
été favorable aux animaux. Le seigle est trop alibile pour
être administré à l'état naturel, à très-fortes doses, aux
solipèdes qui travaillent; il leur occasionne des congestions, la fourbure. On a remédié à cet inconvénient en

faisant gonfler le grain, en le mêlant à des fourrages peu nutritifs (p. 252). Il y a un grand avantage à remplacer même le foin et l'avoine par du seigle mêlé à de la paille hachée. Le seigle produit trois fois autant de substance alimentaire que l'autre céréale ; de sorte que si des 2,500,000 hectares de terre cultivée en avoine, on en remplaçait 1,500,000 par 500,000 ensemencés en seigle, on obtiendrait autant de produits, on économiserait les frais d'exploitation d'un million d'hectares, et l'on aurait ce terrain pour d'autres cultures (Puvis).

Le *froment* est une plante exigeante pour le sol et son grain conserve toujours un prix élevé qui en limite l'usage en hygiène vétérinaire ; très-nourrissant, formant un excellent pain, on le réserve presque exclusivement pour notre nourriture ; cependant on le donne aux animaux aujourd'hui plus souvent qu'anciennement. Il faut même espérer que lorsque nos terres seront bien cultivées, il sera assez abondant pour être donné autant que le réclameront la conservation et le perfectionnement des races.

On distingue, dans le commerce, des froments tendres et des durs. Ces derniers appelés glacés, gris, sont difficiles à écraser sous la dent ; ils ont un grain lourd, grisâtre mais très-alibile ; ils nourrissent beaucoup les animaux, mais il faut les administrer concassés, macérés, ou traités par l'eau bouillante. Les froments d'automne sont plus gros que ceux du printemps. Il faut choisir ceux qui sont lisses, gros, glissants, lourds. Le poids de ce grain peut varier de 15 kilogr. par hectolitre. Le froment convient aux femelles employées à la reproduction, aux jeunes animaux, aux étalons, aux béliers dans la saison de la monte ; il pousse beaucoup les animaux à l'engrais et leur donne une bonne viande.

Le froment est plus rarement donné à des animaux de travail ; cependant les chevaux, les bœufs qui en reçoi-

vent, même de petites rations, sont gras et forts. Administré à hautes doses, il occasionne la pléthore, la fourbure et le vertige dans les solipèdes. En 1809, on a voulu
nourrir, en Italie, nos chevaux avec de l'épautre, et ils
ont souffert de cette nourriture (Grognier). On a reproché aussi au froment d'être d'une digestion difficile,
d'engluer l'estomac, d'être dur, de résister à l'action de
l'appareil digestif et de traverser les organes sans fournir
des principes alibiles. Il est aisé de remédier à ces trois
inconvénients : de le rendre moins nourrissant, facile à
écraser et d'une digestion aisée ; on remplit cette triple
indication en le mêlant à de la paille hachée ; en augmentant la quantité de paille, on diminue à volonté les
propriétés alibiles, on oblige les animaux à le mâcher
plus complètement, et il est mieux digéré. M. Lechevalier
(*Moniteur de la Propr.*) a des chevaux qui vivent exclusivement de froment et de paille hachée : ils s'en trouvent
fort bien.

On peut administrer le froment cuit, concassé, moulu,
gonflé par l'eau froide, traité par l'eau bouillante. Il
nourrit alors beaucoup plus, mais il rend mous les animaux de travail. Si après l'avoir écrasé, on le délaye dans
l'eau bouillante et qu'on le donne à barbotter, il produit
beaucoup de lait. En Angleterre, on donne aux juments
poulinières, sous le nom de *machés*, du froment écrasé,
mêlé, par parties égales, à d'autres grains moins nourrissants.

Le *maïs*, *gros blé*, offre de nombreuses variétés qui se
distinguent par la couleur, le volume des grains, etc. ;
mais qui se ressemblent par leur composition et leurs
facultés hygiéniques : elles ont, pour un poids donné,
moitié moins de son que le froment, et contiennent de
la fécule, des substances azotées, un principe sucré, etc. ;
elles sont très-alibiles ; car à l'Ile Bourbon et à l'Ile
de France, où l'on nourrit les nègres avec du maïs, on

remplace ce grain, quand il est rare, par de la farine
de manioc ou de riz : on remarque que 1,000 grammes
de cette farine n'équivalent qu'à un demi-kilogr. de gros
blé, et que l'état sanitaire des esclaves souffre même de
la substitution.

Le maïs convient à tous nos animaux ; mais il est plus
apte à nourrir, à produire de la chair qu'à exciter, qu'à
donner de l'ardeur pour le travail. C'est le grain le plus
convenable et le plus usité, en Amérique, en Europe,
pour le porc ; il lui donne une graisse délicate, un lard
ferme qui ne diminue pas par la cuisson. On donne
d'abord la farine de maïs comme condiment, pour engager les animaux à prendre des tubercules, des racines,
et, vers la fin de l'engraissement, on administre le grain
sec, macéré ou cuit. Les cultivateurs de la Lombardie
ont observé que 50 kilogr. de maïs produisent 10 kilogr.
de viande. Le maïs est employé pour engraisser les ruminants ; on le donne souvent à ces animaux, en farine ou
en pâte. Il forme la base de l'engraissement des meilleures
volailles, des dindes de Brunswick, des chapons du Mans,
des poulardes de la Bresse ; c'est avec le même grain
qu'on nourrit les oies, les canards mulâtres dont les foies
énormes sont si estimés. Enfin, jeté en grain ou en farine
dans les viviers, il engraisse rapidement les poissons
(Bonnafous).

D'après M. de Humboldt, il y a dans les mines de
Guavaxuato, au Mexique, 14,000 mulets qui ne reçoivent que du maïs ; ce grain entre dans la nourriture des
mêmes animaux en Espagne. En 1799, les chevaux des
armées du nord qui pénétrèrent en Piémont furent
nourris de maïs sans en être incommodés. Dans beaucoup
de localités, on le donne aux bœufs de travail ; M. Perrault l'a employé à la nourriture des brebis, et avec
2 fr. 40 cent. de ce fourrage, il a remplacé un quintal de
foin valant de 5 à 6 fr.

La farine de maïs réduite en bouillie, délayée dans l'eau, est une substance très-favorable à la sécrétion du lait; dans quelques pays, on stipule, en engageant les nourrices, qu'elles feront usage de cet aliment (Bonnafous). Cette nourriture, aussi économique qu'alibile, est très-précieuse pour engraisser les jeunes animaux et pour les nourrir au moment du sevrage.

Les facultés plutôt alibiles qu'excitantes du maïs le rendent très-favorable à la santé. Il donne aux animaux un œil vif, un poil brillant. Les peuples qui en consomment beaucoup, les Virginiens, les Béarnais sont vigoureux et vivent longtemps. Les Américains considèrent le maïs comme un remède contre les calculs; les Chinois, suivant Li-chi-tchin, l'emploient comme diurétique; M. Bonnafous a reconnu qu'il active en effet la sécrétion urinaire.

On administre le maïs sec, entier ou après l'avoir écrasé, moulu, fait cuire ou macérer. M. Bonnafous le fait germer. On le donne seul ou mêlé à des balles de blé, à de la paille hachée, à d'autres grains. Le plus souvent on le fait consommer séparé de l'axe qui le porte; mais, en Amérique, on donne les épis entiers au cheval et au bœuf. D'après M. Bonnafous, chaque cheval reçoit par jour une trentaine d'épis de moyenne grandeur, tandis qu'il en faut presque le double pour un bœuf ou une vache. La même pratique est usitée dans les Landes, quand les travaux pressent et que les bœufs ont besoin d'une nourriture substantielle. Les grands ruminants mangent sans difficulté le grain et la rafle; mais les solipèdes cherchent plutôt à séparer le premier.

Les grains du *panic millet*, du *P. d'Italie*, employés quelquefois pour la nourriture de l'homme sous forme de pain, de bouillie, conviennent principalement pour les animaux; on cultive le millet dans les environs de la Flèche, du Mans, où on l'emploie pour engraisser la volaille. Le *sorgho* (grain de l'*holcus sorgho*), *grand millet, millet d'Afrique*, cultivé dans les pays*chauds, sert pour la nourriture de l'homme et pour celle des animaux; il peut remplacer le panic pour l'engraissement de la volaille. L'*alpiste, phalaride des Canaries, graine de canarie*, la *brouille des marais*, peuvent remplir les mêmes usages.

Le *sarrasin* se rapproche des grains par sa composition chimique et par ses usages. Thaër conseille aux agriculteurs de cultiver le blé noir pour leurs chevaux et de vendre l'avoine; M. Mathieu de Dombasle trouve la polygonée plus nutritive que la graminée, et il conseille également d'en donner aux solipèdes. « En Auvergne, la farine de sarrasin, délayée dans l'eau et salée, est un grand moyen d'engrais pour les bœufs, les cochons, les moutons. » (Grognier.) Le blé noir est d'un fréquent usage pour la nourriture des oiseaux. M. Sannewski nous apprend qu'on fait avec le blé noir de la farine, des gruaux très-estimés, en Russie, en Pologne, pour la confection des galettes, des crêpes, des bouillies; que le son de cette polygonée est employé pour la nourriture des solipèdes, des oiseaux. Le blé noir ne forme qu'un mauvais pain, mais il produit des bouillies nutritives et salubres; s'il exerce une influence fâcheuse sur les facultés intellectuelles de l'homme, il est salutaire à la santé des animaux.

DES GRAINES.

En appelant *graines* les aliments que nous allons examiner, les agriculteurs sont d'accord avec les botanistes qui nomment *graine* la partie du fruit renfermée dans le péricarpe.

GRAINES DES LÉGUMINEUSES. Ces fourrages forment les produits les plus nutritifs du règne végétal; ils renferment plus de substances azotées que les grains (Einhuñ¹); ils contiennent de l'albumine, de la légumine, etc.

Des fèves. La fève des marais est généralement réservée pour l'homme ; la féverole est celle qu'on cultive
le plus pour les animaux. On doit conserver les fèves
en gerbes et les battre pendant l'hiver, quand on veut
les faire consommer. Les graines nues sont attaquées par
la bruche des pois, et si on les met en tas elles s'échauffent
rapidement. Les fèves sont très-alibiles, elles sont toniques et fortifiantes, donnent de la vigueur aux animaux
qui en mangent, et rendent le poil luisant, la peau souple ; mais il faut les administrer avec précaution, car
elles sont échauffantes, produisent la pléthore, occasionnent des congestions. On les donne aux solipèdes à la
place de l'avoine ; elles ont une faculté nutritive à peu
près double de celle de cette dernière (de Dombasle) ; M.
Gaujac estime que 15 litres de fèves nourrissent aussi
bien les chevaux que 20 d'avoine. On les donne sèches
aux animaux adultes, forts, qui travaillent et qu'on veut
seulement entretenir. Elles agissent comme aphrodisia-
ques sur les étalons, et elles font entrer les cavales en
chaleur. En Angleterre, on les donne aux chevaux de
trait et à ceux de course. On doit les concasser pour les
vieux animaux et pour les jeunes qui souffrent de la dentition. Dans l'Italie méridionale, on les mêle souvent à
d'autres fourrages.

Les féveroles produisent des chairs savoureuses et de
la graisse ferme ; elles conviennent pour l'engraissement
du bœuf, du mouton ; elles sont très-bonnes pour entretenir ce dernier pendant l'hiver ; réduites en farine,
elles forment une bonne nourriture pour les veaux ;
quoiqu'on les administre souvent au porc, elles lui conviennent moins que les pois, que le maïs.

Concassées, détrempées ou délayées dans l'eau, elles
forment une très-bonne nourriture pour les vaches laitières.

Des pois. Les pois destinés aux animaux devraient être récoltés avant la maturité, afin qu'on pût profiter de la paille. Ils forment un aliment très-substantiel qui engraisse rapidement (Viborg); Young les recommande comme la meilleure nourriture pour le porc qui en est avide. Ces grains forment aussi une très-bonne nourriture pour l'engraissement du bœuf, du mouton; ils produisent dans tous les animaux une viande ferme et de bon goût; ils donnent aux jeunes agneaux une chair belle, blanche, succulente. On donne les pois entiers, secs ou ramollis par l'eau; mais, concassés ou réduits en farine, ils produisent plus d'effet; on mêle quelquefois la farine de pois à celle d'orge et l'on fait fermenter le mélange. Les pois conviennent beaucoup pour l'entretien de tous les animaux; ils sont plus nourrissants pour le cheval que l'avoine.

Il n'y a aucun avantage à cultiver les *vesces* pour la graine. On doit laisser mûrir seulement celles qu'on destine aux oiseaux; on dit même qu'elles échauffent les pigeons. Ces graines sont quelquefois administrées aux chevaux en guise d'avoine, aux bœufs, aux moutons à l'engrais; mais ces animaux sont peu avides de ces petites graines. Les vesces, considérées comme résolutives, sont toniques, astringentes; elles échauffent les animaux qui en mangent beaucoup; elles peuvent convenir à ceux qui sont relâchés.

Les *gesses* sont recherchées de tous les animaux qu'elles nourrissent et engraissent très-bien. Olivier de Serres et les modernes les recommandent pour engraisser le porc. On les donne seules ou mêlées à l'orge. Les gesses sont supérieures à cette dernière : leur culture est plus avantageuse; leur paille a plus de valeur que celle de la graminée et elles épuisent moins la terre. Toutes les espèces du genre gesse n'ont pas la même valeur; celle qu'on appelle *lentille d'Espagne* forme de bonnes purées. La *jarosse* engraisse, dit-on, rapidement les bœufs, les moutons, la volaille, les pigeons. M. Sicard la recommande, moulue et mêlée à de la farine d'orge, de maïs, comme très-propre à l'engraissement du porc; mais elle produit de la mauvaise graisse. On dit qu'elle est très-salutaire, qu'elle peut remplacer l'avoine; M. Appert l'a vu administrer à pleins râteliers, sans être battue, à des chevaux qui n'ont jamais été en meilleur état que pendant l'usage de cet aliment. Mais plusieurs auteurs considèrent cette graine comme dangereuse : il a été constaté que, réduite en farine et mêlée au pain, même en petite quantité, elle est nuisible à l'homme; qu'elle occasionne la diarrhée, des échauffements, des affections nerveuses, la paralysie. Donnée habituellement au cheval, la jarosse agit, d'après M. Dard, comme poison; d'autres vétérinaires, des agronomes disent que, parvenue à la maturité, elle nuit même au mouton; enfin, selon quelques auteurs, elle est salutaire aux ruminants et nuisible aux solipèdes; elle fortifie les bœufs et rend les chevaux faibles, leur donne des lassitudes, des tremblements. Des observations si contradictoires ont-elles été faites sur la même plante? En atttendant de nouveaux faits, on ne doit donner cette plante, après sa maturité, qu'avec de très-grandes précautions.

La *lentille* est une graine très-nutritive dont l'usage, pour la nourriture de l'homme, remonte à la plus haute antiquité; elle entretient bien les animaux, les engraisse et donne même de la vigueur à ceux qui travaillent; mais elle est échauffante et la viande qu'elle produit n'est pas de première qualité; elle doit être administrée avec précaution, mêlée à d'autres aliments; elle devient sucrée par la macération dans l'eau. La lentille ne doit pas être battue à l'époque de la récolte, car les graines se conservent mieux dans les cosses que libres.

Le *fenugrec* a une odeur forte et une saveur styptique,

âpre, quoique légèrement mucilagineuse ; il est nutritif et astringent ; il augmente l'appétit, fortifie les organes, favorise la digestion. On le donne le plus souvent aux chevaux qui ont les intestins relâchés, qui rendent des excréments mous ; on le mêle aux aliments farineux pour l'engraissement du bœuf, du mouton. On l'administre entier, en farine, en pâte, etc.

DES GRAINES OLÉAGINEUSES. La composition chimique de ces graines a de l'analogie avec celle du lait ; elles contiennent une substance sucrée, un corps gras, de l'albumine, et une matière azotée que M. Liebig appelle caséum et qui ressemble au caséum du lait ; elles sont très-alibiles, et traitées par l'eau elles forment des émulsions. Par la pression, on enlève à ces graines le principe gras, et l'on obtient un résidu qui, formé des matières azotées, est très-nourrissant. Nous avons beaucoup de graines oléagineuses ; mais la plupart, celles du lin, du colza, des raves, des choux, etc., ne servent à la nourriture des animaux qu'après avoir été privées de leur huile.

Du chènevis. La graine du chanvre, connue comme oléagineuse, est nutritive, échauffante même ; on peut cependant la donner aux animaux ; elle excite les mâles et les femelles à se reproduire, fait pondre les poules. On emploie quelquefois le chènevis pour refaire les chevaux maigres, usés ; donné aux animaux à l'engrais, il les pousse rapidement, mais il produit des chairs gonflées, peu fermes, de mauvais goût : il faut supprimer cet aliment quelque temps avant d'égorger les animaux. Le chènevis doit être donné avec modération aux étalons, aux juments.

La graine du *tournesol, grand soleil,* est nutritive mais échauffante ; on l'emploie presque exclusivement à la nourriture des perroquets.

ALTÉRATIONS DES GRAINS ET DES GRAINES.

Ces fourrages, *récoltés avant la maturité*, sont ridés, ternes, non glissants, grêles, plus petits qu'ils ne devraient être : quoique les graines, les grains qui présentent ces caractères soient peu nutritifs, le cultivateur qui veut faire consommer son grain et sa paille doit en produire de semblables ; mais l'homme qui en achète doit les rejeter, ou les payer moins cher que ceux qu'on a laissés mûrir. Les grains que la sécheresse a fait mûrir prématurément sont mal nourris, ressemblent à ceux qu'on a trop tôt récoltés.

Le *charbon* des grains est contagieux ; on ne doit jamais prendre la semence dans la récolte d'un champ qui en a été affecté. Le champignon qui produit cette maladie n'est pas vénéneux ; mais il détruit le grain, diminue les récoltes.

La *carie* rend les grains petits, légers, non alibiles, même dangereux ; si on les écrase, ils sont gris intérieurement, gras au toucher, insipides mais fétides. Ils empâtent les moulins et fournissent de la farine mauvaise. Il faut détruire les grains cariés ; l'on en trouve quelquefois beaucoup dans les criblures.

L'*ergot* attaque le plus souvent le seigle. Les grains ergotés sont grisâtres ou d'un bleu violacé, longs, gros, courbés, friables, d'une saveur et d'une odeur désagréables ; ils sont vénéneux, produisent la gangrène, la chute de la crête, des pieds, de la queue ; ils occasionnent l'avortement ; celui du maïs fait pondre des œufs sans coquilles, fait tomber le poil des mules (Rolin). L'ergot est produit par un champignon, *uredo segetum* ; si le grain a été récolté pendant un temps sec, s'il a été bien vanné, débarrassé en grande partie de ce parasite, il est peu dangereux. Il constitue alors l'ergot *bénin* de Tessier.

Si, après leur maturité, les grains reçoivent beaucoup de pluie, ils se gonflent, germent, la fécule se transforme en sucre; s'ils sont promptement desséchés, ils sont grêles, ridés, peu nutritifs mais salubres; tandis que s'ils restent humides, ils se moisissent, se corrompent, contractent une odeur et une saveur désagréables; deviennent dangereux pour les animaux.

Les grains sont souvent mêlés à des graines dures, amères, vénéneuses, à l'ivraie, à la nielle, à la moutarde; d'autres fois ils sont chargés de plâtre, de sable, de gravier, de balles de blé, d'excréments des rats, etc. On les sophistique souvent; on mêle les mauvais aux bons. On humecte l'avoine petite pour la rendre grosse et en augmenter le poids. Le grain est alors gros, lourd, mais terne, non glissant, moisi, fétide, acrimonieux. Pour le sécher et en détacher les germes on le remue, on le projette avec force contre des corps durs; on reconnaît que ces manœuvres ont été exercées, à ce que la pointe des grains est mousse, refoulée.

Le grain récemment récolté est dit nouveau; il est insalubre, il fermente souvent dans l'estomac et donne des indigestions; s'il ne produit pas cet effet, il échauffe les animaux, détermine des irritations gastro-intestinales et des éruptions cutanées.

Parmi les altérations des grains, les unes diminuent seulement leurs propriétés alibiles, les autres leur communiquent des propriétés nuisibles; pour prévenir les mauvais effets des premières, on augmente la ration des animaux, en tenant compte non-seulement du poids du grain, mais encore de sa valeur nutritive; les grains ne doivent être consommés que deux, trois mois après la récolte; si l'on est obligé de les faire manger plus tôt, il faut y mettre un peu de sel, les donner en gerbées, les mêler à de la paille hachée; enfin, les grains cariés, moisis, ergotés ne doivent pas être donnés aux animaux. Quant à

ceux qui sont mêlés à de la terre, à de la poussière, on ne
doit les donner qu'après les avoir vannés, lavés avec soin;
on doit toujours les cribler au moment où on les dépose
dans le râtelier.

PROPRIÉTÉS NUTRITIVES, USAGE DES GRAINS
ET DES GRAINES.

Ces fourrages diffèrent les uns des autres par leur
valeur nutritive, par leur consistance ; mais en général
ils renferment de l'albumine, de la fibrine, de la légumine, du caséum; ils sont tous très-alibiles et peuvent se
suppléer en grande partie pour la nourriture des herbivores. Administrés seuls, ils sont trop nourrissants et déterminent la pléthore ; mais mêlés à des aliments moins
substantiels ils donnent de la force, de la vigueur, conviennent aux animaux qui ont besoin d'être fortement
nourris, qui font des déperditions, qui éprouvent de
grandes fatigues. Ils conviennent aux femelles qui nourrissent, aux juments poulinières; ils sont nécessaires
aux étalons, aux béliers au moment de la monte; ils sont
très-utiles pour pousser l'engraissement de tous les herbivores. Les grains contribuent à l'élevage des animaux.
Il est rare qu'on obtienne de bons chevaux sans donner
de fèves, de froment, etc., aux juments et aux poulains.
Ces aliments donnent à ces animaux de belles formes,
un corps cylindrique, des muscles puissants, un tempérament robuste, beaucoup de force et de l'aptitude à résister
aux causes de maladie. On ne doit pas craindre que les
mouvements nécessités par la mastication des grains attirent le sang à la tête et disposent les chevaux à la fluxion
périodique des yeux. Ce sont les aliments durs, ligneux,
non nutritifs, qui altèrent la constitution des animaux et
les disposent à toutes les maladies, et en particulier à celles
des yeux. Les grains sont utiles à tous les élèves au mo-

ment du sevrage ; les poulains, les agneaux qui s'en nourrissent s'aperçoivent peu de la suppression du lait.

Les grains sont indispensables à la nourriture des chevaux qui travaillent beaucoup. Belling, A. Young, Thaër, disent, à la vérité, que la carotte peut remplacer l'avoine pour l'entretien du cheval de trait ; mais cela n'est vrai que lorsque cet animal est occupé aux travaux peu pénibles des fermes. Cette racine est incapable de réparer les pertes, de soutenir les forces des chevaux qui travaillent autant qu'ils sont susceptibles de le faire ; il faut, pour les entretenir pendant un travail constant et pénible, leur donner des grains, et il y a même toujours économie à leur en administrer de fortes rations ; « car si l'on calcule avec soin, on trouvera que l'excédant du travail que l'on peut en obtenir par ce moyen compense, et bien au-delà, l'augmentation de dépense qui en résulte. » (de Dombasle). On doit même donner des grains aux bœufs de charroi, de halage, et même à ceux qui labourent ; une petite ration de ces fourrages donne de la force, abrège la durée des repas et permet de les éloigner les uns des autres.

On ne doit pas oublier que les herbivores sont destinés à vivre d'une nourriture facile à digérer, peu substantielle, et qu'il faut toujours leur administrer les grains avec précaution. Ces aliments sont généralement salutaires aux individus faibles, lymphatiques, étiolés ; mais ils doivent être donnés avec ménagement aux animaux adultes, vigoureux, sanguins, à ceux qui s'emportent facilement, qui sont échauffés, qui ne travaillent pas, qui cessent de faire des déperditions, etc.

On reproche aux grains administrés seuls, secs, entiers, d'être trop alibiles, trop durs, et de traverser, sans être altérés, le tube digestif ; on remédie à cet inconvénient en les mêlant à des fourrages grossiers que les animaux sont obligés de mâcher ; souvent on les donne entiers, seuls, ou on les fait macérer, cuire, infuser ; on les rend aussi d'une mastication facile et d'une digestion prompte, en les écrasant et en les réduisant en farine.

DES FARINES ET DU SON.

Les bonnes *farines* sont fraîches , moulues depuis peu de temps ; elles n'ont ni mauvaise odeur ni saveur sensible; celles qui sont acides, qui se pelotonnent sont altérées; il faut rejeter également celles qui renferment des corps étrangers. Celles des graminées , traitées par une grande quantité d'eau bouillante , ne laissent de résidu que lorsqu'elles contiennent de la sciure de bois , du plâtre, etc. Toutes les farines sont plus nourrissantes que les denrées qui les fournissent ; mais , du reste , leurs propriétés hygiéniques varient beaucoup. Si on les administre délayées dans beaucoup d'eau , surtout si celle-ci est chaude , elles n'agissent plus comme les grains ; elles rendent le liquide gommeux , adoucissant , très-salutaire aux herbivores malades , convalescents , aux femelles qui viennent de mettre bas ; l'eau blanche convient aussi beaucoup aux animaux échauffés par le travail, par une mauvaise nourriture , etc. Si l'on ajoute beaucoup de farine à l'eau , on obtient un liquide , ou un magma , très-propre à nourrir les femelles pleines, les nourrices, les jeunes sujets, les animaux à l'engrais ; mais , en général moins convenable pour les bêtes de travail que les grains. Cette nourriture engraisse , empâte les animaux. Réduites en pâte et fermentées, les farines sont très-nourrissantes. M. Colombel met sur la paille hachée, mouillée, un cinquième en poids de farine , et il donne ce fourrage aux chevaux , aux vaches à l'engrais. Comme la farine est très-appétée par les herbivores, on l'emploie en hygiène pour saupoudrer des substances que ces animaux ne prennent qu'avec répugnance ; elle est, sous ce rapport, fort utile pour l'entretien et l'engraissement des animaux. Mise sur les jeunes animaux qui viennent de naître, elle engage les mères à les lécher, à les sécher.

Certaines farines jouissent de propriétés particulières : celles de l'orge et du seigle sont rafraîchissantes, conviennent au cheval échauffé ; celles des gesses, des vesces, des lentilles, sont toniques, échauffantes, résolutives.

Le *son* est l'écorce du grain renfermant une quantité variable de farine ; celui du commerce contient de la fécule, du gluten, de la gomme, du sucre, de l'albumine et beaucoup de ligneux. Or, comme ce dernier est peu nourrissant et très-difficile à digérer, le son qui contient peu de farine forme une nourriture fort médiocre ; cependant il contribue toujours à nourrir, car il renferme de la gomme, du sucre, des traces d'albumine, etc. ; il faut le donner aux animaux qui, comme les ruminants, ont une grande force digestive. Si l'on en distribue aux porcs des rations un peu fortes, il traverse les organes digestifs sans être altéré ; il convient également assez peu aux solipèdes : donné à hautes doses, il fermente dans leur estomac, devient aigre, n'est pas digéré, et produit des indigestions mortelles, le vertige ; il tend à relâcher tous les animaux, leur donne des diarrhées et les dispose aux maladies vermineuses. Le son varie, selon qu'il a été passé une ou deux fois sous la meule : celui qui n'a été moulu qu'une fois est appelé *recoupe*, il contient des éclats de grain, de la farine ; celui qui a été passé deux fois sous la meule se nomme *recoupette*, il est plus divisé que le premier et renferme moins de farine, de gluten ; enfin, si on le soumet à une troisième mouture, on lui enlève le peu de parcelles farineuses qu'il contenait, et l'on obtient le *remoulage*, le *tressiot*. Les qualités de ces fourrages varient selon la perfection des moulins, des cribles qu'ils ont traversés ; le son est plus mauvais qu'anciennement, à cause de la perfection des procédés de

mouture que nous employons. Le son de froment est
presque toujours le plus mauvais ; les farines des autres
grains étant moins précieuses, on les sépare avec moins
de soin et le résidu en est meilleur.

Le son doit être frais, sans odeur ni saveur, blanchir
les corps qu'on plonge dans son intérieur et rendre l'eau
laiteuse. Il faut considérer comme mauvais celui qui est
odorant, aigre, acrimonieux, humide, pelotonné, coloré,
brun, celui qui a fermenté. Il est quelquefois mêlé à des
corps étrangers, à de la sciure de bois blanc ; il est alors
moins nourrissant et donne moins de lait aux vaches.

On distribue le son seul, sec ou mêlé à d'autres aliments. Le plus souvent on le mouille, on l'humecte : dans
cet état il est dit *fraisé* ; les animaux le mangent plus facilement et sans disséminer, par l'air qu'ils expirent, la
farine fine qu'il contient ; humecté, il se digère mieux et
rafraîchit les animaux. Il produit le même effet quand il
contient un peu de farine et qu'il est délayé dans beaucoup d'eau. Donné à petites doses, il est en général salutaire même aux animaux qui travaillent ; mais administré à doses un peu fortes, il rend mous, faibles, les
chevaux qui font des services très-pénibles ; ceux qui en
sont nourris suent au moindre exercice. Le son convient
aux ruminants, aux vaches laitières. Mêlé à des herbes
hachées, il sert à faire des pâtées pour les oiseaux.

§ 4. Des gerbées.

Nous appelons gerbées les plantes herbacées, sèches,
récoltées le plus souvent un peu avant la maturité, contenant la paille et le grain, et destinées à la nourriture
des animaux. Les gerbées sont avantageuses sous le rapport de l'hygiène et de l'agriculture : elles forment une
très-bonne nourriture pour les herbivores, car elles renferment, selon les proportions les plus favorables, du ligneux pour lester et des principes alibiles pour nourrir ;

elles conviennent parfaitement pour l'engraissement des animaux, pour l'entretien de ceux qui travaillent beaucoup, et pour le développement des poulains ; elles sont favorables à la santé : le mélange de la paille et du grain oblige les animaux à mâcher convenablement leur nourriture, et le grain bien écrasé s'imbibe de salive, est facilement digéré , et produit rarement de mauvais effets. L'avoine nouvelle est moins dangereuse en gerbées qu'en grains. Les plantes dont on veut faire des gerbées étant récoltées avant la maturité, épuisent peu le sol, occupent la terre peu de temps, la laissent libre pour recevoir les récoltes d'été, et donnent plus de produits alimentaires ; car si le grain est petit, ridé, pauvre en principes alibiles, la paille est, d'un autre côté, aussi bonne que du foin.

On fait des gerbées avec l'orge, le seigle, l'avoine dont les tiges, les feuilles seules sont peu nourrissantes. On les fauche après la floraison, lorsque le grain est encore laiteux ; il est même avantageux d'en faire avec le froment ; la quantité de gerbée qui aurait fourni un hectolitre de grain équivaut à 450 kilogr. de bon foin.

Beaucoup de légumineuses peuvent convenir pour former des gerbées ; Olivier de Serres conseille d'en faire avec le sainfoin ; cependant comme les tiges de ces plantes sont épaisses et succulentes, les feuilles tendres et alibiles, il y a souvent avantage à les couper avant la formation des graines ; à l'exception toutes fois de celles qui sont molles, aqueuses, difficiles à sécher, à conserver ; qui deviennent rapidement noires, quand on les coupe trop jeunes. Ainsi la gesse cultivée est facile à faner, à conserver, si on la fauche lorsque les graines sont formées et que les feuilles deviennent jaunes ; c'est alors qu'elle est le plus salubre. La jarosse destinée à servir de fourrage doit toujours être fauchée à cette époque, car plus tard elle s'égrène ; elle est d'ailleurs moins dangereuse dans cet état que lorsqu'elle est parvenue à parfaite maturité.

Quoique les vesces soient difficiles à convertir en foin, on ne doit pas attendre, pour en faire la récolte, que les graines soient mûres; après la floraison elles épuisent le sol, forment un fourrage échauffant, les tiges perdent de leurs qualités et les graines, après leur dessiccation, tombent, salissent les terres, se répandent dans les chemins et profitent très-peu aux animaux; mais si l'on croit devoir les laisser mûrir, il faut les donner en gerbée. M. A. Yvart rapporte *(Jour. de méd. vét.)* que des brebis nourries avec des vesces d'hiver mélangées à du seigle perdirent le lait et devinrent en chaleur peu de temps après la mise bas; les mères conservèrent la santé, mais leurs agneaux dépérirent : le fourrage, donné à la dose de plus de 1 kilogr., renfermait environ 4 décilitres de semences.

Les fèves sont difficiles à dessécher après la floraison, mais « le fanage offre peu de difficulté après la maturité; on en fait alors des bottes qu'on ne bat pas; c'est une excellente gerbée. » (Grognier). Dans le nord, on met les fèves en petites gerbes qu'on dresse pour les faire sécher. Ce fourrage est éminemment nutritif, il peut remplacer le foin et l'avoine; sec, il est approprié aux animaux forts, mais plutôt à ceux qui travaillent qu'à ceux qui donnent des produits; cependant, quoique dur, il est salutaire au mouton. Il est souvent avantageux de hacher les fèves avant de les administrer; et même, pour les bêtes à l'engrais, pour celles qui ont du lait, pour les jeunes, il convient de traiter par l'eau ce fourrage haché.

Quoique la paille des lentilles soit très-bonne et qu'avant de faucher ces plantes on doive laisser se former les cosses pour faciliter le fanage et la conservation, il faut en faire la récolte lorsque le fruit est incomplètement mûr; elles fournissent alors une nourriture très-substantielle qu'il faut administrer avec précaution.

Il faut faucher les pois, pour en former du fourrage sec, aussitôt que les premières cosses sont mûres; si l'on attendait plus tard, on perdrait une partie des graines, la paille deviendrait dure, ligneuse, et le sol serait fortement épuisé. La gerbée de pois est très-nutritive et très-bonne pour le cheval qui travaille.

Dans le nord, on prépare des gerbées de fèves, de vesces, de gesses, de pois, de seigle. Ces mélanges sont très-productifs et donnent un produit substantiel, qui, comme on peut le prévoir d'après sa composition, est salutaire à la santé, propre à former une bonne nouriture, à donner de la force aux animaux de travail, et à pousser les bêtes qui sont à l'engrais.

ART. 3. — DES RACINES CHARNUES, DES TUBERCULES, DES CHOUX
ET DES FRUITS AQUEUX.

DES PLANTES QUI FOURNISSENT CES FOURRAGES.

Les substances alimentaires que nous plaçons dans ce paragraphe sont formées d'un parenchyme cellulaire, lâche, qui contient beaucoup d'eau, du sucre, du mucilage, de la fécule, de l'albumine, certains sels, etc. Elles peuvent se conserver fraîches longtemps après la récolte, et, quoiqu'elles diffèrent par leur composition chimique, elles peuvent toutes se suppléer, servir aux mêmes usages.

DE LA BETTERAVE. Elle appartient à la famille des chénopodées. Plusieurs variétés de cette plante sont cultivées pour la nourriture des animaux et pour la fabrication du sucre. La *B. disette, beta campestris*, est la plus généralement cultivée pour le bétail; elle donne beaucoup de produits, mais elle est aqueuse, peu substantielle; la *B. blanche de Silésie, B. alba*, est celle qu'on cultive le plus pour l'extraction du sucre; MM. de Dombasle, Crud, disent qu'elle est aussi productive que la précédente, plus

18

sucrée, plus alibile, plus rustique, moins sensible à la sécheresse et au froid ; M. Bailly recommande la *jaune d'Allemagne* comme donnant autant de produits que la disette, mais étant plus nutritive, plus propre à l'engraissement du bœuf ; enfin, M. Perrault de Jotemps donne la préférence à la *rose*, et M. Puvis dit que cette variété est peu exigeante pour le sol, pour les labours, et qu'elle donne de grands produits. Il est probable que les qualités de ces racines varient selon les localités, le genre de culture, etc. ; elles sont en général trop aqueuses, les plus substantielles sont les plus salubres ; on doit les cultiver préférablement à celles qui donnent le plus en volume.

La betterave réussit dans les alluvions, dans les loams convenablement ameublis et bien fumés. Pour en devancer la récolte, M. Touchy en a semé avant l'hiver, les a repiquées en avril, et il a ensuite coupé les tiges de celles qui montaient. Cette pratique est avantageuse dans les pays où la betterave passe l'hiver ; la récolte, étant très-précoce, est moins exposée à la sécheresse de l'été. M. de Dombasle ne conseille pas d'effeuiller les betteraves ; Gilbert et Yvart ont prouvé que cette opération nuit beaucoup au développement des racines. Les feuilles ont très-peu de valeur ; il en faut de 5 à 6 kilogr. pour faire l'équivalent d'un kilogr. de foin. Il y a des agriculteurs qui conseillent de laisser sur le sol celles qui existent encore au moment de la récolte des racines. On doit, dans tous les cas, ne ramasser, avant que les plantes soient formées, que les feuilles jaunes et les détacher avec précaution. La racine de la betterave contient dans sa jeunesse beaucoup d'eau, plus tard du sucre, et ensuite du sel de nitre. Il faut la récolter au moment où le sucre prédomine.

C'est la plante qui produit le plus de nourriture sur un terrain donné ; elle craint peu la sécheresse et fournit des récoltes abondantes quand les autres fourrages manquent. Dans les années favorables, elle donne des quantités prodigieuses de substance alimentaire. Il peut y avoir par hectare 64,000 plantes pesant chacune, en moyenne, 1,500 gr., car on en trouve qui pèsent 15 kil.

La betterave convient à tous les animaux, notamment aux ruminants. Elle en est appétée, les rafraîchit, les tient en bonne santé, les nourrit bien et fournit beaucoup de lait. On l'administre crue, nettoyée et coupée ; par la cuisson on la rend plus nutritive, plus salubre. La pulpe est plus salutaire desséchée qu'humide. On doit donner les betteraves avec précaution aux animaux qui en reçoivent pour la première fois ; car il arrive qu'ils en prennent d'abord avec une grande avidité et qu'ils s'en dégoûtent ensuite. A très-hautes doses, ces racines donnent la diarrhée. La ration doit varier de la moitié aux trois quarts de la nourriture totale, si les animaux ne reçoivent, en outre, que des fourrages secs. « Je puis affirmer avoir, durant 4 mois, fait nourrir, sous mes yeux, 160 bêtes à cornes, deux tiers avec des racines de betteraves et un tiers en foin ; je dois même ajouter que, durant les deux derniers mois, les betteraves étaient complètement gelées, et que, pour les faire dégeler, on les laissait dans les étables pendant une douzaine d'heures avant de les donner aux bêtes. » (Crud.) Dans le Palatinat, on donne ces racines aux chevaux qui travaillent.

CRUCIFÈRES. Le genre BRASSICA fournit des plantes qui viennent dans les terres neuves, privées de sels calcaires, où les légumineuses réussissent mal ; elles sont rustiques, exigent peu de soins et donnent des produits abondants. Ce sont les plantes qui, selon M. Rieffel, offrent les plus grandes ressources aux cultivateurs qui défrichent des landes ; leur culture dispose la terre à recevoir d'autres récoltes. De Candole a divisé le genre *brassica* en cinq espèces ; nous parlerons ici des variétés qui

fournissent une nourriture verte pouvant être consommée l'hiver au râtelier.

Le CHOU CABUS, *brassica oleracea capitata*, variété
du *B. oleracea*, est une plante très-productive. On en
voit du poids de 15 à 20 kilogr. La culture n'en est
pas plus dispendieuse que celle des autres choux, mais
la réussite en est casuelle; ce chou ne peut pas passer
l'hiver en plein air et il est difficile à conserver, à cause
de l'espace qu'il occupe dans les magasins.

Le CHOU CAVALIER, *B. O. acephala*, offre de nombreuses sous-variétés; le *chou branchu*, le *chou du Poitou*, le *chou vivace*, le *chou-chèvre*, le *chou-vache*, etc.,
lui appartiennent; il est très-rustique, n'occasionne pas
de frais de conservation et donne beaucoup de produits.
64 ares plantés en choux suffisent, d'après M. Jolly, à
la nourriture de 6 bêtes à cornes, de la fin de septembre
jusqu'en avril.

Le CHOU-RAVE, *B. O. caulo-rapa*, présente à l'origine
des feuilles un renflement oblong, charnu qui peut,
comme les feuilles, servir à la nourriture des animaux.

RUTABAGA, *B. campestris rutabaga, navet de Suède*.
Cette précieuse plante est cultivée pour sa racine ovoïde
ou orbiculaire, plus ou moins jaunâtre. D'après M. Rieffel, elle résiste à l'humidité dans le sol imperméable des
Landes; elle donne plus de produits que la pomme de
terre dans les terres légères, et doit être préférée à la
betterave dans les climats où il pleut souvent. Il faut la
semer en pépinière, afin qu'on puisse en soigner les jeunes plans et en éloigner les pucerons par l'emploi continu des cendres. On conseille même de faire les semis à
plusieurs jours d'intervalle, afin d'avoir plus de chances
favorables et d'être ensuite moins pressé pour le repi-
quage. Les navets de Suède fournissent de 30 à 100,000
kilogr. et plus de nourriture verte par hectare; ils sont
rustiques, peuvent sans inconvénient rester en place jus-

qu'au mois de février ; car « non - seulement ils se conservent bien , mais ils grossissent toujours et ne paraissent acquérir toute leur maturité qu'au milieu de l'hiver »
(Rieffel). En Angleterre, on les fait manger sur place ;
mais V. Yvart a observé que l'écorce coriace , la chair
ferme et serrée du rutabaga usent promptement les dents
des moutons. Cette racine est « beaucoup plus compacte,
plus pesante d'un quart environ , moins aqueuse , plus
délicate au goût , plus nourrissante et surtout bien plus
rustique et plus convenable pour la nourriture des hommes et des animaux, que la rave ou le navet ordinaire,
quoiqu'elle soit généralement beaucoup moins productive
en volume. » (Yvart.) Le rutabaga entretient bien les animaux, donne aux vaches beaucoup de lait sans diminuer
les qualités du beurre ; sous ce rapport il est préférable
aux raves , aux pommes de terre et même aux betteraves. Trois kilogr. de navets de Suède équivalent à 1 kilogr. de foin.

Rave , *B. rapa.* On distingue trois espèces de raves
dont deux , la rave *déprimée* et la rave *oblongue ,* sont
cultivées pour les animaux. Les Anglais appellent les
raves *turnips,* mais ils donnent aussi ce nom aux navets.
Ces raves présentent plusieurs variétés ; elles sont aqueuses , médiocrement nutritives , mais précieuses pour l'hiver ; du reste elles viennent sur des terres médiocres et ne
réclament point une culture dispendieuse. On les donne
aux ruminants. Si les vaches en prennent une trop forte
ration pendant plusieurs jours, leur lait contracte l'odeur
des crucifères.

Le navet, *brassica napus,* offre plusieurs races. Les
navets proprement dits sont cultivés pour l'homme : on
les donne aussi aux animaux.

Pomme de terre , *solanum tuberosum , Parmentière.*
Cette plante est cultivée en grand depuis la fin du siècle
dernier. Elle présente aujourd'hui une infinité de variétés,

caractérisées par la couleur, la consistance, le volume, la précocité, et par la forme des tubercules. Dans le choix d'une pomme de terre, il faut avoir égard au sol, au climat, aux besoins de la localité, etc. Pour une terre légère, il faut une variété qui s'enfonce profondément dans le sol et ne craigne pas la sécheresse; dans un terrain argileux, on doit mettre celles dont les tubercules se forment près de la naissance des tiges. Si l'on veut faire consommer la récolte, on choisira plutôt la variété qui donne la plus grande quantité de matière alibile que la plus volumineuse. Sous le rapport de la valeur nutritive, il peut y avoir une grande différence entre deux variétés de pommes de terre : M. de Dombasle a trouvé 36 pour cent de matière sèche dans la parmentière rouge hâtive, et seulement 22 pour cent dans celle qu'on appelle patraque; or, comme il est probable que la valeur nutritive est en rapport avec la matière sèche, la variété hâtive est de beaucoup supérieure à l'autre; et lors même que celle-ci donnerait deux fois autant de produits que la première, il ne serait pas prouvé que la culture en est plus avantageuse, à cause des frais de sa récolte, des embarras de sa conservation, etc. Les variétés les moins aqueuses sont aussi les plus salubres.

La morelle tubéreuse, quoique native du Pérou, prospère dans les climats les plus divers, si le temps est favorable ; c'est la récolte-racine qui convient le mieux à l'état de fertilité souvent si médiocre de la plupart de nos terres. Dans les terrains sablonneux, siliceux, elle est farineuse, sapide, nutritive. On doit la planter de bonne heure dans les sols qui craignent la sécheresse ; car, si l'humidité manque à la plante, l'accroissement des tubercules s'arrête avant leur maturité, et l'on a des produits peu abondants et mauvais ; si la pluie survient ensuite avant la récolte, il se forme de nouveaux tubercules qui, quand on arrache la plante, sont encore jeunes, aqueux, fades, in-

capables de se conserver, et ne fournissent qu'une mauvaise nourriture. La parmentière réussit mal aussi dans
les terres fortes : si la sécheresse est grande, le sol devient
dur, les tubercules ne peuvent pas se développer ; si l'année est pluvieuse, la plante ne mûrit pas, et, quand on
l'arrache, on a des produits aqueux, fades, mauvais. Il
faut, en général, placer cette plante sur une terre franche ; cependant, si le climat est humide, elle donne de
bons produits sur un sol léger.

On avait conseillé de couper les tiges de la parmentière
pour nourrir le bétail ; mais M. Mollerat a prouvé que
cette pratique n'est pas avantageuse. On n'obtient, pour
une surface de terre, que 4,300 kilogr. de tubercules en
coupant les tiges avant la floraison ; 16,330 kilogr. si on
les coupe quand les fleurs viennent de passer ; 30,700
kilogr. si c'est un mois plus tard ; et l'on a 41,700 kilog.
en ne les coupant qu'un mois plus tard, quand on veut
arracher la plante ; or, la fane n'a presque aucune valeur
en comparaison de la quantité de tubercules perdus.

On ne doit arracher les pommes de terre qu'après leur
maturité ; avant elles sont aqueuses, peu nutritives et diminuent beaucoup après la récolte. On avait même conseillé de les laisser dans la terre jusqu'au moment où l'on
voudrait les faire consommer ; mais il serait trop difficile
de les arracher en hiver. Si l'on en fait la récolte dans un
temps sec, elles se nettoient bien, se conservent ensuite
facilement et sont toujours bonnes. Il est même avantageux, si le temps le permet, de les laisser sur le sol quelque temps avant de les rentrer. Il faut conserver les pommes de terre dans un lieu frais, où il ne gèle pas, les éloigner de la chaleur. Il est à craindre qu'elles deviennent
noires, qu'elles pourrissent, qu'elles germent et se dessèchent : ce qui en diminue le poids et la qualité.

La parmentière donne d'abondants produits ; elle rapporte, d'après des calculs faits en France, en Allemagne,

en Angleterre, de 270 à 280 hectolitres par hectare ; elle peut rendre 550 hectolitres de 80 kilogr. chacun. Si la betterave donne de plus forts produits, la solanée a l'avantage de ne pas craindre les intempéries ; et si l'on choisit bien la saison pour la planter, on peut en avoir quelque temps qu'il fasse. Quoiqu'elle exige du fumier, elle forme une culture améliorante, si on la fait consommer dans la ferme ; car les animaux qui la mangent font beaucoup plus d'engrais qu'elle n'en a absorbé. Sa culture nettoie le sol et le prépare pour recevoir un trèfle, après lequel on obtient le plus beau froment.

Les pommes de terre contiennent beaucoup d'eau ; de la fécule et un parenchyme celluleux ; on trouve aussi dans leur écorce, dans leurs germes, un principe âcre, narcotique. D'après M. Gellé, « les jets étiolés sont surtout les plus malfaisants ; j'ai vu, dit-il, un cochon périr de coliques avec tympanite, diarrhée et paralysie du train postérieur, pour en avoir mangé une assez grande quantité qu'on avait jeté dans une cour. » *(Pathologie bovine.)* La composition des tubercules varie selon la variété, l'âge de la plante ; ils sont plus salubres, plus nourrissants en automne qu'au printemps. La germination transforme la fécule en germes qui sont très-aqueux et nuisibles. On a cru que le principe narcotico-âcre était plus abondant dans les tubercules jeunes que dans ceux qui sont bien formés ; MM. Otto, de Niel, Viborg, ont prouvé par l'analyse et par des essais que les uns et les autres renferment les mêmes principes, quoique en différentes quantités ; ceux qui sont mieux formés sont plus fermes, plus nourrissants. Le principe âcre produit-il les mauvais effets qui suivent quelquefois l'usage des pommes de terre ? Celles-ci ne sont, dans tous les cas, nuisibles, même celles qui ont été gelées, que lorsqu'on les donne sans précaution. Elles sont plus nutritives que les racines placées dans cet article, et, d'après le baron

Crud, elles nourrissent plus les hommes que les animaux :
266 kilogr. transformés en pain équivalent à 100 kilogr.
froment ; tandis que 100 kilogr. tubercules donnés au
bétail n'équivalent guère qu'à 45 kilogr. de foin.

On administre les pommes de terre cuites ou crues.
La cuisson détruit leur principe âcre, purgatif et les
rend plus nutritives ; 86 kilogr. de tubercules cuits
nourrissent autant que 98 kilogr. crus. Dans le premier
état, ils sont favorables à la sécrétion du lait ; mais cuits
ils engraissent plus rapidement. On fait consommer les
pommes de terre mêlées à d'autres aliments ou seules,
coupées, écrasées. M. Favre conseille de les donner
crues, après leur avoir enlevé par la pression leur excès
d'humidité ; on les mêle souvent à de la paille hachée,
à des graines de foin, à des balles de blé ; M. Turck a
remarqué qu'administrées pendant longtemps seules et à
fortes doses, elles occasionnent des indigestions, l'enflure
des membres et la mort. (Le Bon Cult. de Nancy, 1841.)
Si on les donne sans précautions, elles relâchent les intestins, produisent une diarrhée fétide, affaiblissent les
animaux et rendent les digestions difficiles : un fort repas
de pommes de terre peut même produire une indigestion
mortelle. Il faut toujours commencer l'administration de
ces tubercules à petites doses ; d'abord le quart ou le
tiers de la ration, et ensuite on peut, selon les effets
qu'ils produisent, en donner, surtout s'ils sont cuits, la
moitié, les deux tiers et même les trois quarts de la
nourriture prise par les animaux.

On administre les pommes de terre au bœuf, au mouton, au porc, à la volaille qu'on engraisse ; elles donnent au lait, d'après M. Crud, plus de caséum que de
beurre ; elles sont même avantageuses aux animaux de
travail. On a longtemps cru qu'elles ne convenaient pas
aux chevaux ; mais depuis plusieurs années, les trapistes
de Milleray nous ont prouvé que ces animaux peuvent

sans inconvénient recevoir trois rations de tubercules.
M. Villeroy emploie cette nourriture aux mêmes usages
depuis une vingtaine d'années ; elle est saine et de facile
digestion, et ce qui prouve qu'elle est plus nutritive
qu'on ne croit, dit-il, c'est qu'elle met en état de résister à un travail pénible, non-seulement les animaux employés à l'agriculture, mais même le cheval de poste.
Aujourd'hui la pomme de terre sert, avec le plus grand
avantage, à nourrir les attelages qui supportent les plus
rudes fatigues. MM. Bazin, Guénié, etc., remplacent dans
l'entretien des chevaux de poste, de diligence, 8, 10
kilogr. de foin par 16, 20 kilogr. de tubercules. « La
nourriture du cheval avec la pomme de terre cuite, frais
de main-d'œuvre et combustible compris, ne coûtera
pas moitié de ce qu'elle coûte suivant le régime ordinaire,
dit M. Bazin ; et un arpent de terre produira assez de
tubercules pour la nourriture annuelle de trois chevaux ;
tandis qu'il faut trois arpents en avoine pour nourrir un
cheval. » M. Guénié évalue que la parmentière fournit,
sur une surface donnée de terrain, six fois plus de matière alimentaire pour les chevaux que l'avoine.

La CAROTTE, *daucus carotta*, présente plusieurs variétés qu'on distingue par la couleur des racines. On
cultive pour les animaux les *jaunes*, les *blanches* et
quelquefois les *rouges*. Elles résistent par leurs racines
profondes à la sécheresse, épuisent peu le sol et peuvent
être cultivées plusieurs années de suite sur la même
terre ; mais elles ne prospèrent que sur les fonds bons,
bien préparés, surtout bien nettoyés ; elles réussissent
après les pommes de terre qui ont reçu d'abondantes fumures. Dans les Vosges, on les sème au printemps sur
une récolte d'automne. Elles exigent des sarclages bien
faits ; si on leur enlève les feuilles, elles se développent
mal ; les racines résistent à une température de — 8° ;
elles sont faciles à conserver ; on doit les garder pour l'é-

poque où les betteraves, les parmentières sont finies.

Un hectare de terre peut en produire 500 hectolitres pesant 70 kilogr. l'un. « Il y a peu de récoltes qui surpassent la valeur de celle-ci dans leur application à la nourriture des bestiaux. » Une terre cultivée en carottes avec tous les soins nécessaires rapporte plus du double de ce qu'elle produirait cultivée en pommes de terre.

Les carottes fournissent un des aliments les plus sains. M. Crud n'a jamais vu aucune bête incommodée ni dégoûtée pour en avoir mangé en excès. C'est la racine qui peut le mieux se passer de la cuisson ; elle peut même servir à corriger la saveur douceâtre, les propriétés relâchantes de la betterave et l'âcreté de la pomme de terre. Elle engraisse rapidement le porc, la volaille, et produit une chair ferme et savoureuse ; cuite et écrasée dans le lait, elle engraisse bien les veaux. M. Crud dit cependant que la betterave a la supériorité pour l'engraissement des bestiaux. M. Perrault trouve aussi qu'elle nourrit moins bien les vaches que la chénopodée. Elle donne un lait abondant et savoureux, et selon Bulling, elle produit un beurre excellent. Il faut toutefois la donner avec mesure ; car à très-hautes doses elle communique au lait une saveur nauséabonde (Bourée). Elle est très-appropriée à la nourriture des brebis et des agneaux.

La carotte est surtout avantageuse pour l'entretien du cheval. Elle en est appétée, le tient en très-bon état, lui donne de la force, de la vigueur, lui rend la peau souple, le poil brillant. Elle est légèrement aromatique et peut remplacer l'avoine pour les chevaux employés à l'agriculture. Les Anglais en donnent jusqu'à 35 ou à 40 kilogr. avec 4 kilogr. de foin. Elle est aussi très-salutaire aux poulains.

Le PANAIS, *pastinaca sativa*, est bisannuel ; par la culture sa racine devient grosse, charnue. Cette plante réclame à peu près les mêmes soins que la carotte ; mais

elle est moins difficile sur le sol. On a conseillé de la
cultiver pour ses feuilles qui sont abondantes et qui
donnent beaucoup de lait aux vaches, quoique peu nutritives. Les racines sont très-rustiques, on peut les laisser
l'hiver dans la terre ; mais il ne faut pas attendre le printemps pour les arracher ; car lorsqu'elles poussent elles
deviennent ligneuses, non nutritives. La récolte du panais est difficile, les divisions de la racine retiennent la
terre ; la variété, dite *panais rond*, est sous ce rapport
préférable. Le panais nourrit bien et engraisse même les
porcs et les ruminants ; il donne aux vaches beaucoup
de lait, une crème épaisse et un beurre d'un goût agréable ; il nourrit bien les solipèdes ; on le donne aux chevaux si estimés de la Bretagne. On le fait manger cuit ou
cru coupé en tranches.

Du TOPINAMBOUR, *helianthus tuberosus*. Quoique ai-
mant les sols fertiles, cette plante prospère dans les terres
sablonneuses les plus maigres, et donne des produits passables dans des terrains réputés stériles qui ne produiraient aucune autre récolte. Il vit aux dépens de l'air et
n'épuise pas le sol. Il n'exige que très-peu de frais de
culture et résiste à toutes les températures : les longues
sécheresses le retardent, mais n'en arrêtent pas le développement ; les plus grands froids flétrissent ses feuilles
sans altérer les tubercules. Il est facile à conserver ; on
peut même, dit-on, le tenir dans l'eau trois ou quatre
mois sans qu'il s'altère. Il est souvent plus convenable de
le laisser dans la terre ; il s'y améliore pendant l'hiver
(Couhé) ; et en février, au moment où l'on n'a plus de
fourrages frais, il donne une excellente nourriture ; les
tubercules sont même alors plus fermes, moins aqueux,
plus nutritifs, plus sapides qu'en automne, et les animaux les mangent avec plus de plaisir.

Le topinambour est sain, nutritif ; il convient à tous
les bestiaux. « J'en donne tous les ans à mes chevaux,

aux vaches laitières et aux cochons, en mars, avril et mai ; ils s'en trouvent bien. » (Hache de la Condamine.) Ces tubercules sont surtout recommandés pour les bêtes à laine ; on dit qu'après avoir séjourné 12 heures dans l'eau, ils échauffent les moutons, produisent l'ivresse, le météorisme ; c'est lorsqu'on en donne en excès.

Les feuilles du topinambour peuvent fournir pendant l'été une ressource précieuse pour la nourriture des vaches et des bêtes à laine ; celles de l'*hélianthe annuel*, *grand soleil*, remplissent le même but. Elles ont été employées en grand dans l'Amérique.

Il est difficile d'extirper complètement le topinambour des terres où il a été cultivé. Pour diminuer les inconvénients qu'il présente à cet égard, on profite de l'avantage qu'il a de prospérer plusieurs années de suite sur le même sol ; on le cultive pendant huit ou dix ans consécutifs sur la même terre, et l'on met ensuite à la place qu'il a occupée une autre récolte sarclée.

DES COURGES. La courge, *cucurbita pepo*, présente plusieurs variétés cultivées pour la nourriture des animaux, dans l'Anjou, dans la Sarthe, dans la Bresse, dans la Franche-Comté, etc. M. Ysabeau recommande cette plante avec le maïs pour améliorer l'agriculture du Midi. « Il n'existe pas, dit-il (*Ann. prov.*, 1842), de culture plus économique si l'on compare les frais aux produits.» Les courges récoltées avant la maturité se conservent difficilement ; on doit les garder dans un cellier où il ne gèle pas, les visiter souvent et faire consommer celles qui commencent à pourrir. Les courges donnent de grandes quantités de fourrage, mais celui-ci est aqueux, peu nourrissant, quoique sucré ; elles sont cependant précieuses pour les temps où le bétail est nourri de fourrage sec ; elles rafraîchissent les animaux, tiennent le ventre libre. Ces fruits conviennent au bœuf, au porc ; les vaches en sont très-friandes ; ils leur donnent beaucoup de lait. » D'après M. Garriot (*ouvrage inédit*) les vaches qui mangent des courges sont très-peu portées à recevoir le taureau. Les courges peuvent former un tiers de la ration des animaux ; cuites, on les administre seules ou mêlées à du son, à des feuilles ; les orientaux en donnent aux solipèdes. On trouve dans ces fruits des graines oléagineuses, riches en albumine, qui donnent un tourteau très-nutritif pour le porc. Les graines entières, cuites avec le fruit, engraissent ce pachyderme ; mais elles sont insalubres pour les vaches.

Les feuilles, les tiges stériles de courge ont peu de valeur ; elles peuvent cependant être utiles quand la sécheresse a détruit les autres fourrages ; la récolte ne doit en être faite que lorsque les fruits ont acquis la plus grande partie de leur développement.

LE PIED DE VEAU, *arum maculatum, girou, gouet,* est une plante assez commune dans les bois, dans les haies et dont les feuilles sont très-précoces ; elle contient un suc laiteux âcre, épispastique, très-purgatif ; mais elle est pourvue d'un bulbe, riche en fécule, très-nutritif si l'on peut détruire le principe irritant. Les habitants de l'ouest emploient le girou bouilli, desséché, pour la nourriture du porc. Métivier recommande la graine de cette plante pour faire du pain. Le pied de veau produit peu ; il ne mérite pas d'être cultivé et on ne doit jamais l'employer sans précaution.

Nous mentionnerons les fruits du POMMIER, du PRUNIER, etc.; on les donne quelquefois aux animaux, au porc ; ils forment une nourriture très-peu substantielle, mais rafraîchissante, qui peut être utile en été. On donne les prunes crues ; mais il peut être avantageux de faire cuire les pommes âpres, qui tombent avant la maturité, pour les rendre douces et plus nutritives.

CULTURE DES PLANTES SARCLÉES.

Choix du sol, semailles, etc. C'est une erreur de croire que les cultures sarclées prospèrent seulement dans les jardins potagers. La plus grande partie de nos terres peut en produire, et l'on doit en établir sur toutes les soles pour détruire les mauvaises herbes ; mais il faut bien préparer la terre qui doit les recevoir ; car elles ne donnent, celles surtout qui ont des racines volumineuses, de bons produits que lorsqu'elles sont dans un sol bien ameubli où elles peuvent s'étendre sans être comprimées. Ces plantes s'accommodent de tous les engrais ; on doit leur donner les fumiers infestés de graines de mauvaises herbes ; si celles-ci poussent on les détruit par les sarclages. Quand on a peu de fumier, on le place dans les raies, en lignes, sur lesquelles on met les plantes. Les végétaux enfouis verts dans les sillons sont très-bons pour préserver les récoltes de la sécheresse. Il ne faut pas craindre de faire quelque sacrifice pour que les plantes soient vigoureuses. L'abondance des produits paie toujours les travaux, le fumier, etc.; les plantes s'établissent bien, couvrent la terre, la tiennent fraîche, absorbent les gaz qui s'en dégagent (p. 201).

On sème les racines en lignes ou à la volée; en lignes les sarclages sont plus faciles et plus économiques. On doit semer un peu épais, on a toujours la ressource d'arracher une partie des plantes au moment du binage; on sème sur place ou en pépinière. Si l'on sème en pépinière, on peut mieux soigner la jeune plante, hâter la récolte en faisant les semailles dans un lieu chaud, abrité, avant que la terre, où l'on veut établir la récolte sarclée, soit libre. On transplante d'une manière très-économique : on emploie à ce travail trois ouvriers; l'un fait les trous avec un plantoir; le second y place la jeune plante, et un troisième ferme le trou ; lorsque le temps est très-sec, il peut être utile d'arroser les plantes une ou deux fois. Quand on transplante en raies, l'opération est plus longue.

Les hersages produisent de très-bons effets sur les ré-coltes sarclées ; ils augmentent la puissance du sol, le rendent perméable à la rosée, à la pluie, rechaussent les plantes, détruisent les mauvaises herbes, etc. Pour faciliter les premières façons, on doit faire germer, avant de les semer, les graines qui sont longues à lever; les bonnes plantes étant ensuite plus avancées que les adventices, il est facile de détruire ces dernières sans arracher les autres.

Récolte. On arrache les racines, les tubercules au moment où les feuilles sont flétries. La récolte doit être faite avec précaution, sans blesser les parties que l'on veut conserver ; il faut même couper les feuilles assez haut pour ne pas entamer les racines. On doit rentrer celle-ci pendant le beau temps ; le travail est alors plus facile et les produits sont meilleurs. Il est important de connaître la quantité des fourrages divers que l'on a, afin de rationer les animaux de la manière la plus avantageuse; c'est pourquoi on doit employer, pour faire la récolte, des voitures dont la capacité soit connue. On conserve les racines en silos ou dans des celliers, dans des caves; il faut les visiter de temps en temps et si elles s'échauf-fent, pourrissent ou germent, on les fait consommer ; pour les conserver tard, il faut presque toujours les changer de place après l'hiver.

AVANTAGES, EMPLOI DES RÉCOLTES SARCLÉES.

Les cultures sarclées sont de la plus haute importance pour l'économie rurale et pour l'hygiène vétérinaire ; elles seules peuvent fournir pour l'hiver une nourriture fraîche, sans laquelle il n'est pas possible d'entretenir avec bénéfice les bestiaux nécessaires à une exploitation rurale.

Les plantes sarclées fournissent les cultures fourragères les plus productives. Elles donnent beaucoup plus de matières alimentaires que les meilleurs prés : sur les terres où ceux-ci prospèrent le mieux, elles fournissent même plus que la luzerne ; et sur les terres médiocres, non arrosées, elles rendent incomparablement plus que les meilleures plantes qu'on fauche. M. Turck a démontré combien les racines, les tubercules sont utiles quand l'hiver ou la sécheresse ont nui aux diverses prairies. « On voit par les ressources que peut fournir la terre, dit l'habile directeur de l'institut agricole de Sainte-Geneviève, combien il serait facile de nourrir un bétail nombreux et d'affranchir le pays d'un joug que désormais nous ne pouvons plus supporter sans honte. »

Les fourrages-racines, les choux ne sont pas seulement nécessaires pour nourrir beaucoup d'animaux, ils contribuent, en donnant des moyens de varier la nourriture, à entretenir le bétail en santé et en état de bon rapport : par les aliments sains, nutritifs, de facile conservation qu'ils fournissent, ils préviennent de nombreuses maladies ; ils rafraîchissent les animaux échauffés par la nourriture sèche ; le bœuf, le cheval qui reçoivent de bonnes rations de turneps, de carottes, ne sont jamais portés à prendre à la fois de ces grandes quantités d'eau qui occasionnent, si souvent, des indigestions de boissons sur les bêtes altérées par l'usage du foin, de la paille ; les racines tiennent le ventre libre, rendent la peau souple, moite, le poil luisant ; elles activent l'engraissement des ruminants et poussent le développement des élèves, en agissant sur les jeunes animaux et sur les nourrices dont elles augmentent la sécrétion du lait. Les propriétaires qui veulent avoir beaucoup de lait pendant

l'hiver, règlent les rations des vaches, des brebis, de
manière à pouvoir leur donner des racines jusqu'à l'arrivée des fourrages du printemps.

Sans récoltes sarclées, il ne peut y avoir d'agriculture
productive : elles augmentent les engrais, en fournissant
des masses d'aliments et en rendant les excréments du
bétail plus mous et les urines plus abondantes ; elles
absorbent une grande partie de leur nourriture, de l'air
par leurs feuilles larges, et des couches profondes de la
terre par leurs longues racines ; de sorte qu'elles augmentent la fertilité de la couche supérieure du sol, presque de tous les engrais qu'elles produisent. Elles détruisent les mauvaises herbes par leurs feuilles larges et par
les sarclages qu'elles réclament ; sous ce rapport, les
cultures sarclées, appelées avec raison *cultures jachères,*
sont souvent aussi efficaces que l'improductive jachère.
Tous les agronomes reconnaissent que sans récoltes sarclées tout bon assolement est impossible, quelle que soit
la fertilité de la terre ; qu'elles sont nécessaires pour détruire les mauvaises herbes, ameublir le sol ; que sans
elles l'introduction du trèfle, de la luzerne, ne permet pas
la suppression de la jachère ; que ces légumineuses doivent alterner avec les fourrages-racines ; que ceux-ci disposent le sol à donner de bonnes récoltes de céréales, de
légumineuses et de plantes industrielles.

A l'article des diverses racines, nous avons parlé de
leur valeur nutritive, de leurs effets et de leur administration. Nous ajouterons que les règles prescrites à cet
égard, quoique déduites de l'observation, ne doivent
pas être considérées comme invariables ; que les facultés
de ces fourrages varient beaucoup d'une année à l'autre ;
qu'on doit observer l'action qu'ils exercent sur les animaux et en déterminer les rations d'après les effets qu'ils
produisent ; que, sous le rapport de l'économie, il faut
en donner de fortes doses et diminuer, autant que possible, la consommation du foin, de l'avoine, etc.

ART. 4. — DES PATURAGES.

Le mot *pâturage* a deux significations : il désigne le terrain où les animaux pâturent et la pratique de faire paître. Les pâturages sont *naturels* ou *artificiels*, et les uns et les autres sont *temporaires* ou *permanents*.

§ 1ᵉʳ. Des pâturages naturels.

Des jachères. Les jachères sont des terres arables momentanément incultes. On laisse sans culture les soles qui ont produit plusieurs récoltes épuisantes ; on les appelle chaumes la première année, et friches si elles restent plusieurs années sans être cultivées.

Les *chaumes* ont une valeur très-variable comme pâturages : ils offrent peu de ressource si les céréales sont propres, les terres nettes ; mais ils fournissent une bonne pâture si la terre est infectée de chiendent, de lupuline, de mélilot, de gesses, de vesces, d'agrostides. La pointe des éteules incommode toujours plus ou moins les animaux qui vont pâturer sur les chaumes. Lorsqu'il reste beaucoup d'épis après la moisson, ces pâturages peuvent avoir des inconvénients ; il ne faut pas y laisser les animaux longtemps, et l'on ne doit pas y conduire ceux qui sont pressés par la faim. Parmi les bonnes plantes que nous avons citées, on trouve dans ces herbages des camomilles, des chrysanthèmes, des séneçons, des miroirs de Vénus, des mélampyres, des borraginées, des véroniques, des linaires, des coquelicots, etc., plantes peu nutritives, fades ou nuisibles. Quand le déchaumage n'a lieu que onze ou douze mois après la moisson, les chaumes placés sur un bon sol fournissent dans le mois de mai un pâturage assez fertile pour nourrir des bœufs. Presque toujours cependant on doit sacrifier cet herbage et

labourer avant l'hiver, afin de profiter du froid pour
détruire les mauvaises herbes et pour ameublir le sol.

Les *friches* sont des terrains, en général peu fertiles,
qu'on laisse incultes plusieurs années consécutives. Lorsque les terres en friche sont fertiles, l'herbe y est assez
abondante pour former un gazon ; si on les met en dé-
fends, avant le printemps, elles fournissent une nourriture assez copieuse pour nourrir les bêtes à cornes.
Dans quelques domaines on entretient les bœufs de travail, dans ces pâturages, jusqu'après la récolte du foin;
et quand on met ces animaux dans les prés, on livre les
friches aux bêtes à laine. Les friches qui sont sur de
mauvais sols, et ce sont les plus communes, servent exclusivement à l'entretien du mouton : c'est une pauvre
ressource; on n'y élève que de petits animaux; les brebis
qui s'y nourrissent perdent une partie de leur laine dès
qu'elles atteignent l'âge de trois ou quatre ans.

Les friches sont encore bien répandues en France.
Elles produisent un peu d'herbe, des genêts à balai, etc.;
quand elles ont formé gazon, on y pratique l'écobuage
et l'on obtient quelques récoltes passables, qui cependant
sont loin de compenser la perte occasionnée par les années de jachère.

Les *landes*, les *bruyères* sont des terres incultes, le
plus souvent couvertes de bruyère, d'ajonc épineux,
de quelques genêts. Elles sont ordinairement à sous-sol
argileux, quelquefois couvertes d'une couche de sable le
plus souvent siliceux. Parmi les arbustes des landes
poussent quelques herbes de la famille des graminées,
des composées, des cypéracées, des joncées, etc. Ces
pâturages sont en général mauvais, propres à nourrir
quelques chétives brebis; mais l'herbe fine qui y pousse
produit une chair excellente.

Les *genestières* sont des terres où le genêt à balai se
trouve en grande quantité. Lorsque la genestière est

jeune, peu fournie, elle est recouverte d'herbe sapide,
bonne, recherchée du bétail ; mais si les genêts sont
grands, épais, l'herbe est grêle, effilée, fade, peu alibile ; le pâturage est mauvais. Lorsque les genestières
bien touffues ont quelques années d'existence, elles ne
présentent aucune plante herbacée ; les feuilles, les rameaux, les fleurs, les gousses qui tombent tous les ans,
l'ombre des genêts, étouffent les graminées, les légumineuses annuelles, etc. ; il ne reste sur le sol que les genêts
et quelques ronces. Ces pâturages n'offrent qu'une faible
ressource ; les animaux qui les fréquentent mangent les
fleurs au printemps et les jeunes pousses toute l'année,
mais principalement l'hiver. Le genêt est amer, pris en
petite quantité il peut préserver les moutons de la pourriture ; mais si les animaux en mangent beaucoup, il
occasionne la *genestade,* des irritations des organes digestifs et des voies urinaires.

Des bois. Les plantes qui viennent à l'ombre ont des
tiges grêles, élancées, des feuilles étroites, peu nombreuses; pâles, étiolées, elles renferment beaucoup d'eau,
sont insipides, inodores, peu nutritives ; le bétail ne les
mange que lorsqu'il est pressé par la faim : telles sont
les herbes qui croissent dans les bois. La surface des
terrains boisés est même souvent nue ou couverte de
feuilles mortes ; les animaux ne trouvent dans ces pâturages d'autre nourriture que les feuilles des arbres ; ils
y restent avec peine, recherchent les lisières, les clairières où l'herbe, plus exposée à la lumière, est plus
sapide que dans les endroits touffus. Ces pâturages ne
payent ni le fumier que le bétail dissémine, ni le gage du
gardien; ils peuvent cependant être utiles à la fin de l'été,
quand l'herbe est très-rare et que les fourrages artificiels manquent ; les bœufs, les vaches se nourrissent du
peu d'herbe qu'ils trouvent et de feuilles. Mais les bois
qui seraient les plus utiles sous ce rapport, les jeunes

taillis, doivent être interdits aux herbivores. Il est dans
l'intérêt des propriétaires de respecter les lois qui défendent de conduire le bétail dans les bois dont les arbres ne sont pas défensables ; car la valeur de la nourriture que fournissent ces terrains ne compense pas le
mal que la dent des animaux fait au bois. Les porcs ne
font de tort qu'aux forêts récemment plantées ou semées;
les chèvres nuisent dans toutes les circonstances ; tous
les herbivores s'opposent au renouvellement des forêts,
en broutant les arbres qui viennent de naître. Les bois
fournissent d'ailleurs une nourriture malsaine ; ils rendent les animaux faibles, font tarir le lait, occasionnent
une maladie appelée *mal de brou*, maladie des bois, pissement de sang.

Des pâturages marécageux. On trouve dans les lieux
humides beaucoup de mauvaises plantes, des joncs, des
prêles, des renoncules, etc.; les bonnes herbes y sont
même de mauvaise qualité ; elles sont aqueuses, insipides, ligneuses, souvent couvertes de vase, de débris de
feuilles. Les plantes des terres humides sont moins insalubres en hiver qu'en été ; elles croissent très-rapidement
pendant les fortes chaleurs, mais elles sont très-aqueuses,
donnent en peu de temps la pourriture au mouton et
entretiennent mal tous les animaux. « Le pâturage des
marais dégrade les races des chevaux et des bœufs. M.
Bosc a vu et j'ai vu aussi ceux de ces animaux qui ne
quittent pas les marais de Bourgoin aussi cacochymes
que leurs propriétaires. Les moutons y meurent. »
(Montfalcon). L'herbe des marais est surtout malfai-
sainte quand elle est couverte de rosée ; elle forme un foin
long, dur, ligneux, mais cependant moins insalubre que
le pâturage; celui-ci agit non-seulement par l'herbe mais
encore par les émanations et par l'eau que boivent les
animaux.

Les pâturages qui sont seulement un peu gras, légèrement humides, mais dont les plantes sont bonnes, engraissent rapidement le mouton; mais ces animaux doivent être livrés à la boucherie avant que la pourriture se déclare.

Des montagnes. Les hautes montagnes restent toujours en pâturage. Elles sont couvertes d'une couche de terreau qui nourrit un gazon touffu mais court, dont l'herbe est toujours ferme et sapide. Elles sont toutes plus nutritives que ne semble le comporter l'abondance des plantes. Les montagnes granitiques couvertes de bruyère, de fougère, sont moins bonnes que les calcaires. Il y a des montages qui peuvent être fauchées; elles sont assez fertiles pour engraisser de grands ruminants.

Les herbivores prennent sur les montagnes de belles formes, une poitrine ample, des chairs fermes, des articulations souples; ils y deviennent agiles, vigoureux, propres au travail, robustes, habitués aux intempéries; ces pâturages sont très-propres à l'élevage du bétail.

Si parmi les graminées, les légumineuses éminemment nutritives des montagnes, se trouvent des gentianes, des rosacées, des polygonées amères, ces pâturages sont salutaires aux animaux faibles, lymphatiques, atteints d'hydropisie, de maladies vermineuses : la pourriture, incurable dans la Provence, dans le Rouergue, guérit sur les Alpes, sur les montagnes de l'Auvergne.

L'exposition de la montagne, la direction de la surface agissent sur les herbes et sur les animaux. Les pâturages élevés, plans, humides y présentent, comme dans les plaines, des renoncules, des liliacées, des carex, de la tourbe. Il suffit quelquefois de comparer deux points peu éloignés d'une même montagne pour constater l'influence de l'exposition, de la direction que présente la surface du sol. Sur quelques mamelons du Jura, près de Mouthe, nous voyons des vaches qui ont tous les caractères de la grosse race de Fribourg, et à quelques lieues de là, du côté de St Laurent-Grandvaux, nous trouvons un bétail aussi chétif que les plus mauvaises races du centre de la France. Les pâturages de montagne sont renommés pour la bonne qualité du lait qu'ils donnent aux vaches. Il y a même certaines qualités de fromage qui ne peuvent être fabriquées qu'avec le lait des femelles nourries sur quelques montagnes. On a longtemps cru que le fromage dit de Gruyère était dans ce cas ; mais nous savons aujourd'hui qu'on peut en fabriquer de bon dans tous les pays (voyez nos *Recherches sur les fromageries de société*).

Des herbages, des embouches. On appelle ainsi les pâturages fournis par les riches alluvions. Nous les trouvons principalement sur les bords des fleuves, dans les vallées du Rhin, de la Seine, de la Loire ; on les destine à l'engraissement des grands ruminants et à l'élevage des gros chevaux, à l'entretien des vaches laitières. Les emboucheurs du Charolais, les herbagers de la Normandie font un engraissement d'hiver et un d'été. Sur les rives du Rhin, sur quelques plateaux du Jura, on met au commencement de la belle saison le nombre d'animaux que l'herbage peut engraisser, et on n'en remet pas en automne. Dans le Nivernais, dans la Hollande, dans le Limbourg, on conduit le bétail d'un pâturage dans un autre, en ayant soin de garder la meilleure herbe pour la fin de l'engraissement ; mais sur les rives du Rhin, dans le Charolais, en Normandie, le bétail *ne change pas d'herbe*. Dans la vallée d'Auge, en Angleterre, on met en même temps des bœufs et des juments poulinières, des bœufs et des moutons, afin de faire consommer toute l'herbe. Les plantes que les animaux n'ont pas mangées doivent être fauchées (*Voy.* Soins des pâturages). On croit généralement que le pâturage est le meilleur moyen d'obtenir le plus grand profit possible des herbages ; mais un propriétaire, Mariotte de Remiremont, a fait des expériences à cet égard : il a trouvé, d'après M. de Dombasle (*Mém. de la Soc. roy. et cent. d'Agr.*, 1841), qu'en fauchant l'herbe pour engraisser à la bouverie, il avait en bénéfice le produit de la moitié de l'herbage, et que l'engraissement se faisait mieux, était plus prompt. M. de Latour a observé, dans le département de Saône-et-Loire, qu'un herbage qui, étant pâturé, engraisse 18 bœufs du poids de 250 kilogr., en engraisse 45 du poids de 300 k. si l'on fauche l'herbe pour la faire consommer au râtelier. (*J. d'Agr. prat.*, 1841, 1842).

Pâturage des prés. On fait pâturer les prés immédiatement après la fauchaison, pour faire consommer l'herbe que la faux n'a pas coupée, et en automne lorsque les plantes sont trop courtes pour être fauchées et quand le temps ne permet pas de faire sécher le regain. On fait aussi pâturer la troisième herbe; mais elle est aqueuse, peu nutritive. Il faut retirer les animaux des prés avant la pousse de l'herbe : les usages relatifs à la vaine pâture interdisent ces pâturages après le 25 mars ; cette époque est même tardive pour les prés des pays chauds, bien exposés. Si l'on prend les précautions convenables (*Voy.* § 4), il n'y a pas d'inconvénient à faire pâturer les prés pendant l'hiver. Cependant le baron Crud conseille de faucher et de faire consommer au râtelier les repousses qui sont atteintes par les temps humides, et dont le fanage serait long et dispendieux ; mais un sol qui est continuellement fauché ne peut pas donner longtemps de bons produits, à moins qu'il ne soit fumé, ou qu'il ne soit arrosé avec des eaux grasses ; la terre a besoin du pâturage, ou plutôt d'excréments qui lui rendent une partie de l'engrais que les herbes lui ont enlevé. En France et en Allemagne, les propriétaires qui ont voulu faire clore leurs prés, pour les soustraire à la vaine-pâture, en ont vu diminuer les produits d'année en année ; ils ont été obligés de les remettre à la disposition du troupeau communal.

On fait pâturer les prairies au printemps, quand on manque de fourrage dans le mois d'avril, ou pour faire prendre le vert aux animaux. Le déprimage de courte durée a peu d'inconvénients : le bétail mange les herbes qui sont nuisibles à cause de leur précocité, la sauge des prés, la crête de coq, les polygonées, les centaurées, etc.; mais s'il reste sur les herbages jusqu'à l'arrivée des chaleurs, celles-ci trouvant le sol presque nu le dessèchent et en arrêtent la végétation. La récolte est alors considérablement diminuée. Le déprimage a toujours l'inconvénient de retarder l'époque de la fauchaison, de diminuer le regain et d'en rendre la récolte difficile.

Le pâturage des prairies artificielles est souvent nuisible aux plantes; il est rarement pratiqué, excepté lorsqu'on veut rompre ces herbages; celui du trèfle, de la luzerne réclame de grandes précautions pour éviter le météorisme des animaux.

Pâturages salés. On trouve sur les bords de la mer des herbages dont les plantes contiennent beaucoup de sel : pourvues d'une saveur salée que les herbivores recherchent, elles fournissent une nourriture saine, alibile, qui entretient les animaux en bonne santé, les engraisse rapidement et leur donne une viande d'un goût exquis. Les moutons des prés salés sont recherchés sur les bords de la Méditerranée comme sur les rives de l'Océan. La salure de toute la végétation, dit M. de Rivière en parlant des pâturages salés, fait que je puis me dispenser de donner de l'avoine à mes poulains, pendant neuf mois de l'année, sans qu'ils dépérissent, sans qu'ils perdent de leur énergie. Les prés salants de la Somme donnent de l'énergie aux poulains et aux juments de cette localité (de Montendre, *Instit. hippiq.*). Si l'on fauche ces herbages, on obtient un foin excellent et les cultures y donnent aussi de très-bons produits;

si l'on plante des pommes de terre sur un *salenca*, elles sont savoureuses, alibiles.

Pâturage des céréales. On fait pâturer quelquefois les céréales cultivées pour le grain. Le pâturage est favorable à la récolte qui est trop drue, il l'affaiblit; les plantes pâturées sont moins exposées à verser, mûrissent mieux, donnent plus de grain et la paille en est meilleure; par ce pâturage on obtient une ressource précieuse pour une saison où les fourrages verts sont très-rares. On ne doit conduire que les petits ruminants et les porcs sur les céréales, et seulement lorsque la terre est sèche. Ce pâturage doit toujours avoir lieu avant que les tiges poussent, et uniquement sur les récoltes assez fortes pour le supporter.

§ 2. *Des pâturages artificiels.*

Il est rarement avantageux de laisser les terres qui doivent rester en jachère se couvrir des plantes qui y poussent naturellement; quand on destine un sol à rester inculte, il est toujours avantageux de le préparer, de le labourer, de le fumer, de le niveler, et de l'ensemencer de plantes fourragères pouvant être pâturées. Cependant si le pâturage ne devait durer qu'un an, on pourrait se contenter de répandre, après une pluie, la graine sur le chaume et de passer ou non sur la terre une herse légère. Du côté de Bordeaux, dans la Hollande, dans le Mecklembourg, le Holstein, on ne sème pas les pâturages; on sacrifie en partie les dernières récoltes de l'assolement, on les laisse envahir par l'herbe qui après la moisson recouvre la terre rapidement. Cette pratique ne peut être suivie que pour les sols herbeux, où même elle est rarement avantageuse; il est toujours préférable de tenir les récoltes bien propres et de semer ensuite les fourrages les plus convenables. On sème les pâturages au printemps ou en automne, seuls ou avec d'autres récoltes; les An-

glais les sement après avoir nettoyé le sol par une récolte
sarclée, avec une prairie annuelle dont le foin paie les
frais d'établissement. Bridge conseille de mettre par hectare : trèfle intermédiaire, T. blanc, lupuline, de chaque
7,500 gr. ; ivraie vivace 44 kilogr. Les légumineuses
donnent des produits les premières années, et à mesure
qu'elles disparaissent la graminée envahit le sol.

Pour former les pâturages, il faut choisir des plantes
qui supportent, sans en souffrir et sans que l'accroissement en soit retardé, d'être sans cesse piétinées, broutées par les animaux ; des plantes rustiques qui ne craignent ni le froid, ni la sécheresse, ni la pluie, et qui
restent vertes une grande partie de l'année ; qui aient
de nombreuses tiges, talent beaucoup, gazonnent bien ;
qui conviennent au sol où on veut les placer et aux animaux qui doivent les consommer.

Les herbages qu'on ne veut pas faucher doivent être
toujours formés de plantes qui végètent au printemps
et d'autres qui poussent en été, en automne ; avec ces
conditions, les unes et les autres fournissent autant de
produits que si elles étaient seules, le pâturage reste
vert toute l'année et les herbes adventices n'y trouvent
jamais de place libre. Cependant, si l'on a besoin d'un
pâturage pour une saison, on doit y faire prédominer
les plantes qui donnent leurs produits dans cette saison.
pour avoir une pâture au printemps, on sèmera la flouve
odorante, les phléoles, la pimprenelle, la chicorée, etc.,
dans un sol léger, exposé au midi ; et pour avoir une
nourriture d'été, on sèmera sur une terre forte, en plaine,
ou tournée vers le nord, l'agrostide, l'avoine blanche,
celle des prés, les phalaris..... Les pâturages composés
sont favorables à la santé des animaux ; ils fournissent
une nourriture agréable, saine et substantielle. Sinclair
rapporte avoir vu des moutons devenir malades pour
avoir pâturé, pendant un certain temps, sur un sol ex-

clusivement occupé par le trèfle blanc : ces animaux
étaient complètement dégoûtés de cette excellente légumineuse, et se jetaient avec avidité sur quelques pieds
de dactyle pelotonné qui poussaient dans les haies ; tandis
que des animaux de la même espèce qui paissaient sur
un pâturage composé du même trèfle, du poa commun,
de l'ivraie vivace, du vulpin, du dactyle, ne touchaient
pas à cette dernière plante, quoiqu'elle fût moins coriace
au milieu du pâturage, que celle qui poussait dans les
clôtures et qui était si recherchée.

Parmi les diverses plantes fourragères, les plus convenables pour former un pâturage sont, l'agrostide stolonifère, le vulpin des prés, le ray-grass, le dactyle pelotonné, les bromes, le paturin annuel, le P. comprimé ; si
l'herbage est destiné aux bêtes à laine, on doit répandre
sur le terrain quelques graines de chicorée, de pissenlit,
de carotte, de persil, de millefeuille, de petite marguerite, de plantain.

Le *Calendrier du Fermier* donne la formule suivante
pour un hectare de bon terrain :

Dactyle pelotonné..............	29 litres.
Fétuque des prés.............	*id*.
Vulpin des prés..............	*id*.
Poa trivialis	*id*.
Houlque laineuse.............	7
Fléau des prés.............	3 kilogr.
Cynosure à crête............	15 litres.
Fétuque dure	*id*.
Poa nervata................	7
— nemoralis.............	15
— angustifolia...........	7
Agrostis stolonifera var. latifolia. ...	7
Ray-grass vivace.............	15
Anthoxantum odoratum	4
Trifolium repens.............	3 kilogr.
— pratense...........	7 litres.
Vicia sepium	7
Achillea millefolium..........	1 kilogr.

Le même ouvrage conseille de semer par hectare de sol sablonneux médiocre :

Dactyle pelotonné.	76 litres.
Ray-grass vivace.	76
Fétuque dure	27
Fétuque lisse.·	27
Paturin hordéiforme	6
Fléau des prés.	6
Flouve odorante	11
Agrostide traçante	5
Avoine jaunâtre	11
Cynosure à crête.	11
Trèfle blanc	5
Lupuline.	5
Trifolium minus	5

Ces formules sont pour des herbages qui pourraient au besoin être fauchés.

§ 3. *Soins des pâturages.*

Les *mauvaises plantes* vertes sont plus nuisibles aux animaux que les sèches; on doit les extirper avec soin des pâturages.

Les pâturages ont besoin, pour se conserver en bon état, de *recevoir tout le fumier* produit par les animaux qu'ils nourrissent. Dans le Limbourg, on fait consommer les herbages une année par les bœufs et l'autre année par les vaches à lait; on a remarqué que celles-ci fournissent moins de fumier, une partie de leur nourriture étant employée à la production du lait, et qu'elles épuisent, à la longue, les pâturages. On doit étendre tous les jours les petits tas d'excréments déposés sur l'herbe, ou les porter dans une fosse à fumier pour les étendre ensuite dans un moment favorable. Les amendements minéraux, les engrais pulvérulents qui activent la végétation sans donner aux plantes de mauvaises odeurs conviennent pour les pâturages. L'herbe vigoureuse des sols abondamment fumés est aqueuse, elle peut donner des indigestions, la diarrhée.

L'*arrosement* des pâturages exige de grandes précautions. L'eau nuit au sol et aux animaux. Les excavations faites par les pieds du cheval, du bœuf, sur les herbages humides, durent plusieurs années, diminuent les produits du sol et favorisent les joncs. L'herbe que l'humidité fait pousser peut fournir un foin passable ; mais verte, elle nourrit mal : elle est aqueuse, débilitante ; elle donne des indigestions, la diarrhée, produit des maladies vermineuses, cachectiques, diminue la sécrétion du lait, rend ce liquide séreux, etc.

Des *abreuvoirs* sont utiles dans tous les pâturages et indispensables dans ceux où l'on engraisse du bétail, celui-ci ne devant pas faire d'exercice.

Les *clôtures* retiennent les animaux, séparent ceux qu'on ne veut pas réunir ; elles sont utiles pour régler la distribution de l'herbe et réserver la meilleure pour la fin de l'engraissement ; pour empêcher le bétail de piétiner à la fois toute l'étendue du pâturage et le forcer à manger toutes les plantes ; pour faire pousser l'herbe dans un endroit pendant qu'elle est broutée dans un autre. Des pâturages médiocres, bien aménagés à l'aide de clôtures, nourrissent autant d'animaux que de très-bons pâturages consommés sans ordre. Les clôtures sont formées par des fossés, par des palissades, par des murailles, par des haies vives, etc. Ces dernières occupent beaucoup de place, servent de repaire aux animaux nuisibles, conservent les mauvaises plantes ; mais elles arrêtent les courants d'air, retiennent les vapeurs qui s'élèvent du sol, les brouillards, modèrent en été les ardeurs du soleil et préviennent en hiver les très-grands froids. D'après M. Moll, on estime, dans le Limbourg, que les pâturages entourés de haies bien fournies rendent

un tiers de plus que ceux qui sont entourés de barrières
en bois. Les haies sont même conseillées pour concen-
trer, maintenir dans toutes les terres les gaz humides et
fertilisants ; en servant d'abris, ces clôtures empêchent
les animaux de voir les objets placés hors des pâturages :
sans clôtures, le bétail n'est jamais tranquille, et sans
tranquillité pas de profit (Briaune); on a remarqué que
l'herbe d'un enclos abrité donne plus de lait, pousse plus
vite l'engraissement que celle d'un pâturage ouvert de
tous les côtés.

Des abris. En Allemagne et en Angleterre, d'après
M. Huzard, on établit des abris en construisant trois ou
quatre murs convergeant vers un point où ils se réunissent ; les animaux vont se réfugier dans les angles pour
se garantir du mauvais temps. De simples hangars, pouvant préserver les animaux de la pluie, du soleil, des
mouches, sont préférables. Nebien conseille des massifs
d'arbres pour faire des abris dans les pâturages. Des
bergeries, des bouveries placées près des herbages, fourniraient le meilleur moyen d'abriter les animaux.

De l'ombre. Les arbres diminuent les qualités de
l'herbe s'ils sont rapprochés les uns des autres, mais
s'ils sont en bordures, ils produisent des effets utiles ;
ils attirent les nuages, retiennent les brouillards, émettent des vapeurs, préviennent le dessèchement de la terre
par le soleil, fournissent de l'ombre et offrent aux ruminants, aux porcs, des corps durs, rugueux contre lesquels
ces animaux vont se frotter pour débarrasser la peau des
insectes, de la poussière.

Du fauchage. Dans quelques pays, on laisse les herbages trois, quatre années en pré et un temps égal en
pâturage ; ailleurs on ne les fauche que pour couper les
plantes que les animaux ont délaissées. On a remarqué
que le pâturage fait taler, gazonner les végétaux, et que
l'action de faucher les fait pousser en hauteur ; de sorte

que pour avoir des herbages bien productifs, il faut tantôt les faire pâturer, d'autres fois les faucher. Si les plantes sont claires, il peut être utile de les laisser mûrir et de
les faucher ensuite. Le fauchage des herbes refusées par
les animaux a pour but de détruire les mauvaises plantes,
d'en empêcher la propagation, en les coupant avant la
maturité. Le fourrage sec récolté dans les pâturages sert,
quoique médiocre, à nourrir le bétail quand la terre est
couverte de neige.

§ 4. *De la consommation des pâturages.*

PRÉCAUTIONS RELATIVES AUX PATURAGES ET AUX ANIMAUX.

Avant de mettre les animaux dans un pâturage, on
doit attendre que l'herbe soit sapide, nutritive, qu'elle ne
soit plus relâchante; mais il ne faut pas cependant la laisser devenir trop dure, car le bétail ne mangerait que les
sommets des tiges et les feuilles. On a d'ailleurs remarqué
que les plantes poussent plus rapidement quand elles
sont courtes que lorsqu'elles sont longues; « les pâturages
nourrissent constamment un plus grand nombre d'animaux lorsqu'on a soin de les tenir toujours broutés bien
bas. » Les animaux ne doivent aller sur les pâturages que
lorsque le sol est bien sec. Si l'on est obligé de conduire
le bétail dans les marais, de l'exposer aux brouillards,
il faut lui donner préalablement une ration au râtelier.
Lorsque l'estomac contient des aliments, l'absorption
cutanée est moins active et l'économie animale résiste
davantage aux matières absorbées. Demoussy veut qu'on
emploie ce moyen en automne pour toutes les femelles;
on prévient l'avortement des vaches, des juments, des
brebis, dit-il, en leur donnant une ration au râtelier
avant de les conduire au pâturage.

Si l'on craint que les animaux contractent des indigestions, sur un herbage, il ne faut les y conduire que

20

lorsqu'ils ont déjà mangé au râtelier ou dans un bon pâturage ; quand ils ne sont pas pressés par la faim, ils avalent lentement leur nourriture, la mâchent bien et n'en prennent que de petites quantités. On ne doit pas, du reste, les y laisser jusqu'à ce qu'ils cessent de manger.

Dans la Normandie, on met aux vaches une martingale, afin de les empêcher de manger les fruits des pommiers qu'on trouve dans les herbages. Les pommes mangées par les ruminants s'arrêtent quelquefois dans l'œsophage, et dans tous les cas elles dégoûtent les animaux des fourrages ordinaires.

Il est très-important que le pâturage convienne aux animaux sous le rapport de l'abondance et de la nature de l'herbe ; il faut considérer la fertilité du terrain et non la quantité absolue de nourriture qu'il contient sur toute sa surface. Il est nécessaire que les animaux puissent y prendre leur repas rapidement et avoir le temps de se reposer pour digérer. Tel pâturage qui, consommé par les bêtes à laine, donne du bénéfice, produirait de la perte si l'on y faisait paître de gros bétail ; et un pâturage qui nourrirait copieusement 150 moutons de 25 kilogr. chacun, pourrait même ne pas entretenir 100 individus de la même espèce pesant chacun 35 kilogr. 1/2. Lorsque l'herbe est rare, 150 bouches en prennent plus dans un temps donné que 100. En général, si les animaux ne prennent pas au moins leur ration d'entretien dans le pâturage, celui-ci est plus nuisible qu'utile.

Les solipèdes ayant les pieds petits, durs, sont organisés pour les pâturages secs où l'herbe est substantielle plutôt que longue ; mais les grands ruminants dont le pied est fourchu, large, la mâchoire antérieure dépourvue de dents incisives, aiment les pâturages gras et coupent facilement l'herbe longue, fût-elle dure (*V.* Distribution des aliments). Le mouton a les mâchoires étroites, les lèvres minces, il broute l'herbe la plus courte ; il aime les pâturages secs, son tempérament craint les lieux humides. Les porcs vivent dans tous les pâturages, même dans les marais, où ils mangent des insectes, des racines, des plantes grossières.

Si l'on destine un pâturage à plusieurs animaux, il faut d'abord y conduire les grands ruminants, les bœufs, ensuite les solipèdes et enfin les moutons. Les Normands disent qu'ils font *moutonner*, quand ils font consommer par les bêtes à laine l'herbe que les grands herbivores ont laissée. Cet ordre produit une grande économie, mais il peut y avoir des circonstances où il ne convient pas de le suivre : des juments poulinières, des moutons soumis à l'engraissement, des brebis nourrices, des agneaux, devraient passer avant des génisses, des taurillons ; enfin, dans quelques cas, il est avantageux de mettre à la fois des solipèdes et des bœufs, des grands ruminants et des moutons. Il ne faut jamais réserver un herbage à une seule espèce d'animaux ; elle laisserait propager exclusivement les plantes qui ne lui conviennent pas. C'est ce qui arrive quand le cheval fréquente seul un pâturage ; mais, en outre, ce quadrupède détruit l'herbe, diminue le produit de l'herbage par ses pieds, par ses excréments. Il sera toujours difficile d'entretenir avec économie dans un établissement une seule espèce d'animaux domestiques. Les haras, les dépôts de poulains, etc., ne produiront jamais des chevaux avec autant d'avantage que les exploitations rurales où l'on entretient des solipèdes, des bœufs, des bêtes à laine.

On dit que l'herbe des pâturages nouveaux est tendre, aqueuse, propre à faire développer les jeunes animaux, à donner aux vaches un lait riche en fromage ; que celle des herbages anciens est plus ferme, substantielle, propre à l'engraissement. Cette opinion est peu fondée. D'abord les jeunes animaux ont besoin, pour se développer, d'une nourriture substantielle ; ensuite les qualités de l'herbe dépendent plutôt de l'âge des tiges, des feuilles, que de celui de la racine ; la plante qui a plusieurs années d'existence est aqueuse au commencement du printemps, sapide, quand elle est en fleur, comme celle qui pousse pour la première fois. La nature du sol a plus d'influence que la durée des herbages : les vaches qui fréquentent des pâturages secs, médiocrement fertiles, ont un lait moins aqueux, un beurre meilleur, se conservant plus longtemps que lorsqu'elles vont sur des pâturages gras, bien fumés.

MANIÈRES DE FAIRE PAÎTRE.

Des troupeaux communaux. Les biens communaux sont généralement à l'état de pâturage ; ce sont des bois, des montagnes, des bruyères, etc., souvent d'un mauvais rapport, car chacun veut les exploiter et personne ne les cultive. Les troupeaux communaux sont ordinairement en mauvais état, et des terres qui pourraient donner de riches récoltes, engraisser du bétail, nourrissent à peine quelques chétives bêtes à laine, quelques génisses. On y voit souvent pêle-mêle des chevaux, des chèvres, des bœufs et des porcs. Les lois du 28 septembre 1791, du 28 pluviose an VIII, du 18 juillet 1837, un arrêt de la cour de cassation du 28 janvier 1808, autorisent les conseils municipaux à régler le mode de jouissance de ces biens, à assigner une place pour les bêtes à cornes, une autre pour les moutons, etc. ; à fixer le nombre de têtes de bétail que chaque propriétaire peut y conduire, à mettre un impôt sur chaque bête. Ces conseils pourraient faire soigner les terres de la commune, prendre des précautions contre les maladies contagieuses, engager des gardiens, contribuer à l'amélioration des races en achetant des reproducteurs ; mais ils négligent ces soins et il y aurait toujours plus d'avantage, sous les rapports de l'hygiène, de l'économie et de la morale, à louer, à faire cultiver les communaux qu'à les laisser en pâturages.

De la vaine pâture. C'est un usage qui donne aux propriétaires d'une commune le droit de faire pâturer leur bétail les uns sur les terres des autres. Les animaux sont conduits par un gardien commun. La vaine pâture a, sous le rapport de l'hygiène vétérinaire, les inconvénients des pâturages communaux; mais, plus que ces derniers, elle est nuisible à l'agriculture et à l'économie publique; en assimilant les propriétés à des terres communales, elle s'oppose à l'adoption de la culture alterne. On dit qu'elle facilite la garde des troupeaux en rendant les pâturages plus étendus, en permettant de faire garder tous les bestiaux de la commune par la même personne; qu'elle seule peut remédier aux inconvénients de la division extrême de nos terres, etc. Tous ces avantages ne compensent pas les inconvénients qui résultent de la stérilité du sol livré à la vaine pâture. Toutes les localités qui font paître les troupeaux en commun sont celles qui ont les plus chétifs animaux et qui en ont le moins à proportion du terrain.—Il est d'autant plus urgent d'abolir la vaine pâture que tous les avantages qu'elle présente pourraient être obtenus, sans aucun de ses inconvénients, par une bonne distribution des terres, en lots indivisibles, ainsi qu'on l'a déjà pratiqué dans plusieurs états de l'Europe et même en France.

Du parcours. C'est le droit qu'ont les habitants d'une commune d'envoyer leurs troupeaux sur les terres d'une autre commune. C'est une pratique qui a tous les inconvénients de la vaine pâture.

La *transhumance* est un parcours en grand. C'est le droit d'envoyer paître des troupeaux sur des terres éloignées, appartenant à autrui. La transhumance existait jadis en Espagne. Les plus beaux troupeaux de ce pays passaient l'hiver dans des plaines et l'été sur des montagnes. Dans le royaume de Naples, on appelle la transhumance *tavalière.* Cette pratique est encore plus nuisible

que la vaine pâture. Les propriétaires soumis à ce parcours ne pourront jamais suivre un bon système de culture.

Émigration des troupeaux. Il ne faut pas confondre
avec la transhumance la coutume qu'ont les habitants de
la Provence, du Roussillon, du Rouergue, du pays de
Gex, etc., d'envoyer pendant l'été leurs animaux sur les
Alpes, sur les Pyrénées, sur le Cantal, sur le Jura, etc.
Cette transhumance est le résultat d'une convention entre
le possesseur du troupeau et celui du pâturage. Elle est
également favorable aux deux parties; sans nuire à l'a-
griculture, elle est très-avantageuse sous le rapport de
l'hygiène. Par elle on entretient des troupeaux à très-peu
de frais, en les gardant dans les plaines, où la température
est toujours douce, l'hiver, quand les lieux élevés sont
couverts de neige, et sur les hautes montagnes l'été,
quand le soleil a desséché les herbages des lieux bas. Par
ces émigrations les animaux sont toujours dans des conditions aussi favorables à la santé qu'à l'économie. Les
moutons qui voyagent sont robustes, ont bon appétit; ils
mangent sur les Alpes des plantes qu'ils rejettent ailleurs,
et leur viande est très-bonne. (Rainard, *Path. gén.*)

Le *pâturage en liberté* est le plus favorable aux animaux; les poulains, les vaches qui sont libres dans les
herbages sont moins exposés aux glissades, aux chutes,
conservent les membres droits, les articulations souples, etc. C'est un des grands avantages des clôtures de
permettre de laisser le bétail dans les pâturages sans y
être attaché.

Pâturage au piquet. Quand les pâturages ne sont
pas clos et qu'on ne veut pas faire les frais d'un pâtre,
on attache les animaux pour les retenir à la place qui
leur est assignée. A cet effet, on les attache à l'extrémité
d'une longue corde fixée par l'autre extrémité à un piquet implanté dans le sol.

En retenant les bestiaux sur le terrain qui leur est livré, le piquet les empêche de piétiner toute l'étendue de l'herbage. Sous ce rapport, cette manière de faire paître est toujours utile pour les prairies à base de légumineuses et pour les prés permanents dont l'herbe est longue.

Maintenus dans un petit espace, les animaux sont contraints de consommer toute l'herbe qu'ils peuvent atteindre ; ils mettent plus de temps à prendre le repas et sont moins exposés à contracter des indigestions. Quand l'herbe est très-abondante, on doit même faucher une partie du pâturage au centre de laquelle on fixe les animaux, en les attachant de manière qu'ils puissent, sans la piétiner, prendre de l'herbe non coupée sur une étendue circulaire d'une largeur égale à la longueur de leur cou. A chaque repas on change le piquet, en l'avançant vers la partie non consommée du pâturage ; de cette manière les animaux reçoivent à chaque changement de piquet une véritable distribution de nourriture fraîche ; ils sont moins vagabonds, engraissent plus vite, ne piétinent que le pâturage consommé, et un terrain herbeux donné nourrit un tiers de plus de bétail. Ce pâturage est pratiqué dans des pays très-fertiles, en Normandie, sur les rives du Rhin : dans la Prusse rhénane, on abandonne la stabulation permanente pour le pratiquer.

Il y a diverses manières de fixer les animaux. On peut, comme nous venons de l'indiquer, les attacher à un piquet qu'on change de place tous les jours, tous les deux jours ou deux fois dans la même journée ; d'autres fois on implante dans le sol deux piquets auxquels on fixe une corde. On attache les animaux de manière que la longe puisse glisser d'un piquet à l'autre ; ils ont ainsi à leur disposition une étendue de pâturage relative à l'espace qui sépare les deux piquets.

La manière d'attacher les animaux n'est pas indiffé-

rente ; quelquefois c'est avec la longe du licol ou par le
cou au moyen d'un collier; d'autres fois avec un entravon
passé dans le paturon ou avec une corde qui embrasse le
corps vers la poitrine. Les bêtes qui ont des cornes doivent être attachées par ces organes.

Le pâturage au piquet est quelquefois dangereux. Les
animaux, en tournant, s'entravent, tombent et se fractu-
rent les membres, se luxent les vertèbres, ou même s'asphyxient. On doit ne faire pâturer au piquet que dans les
terrains unis et autant que possible ne pas perdre les
animaux de vue. On peut encore prévenir les accidents
en employant pour fixer les animaux, au lieu d'une
corde, qui peut les entraver, une pièce de bois inflexible
qui, par une extrémité, est attachée de manière à pouvoir tourner autour du piquet, et par l'autre retient les
animaux. On emploie quelquefois une pièce de bois brisée, formée de deux morceaux réunis de manière à pouvoir tourner l'un sur l'autre.

Pâturage à la corde. Ce mode de faire paître est usité
dans les pays de petite culture. Chaque pâtre ne garde
qu'une ou deux vaches, une ou deux chèvres, et quelquefois un porc et une brebis libres; il n'a d'autre pâturage que les bords des chemins.... et les propriétés dont
les clôtures ne sont pas infranchissables. Nous voyons
des exemples du pâturage à la corde dans les environs de
Lyon; il y en a aussi beaucoup dans quelques parties
de la Prusse rhénane, dans l'est de la France, « où il est
considéré comme un véritable fléau. » (Moll.).

Pâturage des animaux entravés. En empêchant les
animaux de courir, les entraves les retiennent dans le
pâturage et celui-ci est moins foulé; on n'a pas besoin
de gardien, lors même que les clôtures seraient insuffi-
santes pour retenir du bétail libre. Mais les entraves
peuvent blesser les animaux, fausser les aplombs de
ceux qui sont jeunes; occasionner des chutes, des fractures, etc. (*Voy.* Entraves.)

Durée du pâturage. Le pâturage peut durer toute l'année ou seulement pendant quelques saisons ; les animaux passent le jour et la nuit dans les herbages, ou ils n'y restent que le jour, ou seulement le matin et le soir.

Il y a en Amérique, en Russie, en Allemagne, des troupeaux qui vivent dans de vastes pâturages comme à l'état sauvage ; nous en avons dans les Landes, dans la Camargue qui sont aussi constamment entretenus dehors. Cette pratique peut être utile pour l'exploitation des terres incultes, pour profiter de produits qu'on ne pourrait pas récolter ; on la fait servir principalement à la multiplication des solipèdes ; elle a l'inconvénient de disséminer le fumier, d'exposer les animaux aux intempéries et d'en faire périr beaucoup qui deviendraient de bons chevaux, s'ils étaient élevés d'une autre manière. Ceux qui résistent sont, à la vérité, robustes, rustiques ; mais aussi ils sont sauvages, difficiles à approcher, à dompter. Le pâturage continu n'est pas avantageux lorsque la terre a une certaine valeur. L'engraissement dans les herbages du Charolais, de la Normandie forme-t-il une exception ? Il n'est pas démontré que ce mode d'exploitation des terres soit le plus lucratif. La coutume anglaise de nourrir les moutons l'été dans les pâturages, l'hiver sur les récoltes sarclées, n'est pas praticable en France, à cause de la chaleur de nos étés et du froid de nos hivers.

En France, nous avons toujours plus d'avantage à ne faire durer les pâturages, pour les grands ruminants, que pendant la belle saison. Les fermiers qui envoient leurs bêtes à cornes dans les bruyères, pendant l'hiver, perdent le fumier et souvent une partie de la valeur du bétail ; car les animaux dépensent, en fatigues inutiles, la nourriture prise au râtelier, maigrissent et contractent des maladies. Pour les bêtes à laine, nous devrions même souvent restreindre les pâturages d'hiver. On peut les nourrir dans la bergerie avec autant de succès qu'on nourrit d'autre bétail à l'étable ; un hectare de terre employé de cette manière, entretient, nourrit un plus grand nombre de bêtes que 25 hectares de vaine pâture. (Berthier de Roville.)

En hiver, en automne, le pâturage dure souvent toute la journée, et en été seulement le matin et le soir. On ne peut pas établir des règles à cet égard. On devra conduire le bétail de manière à éviter à midi les fortes chaleurs et les insectes, et le matin la rosée. Si le pâturage exige que les animaux y passent 10 ou 12 heures pour prendre leur repas, il est presque toujours plus avantageux d'abandonner l'herbe que de la faire pâturer.

Le pâturage de nuit, lorsque le temps est très-chaud, qu'il ne tombe pas de rosée, peut n'être pas défavorable aux animaux ; mais il faut le régler avec soin, ne pas faire pâturer à la fraîcheur les animaux qui le jour ont travaillé au soleil. Dans tous les cas, il serait plus avantageux de se conformer à l'ordre tracé par la nature qui a destiné la nuit au repos. Le pâturage de nuit, dit le *Bulletin de la Société d'Agriculture de la Haute-Marne*, nuit à la santé des animaux, à la bonne culture et à la police champêtre.

§ 5. *Avantages et inconvénients des pâturages.*

Depuis que l'improductive jachère a été si violemment attaquée, le système pastoral a eu beaucoup de détracteurs : on a dit que les terres n'ont jamais besoin de repos ; que, cultivées en fourrages, elles rapportent infiniment plus que laissées en pâturages, et qu'on devrait rompre même les meilleurs herbages ; que les animaux qui pâturent gâtent beaucoup d'herbe avec leurs pieds, qu'ils mangent par cinq bouches ; que ceux qui pâturent perdent beaucoup de temps pour aller au pâturage et pour manger ; qu'ils sont faibles et qu'ils font peu de

travail ; que le fumier non-seulement est perdu dans les
chemins, mais que, répandu sur les pâturages, disséminé
en petits tas , il détruit la bonne herbe et en fait pousser
de mauvaise.

De nos jours, le régime pastoral n'est pas généralement
condamné d'une manière absolue. M. Nebien considère
les pâturages comme le meilleur moyen d'augmenter le
revenu des terres , par l'économie de leur exploitation ,
par leurs produits , par l'engrais que fournit le gazon
rompu. En effet , leur culture est très-peu dispendieuse,
leurs produits étant récoltés par les animaux et la fumure
répandue sans frais ; ils permettent de diminuer le nombre de domestiques, et de ne garder que les attelages de
labour auxquels on peut faire gagner la nourriture toute
l'année ; ils ne sont exposés ni à la gelée, ni à la grêle, ni
à la pluie, ni aux brouillards. L'herbe des pâturages est la
récolte qui souffre le moins des inondations. Les animaux
gaspillent très - peu d'herbe si le pâturage est bien divisé
et bien *aménagé ;* s'ils en gâtent un peu par leurs excréments et avec leurs pieds , d'un autre côté les plantes
étant tenues toujours courtes poussent plus vite , de
sorte que beaucoup d'agriculteurs pensent qu'un terrain
pâturé nourrit plus de bétail que si l'on en fait consommer le produit au râtelier. Cette opinion n'est peut-être
pas très-exacte pour un sol fertile dont on ferait manger
le produit vert, mais elle est incontestable pour les terres
mêmes médiocres et pour tous les cas où l'on transforme-
rait l'herbe en foin. Le système pastoral a l'avantage
d'offrir peu d'embarras aux hommes étrangers aux détails minutieux d'une exploitation agricole , qui veulent
s'occuper d'agriculture ; d'éviter l'obligation d'introduire
des méthodes nouvelles , des instruments perfectionnés ,
et de lutter contre la routine d'une population ignorante,
railleuse, disposée à exploiter le bourgeois (Malingié).
L'expérience a, du reste, prouvé les avantages des pâtu-

rages; M. Briaune rapporte qu'ils donnent, dans le pays
de Bray, 64 fr. par hectare de bénéfice net au fermier,
quand le labourage ne lui rapporte pas la moitié; que
la valeur d'une terre pour laquelle on a dépensé 1,000 fr.
en graine, en fumier, en clôtures, pour la transformer en
pâturage, s'élève de 1,600 à 4,000 fr.; que la terre
arable qui se loue de 40 à 60 fr. se louera de 100 à 200 f.,
si elle est transformée en pâturage. Il est bien démontré
qu'à la longue le pâturage améliore le sol; les Anglais
ont reconnu qu'il est nécessaire pour mettre en état les
terres épuisées par l'assolement alterne; Sinclair recommande de l'employer pour entretenir la fertilité des sols
sablonneux; le *Farmer's calendar* veut qu'on laisse les
terres trois ans en pâturages artificiels pour les moutons
et trois ans en culture.

S'il n'est pas bien démontré que, dans les contrées
les plus peuplées, les sols les plus précieux convertis
en pâturages, par des procédés convenables, donnent,
comme le pense Nebien, la rente la plus élevée du sol, il
est bien reconnu qu'il en est ainsi pour beaucoup de terrains; qu'il est souvent avantageux de laisser certaines
terres incultes, et que les assolements avec pâturages
peuvent être plus lucratifs que la culture alterne la plus
active; qu'on doit toujours laisser en gazon les montagnes qui restent couvertes de neige une partie de l'année; les terres où il est difficile de faire arriver les attelages, celles qui sont en pente et exposées à être dévastées
par les orages, et qu'on ne pourrait défricher sans les
exposer à être transformées en roches stériles; celles situées le long des torrents, des rivières et exposées aux
inondations; les sols maigres, stériles, où aucune récolte
ne paierait les frais de culture; peut-être doit-on laisser
aussi constamment en pâturage les terres arrosées, les
herbages salés, les embouches. Le manque de bras,
d'engrais, de débouchés pour les produits de la terre peut

être un motif d'adopter le système pastoral, et de s'occuper de l'élevage et de l'entretien des animaux.

Il ne faudrait pas proscrire complètement le régime des pâturages, lors même que les résultats pécuniaires ne seraient pas toujours à son avantage ; car il est de tous les systèmes agricoles le plus favorable à la bonne santé des populations ; et, comme l'a fait observer M. Moll, partout où les terres sont en pâturages les hommes sont mieux conformés, plus robustes que dans les localités où toutes les terres sont soumises à la culture.

On a longtemps considéré l'influence que l'exercice, le grand air exercent sur la santé, sur la rente des animaux comme un puissant motif de suivre le système pastoral ; on a voulu prouver par de belles considérations physiologiques que les pâturages sont nécessaires pour l'élevage des beaux poulains, des bœufs de travail, pour la production du lait et des bons fromages ; on a dit que les belles toisons des mérinos espagnols étaient une conséquence de la transhumance ; mais l'expérience a prouvé que, par le régime de la stabulation, on pouvait former des bœufs, des chevaux forts, agiles et robustes, entretenir des moutons à laine superfine, des chèvres même, et que la santé, la laine, le lait, les fromages étaient aussi bons que dans les bêtes qui paissent. Il est bien reconnu, à la vérité, que les vaches qui pâturent ont plus de lait que celles qui sont soumises au régime sec qu'on leur fait suivre ordinairement, que le produit des premières est même de meilleure qualité ; mais l'abondance et les qualités du lait ne dépendent pas de l'exercice que prennent les troupeaux ni de l'air pur qu'ils respirent ; elles proviennent des aliments variés dont se nourrissent les vaches qui paissent, et les cultivateurs qui savent profiter des ressources que fournissent les cultures fourragères obtiennent, en gardant leur bétail à l'étable, autant de lait et de fromage que ceux dont les vaches vivent au pâturage. Le baron Higonet, depuis qu'il remplace en grande partie le régime du pâturage par la stabulation, entretient 100 vaches au lieu de 30, fait 300 quintaux de fromage au lieu de 60, et il vend ce produit un prix plus élevé.

M. Crud dit que lorsque le pâturage est abondant les vaches qui y sont nourries rendent plus que celles qui sont tenues à l'étable; il ajoute que l'hygiène force souvent à envoyer le bétail dans les pâturages; que, dans les contrées chaudes, les bêtes souffrent quand elles sont tenues rassemblées dans les habitations durant les mois d'été, quelque aérées que soient ces habitations; que ces inconvénients se font sentir d'autant plus que les bêtes sont mieux nourries. A Massa-Lombarda, continue-t-il, j'ai aussi perdu un grand nombre de vaches à la suite d'un dépérissement graduel. J'avais en vain appelé tout ce que je savais de vétérinaires habiles lorsqu'un de mes colons ouvrit mes yeux sur la cause du mal ; nos bêtes beaucoup mieux nourries que les leurs devaient, me dit-il, avoir besoin de plus d'air et de mouvement; en effet, depuis que j'envoie mes vaches au pâturage matin et soir, durant les grandes chaleurs, ce mal a totalement disparu de mes étables. On ne pourrait pas induire de ce fait la nécessité des pâturages pour l'entretien du bétail ; car, en supposant que les animaux aient besoin de l'air libre et de l'exercice, il est facile de leur en donner par un léger travail, par la promenade, par le séjour dans un verger, dans un parc, etc. (*Voy.* du Vert.)

ART. 5. — DES FEUILLES D'ARBRE ET DES FOURRAGES LIGNEUX.

§ Ier. *Des feuilles.*

Depuis les temps les plus reculés les feuilles de plusieurs arbres servent à la nourriture des animaux. C'est un fourrage qui vient spontanément, sans aucun frais, et qui devait être bien précieux alors qu'on ne connaissait pas les cultures fourragères et que les forêts couvraient presque le sol. De nos jours, quoique nous profitions seulement des feuilles des arbres qui viennent dans les haies, sur les bords des champs, elles sont fort utiles dans quelques localités et pourraient rendre de grands services dans tous les pays, si nous plantions dans les ravins, sur les berges, sur les terres improductives, les végétaux ligneux qui peuvent y prospérer et dont les feuilles sont alimentaires.

On récolte les feuilles vers la fin de l'été, lorsqu'elles sont bien formées : plus tôt elles sont molles, aqueuses, diminuent beaucoup par la dessiccation, sont peu nutritives et leur récolte nuit aux arbres ; plus tard elles seraient dures et se détacheraient des branches pendant la récolte. On ramasse ordinairement les feuilles d'arbres étêtés : on en fait la récolte à la main quand les branches qui les portent sont trop petites pour être coupées, et en coupant celles-ci quand elles sont assez longues pour faire des fagots appelés *feuillards, bourrées*. D'autres fois, après avoir coupé les branches, l'on en sépare les rameaux, les jets qu'on réunit, après la dessiccation de la feuille, en bottes, et qu'on donne aux chevaux, aux vaches, sous le nom d'*arborique (Jour. d'Agr. prat.)*

Les qualités hygiéniques des feuilles varient beaucoup selon les arbres qui les fournissent ; elles sont en général moins âpres, moins irritantes, sèches que vertes. Cependant, d'après M. Flammens, données en grande quantité avec les pailles et sans nourriture fraîche, elles sont difficiles à être ruminées, causent des irritations gastriques. (Gellé, *Path. bov.*)

Les feuilles de *frêne* sont des plus estimées : elles sont très-précieuses pour les pays froids, pour les montagnes peu fertiles. Les feuilles de *cerisier* sont aussi très-bonnes, et comme les précédentes, on les donne aux bêtes à laine, aux vaches dans la Haute-Loire, etc.

On considère généralement les feuilles des *arbres verts* comme résineuses et pouvant produire le pissement de sang ; cependant il en existe qui sont salutaires aux moutons. M. Juge rapporte qu'un de ses fermiers en ayant nourri ses bêtes à laine, une année de disette, il les préserva de la pourriture, maladie qui ravagea les autres troupeaux du pays. Il est reconnu que les feuilles des arbres verts contribuent même à guérir cette affection. Elles ne sont recherchées par les animaux que lorsqu'elles sont fraîches, il ne faut donc couper les branches que lorsqu'on veut les distribuer. Cette nourriture est usitée dans le nord, en Pologne. Dans la Sologne on fait les semis du *pin maritime* épais, et après quelques années, on arrache une partie des arbres pour les moutons qui mangent avec avidité les feuilles et les jeunes pousses.

En France, nous laissons perdre les feuilles des *peupliers*. Dans la Prusse rhénane, on tient le *peuplier noir*, le *P. du Canada* en têtards, et l'on en coupe les branches tous les quatre ans pour faire des feuillards qu'on donne aux vaches, aux moutons, vers la fin de l'hiver. On réserve pour les chevaux les feuilles ramassées à la main. En Toscane, les propriétés sont entourées de peupliers dont les feuilles, mêlées à celles de vigne, de maïs, à de la paille hachée, servent à nourrir les bestiaux.

Les feuilles d'*acacia*, recherchées par le bétail, sont salubres et bien nutritives. L'*acacia commun*, si facile à propager, même dans les sols les plus stériles, sur les berges où il retient les terres et pousse de très-longs jets, fournirait un fourrage abondant et de très-bonne qualité, si n'étaient ses épines. On propose l'*A. en tête, robinia inermis*, pour faire des prairies aériennes. Cet arbre est difficile à multiplier. M. Hénon en a obtenu une variété qui se propage par bouture.

Les feuilles de *vigne* sont minces, acides, on les laisse
généralement perdre; elles ne fument pas même la terre,
car le vent les emporte dans les chemins, dans les haies.
Dans les environs de Lyon, on les ramasse après les ven-
danges; on les tasse dans des cuves, en couches sur
lesquelles on jette un peu de sel, quelquefois des baies
de genièvre et assez d'eau pour les submerger; on couvre
le tout de planches sur lesquelles on met de grosses pierres. Ce fourrage se conserve très-longtemps : il sert à
nourrir, pendant l'hiver, le printemps et une grande
partie de l'été, les vaches et surtout les chèvres qui fournissent le lait pour les fromages si estimés du Mont-d'Or
lyonnais. Les feuilles vertes, les jeunes pousses qu'on ramasse quand on épampre, fournissent un aliment acidule salutaire au porc.

Les feuilles de *chêne*, quoique âpres, astringentes,
fournissent, sèches, une bonne nourriture; celles du
noisetier, du *bouleau*, des *érables*, de l'*orme*, des *saules*,
du *charme*, etc., peuvent aussi fournir un fourrage d'autant plus précieux qu'il vient sans frais. Les Bretons
donnent même à leurs bestiaux les feuilles du *houx*,
ilex aquifolium, après les avoir pilées.

§ 2. *Des fourrages ligneux.*

Les bruyères, les genêts, les jeunes branches, l'écorce
et même le bois de la plupart de nos arbres sont mangés
par les herbivores. Outre le ligneux, ces substances
contiennent, mais en petite quantité, de la gomme, du
sucre, des matières amères, des résines, des sels, etc. Les
parties végétales ligneuses, dans leur état naturel, sont
dures, d'une digestion difficile, nourrissent peu, fournissent des excréments durs et font de mauvais fumier;
elles ne peuvent convenir que comme supplément de
nourriture, et on ne doit les donner qu'à des animaux

forts, robustes; dans nos pays, les chèvres, les bêtes à laine, les grands ruminants, broutent cependant les jeunes branches de bruyère, de genêt, de chêne, etc.; dans le nord, l'homme mange et donne à ses animaux l'écorce moulue ou écrasée de quelques arbres résineux; mais convenablement préparées, ramollies, ces substances seraient beaucoup plus nutritives : M. Giraud de Florac cite les sarments de vigne comme pouvant être avantageusement employés à la nourriture des bestiaux; on les administre avec d'autres fourrages, et après les avoir hachés et fait tremper dans l'eau pendant 24 heures. Le maître de poste de Lunel en donne à ses chevaux.

Ajonc épineux, ulex europeus, U. provincialis. Ces plantes croissent dans les plus mauvaises landes. On les confond ordinairement l'une avec l'autre. En Bretagne on les sème avec le seigle, on en forme des haies, etc. Elles améliorent la terre et fournissent des produits abondants. D'après le *Recueil agronomique de Tarn et Garonne* (1828), l'ajonc épineux donne autant de combustible dans 3 ans qu'un taillis de chêne dans 12. L'ajonc dure longtemps, ne craint ni le froid, ni la chaleur, ni la sécheresse, ni l'humidité, et fournit de 4 à 5 coupes par an. Comme plante fourragère, il peut avoir en hiver l'importance que le trèfle a en été : il fournit un fourrage abondant, nutritif et salubre; mais il est très-épineux; on ne peut l'administrer qu'après l'avoir haché, écrasé. Ces opérations, faites en hiver, sont peu dispendieuses. L'ajonc convient mieux aux solipèdes qu'aux ruminants; cependant les Bretons le donnent aux vaches, et Anderson le dit aussi apte à l'engraissement des bœufs que les navets. Calloet imprimait, en 1666, que l'ajonc vaut mieux pour les poulains que le foin, qu'il donne plus de lait aux vaches et aux brebis. Les chevaux le préfèrent au foin et peuvent en être exclusivement nourris; il rend le poil de ces animaux brillant, les

chairs fermes, et donne autant de feu, d'ardeur que
l'avoine; il est favorable à la poitrine et prévient le développement de la pousse (Calloet); cependant d'après
M. Heureux (*Monit. de la prop.*), il est échauffant, fait
tomber le poil des chevaux qui en prennent 15 kil. par
jour. Mêlé à des aliments aqueux, ce fourrage est très-
précieux; il forme une nourriture très-substantielle et
aussi salubre qu'économique.

ART. 6. — DES FRUITS SECS.

Des châtaignes. Le châtaignier est un arbre qui vient
sur les sols granitiques, sur des coteaux arides, qu'il
serait difficile de cultiver; il forme la richesse de quelques pays de montagne où il prospère. La châtaigne est
formée du calice et du fruit. Le calice constitue l'enveloppe brune, extérieure; il contient beaucoup de tannin
et la saveur en est âpre; les porcs le refusent, mais les
herbivores le mangent. Le fruit présente une grosse
amande, un péricarpe membraneux, mince et un long
ombilic. Ces deux dernières parties sont âpres et astringentes; mais l'amande, qui forme presque toute la châtaigne, contient beaucoup de fécule et un principe doux,
sucré que tous les animaux recherchent. L'ensemble du
fruit est sapide et nutritif.

La châtaigne craint le froid. Si elle n'est pas complètement mûre, une gelée blanche la détruit; mais après
sa maturité, surtout si elle est tombée et cachée dans les
feuilles, elle résiste à une température de plusieurs degrés
au-dessous de zéro.

Si on laisse les châtaignes en tas dans leur involucre
épineux, elles se conservent jusqu'après l'hiver; mais on
les retire de cette enveloppe le plus souvent au moment
de la récolte. On les place dans des silos, dans le sable,
dans des feuilles sèches. Ce moyen les conserve 6, 7 mois;

mais il n'est pas employé pour les fruits destinés aux animaux. D'ailleurs les châtaignes vertes sont toujours plus ou moins âpres. Il y a de l'avantage à les faire sécher ; elles se conservent mieux, les animaux les mangent avec plus de plaisir et elles sont plus nutritives.

La dessiccation des châtaignes n'offre rien de particulier : elle est pratiquée sur des séchoirs, sans règles et le plus souvent mal ; il y en a toujours quelques-unes qui, surprises par une chaleur trop forte lorsqu'elles sont encore humides, deviennent dures, friables, jaunâtres, incapables d'être ramollies par la cuisson. Pour éviter cet inconvénient, on doit les chauffer lentement et en élevant graduellement la température jusqu'à ce qu'elles aient ressué. Les châtaignes ainsi desséchées peuvent se conserver plusieurs années dans un lieu sec ; cependant, après un an, elles prennent un goût rance, repoussant.

On donne les châtaignes aux ruminants et même à la volaille ; à celle-ci, cuites, écrasées ou coupées. Dans le Rouergue, dans le Quercy, elles forment la base de l'entretien et de l'engraissement des porcs. Ces animaux vont les chercher dans les bois à la fin de l'automne. En hiver on donne les châtaignes sèches et crues, d'abord enveloppées dans le calice et ensuite pelées ; vers la fin de l'engraissement, on les administre cuites et même quelquefois salées.

En France, nous donnons des châtaignes au cheval, mais moins généralement qu'en Calabre : elles le nourrissent bien, lui donnent de la force, de la vigueur ; mais il faut les administrer avec précaution, car elles occasionnent des indigestions. M. Veilham les a vues produire le vomissement sur le cheval qui vomit si rarement *(Jour. de méd. vét. et comp.,* 4.) ; nous avons observé un fait semblable. M. Veilham, pour prévenir les mauvais effets des châtaignes, conseille de les dépouiller de leurs enveloppes et de les donner à petites doses à la fin des repas.

Si l'on veut en administrer de fortes rations, il faut préalablement les faire fermenter, macérer, les écraser, en
faire un magma. Ainsi préparées elles refont rapidement
les chevaux. Du reste, elles nuisent seulement aux animaux gloutons qui les ingèrent sans les mâcher suffisamment.

Le *gland*, fruit du chêne, est formé d'un calice, d'un
péricarpe mince et de l'amande ; ces trois parties ont la
même composition chimique dans tous les glands de nos
pays ; elles contiennent beaucoup d'acide tannique.
L'amande renferme en outre de la fécule, une huile
grasse. Le tannin n'existe qu'en petite quantité dans le
fruit du chêne à gland doux. Dans nos pays on récolte
le gland en automne et pendant l'hiver. Il est moins
aqueux que la châtaigne et supporte un froid plus fort
que cette dernière. On le fait sécher dans des greniers,
sur des séchoirs, en le passant au four. On peut le conserver dans l'eau : dans le Rouergue on le met dans des
citernes quand la récolte en est abondante ; il s'y conserve plusieurs années sans éprouver aucune altération
et sans germer, pourvu qu'il soit toujours couvert d'eau.

On donne, aux herbivores qui en sont avides, le
gland entier ou concassé ; on le fait macérer, germer, drêcher, et torréfier pour transformer le principe amer en sucre; on l'écrase et on l'administre délayé dans l'eau ; on le concasse, on le fait cuire pour
les oiseaux, etc. Il entretient bien tous les animaux, leur
donne une bonne santé et les engraisse même. Il préserve
les porcs de la ladrerie, les moutons de la pourriture.
Il produit de la viande ferme, bonne ; mais il n'est pas
assez alibile pour les porcs, et ces animaux n'en mangent
pas des quantités suffisantes pour devenir gras.

Ecrasé, mêlé à des nourritures fades, farineuses,
aux racines cuites, il agit comme condiment tonique.
M. Favre de Genève, conseille de le mêler à la pomme

de terre pour combattre les effets relâchants de ce tubercule.

Le *marron d'Inde* ressemble beaucoup à la châtaigne; mais il est âpre, astringent dans toutes ses parties. La graine, riche en fécule, renferme du principe tannant et une résine dont la saveur est désagréable. La plupart de nos animaux le refusent d'abord, mais ils s'habituent ensuite à le manger. On l'appelle châtaigne du cheval, parce qu'on l'a crûe propre à nourrir ce solipède. Ce fruit est tonique. M. Mathieu de Dombasle l'a trouvé très-favorable au mouton. Cinq kil. nourrissent, d'après ce qu'on rapporte, une vache, et 10 kil. l'engraissent. Ce fruit produit un lait riche en caseum. On le donne entier ou écrasé, cru ou cuit. On peut l'employer avec avantage comme tonique. pour corriger les fourrages trop relâchants. Le marronnier d'Inde, *æsculus hippocastanum*, arbre d'ornement qui, par son feuillage et ses magnifiques fleurs, embellit nos promenades, pourrait être un arbre fort utile.

La *faîne*, fruit du *hêtre*, *fayard*, *fagus sylvatica*, est oléagineuse et renferme de la fécule, du mucilage, de l'albumine. Son huile, très-douce, est bonne pour l'usage culinaire; elle se conserve très-bien et s'améliore même pendant deux ou trois ans. Le fruit du hêtre étant petit, la récolte en est difficile et quand on le ramasse c'est pour en extraire l'huile. Le mouton, le porc, les oiseaux le mangent dans les bois; il est nutritif, engraisse même les animaux, mais il leur donne une mauvaise viande, et les rend quelquefois malades. Le cheval est peu friand de ce fruit, qui, selon Laurent Rusé, fait avorter les juments. La faîne produit l'hydropisie, le dévoiement sur l'homme; les Allemands la considèrent fraîche et sèche comme nuisible. D'après plusieurs observations de M. Hesse elle détermine, au moins dans certaines circonstances, des accidents sur tous les animaux (*Arc.*

génér. de Médec.); elle ne paraît pas être nuisible au
coq d'Inde ; cet oiseau en est très-avide, il la recherche avec soin dans les bois et elle l'engraisse dans
l'espace de 15 à 20 jours. Le principe tonique du gland
corrige les effets de cette graine oléagineuse : les porcs
engraissés dans les bois avec ces deux fruits jouissent
d'une bonne santé et leur chair est assez estimée.

ART. 7. — DES RÉSIDUS ALIMENTAIRES DES FABRIQUES.

Par les fabriques de sucre, d'eau-de-vie, etc., établies dans les campagnes, on associe l'industrie à l'art
agricole, l'on ouvre des débouchés aux betteraves, aux
pommes de terre et l'on augmente les bénéfices de la
culture des terres. Le produit des fabrications paie la
matière première et le résidu fournit un fourrage qui revient à un très-bas prix, permet de mieux nourrir les
animaux et donne beaucoup de fumier excellent et à bon
marché.

Les résidus que nous allons étudier varient beaucoup
par leur composition, leur consistance et leur valeur
nutritive : les uns sont relâchants, d'autres échauffent
les animaux, mais tous peuvent être délayés dans l'eau
et employés pour ramollir le foin, les pailles ; quelques-
uns sont très-aqueux, s'altèrent promptement, tandis
que d'autres se conservent facilement. Pour produire tout
le bien qu'elles peuvent faire, les fabriques qui, comme
les sucreries, les distilleries de pommes de terre fournissent des résidus mous, difficiles à conserver, devraient,
dans l'état de division de nos propriétés, être attachées
à plusieurs fermes, appartenir à plusieurs propriétaires ;
il faudrait qu'on pût les entretenir sans acheter les matières premières, et cependant sans remettre trop souvent
sur les mêmes soles la betterave, la parmentière ; on devrait aussi pouvoir faire consommer les résidus frais, sans

être obligé d'on donner de trop grandes quantités, par
les animaux qu'on entretiendrait dans l'état ordinaire et
sans être contraint d'acheter et de vendre le bétail à des
époques fixes que les marchés fussent ou non avantageux.

Résidus des féculeries. On extrait la fécule que nous
trouvons dans le commerce, de la pomme de terre. A
cet effet, on râpe les tubercules, on délaie la râpure
dans l'eau et, au moyen d'un filtre, on sépare la fécule;
il reste sur le filtre un résidu formé du parenchyme celluleux des pommes de terre et d'un peu de fécule. Tel
qu'on l'obtient sur le tamis, ce marc est aqueux, ne
pourrait pas se conserver longtemps. Donné aux animaux, il présente, en partie, les avantages et les inconvénients de la parmentière crue. Quelques fabricants de
fécule le privent d'une partie de son eau en le soumet-
tant à la presse; ils forment des tourteaux qui se conservent longtemps et qui, à poids égal, sont plus alibiles
que la pomme de terre. La valeur nutritive de ce résidu
varie du reste selon le soin qu'on a mis à le faire égoutter. M. de Digoine ne le donne au bétail qu'après l'avoir
exprimé, et les animaux peuvent en manger à hautes
doses sans éprouver aucun accident. M. de Behagne le
fait égoutter dans des boîtes cubiques percées de trous,
et en forme des pains qu'on fait ensuite cuire au four.
Les résidus des féculeries peuvent être conservés dans
des fosses; mais il y a plus d'avantage à les faire consommer à mesure qu'on les produit. On les emploie à l'entretien des animaux de rente et de ceux qui travaillent
et même à l'engraissement des ruminants. On les donne
au porc, au mouton, au bœuf. On les administre crus
ou cuits; desséchés convenablement ils sont salubres. Ils
sont plus nutritifs pour les brebis que pour les porcs. La
cuisson les améliore; on les fait cuire à la vapeur, dans
l'eau, ou à sec dans un four. Un kilog. de résidu cuit au
four vaut plus qu'un kilog. du meilleur foin.

Malt, drèche, son de bière. Le résidu de la fabrication de la bière est formé de fécule, d'hordéine, d'un principe azoté, de sucre, d'alkool, de substances amères, le tout mêlé à du son ; il fournit, quoique très-aqueux, une nourriture passablement alibile pour les vaches laitières ; il donne une grande quantité de lait ; mais ce liquide est de médiocre qualité. Le plus ordinairement on le fait consommer à l'état frais. En Angleterre on le conserve quelquefois très-longtemps dans des cuves de 3 à 5 mètres de profondeur et de 3 à 4 de largeur où on le tasse avec soin ; on le recouvre ensuite de 2 décimètres de terre et on l'abandonne ; il fermente, devient aigre ; mais les animaux le mangent comme lorsqu'il était frais, et après plusieurs années il est encore très-sain. Les nourrisseurs de Londres en administrent de 30 à 40 litres par jour et par vache. On a voulu le donner aux chevaux dans les faubourgs de Lyon ; il leur donne un ventre volumineux et les rend mous ; il pourra être utile mêlé aux pailles hachées.

Résidus des amidonneries. Ce résidu est formé de fécule, d'un peu de gluten, de ligneux et de principes acides qui se sont formés pendant la fermentation de la masse ; on donne ce résidu au porc ; il peut être utile pour engraisser les ruminants.

Résidus sucrés. Le résidu de la fabrication *du sucre de betterave* est formé du parenchyme des racines, de sucre, d'albumine. Les sucreries en sont encombrées au moment de la fabrication, et pour le faire consommer on est souvent obligé de le donner en excès. On a proposé divers moyens pour le conserver : on peut le garder plusieurs mois dans des fosses, couvert avec de la terre. MM. Blanchet et Harnoir ont essayé de le faire sécher et leur essai a réussi sous tous les rapports. Le produit desséché se conserve facilement, n'a pas d'âcreté et ne relâche pas les animaux comme la pulpe. Pour pratiquer

la dessiccation on brise le marc en le sortant de la presse
et on l'étend sur la plateforme d'une touraille semblable
à celle des brasseurs. Le résidu est alibile et propre à
nourrir tous les animaux ; mais cru et non desséché il
relâche le ventre et convient plutôt aux vaches à lait,
aux animaux à l'engrais qu'aux bêtes de travail. Ce marc,
donné à doses convenables, mêlé à des substances sèches,
produit de très-bons effets et peut être d'une grande
utilité.

La *mélasse* est un produit de peu de valeur. Depuis
plusieurs années M. Cl. Perret, de Lyon, la mêle à
de la paille hachée pour la nourriture des chevaux. Ces
deux substances fournissent une nourriture aussi bonne
qu'économique.

Résidus spiritueux. On fait dans le nord beaucoup
d'*eau-de-vie de pommes de terre*, et cette industrie donne
de grands bénéfices. Nous empruntons le passage suivant
à Antoine de Roville (*Cours complet d'agr.*) : « Suivant
les calculs de M. de Dombasle un hectol. de pommes de
terre pesant 75 kilog., soumis à la fermentation, donne,
après avoir été distillé, 2 hectol. et demi de résidus. Si
on met à l'engrais un bœuf de 3 à 350 kil., il consom-
mera par jour 5 kil. de foin et 3 et demi de gâteau d'huile,
plus 90 litres de résidus. Si on retranchait les résidus,
il faudrait donner 15 kilog. de foin ; en sorte que les 90
litres qui sont le produit de 36 litres de pommes de terre
ou de 27 kil. de ces racines, équivalent à 10 kil. de foin
par la faculté nutritive. Si l'on employait les pommes de
terre crues pour remplacer ces 10 kil. de foin, il en faudrait 18 kil. environ. Ainsi pour l'objet qui nous occupe,
27 kilog. de pommes de terre distillées donnent en résidus l'équivalent de 18 kilog. de pommes de terre crues ;
c'est-à-dire qu'après la distillation les résidus n'ont plus
que les deux tiers de la faculté nutritive qu'avaient les
pommes de terre qu'ils représentent. »

La distillerie des pommes de terre est une opération qui peut favoriser l'augmentation de bétail en payant une partie des aliments consommés par les animaux. Le jeune agronome établit de la manière suivante les avantages d'une distillerie.

« La distillation des pommes de terre, en suivant les procédés ordinaires, donne par hectolitre de tubercules, environ 9 litres d'eau-de-vie. D'après ces bases établissons un calcul qui fera ressortir tout l'avantage de la distillation des pommes de terre.

« Nous supposons que l'hectolitre de pommes de terre vaut 2 fr. 40 c.

« Les résidus ne valent plus que deux tiers de cette somme, ci . . . . 1 fr. 60 c.

« Nous avons 9 litres d'eau-de-vie à 50 c. le litre, ci. 4   50
                                                    ——————
                                                    6 fr. 10 c.

« Ainsi par la distillerie on gagne sur chaque hectolitre 3 fr. 70 c. En supposant qu'il faille la moitié de cette somme pour couvrir les frais de fabrication, le cultivateur gagnera encore 1 f. 85 c. par hectol. » Cette industrie paierait les pommes de terre consommées et les frais de fabrication et il resterait pour bénéfice les résidus des pommes de terre et 25 centimes par hectolitre de tubercules distillés. Ces résidus conviennent parfaitement au porc et aux ruminants ; ils entretiennent bien les animaux et les engraissent.

Résidus des distilleries de grains. Ces résidus sont plus sains, plus nutritifs que ceux de la pomme de terre ; ils contiennent des principes azotés. M. de Wulfen en nourrit les vaches. Il a remarqué que la faculté nutritive du résidu d'un hectolitre de seigle est égale à celle de la moitié d'un hectolitre de grain. Cette nourriture entretient parfaitement les grands ruminants.

Le *marc de raisin* contient la rafle, la pellicule et les

pepins. Ces derniers sont oléagineux. On trouve dans la masse, du sucre qui n'a pas été décomposé et les diverses substances qui forment le vin. Les marcs sont plus ou moins alcooliques ; il faut distinguer ceux qui ont été distillés, ceux qu'on a simplement pressés et ceux qu'on a lavés pour préparer de la piquette. Les premiers, chargés d'alcool, excitent l'appétit, facilitent les digestions et stimulent toute l'économie animale. Les chevaux nourris de marcs non distillés sont pleins d'ardeur. Si l'on donne ces fourrages aux animaux à l'engrais, l'alcool produit un commencement de stupeur favorable à l'engraissement ; le marc lavé a peu de valeur.

On conserve ces marcs dans des fosses, dans des cuves où on les couvre avec de la terre après les avoir tassés ; mais toutes les fois qu'on en prend il faut avoir soin de refermer l'ouverture. Ces fourrages sont alibiles, recherchés par les animaux et assez nutritifs pour entretenir, pour engraisser même les moutons et les bœufs. M. Turck considère ceux qui n'ont pas été distillés comme de bons préservatifs contre la pourriture. Dans le midi on les donne mêlés à de la paille hachée. Dans les environs de Lyon, on place le marc dans des cuves avec les feuilles de vigne et l'on donne le mélange aux chèvres. Dans le département de Saône-et-Loire on mêle les pellicules, les pepins séparés des rafles au son pour en nourrir les porcs.

Le marc de raisin est généralement administré sans aucune précaution et sans accidents; cependant M. Henry dit que cette nourriture occasionne des indigestions. Ce vétérinaire prévient ces accidents en enlevant les rafles avec un crible qui laisse passer les pellicules et les pepins.

Le résidu de la distillation de l'esprit de vin, appelé *vinasse, baissières*, est employé pour entretenir et pour engraisser les porcs. On le donne pur ou étendu d'eau, frais ou après qu'il a éprouvé la fermentation acide.

Résidu du cidre. Le marc de pommes, de poires est rarement utilisé ; cependant, dans les pays où l'on fait beaucoup de cidre, il pourrait être utile. « Je conserve pendant une année le marc des pommes dans un trou fait dans la terre, et ce marc contribue à la nourriture des cochons en le mêlant avec d'autres substances et des eaux de vaisselle... Cet exemple m'a été donné par M. le comte de Boisnes. » (Chambray, *Mon. de la prop.*, 1841.)

Des tourteaux. On appelle *tourteau, trouille, nougat,* le résidu de la fabrication des huiles. Les tourteaux contiennent toutes les substances qui se trouvent dans les graines oléagineuses (263), moins l'huile qui a été exprimée ; ils ont, du reste, une composition et des propriétés qui varient selon les graines qui les ont fournis : ceux de la graine de lin, de noix sont très-estimés ; ceux du chenevis, du colza ont peu de valeur ; ceux des graines de choux, de rave contiennent du principe âcre qu'on trouve dans les crucifères ; on dit même, ce qui est peu probable, que ce principe passe dans le fumier et rend les animaux boiteux. M. Bouscaren a donné à ses vaches 6 kilogr. par jour et par tête de tourteaux de graine de raisin. Le résidu de la préparation des huiles vierges est préférable à celui qui a été chauffé, torréfié.

Tous les animaux ne prennent pas la trouille avec plaisir, quand on leur en donne pour la première fois, mais tous s'habituent facilement à cette nourriture et en sont bientôt friands : M. Bouscaren l'administre en bols, deux ou trois fois, à ceux qui ne veulent pas la manger volontairement ; d'autres la saupoudrent avec de la farine, du sel, etc. ; ces précautions suffisent pour y accoutumer les animaux.

Les tourteaux tiennent la peau souple, le poil luisant ; mais, donnés à trop fortes doses, ils échauffent. Il faut les administrer aux bêtes de travail en petite quantité, ou les mêler à des substances fermes, excitantes. Ils conviennent aux femelles pleines, à celles qui nourrissent et aux jeunes animaux. Ils activent la sécrétion du lait dans les vaches; mais ils rendent ce liquide mauvais et donnent un beurre fort médiocre. Ils sont généralement conservés pour les animaux à l'engrais; ils les poussent beaucoup, mais ils produisent de la graisse fade, un lard mou et de la viande qui a mauvais goût : on remédie à ces inconvénients en remplaçant, vers la fin de l'engraissement, le nougat par des pois, par du maïs, etc. Les tourteaux n'ont aucun inconvénient pour les brebis, pour les vaches qu'on ne trait pas, pour les porcs qu'on commence à engraisser. Les Anglais, qui savent apprécier ce qui est utile, ont pris à Marseille, en 1840, plus de 50 cargaisons de tourteaux. (*Bull. de la Soc. d'Agr. de Montpellier.*)

On doit conserver la trouille dans un lieu sec et même la faire consommer avant qu'elle soit rance. On l'administre réduite en poudre et délayée dans l'eau ; on la traite souvent par l'eau bouillante; on en fait des bouillies qu'on mêle avec avantage à des fourrages durs, peu substantiels. M. Bouscaren en forme des pâtes molles; il en saupoudre le marc de raisin. Les moutons préfèrent les tourteaux à l'état pulvérulent.

Tourteaux de faîne. L'amande et la pellicule de la faîne contiennent, selon M. Hesse, un principe qui nuit au chien, au chat, à l'homme, aux oiseaux comme aux solipèdes. Les propriétés délétères du fruit passent même dans les tourteaux, d'après plusieurs vétérinaires. MM. Trelut, Lefort, Mathieu, Hugon, Appert, ont fait à ce sujet des observations contradictoires. M. Appert cite l'exemple d'un cheval qui a perdu l'appétit pour avoir mangé des tourteaux de faîne, mais qui n'a pas éprouvé d'autres accidents ; il a vu des bœufs être habituellement nourris avec ce résidu sans inconvénients, et des vaches qui en ont été engraissées et qui n'ont présenté aucun symptôme de maladie; elles rendaient seulement des uri-

nes rouges. M. Hugon en a fait prendre à des chevaux
qui n'en ont pas été incommodés. M. Mathieu dit que le
tourteau de faîne agit « comme poison sur l'organisation
du cheval » ; que l'emploi de cette substance « comme
nourriture du bœuf et des autres ruminants n'offre aucun des inconvénients signalés dans le cheval. » (Conn.
usuel. de la Soc. d'Emul. des Vosges, 1841.) Il est bien
reconnu que le cheval ne prend les tourteaux de faîne
que lorsqu'il est pressé par la faim , et que l'usage de
cette nourriture, très-échauffante pour tous les herbivores, diminue l'appétit et peut occasionner la mort des
solipèdes.

ART. 8. — DE LA NOURRITURE VERTE COMPARÉE A LA SÈCHE ; DES PRÉCAUTIONS QUE RÉCLAME L'USAGE DES PLANTES VERTES.

Avantages de la nourriture verte. On doit autant que
possible nourrir les animaux avec des fourrages verts.
Cette pratique présente de grands avantages ; elle économise en grande partie les frais de récolte, car on n'a besoin ni de faire sécher ni d'emmagasiner le produit des
prairies ; on n'a pas à s'occuper de la conservation des
fourrages , de surveiller les fenils , les meules , etc. Les
plantes consommées en vert nourrissent plus les animaux
que celles qui ont été desséchées ; elles sont plus tendres ,
la mastication en est plus facile, et la salive, trouvant des
pores humides , y pénètre facilement. Tous les principes
des plantes sont dissous dans la sève ou ramollis par ce
liquide, et la digestion en est prompte et complète. Aucun
atome susceptible de nourrir n'échappe à l'action de l'estomac. Pendant le fanage beaucoup de corps qui étaient
mous, solubles ou dissous deviennent durs, même insolubles et réfractaires aux agents de la digestion. Il est
d'ailleurs probable que, pendant la dessiccation, les plantes perdent, outre l'eau, quelques principes nutritifs ;

que la grande quantité de ce liquide qui s'évapore pendant le fanage entraîne d'autres corps. Nous remarquons même que plus l'évaporation est facile, prompte, plus le fourrage perd en se desséchant : le foin vert qui a été séché à un soleil ardent, qu'on a éparpillé sur le pré, est beaucoup moins bon que celui qu'on a fait sécher lentement, à l'ombre, que le foin brun qui a séché en andins, en meules.

Par la dessiccation on perd toujours, outre les fluides, les parties solides les plus succulentes ; les graines, les épillets, les fleurs, les feuilles se détachent avant que le fourrage soit parvenu au râtelier. Il est difficile d'indiquer *à priori* la quantité de substance qui se perd pendant le fanage ; elle est très-considérable (p. 311). Parmi les agronomes qui se sont occupés des avantages de l'herbe verte, les uns ont évalué à 1/4, les autres à 1/5 ou à 1/6 l'économie que présente cette nourriture sur le foin ; M. Perrault de Jotemps a constaté par l'observation et par des expériences que, dans l'alimentation des béliers, 8 kilogr. de luzerne verte équivalent à 3 kilogr. de foin de cette plante ; que les 8 kilogr. de fourrage vert ne représentent que 1,840 grammes de foin, à cause de la déperdition qui a lieu pendant le fanage ; de sorte que la valeur nutritive du fourrage vert est à celle du sec comme 3,000 est à 1,840 : il y a donc plus de 60 0/0 de bénéfice à employer l'herbe verte. Des expériences entreprises sur des vaches ont donné des résultats peu différents ; elles ont prouvé que 32,500 grammes de vert, représentant seulement 7,480 grammes de foin, nourrissent aussi bien que 11,500 grammes de ce dernier. « Ainsi le bénéfice du vert se montre dans ce cas par la conversion de 100 kilogr. de foin en 154 kilogr. ; d'où un bénéfice pour le fourrage vert de 54 0/0. » *(Journ. d'Agr. prat.*, 1839.) On peut donc conclure avec M. Ernest Perrault, sans crainte d'exagération, qu'il y a un tiers au moins à gagner à consommer le fourrage vert plutôt qu'à le faire sécher.

Il est bien reconnu qu'au pâturage les animaux foulent, gaspillent, gâtent une partie de l'herbe avec les pieds, avec les excréments, etc.; le désavantage qui doit en résulter est cependant compensé par le bénéfice que procure l'herbe verte; de sorte qu'il y a plus d'économie à faire pâturer même les herbages dont l'herbe est longue, même les prairies artificielles, qu'à faire consommer l'herbe après la dessiccation.

L'herbe verte est beaucoup plus favorable à la santé que les fourrages secs; elle irrite moins la surface douce des membranes muqueuses que le foin et que la paille. La nourriture sèche échauffe les animaux, les constipe, rend la peau sèche, le poil terne; l'herbe tient le ventre libre, entretient la transpiration cutanée, la peau moite, souple, le poil brillant. Elle est surtout utile en été; elle empêche les animaux de prendre en peu de temps des masses de boissons et souvent des boissons insalubres. Les liquides pris avec les aliments solides sont toujours plus salutaires que ceux qu'on avale avant et après les repas : l'eau de végétation chargée de sucre, de mucilage, d'albumine, d'acide acétique, de divers sels, est nécessairement plus salubre que celle des sources, des ruisseaux, etc.

La nourriture sèche est surtout nuisible aux ruminants. Elle donne à ces animaux des maladies d'estomac, des obstructions du foie, des calculs biliaires, des irritations à la peau, des dartres, des poux, etc.

Le vert pourrait-il entretenir les animaux qui font des travaux pénibles? Non, puisque, même avec le foin, il faut donner des grains. Les plantes sèches nourrissent plus que les vertes; celles-ci sont plus tôt digérées et les animaux qui en ont mangé ne peuvent pas travailler si longtemps que ceux qui ont été nourris au sec : il faut perdre plus de temps pour faire prendre les repas avec

22

des fourrages verts qu'avec de bons aliments desséchés.
L'usage de l'herbe rend le ventre volumineux, diminue
les forces, l'énergie ; les animaux deviennent mous,
suent facilement. Les Arabes en donnent peu à leurs
chevaux ; elle *ramollirait les os*, disent-ils. (Hamon.)
Le cheval nourri au vert ne pourrait supporter ni des travaux pénibles ni des allures rapides ; son estomac petit
ne renfermerait pas assez d'herbe pour nourrir le corps
pendant une journée de fatigue ; il lui faut non-seulement du foin, mais des grains ; il serait d'ailleurs difficile de trouver de la nourriture verte dans les voyages.
Mais ces considérations ne s'appliquent pas aux bêtes
employées aux labours. L'expérience a prouvé que le
vert leur est, sous tous les rapports, suffisant ; du
reste, quand il y a des travaux pénibles et pressants,
on doit donner des rations de fourrage sec, des grains,
des graines, et le régime vert ainsi mitigé est parfaitement convenable, même pour les chevaux de labour.

La nourriture sèche n'offrirait aucun avantage pour
les animaux de rente. Le vert donne plus de lait aux femelles : si ce liquide est un peu plus aqueux, s'il contient
1/10 de beurre de moins, cette perte est bien compensée
par la quantité plus grande de produit que sécrètent les
mamelles. Si le beurre des vaches nourries au vert est en
plus petite quantité, il est plus facile à préparer et de
qualité supérieure, plus beau, plus doux. Une bonne
nourriture verte est aussi très-favorable à l'engraissement, et c'est celle qui pousse le plus le développement
des élèves. Enfin, le fumier des animaux nourris au vert
est beaucoup plus gras, a plus de valeur que celui des
bêtes qui ne consomment que des fourrages secs. L'usage
du vert donné au râtelier aussi longtemps que possible
exercerait une grande influence sur le bénéfice des exploitations rurales ; il permettrait d'entretenir des animaux plus nombreux, mieux portants, plus productifs,

et ferait pousser, en rendant les engrais meilleurs et plus abondants, des récoltes plus riches sans augmentation de frais.

Des plantes qu'on doit faire consommer en vert. On fait rarement consommer les graminées fourragères vertes ; elles fourniraient cependant une bonne nourriture, mais elles sont faciles à dessécher et on les transforme en foin. C'est avec des plantes ensemencées qu'on nourrit, pendant l'été, le bétail au râtelier. A cet effet, on doit profiter des premiers végétaux qui poussent ; le colza, la navette, le seigle, les vesces d'hiver, l'orge, l'ivraie d'Italie, le trèfle incarnat, conviennent pour remplir ce but ; les mélanges de seigle et de vesces, etc., donnent aussi d'excellentes récoltes pour le commencement de la belle saison ; le pastel, la consoude à feuilles rudes qui poussent de très-longues feuilles avant que les tiges se montrent sont aussi très-utiles. Quand ces fourrages seront consommés, on aura la luzerne, le trèfle commun, etc. ; mais on doit régler la coupe de ces plantes de manière à ne pas manquer d'herbe quand la première pousse sera consommée : on fera pâturer un coin de ces légumineuses ou on le fauchera lorsque les plantes seront encore très-jeunes, et l'on aura la seconde pousse fort avancée quand la totalité de la première sera finie. La luzerne, surtout le trèfle, peuvent fournir bien longtemps une nourriture sapide qui entretient bien les animaux de travail, donne du bon lait à toutes les femelles, pousse les bêtes qui sont à l'engrais, etc.

On doit régler les semailles des prairies annuelles, dans les mois de mai, de juin, etc., selon la réussite des fourrages vivaces, de manière à avoir de l'herbe en été et en automne. Les vesces, les gesses, le maïs, le millet, le sarrasin, peuvent être d'un grand secours pour les mois de juillet, d'août, de septembre ; il en est de même de la patience des jardins, de la berce brancursine, de quelques espèces du genre consoude. Quoique aqueuses, ces plantes fournissent des masses d'excellent fourrage pour la nourriture des vaches laitières, quand les autres végétaux manquent.

On prolongera l'usage de l'herbe tant que les plantes resteront fraîches et continueront à végéter; mais aussitôt que le froid frappera les jeunes pousses, on les administrera avec précaution, on les mêlera à des fourrages secs. Dans cet état, les plantes ont perdu leur saveur, les animaux en sont moins avides, et ceux qui en ont été nourris s'habituent facilement à l'usage du fourrage sec. La luzerne qui a souffert du froid est principalement malsaine; elle se couvre, dès qu'elle ne pousse plus, de taches brunâtres qui en forment un mauvais aliment pour les chevaux surtout. Il est inutile de rappeler que les feuilles des végétaux ligneux peuvent être utiles à la fin de l'été, et que les racines, les choux doivent, en hiver, tenir lieu de fourrage vert.

Précautions que réclame l'administration des plantes vertes. L'herbe verte, quoique plus salubre que les fourrages secs, occasionne plus d'accidents que ces derniers. Elle est plus en rapport avec le goût des animaux et ceux-ci la prennent avec avidité; ils en ingèrent de trop grandes quantités à la fois, la mangent lors même qu'elle est altérée, couverte de gelée, et ils contractent des coliques, des indigestions, maladies rarement occasionnées par la nourriture sèche. De tous les accidents qui résultent de l'usage du vert, le météorisme est le plus à craindre : c'est une indigestion avec production de beaucoup de gaz dans les organes digestifs; elle est occasionnée par les plantes vertes, tendres, aqueuses; par celles qui sont jeunes, molles, vigoureuses, qui ont été abondamment fumées, surtout si les animaux, pressés par la faim, les prennent avec avidité et les mâchent imparfaitement. Le trèfle, la luzerne, introduits dans l'estomac en grandes quantités, sans être écrasés, mêlés à de la salive, animalisés, fermentent sous l'influence de la chaleur animale, se gonflent, produisent des gaz, distendent l'abdomen, etc. (*Voy.* Effets des substances alimentaires.) Ces accidents sont peu à craindre si l'on habitue graduellement les animaux au régime du vert, en donnant l'herbe mélangée à du fourrage sec. Les plantes les plus dangereuses ne sont à craindre que par la manière dont on les distribue; on les donne généralement à trop fortes doses. « La précaution la plus essentielle pour prévenir les accidents de la météorisation, est de donner les fourrages verts en petite quantité à la fois, en remettant du fourrage dans le râtelier lorsque les animaux ont mangé la totalité de ce qu'on leur avait donné d'abord, et surtout de faire en sorte que les animaux ne soient jamais pressés par la faim; car l'avidité avec laquelle ils mangent dans ce cas est la cause la plus fréquente de la météorisation. Ainsi le principal soin doit se porter sur la régularité dans la distribution des repas. Avec ces précautions, les accidents sont extrêmement rares; car ils sont toujours la suite de la négligence. Je tranquilliserai peut-être beaucoup de personnes qui redoutent excessivement le danger de la météorisation, en disant que je n'ai jamais perdu une seule bête à cornes par cette cause, quoique depuis trente ans je les nourrisse constamment, pendant tout l'été, de luzerne ou de trèfle vert. (*Calend. du Bon Cult.*)

On croit généralement que les légumineuses mouillées par la pluie, par la rosée, occasionnent la météorisation plus souvent que si elles sont sèches. « D'après une longue expérience, dit notre savant compatriote M. Rodat, je suis à peu près sûr que c'est une erreur. Je n'affirme rien au sujet de la rosée; mais je puis dire que je n'ai jamais vu de tympanite occasionnée par un trèfle que la pluie avait mouillé. En conséquence, lorsque je fais administrer à la crêche, pour la première fois, du trèfle dont les fleurs ne sont pas encore bien développées, je prends la précaution de le faire arroser ou de lui faire subir une immersion dans l'eau. Ce moyen m'a toujours réussi. » *(Le Prop. aveyronnais, 1828.)* L'opinion de M. Rodat a été confirmée par d'autres agriculteurs. « S'il est une circonstance qui puisse rendre les fourrages verts plus dangereux, dit M. Mathieu de Dombasle, c'est celle où ils ont été coupés très-secs et par un temps chaud. » C'est lorsque les légumineuses sont échauffées par le soleil ou par le vent brûlant du sud-est qu'elles produisent le météorisme. Les herbes mouillées sont prises avec répugnance et plus lentement ; les animaux les mâchent plus longtemps, les animalisent davantage ; l'arrivée continue d'un corps froid, réfrigérant, dans l'estomac, retarde la fermentation ; l'eau provoque la sécrétion et ensuite l'écoulement des urines ; l'acide carbonique, continue M. Rodat, est absorbé avec l'eau et rendu avec elle ; « j'ai remarqué que les bœufs qui mangent du trèfle mouillé urinent souvent et avec abondance, et que leur urine est plus mousseuse que de coutume. » Le trèfle mouillé n'est dangereux que si, après l'avoir fauché, on le laisse, en tas, s'échauffer. En général, il faut ne couper les plantes, pour les faire consommer vertes, que peu de temps avant de les administrer, les étendre, les laisser se faner, perdre une partie de leur eau ; elles deviennent plus salubres et plus nutritives. On doit surtout ne pas les mettre en gros tas et les donner avant qu'elles aient commencé à fermenter.

ART. 9. — DES SUBSTANCES ANIMALES.

Les aliments les plus alibiles sont fournis par le règne animal, et quoique les herbivores ne soient pas organisés pour cette nourriture, ils se trouvent très-bien de son usage. Ceux qui en mangent sont forts et n'ont pas besoin de prendre aussi souvent d'aliments que ceux qu'on nourrit exclusivement de végétaux. Quand les Arabes veulent entreprendre un de ces voyages de 80, 100 lieues, que leurs coursiers font en deux ou trois jours presque sans boire ni manger, ils donnent à ces animaux, avant de partir, de la chair, du lait. Les Bédouins ont aussi observé que la nourriture animale remet, en très-peu de temps, le cheval exténué par de grandes fatigues.

La *viande*, les *poissons* servent, dans nos pays, très-rarement à la nourriture des animaux. Quoique nos herbivores refusent généralement la chair crue, on a de nombreux exemples de chevaux, de grands ruminants qui en étaient très-avides. Quelques peuplades du nord nourrissent les vaches avec des poissons; ces ruminants se trouvent très-bien de cette nourriture. Les Arabes font cuire pour leurs chevaux la chair de jeunes chameaux, de moutons.

Dans les établissements où l'on abat un grand nombre de chevaux, la chair de ces animaux est employée pour la nourriture des porcs, qui la mangent crue et cuite; mais crue, donnée en grande quantité, elle leur donne quelquefois la diarrhée; cuite elle est meilleure, et le bouillon qui résulte de la cuisson peut être fort utile pour améliorer des substances végétales. Les cultivateurs doivent, lorsque des bœufs, des chevaux, etc., périssent, profiter de tous les produits de ces animaux, soit comme engrais, soit comme nourriture du bétail. On a proposé de mêler la viande crue ou cuite au son, à la farine; ce mélange serait très-propre à engraisser tous les animaux. Les Bédouins font avec de la viande des gâteaux pour leurs chevaux.

Du lait. Ce liquide est formé d'albumine, de caséum, de beurre, de beaucoup d'eau, de différents sels, etc. Il est nutritif, adoucissant, donne aux veaux, aux agneaux

de la bonne viande et peut être utile pour l'entretien de
tous les animaux. On le donne aux porcs après en avoir
retiré le beurre. D'après le major Denham, les chevaux
des Thibboos sont entièrement nourris avec du lait de
chamelle; ils reçoivent ce liquide doux ou aigre. Ce
voyageur n'a jamais vu, dit-il, des chevaux plus en état,
en meilleure santé. Cet usage du lait existe dans toute
l'Afrique. En France, nous donnons très-rarement le lait
au bétail; mais le petit-lait est presque exclusivement
réservé pour la nourriture des animaux; doux on le donne
aux porcelets. Dans la Franche-Comté on l'administre
aux vaches; ce liquide leur donne beaucoup de lait,
mais on croit qu'il les rend phthisiques; tandis que dans
les montagnes du Lyonnais, on le regarde comme favorable à la santé de ces femelles. Donné en grande quantité, il peut nuire comme corps aigre et en activant la
sécrétion mammaire; mais il ne produit que de bons
effets si l'on ne donne à chaque bête que la quantité qui
provient du lait qu'elle fournit.

Les *œufs* sont très-albumineux, de facile digestion et
très-nourrissants. Crus, ils sont plus faciles à digérer que
cuits. On les donne le plus souvent aux veaux. On les
écrase dans la bouche de ces animaux qu'on force à avaler
même la coquille. Celle-ci produit de bons effets; elle
sature les acides qui se trouvent dans les premières voies
et peut prévenir, guérir même des diarrhées.

Des bouillons gras. L'eau dans laquelle on a fait cuire
de la viande est alimentaire et les herbivores s'habituent
facilement à en prendre. Les Arabes du Nedji donnent à
leurs chevaux de bouillon dégraissé d'agneau, de chameau. Les eaux qui ont servi à laver la vaisselle, les
eaux de tripes, moins nourrissantes que les bouillons,
peuvent cependant être salutaires aux herbivores. Nous
voyons fréquemment des vaches, des chevaux qui en
sont très-friands. Cette nourriture tiède est adoucissante

et convient pour les femelles qui viennent de mettre bas. On a proposé de verser des bouillons de gélatine sur les fourrages secs, durs, pour les ramollir et les rendre plus nourrissants. Ces mélanges forment une nourriture composée, beaucoup plus substentielle que les plantes seules; elle est tout-à-fait favorable aux herbivores, et surtout très propre à l'engraissement du porc.

CHAPITRE II.

DES CONDIMENTS.

Le *condiment* (de CONDIRE, *assaisonner*) est une substance qu'on mêle aux aliments pour les rendre meilleurs; on lui donne aussi le nom d'*assaisonnement*; mais ce mot a deux significations : il désigne l'ingrédient avec lequel on assaisonne et l'action d'assaisonner.

Les condiments varient par leur composition; ils sont sucrés, amers, âcres, aromatiques, gras, etc. L'hygiène vétérinaire emploie rarement ces agents. Dans les circonstances ordinaires la faim seule assaisonne la nourriture des animaux et les condiments ne sont employés que dans des cas particuliers, soit pour modifier les aliments, soit pour agir sur l'économie animale. Par les condiments, nous masquons l'odeur, la saveur des pâtes, des résidus, etc., que le bétail ne prend pas naturellement en assez grande quantité; nous corrigeons les substances altérées, malsaines, les fourrages vasés, l'eau corrompue; nous rendons sapides, excitants des corps insipides, mucilagineux; enfin nous composons une nourriture tonique, adoucissante, etc., selon les indications que nous avons à remplir. Les condiments qui agissent sur les animaux exercent leur action, les uns sur les organes du goût et augmentent l'appétit; d'autres, activent la sécrétion de la salive, du mucus buccal, du suc gastrique ; il en existe qui accroissent la tonicité , la chaleur de l'estomac, fortifient les parois de ce viscère, facilitent la digestion. Dans maintes circonstances nous agissons par les assaisonnements sur les animaux et sur la nourriture : en même temps que nous excitons l'appétit nous rendons les aliments plus propres à flatter l'odorat, le goût , et nous engageons les animaux à ingérer plus de substances alimentaires qu'il ne leur en faudrait pour les maintenir en santé : nous agissons ainsi pour les bêtes à l'engrais, pour les animaux soumis à de rudes travaux, pour ceux qui font de grandes déperditions , pour les femelles qui portent, qui nourrissent et qui travaillent, pour les mâles dans la saison de la monte. Les condiments employés pour remplir ces indications ne sont pas des *agents hygiéniques*, car ils sont plus nuisibles qu'utiles à la conservation de la santé et à la prolongation de la vie.

Des condiments acides. Les substances *acidules* produisent une sensation aigrelette , rendent pâles les membranes muqueuses qu'elles touchent ; transportées dans le sang elles ralentissent la circulation , diminuent l'énergie vitale et la température du corps , ce qui leur avait fait donner par Linnée le nom de *réfrigérantes*. Les condiments acides mêlés aux aliments sucrés, à la fécule, forment une nourriture rafraîchissante qu'on peut administrer pour produire une alimentation tempérante.

Nous avons parmi ces condiments les plantes acidules, (193) et la plupart des acides convenablement étendus d'eau.

Du vinaigre. L'acide acétique étendu d'eau se trouve tout formé dans les plantes et dans les animaux. On le prépare en faisant fermenter les substances sucrées , les liqueurs alcooliques , le vin , le cidre , etc. ; il est employé pour corriger les altérations de l'eau et celles des fourrages. On met du vinaigre dans les boissons impures, fades, tièdes, pour les rendre aigrelettes, pour leur communiquer une *agréable acidité*. L'eau ainsi préparée nuit très-rarement aux animaux ; répandue sur les fourrages vasés, vieux, elle leur communique une bonne saveur, les rend moins poudreux. L'eau vinaigrée est employée pour laver les naseaux, la bouche, etc., du cheval fatigué par la chaleur, par la poussière.

Acide sulfurique. De tous les acides minéraux c'est le seul qu'on ait employé en hygiène ; convenablement étendu d'eau il peut remplacer le vinaigre ; il constitue, quand il est ramené à une agréable acidité, la limonade minérale. L'acide sulfurique revient à un prix très-bas, et il est aussi salutaire à la santé que le vinaigre. Toutes les fois que l'acide végétal est indiqué il y a économie à employer la limonade minérale. V. Yvart donnait à ses troupeaux, pendant les fortes chaleurs, une boisson composée de 8 seaux d'eau et de 90 gr. d'acide sulfurique.

Condiments toniques. On appelle toniques les substances qui donnent du ton aux organes. Les condiments qui jouissent de cette propriété sont inodores, mais ils ont une saveur amère, astringente, généralement recherchée par les animaux ; ils resserrent la membrane muqueuse de la bouche, la rendent pâle ; mais bientôt la réaction a lieu, le sang afflue dans les capillaires, la vie devient plus active, la chaleur animale plus forte. Les mêmes phénomènes ont lieu dans le pharynx, dans l'estomac. Sous l'influence des toniques, l'appétit se développe, les digestions sont promptes, complètes, les excréments durs, rares ; le chyle est abondant, le sang riche en fibrine et en matière colorante ; les contractions du cœur sont fortes, le sang abonde dans les tissus, les membranes muqueuses sont roses, le pouls est dur, serré ; l'assimilation se fait bien et les chairs sont fer-

mes. Les toniques sont nuisibles aux animaux forts ,
vigoureux , exposés aux coups de sang , aux inflammations ; ils conviennent aux béliers épuisés par la monte ;
aux individus qui ont souffert faute de nourriture , ou
qui ont reçu de mauvais aliments ; à ceux qui ont été
exposés à l'air des marais , qui sont menacés de la pourriture , de maladies vermineuses , etc. ; on mêle les condiments toniques aux boissons , aux aliments pour corriger les effets des eaux insalubres , des fourrages fades ,
relâchants , et composer une nourriture fortifiante.

Indépendamment des agents toniques énumérés page
193, nous possédons le gland, le marron d'Inde (pages
325-326), les baies de genièvre , le fer , etc.

Les *baies de genièvre* renferment une matière extrac-
tive , amère , une résine qui a les mêmes propriétés, et
une essence d'une odeur ambrée. Elles sont toniques ,
excitantes , augmentent l'appétit , facilitent la digestion,
activent l'absorption intérieure et la sécrétion des urines.
Elles sont très-propres à combattre l'atonie , à prévenir
les hydropisies, la pourriture, les maladies vermineuses.
Dans le midi , on les donne aux bêtes à laine , mêlées au
seigle , au sel. On peut également les mêler aux pâtes ,
aux racines cuites , aux tubercules , etc.

Toutes les substances amères , *les feuilles , l'écorce de
chêne, l'écorce de saule, la racine de gentiane,* etc. , peuvent être employées comme condiments amers ; l'on en
fait des décoctions qu'on mêle aux boissons , ou on les
donne en pâtes , en poudre , mêlées à la farine , etc.

Les *composés de fer* exercent une action salutaire sur
le corps animal. Ils agissent à la manière des toniques.
L'eau ferrée se prépare en plongeant un fer chauffé à
rouge dans l'eau ; c'est un remède économique , mais
qu'il serait assez difficile de préparer en grand. L'eau
rouillée , également tonique , se prépare en mettant dans
l'eau de petits morceaux de fer, de vieux clous ; sous l'in-

fluence de l'air et de l'acide carbonique, le métal s'oxide rapidement, passe à l'état de carbonate et le liquide se sature de principes ferrugineux. On peut employer l'eau rouillée en boisson comme tonique. Le composé de fer le plus actif, le sulfate, peut même être salutaire aux bêtes à laine. V. Yvart mettait 48 gr. de ce sel dans 8 seaux d'eau et il donnait cette boisson à ses moutons pour les préserver de la maladie du sang pendant les fortes chaleurs.

CONDIMENTS EXCITANTS. Les condiments excitants ont une saveur chaude ou âcre, irritante; beaucoup sont aromatiques; ils attirent le sang à la bouche, excitent les papilles nerveuses et augmentent la sécrétion du mucus; l'action de ces agents se propage par continuité jusqu'aux glandes salivaires dont ils activent la fonction. Ils agissent dans l'estomac, dans l'intestin, comme dans la bouche; ils excitent la sécrétion de la bile, du suc gastrique. Sous l'influence de ces condiments les animaux mangent beaucoup, digèrent bien; les absorbants intestinaux sont actifs, le chyle est abondant et les excréments sont rares, durs. Les excitants échauffent, produisent la constipation; portés dans le torrent de la circulation, ils excitent le cœur, rendent le pouls fort, fréquent, poussent le sang à la peau et activent les sécrétions cutanée, urinaire, spermatique, laiteuse. Si les condiments aromatiques sont mêlés à de grandes quantités de substances alibiles, l'assimilation est active, les animaux se nourrissent bien, deviennent gros, fermes, vigoureux; mais si les matières assimilables sont en petite quantité, et que les aliments soient peu abondants, pauvres en principes nutritifs, les excitants font maigrir, en occasionnant des déperditions que les substances digérées ne peuvent pas remplacer.

On emploiera ces condiments quand on aura besoin de produire l'alimentation stimulante; ils seront utilement mêlés aux pommes de terre, aux racines cuites, aux farineux lorsqu'une nourriture émolliente, qui relâche, ne sera pas indiquée; ils combattront la diminution de l'appétit, la lenteur de la digestion, les diarrhées que tendent à produire les tubercules, les racines; ils rendront l'étalon plus ardent à la monte et feront entrer les femelles en chaleur. Comme les toniques ils peuvent être indiqués par l'atonie, la débilité des organes, par des déperditions considérables; mais ils sont nuisibles quand l'estomac est sensible, irrité, quand les animaux sont irritables ou exposés à des inflammations, à des congestions, etc.

Les agents que nous pouvons employer comme condiments excitants sont nombreux et variés; à la liste de ceux que nous avons indiqués comme devant se trouver dans les herbages (193), nous ajouterons les plantes âcres (194-195), mêlées en très-petite quantité aux aliments; les liqueurs spiritueuses, le poivre, l'ail, la poudre cordiale, etc.

Les *liqueurs alcooliques* agissent sur les animaux avec une grande intensité; on fait usage en hygiène vétérinaire de l'eau-de-vie étendue d'eau, de la bière, du cidre, du vin. Le pain imbibé de ces liquides produit instantanément de très-bons effets sur les bêtes exténuées de fatigue. On donne avec avantage, quand il faut produire une vive excitation et nourrir en même temps, du vin rouge, avec de la farine, du son, du pain; cette nourriture remet à l'instant les animaux qui tombent en défaillance; elle réveille les sens, active la circulation, augmente la chaleur animale, donne de la force aux contractions musculaires : elle peut produire de bons effets sur les chevaux, les bœufs qui ont à supporter de rudes fatigues. On prépare en Angleterre une pâte dans laquelle on fait entrer des grains concassés, de la farine, du vin blanc, des plantes aromatiques, du miel et de l'huile ; on forme avec ces substances des boules de la grosseur d'un œuf qu'on donne aux chevaux de course quelques instants avant de les conduire sur l'hippodrome. Le vin mêlé à des graines , à des grains concassés, produit d'excellents effets sur les femelles qui viennent de mettre bas et qui n'ont pas de lait; l'usage de cette nourriture pendant deux ou trois jours provoque la sécrétion des mamelles. Les liqueurs alcooliques sucrées facilitent le part, la délivrance des femelles faibles , débilitées. Le vin chaud, seul ou mêlé à de la farine, donné à des animaux qui viennent d'éprouver un refroidissement , qui ont été , pendant qu'ils étaient échauffés , exposés à la pluie, à un vent froid, peut provoquer une réaction salutaire , faire cesser les frissons , rétablir la transpiration cutanée et prévenir les plus graves maladies. M. Berthier a guéri la pourriture des moutons « avec du bon vin dans lequel on mettait du poivre en grains , de la gentiane et un peu de sel. »

De l'ail, du poivre, etc., en masticatoires. On compose avec de l'ail, du poivre , des oignons , de l'assafœtida, du camphre, du vinaigre, des masticatoires fort en usage dans la médecine vétérinaire ; on forme avec ces substances placées dans un linge, un nonet, un cylindre qu'on met dans la bouche des animaux. Les mastigadours irritent la membrane muqueuse, provoquent une abondante sécrétion de salive , de mucus. Les frictions sur la langue avec les plantes alliacées, le vinaigre agissent de la même manière. On emploie ces moyens comme préservatifs dans les cas d'épizootie et pour donner de l'appétit aux animaux qui refusent de manger. On croit que les matières irritantes chassent le mal du corps, les principes contagieux, en déterminant la sécrétion d'une grande quantité de salive qui tombe de la bouche. Cet effet serait plutôt nuisible qu'utile, en épuisant l'économie animale et en privant l'estomac d'un liquide que la nature a destiné à faciliter la digestion. Si les masticatoires produisent de bons effets, c'est par les petites quantités de matières irritantes que les animaux avalent; elles stimulent l'estomac, augmentent l'appétit, facilitent la digestion et donnent de la force, de l'énergie à tout l'organisme; elles peuvent aussi produire une perturbation des forces vitales et faire cesser une indisposition, prévenir une maladie; mais on ne doit pas les employer sur les animaux irritables, sur ceux qui sont affectés de maladies inflammatoires. Les mastigadours pourraient toujours être remplacés avec avantage, pour la bourse du propriétaire et pour la santé du bétail, par l'usage du sel, par les boissons ferrugineuses, par des agents excitants ou toniques mêlés à la nourriture.

Du sel marin, chlorure de sodium. Ce composé binaire se trouve à l'état de dissolution dans les eaux de la mer et dans beaucoup de sources; on le rencontre à l'état solide dans le sein de la terre où il forme quelquefois des couches très-épaisses. Le règne organique en contient aussi : presque toutes les liqueurs animales et la plupart des solides en renferment; il en existe dans les plantes, surtout dans celles qui croissent sur les bords de la mer et près des sources salées. C'est par l'évaporation spontanée ou artificielle qu'on obtient le sel des eaux qui en renferment. On appelle sel gemme celui qu'on extrait de la terre.

Ce que nous appelons sel, dans le commerce, n'est pas un corps binaire pur; c'est un mélange de chlorure de sodium, de chlorure de magnésium, de sels calcaires, de beaucoup d'eau, etc. Le sel pur est blanc, d'une saveur salée, piquante; il ne devient pas humide à l'air et il est aussi soluble dans l'eau à froid qu'à chaud; il cristallise en cubes et renferme entre ses cristaux des gouttelettes d'eau qui le font pétiller, décrépiter quand on le jette sur les charbons ardents. Les composés de magnésie, de chaux ont une couleur plus foncée, sont beaucoup plus solubles que le chlorure de sodium, font paraître le sel grisâtre et le rendent déliquescent. Le sel gris *sale* plus que le blanc, à cause du composé calcaire qu'il renferme; c'est celui qu'il faut préférer pour les animaux.

Action du sel sur l'économie animale. Le sel marin agit sur les animaux comme agent tonique, excitant, et comme élément qui entre dans la composition des organes. Considéré comme stimulant, le sel agit sur la bouche, sur l'estomac, sur le cœur, etc., à la manière des toniques; mais les animaux recherchent la sensation qu'il produit plutôt que celle des autres condiments. Plus que les amers, il rend les chairs fermes, les fonctions régulières, les animaux agiles, forts, pléthoriques, susceptibles de résister aux causes morbifiques qui produisent les affections atoniques; mais il les dispose à contracter des inflammations, des coups de sang. Donné en trop grande quantité, il produit le météorisme, irrite les organes digestifs, détermine la purgation, la dyssenterie; à très-hautes doses, il empoisonne même : il ne laisse aucune trace de son action sur les organes digestifs; il agit principalement sur le système circulatoire, sur le cœur. (Héliès, *Journ. des vétérinaires. du midi*, III.)

Le sel entre dans la composition de toutes les parties du corps animal. Il est aussi nécessaire à la formation de nos organes que l'oxygène, que l'albumine, que la fibrine, etc. Comme ces principes il « appartient aux matières nutritives des végétaux. » (Sprengel.) Il est indispensable que nos aliments en contiennent, pour que nos organes puissent croître et se conserver. Les plantes qui en renferment le plus fournissent les meilleurs aliments. L'action stimulante que nous venons d'examiner pourrait être produite par les condiments toniques, par les excitants; mais aucun corps ne peut remplacer le sel considéré comme élément nutritif des os, des muscles, du lait, de la laine, etc. On ne peut donc pas mettre en question l'utilité de ce condiment. Il faut que les animaux en prennent sous une forme ou sous une autre : on ne peut pas supposer qu'ils le forment de toutes pièces, car il est plus probable qu'une partie de celui qu'ils ingèrent est décomposée pour produire l'acide chlorhydrique, la soude carbonatée que le corps animal renferme en assez grande quantité.

Indications du sel. La nécessité du sel varie selon les pays et même selon les fermes. Dans les contrées où il est abondant dans le sol et dans les eaux, les plantes en renferment beaucoup ; elles en contiennent aussi quand la terre où elles croissent a été amendée avec des substances minérales, ou fumée avec des engrais animaux qui en contiennent ou en renferment les éléments. Dans ces circonstances, la nourriture des herbivores peut contenir le sel nécessaire à la nutrition de ces animaux ; ce condiment est alors inutile, si du reste il n'est pas indiqué comme agent tonique, excitant ; mais dans les cas où les plantes sont dépourvues de chlore, de sodium, combinés entre eux ou avec d'autres substances, le sel est d'une nécessité absolue pour les herbivores, et quelques atômes de ce composé, ajoutés aux fourrages, peuvent produire des effets extraordinaires. Les carnassiers se passent assez facilement de ce condiment, la nourriture animale en contenant plus, en général, que la végétale. On peut encore déduire l'utilité du sel du goût des animaux pour ce corps ; tous les herbivores l'appètent beaucoup ; les moutons, les bœufs recherchent avec avidité les sources salées, et tous les jours nous voyons ces animaux lécher les murs, les plâtres chargés de principes salins ; les pigeons font 5, 6 lieues pour aller chercher, sur les bords de la mer, le sel qui adhère aux falaises. Cette appétence n'est pas l'effet d'un caprice, d'un goût particulier; elle est générale, c'est l'expression d'un besoin naturel.

Le sel marin est indiqué dans plusieurs cas particuliers. Il existe en grande quantité dans le sperme, dans les œufs, dans le fœtus, dans la laine, dans le lait, etc. ; il faut en donner aux mâles employés à la reproduction, aux femelles qui pondent, à celles qui sont pleines, aux nourrices ; les animaux en réclament aussi à l'époque de leur accroissement, car il est nécessaire à la confection des organes ; ceux qui ont acquis tout leur volume ont besoin d'en prendre seulement pour remplacer celui qui est rejeté par les urines, par le mucus intestinal, etc. Il est inutile de répéter que, dans tous les cas, le sel agit comme stimulant, qu'il augmente l'appétit et active la digestion ; que, donné aux vaches laitières, le sel excite la soif, engage ces femelles à boire, et facilite ainsi la sécrétion des mamelles ; il est prouvé que le lait des vaches qui reçoivent du sel est « plus riche en beurre et en fromage. » (Garriot, *Compte-rendu de la Soc. d'Agr. de Lyon.*) Ce condiment n'augmente pas seulement la toison des bêtes ovines, « il en améliore beaucoup la laine. » (Sinclair.)

Est-il avantageux de donner du sel aux animaux à l'engrais ? La plupart des engraisseurs de tous les pays répondent affirmativement à cette question. M. Mathieu de Dombasle dit, tome 2, page 158 des *Ann. de Roville,* que ce condiment est nécessaire vers la fin de l'engraissement pour entretenir l'appétit ; et tome 7, page 159 du même ouvrage, notre célèbre agronome ajoute que le sel est inutile. Cette dernière opinion, basée sur les expériences d'un tel observateur, doit-elle servir de règle ? Les tissus gras renferment fort peu de sel, et les animaux qu'on engraisse ont en général acquis leur développement ; il ne leur faut donc du sel que pour réparer celui qu'ils perdent par les sécrétions. Mais s'il est peu néces-

saire comme contribuant directement à la production de
la graisse qui se dépose dans les tissus, il peut être utile
comme stimulant des organes, comme assaisonnement
d'aliments insipides. Les expériences consignées dans le
tome septième des *Annales de Roville* n'infirment pas le
raisonnement que l'auteur avait fait précédemment;
cent dix gr. de sel donnés par jour à huit moutons, pendant quatre semaines, pouvaient difficilement produire
un effet sensible sur l'accroissement du corps; ce condiment n'aurait pu agir, dans cette circonstance, qu'en
facilitant l'assimilation de la nourriture; or, la ration de
ces animaux n'était ni assez abondante ni d'assez mauvaise nature pour nécessiter l'emploi d'un condiment.
Mais il n'en serait pas de même pour les bêtes qui rece-
vraient une nourriture copieuse, fade, relâchante, ten-
dant à affaiblir les organes; pour des bêtes déjà affaiblies
par l'obésité, par le séjour dans un lieu obscur, chaud et
humide; dans ces circonstances le sel agissant comme
agent fortifiant, recherché par les animaux, maintiendrait
l'appétit, conserverait aux organes digestifs la tonicité
sans laquelle une bonne digestion, condition indispensable
de l'engraissement, ne peut pas avoir lieu. L'expérience
générale confirme ce raisonnement; le sel pousse l'engraissement de tous les animaux. Quelques-uns des
porcs les plus gras tués en Irlande, dit Sinclair, avaient
reçu du sel et n'avaient exigé pour l'engraissement que
la moitié du temps nécessaire quand on ne fait pas usage
de ce condiment. Le sel est considéré en Allemagne, dit
M. Moll *(J. d'Agr. prat.*, 1841), par suite d'une longue
expérience, non-seulement comme favorisant beaucoup
l'engraissement, mais comme améliorant les qualités de
la viande, lui communiquant plus de saveur et la rendant
plus tendre, plus apte à se conserver; on donne ce condiment à la main, à la rentrée du pâturage, ou mêlé à
des soupes, aux boissons. Les bons effets des prés salés

confirment l'observation des engraisseurs de la Prusse rhénane.

Le sel préserve de la décomposition, même les subs-tances organiques qui se putréfient le plus facilement. Depuis les temps les plus reculés l'usage en est général pour la conservation des poissons, des viandes ; on l'em-ploie aussi pour prévenir l'altération de divers produits végétaux utiles à l'homme. Mis en contact avec les four-rages, il en absorbe l'humidité, les préserve de toute fermentation malfaisante, s'oppose à la formation des moisissures ; il se combine avec les éléments végétaux et les rend sapides, d'une digestion facile, nourrissants et sa-lubres. Les anciens employaient la saumure pour conser-ver les pailles. Sinclair, Hell, Kausler, Flandrin, etc., conseillent de mêler le sel aux fourrages au moment de la récolte ; M. Schattenmann en répand à la main 200 gr. pour 100 kilogr. de foin (p. 224).

On emploie aussi le sel pour corriger les altérations des fourrages vieux, vasés, poudreux, durs, ligneux, fades, insipides, nouveaux (*Voy.* 231.) Les Anglais le recommandent pour prévenir la météorisation qu'occa-sionnent les légumineuses, les crucifères ; il n'est pas nécessaire qu'il soit mêlé à ces fourrages pour produire de bons effets ; de quelle manière qu'on l'administre, il augmente les forces digestives, et rend les animaux ca-pables de digérer des substances qui, sans l'action de ce condiment, fermentent dans l'estomac.

On emploie le sel comme assaisonnement pour mas-quer la saveur d'un fourrage qu'on emploie pour la pre-mière fois, et pour exciter l'appétit des animaux qui doi-vent s'en nourrir ; il entre dans beaucoup de préparations alimentaires.

Le chlorure de sodium augmente la quantité de fu-mier fourni par les animaux ; il active lui-même la vé-gétation, détruit les joncs, les mousses, fait pousser les bonnes plantes, les rend meilleures.

Indépendamment des indications précédentes que le sel peut remplir exclusivement, il en est d'autres pour lesquelles il est beaucoup plus convenable que les autres condiments. Les effets physiologiques qu'il produit sont surtout bien marqués et salutaires sur les sujets faibles, débiles, lymphatiques. Sous son influence, la force des organes digestifs augmente, la chymification se fait bien, le chyle est abondant, le sang riche en matière colorante, en fibrine; le sel augmente ainsi la valeur nutritive des fourrages et les animaux qui en reçoivent peuvent se passer d'avoine (p. 298.)

Le sel est nécessaire aux animaux menacés ou affectés de maladies vermineuses; il nuit directement aux vers, modifie les sécrétions intestinales et les rend impropres à nourrir ces parasites; il donne du ton à l'intestin, en augmente les contractions et produit l'expulsion des corps étrangers renfermés dans le tube digestif. Il neutralise les effets de l'air humide, des aliments aqueux, et prévient le développement de la pourriture, de la ladrerie, des hydropisies; il contribue à la guérison de ces maladies en diminuant la quantité relative de la sérosité du sang, et en excitant les absorbants à pomper les fluides répandus dans les tissus. On doit en administrer régulièrement aux troupeaux qui fréquentent les lieux marécageux, aux animaux exposés aux contagions, aux miasmes, aux émanations putrides. Le sel fortifie les bêtes qui travaillent, les rend ardentes, donne de l'énergie au cheval de course, à l'étalon, fait entrer les femelles en chaleur et prévient l'épuisement que tendent à produire les grandes fatigues.

Doses, administration du sel. Pour fixer les doses auxquelles il faut administrer le sel, on doit prendre en considération l'effet qu'il doit produire : si on le considère comme corps devant être assimilé aux organes, il faut en donner de très-petites quantités et en répéter la

distribution très-souvent ; on doit le mêler à la nourriture qui n'en contient pas naturellement, afin que les
animaux en prennent à chaque repas ; si l'on veut qu'il
agisse comme tonique, fortifiant, il faut en administrer
des quantités beaucoup plus fortes, mais il n'est pas nécessaire d'en donner si souvent. En France, nous en administrons rarement la quantité qui serait nécessaire, et
il n'y aurait aucun inconvénient à dépasser les doses
fixées par les auteurs; même, malgré le prix élevé du sel,
il serait souvent très-avantageux d'en donner plus qu'on
ne le conseille ordinairement.

La société centrale d'agriculture de Nancy conseille
1000 gr. de sel comme pouvant « suffire pour assaisonner le repas, en pommes de terre cuites, de 36 à 40 têtes
de gros bétail ou de 350 moutons. » (Le Bon Cultivat.,
1840.)

Virgile recommande (Obs. vét.) d'en donner 7 kilog.
tous les huit jours, pendant l'hiver, à un troupeau de 300
moutons. Cet auteur pense que le sel serait un moyen
infaillible d'augmenter beaucoup le nombre de bêtes à
laine qu'on nourrit dans le Languedoc ; mais il voudrait
qu'on continuât l'usage de ce condiment sur les montagnes, où les troupeaux vont paître pendant l'été. M. de
Gasparin, en établissant le compte d'un troupeau de
moutons dans le département de Vaucluse, porte 50 kil.
de sel par an pour cent bêtes. Lord Somerville croit qu'il
faut par an 1000 kilogr. de sel pour 1000 moutons, sous
le climat humide de l'Angleterre ; Sinclair veut qu'on
distribue ce condiment le matin pour corriger les effets
de la rosée ; qu'on en mette une petite poignée sur une
pierre plate et qu'on emploie 10 ou 15 de ces pierres,
placées à distance, pour 100 bêtes. Tessier trouverait
que 15 gr. de sel par jour, pour chaque mouton, formeraient une forte ration ; il n'en a jamais donné à son
troupeau, dit-il, et il n'a pas eu de malades. Daubenton

en voulait faire donner, tous les huit jours, 500 gr. pour 20 moutons.

Selon Sinclair *(Des usages du sel en agriculture)*, M. Curwen donnait tous les jours 120 gr. de sel aux vaches, aux bœufs de travail et aux génisses pleines; 90 gr. aux bœufs à l'engrais; 60 gr. aux jeunes bêtes; 30 gr. aux veaux. M. Favre de Genève, d'après la quantité qu'en donnent les Piémontais, estime que 63 gr. de deux jours l'un forment une dose suffisante pour les grands ruminants, quand des causes particulières n'en exigent pas l'emploi en plus grande quantité.

Sinclair nous apprend que, dans les salines de Droitwich, on donne aux chevaux 120 gr. de sel trois fois par semaine; on mêle ce condiment à de la menue paille qu'on distribue en plusieurs fois dans la journée. M. Curwen administre aussi aux mêmes animaux 120 gr. de sel par jour et en deux fois; il le mélange avec des pommes de terre cuites.

En Irlande, on donne à chaque porc, par jour, une bonne cuillerée de sel mêlé à la nourriture; on augmente même cette dose si la purgation n'a pas lieu. Ce condiment maintient les animaux en santé, hâte l'engraissement.

Quand on a un petit nombre d'animaux, on leur donne le sel sur la main. Ce moyen permet de doser exactement le condiment, et employé pour les poulains, pour les veaux, il les rend dociles, familiers : ils sont ensuite faciles à dompter, à engraisser. D'autres fois on place le sel pilé dans des auges où les animaux vont le prendre. Ce procédé est expéditif, mais il peut avoir des inconvénients. Les bêtes molles, les faibles, ne prennent pas la quantité de sel qui leur serait nécessaire; tandis que celles qui sont fortes, gloutonnes en mangent en excès.

Quelques agriculteurs renferment le sel dans des linges au moyen d'un nœud ou par des coutures; ils placent

ensuite les nouets sur des poteaux creusés supérieurement ou ils les pendent aux murs. Thaër les fixait à une
corde passée dans une poulie implantée au plafond, et il
les descendait deux fois par semaine. Si les animaux ont
le sel à leur portée, qu'ils puissent le lécher à volonté, ils
en prennent rarement un excès. Quelquefois on met à la
place des nouets des morceaux volumineux de sel gemme.
C'est une excellente habitude de placer à la portée des
animaux nourris dans les pâturages des blocs de sel. Ce
condiment donné au printemps facilite la mue du cheval et donne à ce quadrupède une apparence plus vigoureuse, plus brillante. (Montendre, *Inst. hipp.*)

On fait quelquefois prendre le sel par force aux grands
ruminants. Les bouviers font cette opération rapidement :
ils passent la corne droite du bœuf sous leur bras gauche,
et avancent celui-ci sur la joue gauche de l'animal en le
passant derrière la corne du même côté ; avec la main
droite ils portent le sel sur la base de la langue, et
tiennent le mufle relevé jusqu'à ce que le condiment
soit avalé.

Quand on mêle le sel à d'autres substances, on le donne
solide ou dissous dans l'eau. On en saupoudre les aliments;
on le mélange, pour les moutons, à des baies de genièvre,
à de l'avoine, à du seigle, et l'on place le tout dans des
baquets. Les animaux mangent le sel uni au genièvre
avec précaution ; ils en sont rarement incommodés.

Beaucoup de cultivateurs forment avec le sel pilé et
du plâtre, des terres glaises, de la craie, des farines,
des pommes de terre écrasées, du bois vermoulu, etc.,
des pâtes, des gâteaux qu'on donne à lécher nus ou enveloppés dans un linge; d'autres fois on écrase ces gâteaux
et on les administre en poudre. On peut faire entrer dans
la composition des pâtes, des substances pharmaceuti-
ques, de la gentiane, de l'antimoine, du soufre, du nitre,
de l'ail, de la tanaisie, des baies de laurier, etc.; on

compose ainsi, selon les indications, des remèdes contre
les maladies de la peau, contre les vers, la pourriture.
Les Anglais réunissent ces substances, au moyen de la
résine, du goudron, en gâteaux qu'ils donnent à lécher.

L'usage du sel dissous dans l'eau est très-fréquent.
On sale les boissons ordinaires quand la tonicité des
organes digestifs a besoin d'être relevée. Etendu dans le
liquide, le sel s'applique uniformément sur toute l'étendue
des organes, sans en irriter fortement aucune partie.
Cette manière d'administrer le sel a quelquefois pour
but de corriger de mauvaises eaux ; il faut l'employer
toutes les fois que les boissons laissent quelque chose à
désirer sous le rapport de la pureté, de la salubrité.

On arrose d'eau salée les aliments peu sapides, les
fourrages altérés. Ce liquide répandu sur le foin trop
mûr, sur les feuilles dures, quelques heures avant l'administration de ces fourrages, les ramollit, les rend tendres, plus recherchés du bétail et d'une digestion plus
facile. L'eau fixe la poussière des foins poudreux, vasés,
et l'empêche de pénétrer dans les organes respiratoires.
L'eau salée peut-elle neutraliser les effets délétères des
fourrages moisis, rouillés, vasés ? Non; elle est employée
en trop petite quantité : elle agit en augmentant la force
altérante des organes digestifs et en rendant les animaux
capables de résister aux causes morbifiques. Dans ce cas
le sel n'est pas toujours efficace; il est souvent plus avantageux de faire servir ce condiment à la préparation des
aliments médiocres mais salubres, des pailles, et de jeter
dans la fosse à fumier le foin moisi, que de donner celui-ci aux animaux. On ne doit pas attendre pour saler
les fourrages qu'ils soient altérés ; on ne saurait trop recommander de répandre le sel sur les foins, sur les pailles,
au moment de la récolte ; nous croyons, avec Lord Somerville, que c'est la manière la plus avantageuse d'employer ce condiment. (*Voy.* p. 224.)

Les Allemands versent de fortes dissolutions de sel
marin sur des herbes insipides ou amères, aromatiques;
ils confectionnent des composés qui se conservent et
qu'on donne ensuite aux animaux; enfin le sel est administré sous forme de soupes, de provendes, etc., préparations qui ont pour but de transformer en bons aliments de mauvais végétaux.

FLEUR DE SOUFRE. La matière médicale possède un
grand nombre de substances purgatives. Parmi celles
qu'il serait possible d'unir à la nourriture pour produire
une alimentation susceptible de relâcher le ventre, nous
citerons le soufre. On emploie ce corps simple sous différentes formes; l'on en met des bâtons brisés dans de l'eau
qu'on donne ensuite pour boisson; il est préférable de
mêler la fleur de soufre aux aliments. « A petites doses
elle est avantageuse, elle purge légèrement et améliore
l'état des poumons; donnée en grande quantité elle
boursouffle les chairs, rend le poil raide. » Cette observation faite par un judicieux agronome, dans un pays où
l'on abuse du soufre sublimé, exprime d'une manière
concise l'effet de ce médicament. Nous ajouterons que le
soufre excite, augmente l'appétit, facilite la digestion,
relâche le ventre, rend la respiration libre quand il est
donné à propos; mais qu'en outre il agit comme irritant, produit la purgation, rend les excréments fétides,
augmente l'action du système exhalant; que dans les porcs
dont la peau exhale fort peu, ce sont les exhalants du
tissu cellulaire qui entrent en activité et produisent ces
œdèmes, ces emphysèmes qu'on remarque dans ces animaux quand ils ont mangé du soufre pendant un certain
temps; qu'on ne doit employer ce corps pendant l'engraissement que deux ou trois fois, à quelques jours
d'intervalle, à petites doses et seulement pour des animaux
qui ont besoin d'être purgés, qui manquent d'appétit,
sans avoir cependant les organes digestifs surexcités.

DES CENDRES, DE L'URINE, etc. Le corps animal contient du carbonate, du phosphate, du sulfate de chaux; des carbonates, des sulfates, de soude, de potasse; des chlorures de potassium, de sodium, de calcium; des oxides de fer, de manganèse; du soufre, du phosphore, etc. Tous ces corps doivent se trouver dans la nourriture pour être assimilés aux organes; si les fourrages n'en contiennent pas, il est avantageux d'y en ajouter. Plusieurs de ces substances assaisonnent les aliments, les rendent sapides, plus recherchés des animaux. Les herbivores mangent avec appétence le foin, la paille arrosés de lessives alcalines, de dissolutions de cendres gravelées; ils lèchent les murs imprégnés de substances salines. Quelques agriculteurs mêlent des cendres à la nourriture des porcs. L'eau de chaux, le chlorure de calcium, les sulfates de soude, de potasse, etc., très-étendus d'eau, produisent aussi de bons effets sur les animaux. L'urine est recherchée par les ruminants; les vaches appètent les pailles imprégnées de celle des solipèdes; les moutons lèchent les murs contre lesquels celle de l'homme a été répandue. Les bouviers soigneux font boire leur urine à leur attelage; ils arrosent les fourrages avec ce liquide. Il y a des personnes qui mettent de l'urine dans une caisse où les animaux vont boire ou lécher.

Les bœufs accoutumés à boire l'eau salée ammoniacale des mares la préfèrent souvent aux boissons limpides. « On voit le bétail accourir aux fontaines minérales de préférence aux eaux les plus pures; c'est fréquemment qu'est obstruée par les vaches une rue du village des Bains, au Mont-d'Or d'Auvergne, dans laquelle coule un ruisseau échappé de la source minérale, et ces vaches donnent beaucoup de lait excellent. » (Grognier.)

CHAPITRE III.

DES BOISSONS.

On appelle boissons les liquides *bus* pour étancher la soif et rendre le sang plus fluide ; il y a des boissons qui apaisent la faim, qui augmentent la qualité de la matière colorante, de la fibrine du sang, on les appelle boissons alimentaires. Les bouillons, le lait, l'eau chargée de farine, appartiennent à cette catégorie ; nous avons dû parler de ces liquides en traitant des aliments, car en hygiène vétérinaire on les administre le plus souvent pour nourrir les animaux faibles qui ne peuvent pas avaler ou supporter une nourriture solide. L'eau est la seule boisson qui doive nous occuper ; si dans quelques cas nous administrons d'autres liquides aux animaux, c'est à titre d'aliment, de remède.

DE L'EAU CONSIDÉRÉE COMME BOISSON. L'eau limpide est généralement considérée comme bonne : cependant celle de certaines sources, de quelques puits, quoique très-claire, est mauvaise ; tandis que celle des mares, le plus souvent trouble, verdâtre, est bonne pour les animaux qui veulent la boire. L'eau doit être inodore, avoir une saveur franche, peu marquée ou presque nulle ; cependant l'eau légèrement sapide ou salée plaît généralement aux animaux. Les boissons doivent avoir, en hiver comme en été, une température de 10 à 15 + 0 ; elles doivent paraître chaudes dans le mois de janvier et froides quand le temps est chaud. L'eau fraîche apaise la soif, procure instantanément du bien-être, produit sur l'estomac une action tonique qui réagit sur l'ensemble du corps, ranime les forces, modère l'activité trop grande de la transpiration cutanée. L'eau doit être aérée, contenir diverses substances minérales : celle qui renferme de l'oxigène, une petite quantité de sels terreux, est agréable, excitante, tonique ; celle qui renferme beaucoup d'acide carbonique, l'eau de quelques sources, est bonne ; le sel marin, le carbonate de chaux, sont les composés minéraux qu'on doit y rencontrer, quoique en très-petite quantité. Ce dernier est décomposé par les acides des premières voies que l'oxide de calcium sature.

Le mérite des boissons ne peut être constaté que par l'expérience ; elles peuvent être bonnes et cependant avoir des caractères très-variables : l'eau doit dissoudre le savon, et la dissolution doit mousser par l'agitation et ne doit pas former des grumeaux. Elle doit cuire facilement les légumes et bien laver le linge ; mise en contact avec la peau, elle ne doit ni la rendre dure, ni produire des crevasses ; elle doit présenter une saveur agréable, être prise avec plaisir par les animaux, désaltérer, rafraîchir, être légère, de facile digestion. Les animaux qui ont pris des boissons lourdes sont lents ; ils présentent les signes d'un commencement d'indigestion. La bonne eau est légèrement blanchie par les alcalis, par le nitrate d'argent, par les sels de plomb, par les composés solubles de baryte et par l'oxalate d'ammoniaque ; mais le chlore, l'infusion de noix de galle, l'acide sulfhydrique ne doivent pas y former de précipité. Si on la fait chauffer, elle doit, avant d'entrer en ébullition, dégager des bulles d'air et si on l'évapore à siccité, laisser peu de résidu.

DES ABREUVOIRS. La connaissance des terres que l'eau a traversées, des réservoirs où elle séjourne, peut faire apprécier le mérite des boissons. L'eau pure, celle qui a été distillée, ne peut pas servir de boisson ordinaire ; celle qui provient de la pluie, de la fonte des neiges,

quoique aérée, est douce, fade, trop peu stimulante ;
elle manque de substances terreuses.

Citernes. Elles doivent être grandes, imperméables,
profondes, placées à l'ombre, dans un lieu frais, être bien
propres, ayant le fond garni de gravier, de sable, de
charbon. Elles sont alimentées par la pluie qui tombe
sur la toiture des bâtiments. L'eau des citernes a un peu
les inconvénients de l'eau de pluie, mais elle se charge
à la longue de substances qui la rendent sapide : on ne
doit jamais ramasser l'eau qui tombe après une longue
sécheresse ; ayant lavé l'atmosphère, les tuiles et les ché-
naux, elle est chargée de divers principes qui en déterminent la corruption.

Des sources. L'eau des sources est généralement considérée comme bonne ; elle varie cependant beaucoup
selon les terrains qu'elle a traversés ; souvent elle manque
d'air ; celle qui a parcouru des sols calcaires contient un
excès de sels de chaux ; d'autres fois elle renferme
des substances métalliques vénéneuses. Les composés
terreux n'y sont souvent tenus en dissolution qu'à l'aide
de l'acide carbonique et ils se déposent à mesure que ce
gaz se dégage. Les eaux de source qui ont été exposées
quelque temps au contact de l'air, qui ont été agitées,
sont bonnes ; elles se sont saturées d'air et ont déposé
leur excès de substances minérales. Ces eaux ont constamment la même température ; elles paraissent froides
en été, chaudes en hiver ; sous ce rapport elles sont les
plus favorables à la santé, à moins que les animaux ne se
trouvent dans des conditions particulières, comme ceux
qui en été ont été échauffés par le travail.

Des puits. L'eau des puits varie selon les localités ;
ordinairement elle manque d'air, surtout si le puits est
profond, fermé, garni d'une pompe ; dans les villes,
elle est souvent chargée de sulfate de chaux, de substances provenant, par infiltration, des rues, des égoûts,

des latrines, des manufactures de produits chimiques ;
elle présente quelquefois une saveur peu agréable ; mais
d'autres fois elle est limpide, fraîche, inodore et cependant insalubre. Les eaux d'un puits où s'introduisaient des
composés de cuivre, d'arsenic, d'alumine, provenant
d'une fabrique de papiers peints, ont produit à Nancy la
mort de plusieurs personnes avant qu'on ait pu décou-
vrir les causes qui les rendaient insalubres. Il tombe toujours plus ou moins de corps putrescibles dans les puits,
et plus l'eau y séjourne plus elle s'altère ; quand elle se
renouvelle souvent elle est bonne, assez semblable à
celle des sources.

Puits artésiens. L'eau de ces puits surgit à la surface
de la terre, elle présente les qualités et les défauts de
celle des sources ; elle est ordinairement meilleure que
celle des puits ordinaires, parce qu'elle se renouvelle
plus rapidement.

Des ruisseaux, des rivières, des fleuves. L'eau courante qui ne rencontre pas sur son trajet des causes
d'altération est en général bonne ; le mouvement fait
évaporer certaines substances, en fait déposer d'autres,
et divise, dissémine des corps qui dans un milieu stagnant
éprouveraient la putréfaction. Mais l'eau qui serpente à
la surface de la terre peut être altérée par le lavage de
minérais, par des usines, par les égoûts des villes ; l'eau
de la Seine, celle de la Saône sont meilleures en amont
de Paris et de Lyon qu'en aval de ces villes. Celle des
ruisseaux qui a parcouru peu de chemin, ressemble à
celle des sources qui l'ont fournie ; elle est mauvaise si
elle provient d'un marais, d'une tourbière, d'un glacier,
etc. L'eau des rivières, celle des fleuves est presque
constamment bonne ; exposée depuis longtemps au contact de l'air, elle a déposé les corps peu solubles, s'est
saturée d'oxigène ; si elle renferme des matières insalubres elles y sont trop divisées pour nuire aux animaux.

Des lacs, des étangs, des pêcheries. Si ces réservoirs sont grands, profonds dans toute leur étendue, l'eau en est bonne ; celle des pêcheries est le plus souvent de l'eau de source ayant séjourné au contact de l'air. Les poissons contribuent à purifier l'eau de ces réservoirs ; ils préviennent la décomposition des insectes, des fruits dont ils font leur nourriture.

Des marais, des tourbières, des flaques. L'eau des marais, des tourbières, est aigre, fétide, chargée de gaz, de matières organiques. On ne doit pas l'employer comme boisson ; elle altère les humeurs, produit la pourriture, des maladies du foie ; celle des flaques ou petits réservoirs alimentés par la pluie, par le débordement des rivières est infecte, nuisible, quand elle n'a pas été renouvelée depuis longtemps, qu'elle est peu abondante, fétide.

Des mares. L'eau des mares provient de la pluie, des fontaines, des puits, des étables, du fumier ; elle est colorée, sapide ; les animaux qui y sont habitués la boivent avec plaisir ; elle leur est même généralement salutaire. Cependant beaucoup de praticiens ont attribué des épizooties à cette boisson. Peut-être est-elle insalubre vers la fin de l'été, quand elle est peu abondante, chargée de matières putrescibles et qu'elle recouvre imparfaitement la vase du fond. Elle peut, dans ces circonstances, avoir en apparence les mêmes propriétés qu'en hiver et cependant être nuisible ; cela est d'autant plus probable que les maladies occasionnées par les mares sont enzootiques. Il est prudent de dessécher ces réservoirs ou d'en rendre les bords profonds, de les disposer de manière que l'eau y soit toujours au même niveau, et qu'elle se renouvelle sans cesse en plus ou moins grande quantité. Bosc voudrait qu'on filtrât l'eau des mares.

Des fontaines. Les eaux de ces réservoirs n'offrent rien de particulier ; elles présentent à peu près les qualités qu'elles avaient dans les sources qui alimentent les fontaines (p. 367).

Construction des abreuvoirs. Lorsqu'on n'a pas à proximité des étables un réservoir d'eau pouvant servir à abreuver les animaux il faut en construire un près des habitations. Avec un abreuvoir placé dans la cour on économise le temps ; le bétail ne perd pas de fumier et il est facile de pratiquer l'isolement pendant le règne des épizooties contagieuses. Ce réservoir doit être au nord plutôt qu'au midi ; dans les deux expositions il serait également froid en hiver, et dans la première, l'eau serait beaucoup plus fraîche pendant les chaleurs. La surface de l'eau doit être bien exposée au vent ; les bords de l'abreuvoir seront d'un abord facile, et l'eau s'en renouvellera sans cesse, mais elle y arrivera pure ; il faut en détourner celle qui a lavé les rues, les étables, etc. Les oiseaux aquatiques troublent l'eau des réservoirs, y déposent leurs excréments, y perdent leurs plumes. Si les arbres sont utiles pour donner de l'ombre, en été, ils corrompent l'eau en automne par leurs feuilles, par leurs fruits ; les frênes, les peupliers doivent surtout être éloignés des abreuvoirs à cause des cantharides qui viennent sur ces végétaux.

Des *auges*, des petits *réservoirs* sont utiles à côté des puits, des sources ; on y laisse séjourner l'eau, et ce liquide se sature d'air, s'échauffe ou se refroidit selon la température ambiante, etc.

Des altérations de l'eau et des moyens d'y remédier. Les boissons peuvent être altérées dans leurs propriétés physiques et dans leur composition.

Si l'eau ingérée dans l'estomac a une température beaucoup plus basse que celle du corps animal, elle apaise la soif, car comme le dit Hallé, il faut moins d'eau froide que d'eau tempérée pour rafraîchir ; mais elle exerce d'autres effets qui souvent dérangent la santé :

elle est nuisible surtout aux animaux qui sont en sueur, aux femelles pleines, à celles qui venant de mettre bas ont la matrice, le péritoine sensibles; elle agit en refroidissant le corps et en diminuant l'exhalation cutanée; elle donne naissance à des affections de poitrine, à la pousse, à des péritonites, à des métrites, à des coliques, au tétanos, à l'avortement. M. Favre a vu l'eau d'une source produire le tétanos sur des moutons d'un troupeau qui pâturait sur le Jura. L'eau qui provient de la fonte des neiges détermine souvent en été, dans les pays de montagne, des pneumonies très-graves, des goîtres; on a aussi attribué à l'eau froide des affections charbonneuses, mais il n'est pas démontré qu'elle puisse occasionner ces maladies.

Il serait souvent difficile de faire chauffer la boisson des animaux; mais il est facile, pour l'échauffer, de la laisser séjourner, avant de l'administrer, dans un milieu dont la température soit élevée, dans une étable; il faut remuer le liquide, y plonger plusieurs fois la main, y délayer une poignée de farine. En été, on laissera exposée au soleil l'eau trop froide des sources, des puits; elle y absorbera l'oxigène et prendra une température convenable. M. Lardit recommande de faire boire en hiver l'eau des puits au moment où on la tire; il veut même qu'on laisse perdre celle qui ayant séjourné dans les tuyaux des pompes a été refroidie par l'atmosphère; on ne doit pas la laisser aérer; car l'abaissement de température qu'elle éprouverait au contact de l'air lui serait plus nuisible que le mélange du fluide atmosphérique ne lui serait salutaire. Ce moyen a suffi à M. Lardit pour faire cesser en peu de temps une maladie de poitrine enzootique, qui régnait sur les chevaux du dépôt d'étalons de Braisne.

L'eau trop chaude, tiède, nuit d'abord aux organes digestifs; elle affaiblit l'estomac, rend les digestions

lentes, pénibles , laborieuses, incomplètes. Sous leur influence, les aliments séjournent dans les organes digestifs , durcissent dans le feuillet , irritent la membrane
muqueuse , le chyle est peu abondant , les humeurs
s'altèrent et l'organisme tombe dans l'atonie. Les boissons
tièdes produisent la plupart des maladies graves que l'on
observe durant l'été , comme les diarrhées , les dysen-
teries , les jaunisses , les gastro-entérites (Dupasquier),
les affections putrides , charbonneuses , etc. Pour prévenir les inconvénients de l'eau chaude , on la laisse avant
de l'administrer dans un lieu frais , on la sale ou l'on y
ajoute du vinaigre.

L'eau qui manque d'oxigène, d'acide carbonique est
fade, douceâtre, lourde ; elle se digère mal. Pour remédier à cette altération on l'agite à l'air, on la fait tomber
en cascades.

L'eau contient souvent en dissolution des corps qui
la rendent nuisible. Si elle renferme un excès de substances minérales , terreuses, elle est dure , crue ;
on dit qu'elle est *séléniteuse* si elle est chargée de sulfate
de chaux. Ce sel diffère beaucoup du carbonate de la
même base. M. Dupasquier, dans son beau travail, *Des
eaux de source et des eaux de rivière,* a signalé la différence des effets que ces corps exercent sur l'économie
animale ; l'un rend l'eau salutaire, agréable , et l'autre
lourde , indigeste, susceptible de produire des concrétions intestinales. Le sélénite rend l'eau des puits de
Paris nuisible aux solipèdes. On peut débarrasser l'eau
des sels terreux en l'agitant, en lui faisant parcourir des
conduits inclinés , irréguliers , en lui faisant former des
cascades ; dans quelques cas particuliers on pourrait
ajouter un oxide alcalin. M. Lassaigne conseille , pour
la débarrasser du sulfate de chaux , 3 gr. de sous-car-
bonate de soude cristallisé par litre de liquide : après
avoir ajouté ce corps, on remue , on laisse reposer avant

de donner la boisson. Ce moyen est peu praticable dans l'état ordinaire.

Il faut considérer comme absolument mauvaise, et ne jamais l'employer comme boisson, l'eau qui contient du soufre, de l'iode, des substances minérales, des sels de cuivre, de plomb, d'arsenic, etc. Cependant l'eau qui renferme des sels de fer en petite quantité peut être bonne; elle est tonique (p. 348).

Les matières organiques qui se trouvent dans l'eau la rendent presque toujours mauvaise; elles s'y décomposent et donnent naissance à des produits qui communiquent au liquide une couleur verdâtre, une saveur variable, mais en général désagréable, et une odeur putride. Les eaux fétides nuisent à la santé par les principes volatils et par les corps qui fournissent ces principes.

Les corps qui altèrent l'eau y sont quelquefois en suspension. Ce sont des matières terreuses qui la rendent trouble; si elle en contient beaucoup, elle est lourde, indigeste. D'autres fois ce sont des matières organisées, des débris de plantes et de cadavres d'insectes. On a plusieurs fois observé des accidents produits par les cantharides tombées dans les abreuvoirs; elles déterminent des coliques, des grincements des dents. (Mangot, *Journal pratique de médec. vét.* I.) Bosc, etc., avait signalé cette cause d'altération des boissons.

Pour purifier l'eau qui tient des matières en suspension, on la laisse reposer. Si ces matières sont plus lourdes que le liquide elles se précipitent, et si elles sont plus légères elles surnagent. La filtration est souvent nécessaire pour purifier l'eau. Pour effectuer cette opération, on emploie le charbon. A cet effet, on perce de petits trous le fond d'un tonneau et on recouvre ce fond de plusieurs couches de charbon inégalement fines, en ayant soin de placer sur les trous la plus grossière, et la plus fine la dernière; on verse ensuite le liquide dans le tonneau sans déranger le filtre. Au lieu de placer l'appareil verticalement, on peut lui donner une direction oblique, horizontale même; on le place quelquefois de manière qu'il forme une partie de la conduite qui mène l'eau à l'abreuvoir. La position du filtre est indifférente; il faut seulement que le liquide traverse des couches assez épaisses de charbon convenablement pulvérisé. Le charbon possède une grande force absorbante; il enlève à l'eau les matières fétides, les principes colorants, sapides qui traverseraient un filtre en papier; il rend limpides, incolores, sans odeur ni saveur, des liquides troubles, colorés, odorants et d'une saveur désagréable. Un filtre en charbon dure plus ou moins, selon la quantité et l'altération de l'eau qui le traverse. D'après Bosc, 100 kilogr. de charbon peuvent purifier 2000 hect. d'eau corrompue. Il faut renouveler l'appareil quand le liquide cesse d'être convenablement purifié. Au lieu du charbon, on peut filtrer avec du sable. On met sur le fond percé du tonneau du gravier surmonté de sable fin. Le charbon purifie mieux les liquides que le sable. On emploie quelquefois des couches alternatives des deux substances.

Les propriétés antiputrides du charbon sont précieuses pour conserver l'eau. On carbonise la face interne des tonneaux destinés à contenir l'eau dans les voyages de long cours; on garnit d'une couche de charbon pilé le fond des citernes. Lowitz conseille, pour purifier l'eau corrompue, de mettre dans les tonneaux qui la renferment 3 ou 4 kilogr. de charbon en poudre et assez d'acide sulfurique pour aciduler le liquide.

Sans détruire les altérations de l'eau insalubre, on peut en prévenir les mauvais effets; en ajoutant du sel, du vinaigre, de l'acide sulfurique, de la farine aux boissons, on les rend toniques, excitantes, nutritives. Ces condiments fortifient les animaux, combattent les effets débilitants des boissons tièdes; ils ont aussi l'avantage d'engager le bétail à prendre des boissons naturellement peu recherchées.

Il est inutile d'ajouter que la distillation débarraserait l'eau des matières fixes qu'elle contient ; mais que ce moyen dispendieux priverait ce liquide de substances nécessaires pour former une bonne boisson ; nous ajouterons seulement que la simple ébullition modifie, détruit les matières organiques et en diminue les propriétés insalubres.

DE LA SOIF OU DU BESOIN DE BOIRE. Le besoin de boire est variable dans les divers animaux : ceux qui perdent beaucoup de liquide, qui ont les sécrétions actives, qui transpirent beaucoup, qui urinent souvent éprouvent des hémorrhagies ; les femelles qui donnent de grandes quantités de lait boivent copieusement. « Les individus d'un tempérament sec, bilieux, colérique, ont besoin de plus de boisson que ceux d'un tempérament opposé. » (Favre, *Manuel genevois de méd. vét.*) Les circonstances extérieures influent aussi sur le besoin de boire : la sécheresse de l'air, les fortes chaleurs, les fourrages secs, excitants, salés, les fatigues, les douleurs, l'augmentent ; certaines maladies produisent le même effet.

Le manque d'eau occasionne de grandes souffrances : s'il est absolu, il produit en peu de temps la rougeur des yeux, rend les membranes muqueuses sèches, la salive visqueuse, les animaux inquiets, et détermine la mort au milieu de douleurs atroces ; si les animaux ne sont privés que d'une partie des boissons qui leur sont nécessaires, ils perdent l'habitude de boire beaucoup, leurs sécrétions se ralentissent ; les femelles donnent peu de lait, le mucus est peu abondant, les membranes muqueuses sont sèches, les excréments durs, les urines rares et colorées, la peau sèche, le poil terne, la santé s'altère, l'appétit diminue, la digestion se fait mal, la nutrition souffre, la maigreur et la mort surviennent.

EFFETS ET DISTRIBUTION DES BOISSONS. Les boissons humectent la membrane buccale, le pharynx, apaisent la soif; arrivées dans l'estomac elles délayent les aliments, en facilitent la chymification et le passage dans l'intestin; elles dissolvent les principes nutritifs et les transportent dans toute l'économie; elles séjournent très-peu de temps dans les organes digestifs; elles sont absorbées et vont augmenter la sérosité du sang; ce liquide arrive en plus grande quantité dans les tissus, dans les glandes, et les sécrétions sont actives, les urines abondantes. Si les animaux qui ont bu font de l'exercice, les exhalants cutanés couvrent la peau de sueur et l'évaporation de cette dernière rafraîchit le corps. Pendant les fortes chaleurs, les bêtes de travail ont besoin de boire souvent pour remplacer les liquides perdus par la peau, tenir le sang fluide et entretenir à l'extérieur du corps une évaporation qui agit comme un réfrigérant (p. 103).

Les boissons doivent être prises souvent et peu à la fois, afin que, renouvelant sans cesse les fluides que perd continuellement l'économie animale, elles entretiennent les solides et les liquides dans l'état d'équilibre qui est nécessaire à la santé. L'abreuvoir devrait être disposé de manière que les animaux eussent toujours de l'eau à leur disposition : s'ils peuvent boire à volonté, ils prennent l'eau à mesure qu'elle leur est nécessaire et les boissons ne leur nuisent jamais; mais s'ils ont enduré la soif, pour fournir au sang la sérosité dont ce fluide a besoin, ils surchargent l'estomac de liquide qui refroidit, distend ce viscère, arrête la digestion et réagit sur la peau, en diminue la transpiration. (*Voy.* chap. V, art. 1er, § 3.)

Les boissons à la glace prises lentement produisent moins de morts subites, dit M. Guérard, que l'eau à + 12°. Les grandes quantités de boissons introduites subitement dans l'estomac sont plus nuisibles quand elles sont froides, quand les animaux sont échauffés que dans

les circonstances opposées. Si l'estomac est vide, elles
n'exercent pas des effets semblables à ceux qui ont lieu
lorsque ce viscère renferme des aliments. Dans le premier
cas, elles agissent par leur température principalement
et produisent le malaise, la tristesse, l'essoufflement,
effets qui constituent l'état appelé *indigestion d'eau* par
notre savant confrère et ami M. Favre; dans le second,
les effets varient selon la quantité et la nature des aliments qui se trouvent dans les organes digestifs; si l'estomac ne renferme que de petites quantités d'aliments,
l'eau les délave, les étend, les entraîne dans le duodé-
num et nuit ainsi à la chymification; si le ventricule est
rempli de son, d'avoine, etc., ces substances se gonflent,
déterminent des indigestions, et tous les accidents qui
peuvent résulter d'une dilatation trop grande de l'estomac. (*Voy.* chap. V, art. 1er, § 3.)

Pour prévenir ces accidents, on recommande de ne
donner le son, les grains que lorsque les animaux ont
bu; mais si les boissons sont prises assez souvent, l'humidité des organes humecte les fourrages à mesure qu'ils
sont ingérés; les aliments se gonflent insensiblement et
les animaux cessent à temps de manger; avec cette précaution on peut donner l'avoine avant comme après les
boissons, et surtout assez tôt pour qu'elle soit en partie
digérée quand les animaux commencent à travailler.

On a l'habitude de donner les fourrages aqueux après
les boissons. On craint qu'en les administrant avant, ils
étanchent la soif et que les animaux refusent l'eau : il y
aurait peu d'inconvénient à ce qu'il en fût ainsi; car quel
avantage peut-il y avoir à tromper les animaux, à les
engager à introduire dans leur corps une quantité d'eau
plus grande que celle qui leur est nécessaire?

Si les animaux ont longtemps enduré la soif, il faut
les faire boire à plusieurs reprises et peu à la fois. Cette
précaution est surtout nécessaire si l'eau est froide, si

l'estomac est vide et que les animaux soient en sueur.
Lorsqu'ils viennent de cesser de travailler on doit même,
avant de les faire boire, leur donner quelques aliments ;
s'ils sont pressés par la soif, on leur laissera prendre une
petite quantité de boissons lorsqu'ils auront mangé pendant un instant ; mais ils ne devront boire à satiété qu'a-
près qu'ils seront complètement refroidis. Il n'y a pas
d'inconvénient à abreuver les bêtes qui travaillent, seraient-elles échauffées, si après que la boisson est prise le
travail doit durer assez longtemps pour entretenir l'activité vitale et éviter le refroidissement que tend à produire
l'eau froide ; c'est une sage précaution de faire boire les
animaux qui travaillent, demi-heure avant de les dételer.

CHAPITRE IV.

PRÉPARATION DES SUBSTANCES ALIMENTAIRES.

La rareté des fourrages que nous avons éprouvée ces
dernières années a beaucoup contribué à répandre la
pratique des préparations alimentaires : nous avons cherché à suppléer à la nourriture qui nous manquait, en
augmentant les propriétés alibiles des fourrages ordinaires et en employant comme aliments des végétaux qui,
pour être consommés, avaient besoin de préparation ;
par des cultures fourragères nouvelles introduites dans
nos assolements, nous avons souvent eu occasion de mêler diverses substances, et nous avons remarqué que les
mélanges produisent plus d'effet que n'en produiraient
l'ensemble des parties qui les forment, si chacune était
consommée séparément. La préparation des aliments,
qui était restée limitée chez quelques agriculteurs, est
devenue presque générale dans quelques provinces.

BUT QU'ON DOIT SE PROPOSER DANS LA PRÉPARATION DES SUBSTANCES ALIMENTAIRES.

Par des préparations convenables on peut rendre alimentaires des plantes non nutritives, malfaisantes, ou trop dures pour être prises par les animaux ; par la cuisson, les herbes des marais, les renoncules, les tiges sèches de colza deviennent alibiles, salubres, tendres ; par la macération, par la mouture, on augmente les facultés nutritives des aliments les plus riches : les pois, les grains deviennent faciles à mâcher, plus nourrissants ; par la germination, on cache le goût repoussant de certains végétaux, on transforme la matière acerbe et l'âpreté du gland en sucre et en saveur douce ; par la cuisson, on détruit le principe insalubre de la pomme de terre ; par la dessiccation, M. Blanchet a fait disparaître la propriété âcre, purgative de la pulpe de betterave ; les pailles des fèves, du maïs sont dures et ne peuvent être consommées par les animaux qu'après avoir été hachées, ramollies ; enfin, en faisant de simples mélanges, on prépare des aliments composés, on unit même les condiments, les aliments et les boissons, et l'on forme, avec des fourrages souvent médiocres, une nourriture très-appropriée aux animaux qui doivent la consommer.

La préparation des aliments est d'une grande importance sous les rapports de l'économie rurale et de l'hygiène vétérinaire : elle rend les substances alimentaires plus salubres et plus nourrissantes; elle permet d'accroître le nombre de bestiaux, sans augmenter l'étendue des cultures destinées à les nourrir, fournit ainsi plus d'engrais, une masse plus considérable de produits animaux et diminue le prix des travaux agricoles.

DES DIVERSES MANIÈRES DE PRÉPARER LES SUBSTANCES ALIMENTAIRES.

DIVISION DES ALIMENTS. C'est la préparation la plus simple qu'on puisse faire subir aux aliments ; c'est souvent une manipulation préparatoire à laquelle on soumet les substances qu'on veut faire cuire, faire fermenter.

Le *hache-paille* produit un effet physique favorable à la digestion : les fourrages coupés en parties très-courtes sont plus facilement tournés, retournés dans la bouche, sont plutôt écrasés, absorbent plus promptement la salive et se digèrent mieux. On doit hacher tous les fourrages longs, ténaces, et même les meilleurs foins, les gerbées ; hachées et mêlées à de la paille, ces substances forment une excellente nourriture. Nous avons vu donner en Angleterre, en guise d'avoine, le foin haché et mêlé à des fèves, à des pois. Quand on a des fourrages qui varient par leurs qualités, il faut les mêler avant de les couper ; le mélange en devient plus intime et le bétail le mange sans choisir le meilleur. Cette précaution est nécessaire quand on administre des fourrages secs et de l'herbe verte, pour accoutumer les animaux au vert. Les pailles hachées absorbent les bouillies, la mélasse, les pulpes, s'en imbibent, deviennent faciles à administrer, plus tendres, plus faciles à digérer et plus nutritives.

D'après M. Schmit, le foin est aussi cher en Allemagne qu'en France ; si les bêtes grasses sont à meilleur marché de l'autre côté du Rhin, cela provient seulement de ce que les animaux jeunes sont moins chers et de ce qu'on engraisse à l'étable avec des fourrages hachés. C'est là tout le secret ; avec le hache-paille rien n'est perdu et tout ce qu'on donne au bétail lui profite. Selon le *Moniteur de la propriété*, les cultivateurs qui donnent des fourrages secs, non hachés « perdent sur 1,000 kilogr.

de foin sec, outre des fumiers et la santé des animaux,
1° 330 kilogr. que le fourrage vert profite en plus que le
sec, 2° 440 kilogr. que le fourrage haché vaut de plus
que le fourrage entier, au dire des Wurtembourgeois;
soit en tout 770 kilogr. pour 1,000, ou en argent environ
30 fr. sur 48! » Cette perte peut être facilement évitée en
donnant en été de l'herbe verte, et en hiver des fourrages secs, hachés, ramollis.

Nous ne voulons pas décrire le hache-paille ni indiquer
la manière de se servir de cet instrument : nous dirons
seulement qu'il n'y a jamais avantage à s'en passer et à
couper les fourrages avec une faux, ainsi que le font encore beaucoup de cultivateurs. Il est inutile de répondre
à ceux qui disent : Les animaux mâchent imparfaitement
la paille hachée, ils l'ingèrent trop facilement et sans lui
faire subir une insalivation suffisante (p. 394); les extrémités coupées en biseau irritent les organes et la nourriture est mal digérée. L'expérience a répondu à ce raisonnement et il ne serait plus utile de s'en occuper.

Mouture. On fait passer les substances sous la meule
d'un moulin pour les écraser, concasser, ou pour les réduire en farine. Il y a des graines, des grains trop durs,
trop petits pour être écrasés par les dents; tous ont une
écorce dure, ligneuse, résistante, imperméable, qui préserve la fécule, l'albumine, etc., de l'action dissolvante
du suc gastrique. Si les animaux avalent l'avoine, les
fèves, les vesces, sans les mâcher, ces aliments traversent le tube digestif intacts et sans avoir subi aucune altération, sans avoir même perdu la faculté de germer; ils
n'ont donc produit aucun effet nutritif; loin d'avoir été
utiles, ils ont irrité les intestins. Mais si les graines données aux animaux sont préalablement écrasées, moulues,
leur partie intérieure se met en rapport avec la salive, le
suc gastrique; elle se gonfle, se ramollit, subit la chymification et fournit du chyle. L'expérience a démontré

les bons effets de la division des grains ; moulus ils sont même plus nutritifs que lorsqu'on les a simplement écrasés. Le maïs, le froment, les fèves, le seigle, les pois doivent être divisés pour les bêtes à l'engrais, pour les femelles pleines, pour les nourrices, pour les jeunes poulains ; mais, dans cet état, ces aliments rendent mous, empâtent les animaux de travail. La mouture augmente les facultés alibiles de tous les aliments ; on a proposé et essayé de moudre la paille.

Les farines s'altèrent facilement, elles s'échauffent, deviennent insalubres ; de sorte qu'il faut faire moudre souvent et une petite quantité à la fois.

On *écrase* quelquefois avec des massues, des maillets, la paille de colza, celle de maïs, etc. Dans la Bretagne on place l'ajonc dans une auge, et on le divise avec une massue en bois garnie de morceaux de fer, de têtes de clous. Il est utile de hacher préalablement les fourrages qu'on veut écraser. On peut réduire en poudre les fruits secs, les tourteaux au moyen d'une meule qui tourne autour d'un axe, en roulant sur son bord. M. Heureux fait broyer l'ajonc pour ses chevaux avec la machine que les tanneurs emploient pour broyer l'écorce de chêne ; il se sert du même appareil pour battre le trèfle et les autres récoltes dont les graines sortent difficilement du péricarpe, et pour écraser les pailles, les légumes, le foin ; il forme de ces fourrages des mélanges dont les bœufs s'accommodent très-bien. Du temps d'Olivier de Serres on broyait la paille avec la main. Cette pratique est encore usitée dans quelques parties de la France. Les cultivateurs du département de l'Ain emploient, pour le même usage, une broie semblable à celle qui sert à briser la tige du chanvre.

On appelle *coupe-racines* les instruments qui servent à couper les betteraves, les tubercules ; on emploie des *râpes* pour diviser les mêmes produits, quand on veut en extraire le sucre, la fécule. Les bestiaux prennent facilement les racines, les pommes de terre qui ont été convenablement divisées.

Quoique ces opérations soient longues, surtout celles qu'on fait à la main , elles sont avantageuses ; le temps employé à écraser l'ajonc est bien payé par la qualité de ce fourrage ; les chevaux nourris avec cet aliment écrasé sont mieux entretenus et à meilleur marché qu'avec le foin.

Le SIMPLE MÉLANGE de diverses substances alimentaires est une opération facile à pratiquer, très-peu dispendieuse et pouvant avoir les plus heureux résutats. Des fourrages consommés les uns après les autres nourrissent beaucoup moins que si on les donne en même temps ; mais c'est lorsqu'on les a mélangés pour en faire un aliment composé qu'ils produisent le plus d'effet.

Abstraction faite des convenances de goût , de consistance , etc. , les aliments nourrissent plus ou moins , selon qu'ils répondent par leur composition aux besoins de l'animal auquel on les administre. Tel fourrage peut être inutile à la nourriture d'un cheval gras et être en grande partie assimilé par le même animal maigre ; telle plante , qui donnée seule est impropre à la nutrition , serait utile si on la mêlait à des aliments manquant des principes qui la forment. On peut composer avec des fourrages qui seraient très-médiocres pris séparément une nourriture très-substantielle , c'est-à-dire une nourriture contenant tous les principes qui composent le corps animal , chacun en quantité telle que la réclament les besoins des animaux. Cette nourriture serait complètement employée à la nutrition. Dans la pratique on ne peut pas espérer d'atteindre ce résultat : on ne doit pas même le désirer , car les animaux organisés pour vivre avec les substances alimentaires telles qu'on les trouve dans la nature , ont besoin d'introduire dans les organes

digestifs des matières non alibiles destinées à servir de
lest ; on doit chercher seulement à réunir les substances
très-riches aux corps les moins nutritifs de manière à
composer des aliments ne renfermant que la quantité de
matière non alibile nécessaire pour lester les animaux.
Nous ne connaissons pas assez exactement la composition
des fourrages , ni les besoins des organes pour composer la nourriture type que nous pouvons concevoir ;
mais par l'observation, par des tâtonnements, nous pouvons obtenir des résultats très-satisfaisants. Pour faire
des mélanges avantageux, on prendra en considération
la saveur, l'odeur, la consistance, la porosité, la digestibilité des substances alimentaires ; car il ne suffit pas
de composer une nourriture très-riche en principes nourrissants, il faut qu'elle soit prise avec plaisir par le bétail, qu'elle soit facile à triturer, qu'elle s'imbibe convenablement de salive et qu'elle se digère sans difficulté ;
il faut réunir les fourrages qui se complètent réciproquement, mettre les toniques avec les adoucissants, les fi-
breux avec les matières molles, aqueuses ; les racines
qui sont riches en fécule, en sucre, en gomme et qui
engraissent, avec les graines qui contiennent de l'azote
et qui forment de l'albumine, de la fibrine ; les pailles,
où l'on trouve beaucoup de substances minérales avec
les grains qui renferment des subtances végéto-animales.
On devra aussi avoir égard aux besoins de l'animal auquel la nourriture est destinée, aux produits qu'il doit
rendre. (Voyez régime du cheval de selle, des vaches)..

Des provendes. On appelle ainsi des mélanges très-
alibiles destinés à nourrir les animaux. On fait entrer
dans la composition des provendes, des grains, des graines,
du seigle, de l'avoine, des pois, des vesces, des fèves, du
son, des farines, du sel, etc. Pour engraisser les bêtes à
laine on prépare des mélanges avec des substances farineuses moulues ou écrasées, auxquelles on ajoute un peu

de sel ; dans les pays de petite culture on donne aux vaches à lait des provendes faites avec de mauvaises herbes,
des pailles, des foins hachés, humectés d'eau salée, mêlés
à des racines cuites, à des farines; on mélange le tout pour
former une pâte homogène substantielle et peu chère. On
prépare, pour donner aux béliers pendant la monte, des
aliments composés avec des féverolles, des vesces, de
l'avoine, du froment concassés, auxquels on ajoute du
sel en assez grande quantité; en rendant cette nourriture
un peu aqueuse on l'approprie aux brebis nourrices. On
emploie le vin blanc, les baies de genièvre (p. 350), les
plantes aromatiques, amères pour les chevaux de course,
pour préserver les moutons de la pourriture. Dans le
Lyonnais, on donne aux chèvres, qui en sont très-avides,
l'orpin blanc, *sedum album*, mêlé au son, à la trouille.

DE LA FERMENTATION. La fermentation produit de
l'eau, de l'acide carbonique, de l'hydrogène carboné,
avec du sucre, de l'alcool, de l'acide acétique ou de
l'ammoniaque; d'après le produit qu'elle forme, on la
distingue en saccharine, en alcoolique, en acide et en
putride.

En changeant la composition des corps, la fermentation
en modifie les propriétés physiques; elle ramollit, liquéfie
même des substances solides, dures; elle donne à des matières inodores, fades, insipides, farineuses, une odeur
agréable, une saveur acidule ou sucrée; elle transforme
des corps insolubles, peu nutritifs en sucre, et en principes
alcooliques qui augmentent l'appétit, facilitent la digestion, activent l'assimilation : la fermentation panaire
produit ces résultats; les pâtes qui ont fermenté sont
plus nourrissantes que les farines. La pomme de terre
panifiée est plus nutritive que lorsqu'elle est dans son
état naturel (p. 402). Enfin, la fermentation détruit
certains principes insalubres, ceux de la betterave, de
la parmentière, etc.

25

La fermentation s'établit dans toutes les substances qui renferment de la fécule, du sucre, un principe azoté; qui sont humides et exposées au contact de l'oxigène, et à une température de + 12 à + 30°. La fécule ou le sucre se trouvent dans toutes les parties végétales en assez grande quantité pour y soutenir la fermentation; le principe azoté est moins abondant, cependant il est rare qu'il soit nécessaire d'en ajouter; dans tous les cas, lorsqu'il manque, on y supplée par l'addition d'un peu de levure de bière, de levain. L'eau doit être en quantité convenable : lorsque les substances sont sèches, elles n'éprouvent aucun changement; si elles sont délayées dans beaucoup de liquide, les particules en sont trop écartées et il ne s'opère aucune réaction. Une température trop élevée dessèche les corps, les cuit, les carbonise; et trop basse elle retarde, ralentit ou arrête leur décomposition. L'air est nécessaire pour que la fermentation s'établisse; mais une fois qu'elle est commencée, elle continue sans le contact de l'oxigène.

De ce qui précède, il résulte que toutes les substances qu'on emploie pour nourrir les herbivores peuvent éprouver la fermentation. Ce mode de préparation est très-avantageux et se propage beaucoup dans la Hesse, dans la Souabe, en France; il n'occasionne aucune dépense quand on a les vases convenables et exige très-peu de temps : sans frais de combustible il produit les mêmes résultats que la cuisson.

M. Mathieu de Dombasle a observé que l'engraissement des porcs est plus prompt quand on fait aigrir la nourriture qu'on donne à ces animaux, et il décrit de la manière suivante le procédé de préparation qu'il recommande : « En supposant qu'on les engraisse avec des pommes de terre mêlées à des grains, voici comme on doit s'y prendre pour avoir cette nourriture constamment aigre : on mêle un demi-hectolitre de farine de maïs, de pois, d'orge ou de sarrasin, etc., à deux ou trois hectolitres de pommes de terre cuites et écrasées pendant qu'elles sont encore bien chaudes, et sans ajouter d'eau ou du moins très-peu. On y mêle quelques livres d'un levain aigre de farine d'orge préparé à l'avance : la masse se gonfle et devient fort aigre.... On peut préparer cette pâte pour 8 ou 10 jours au moins, car plus elle est aigre meilleure elle est. Lorsqu'elle est presque finie, on emploie ce qui reste pour servir de levain à une nouvelle cuvée. »

En Allemagne on suit un procédé semblable. D'après M. Villeroi, « on met dans une cuve, une auge, ou une caisse, le fourrage coupé et humecté d'eau ; on le tasse, on le couvre, et on le laisse ainsi jusqu'à ce que la fermentation, qui se développe naturellement, détermine dans la masse une chaleur assez élevée pour amener les mêmes résultats que si le fourrage eût été réellement cuit. Pour cela trois jours sont nécessaires ; ainsi on doit avoir quatre caisses, ou une caisse formée de quatre compartiments dont chaque jour un est vidé et un autre rempli. Le fourrage ainsi préparé et qui se compose de foin, de paille, de balles de grains, de siliques de colza, etc., etc., gagne beaucoup si l'on ajoute des racines. Les pommes de terre sont celles qui conviennent le mieux. »

M. Wulfen emploie ces tubercules à Pitzpuhl ; d'après M. Nivière (*Rapport sur un voyage dans l'Allemagne du nord*), il nourrit des bœufs de travail du poids de cinq cents kilogr. avec de la paille hachée, à laquelle on ajoute seulement six kilogr. de pommes de terre par jour pour chaque tête de bétail. La paille hachée est mêlée aux tubercules coupés en tranches. On arrose légèrement le mélange d'eau salée et on le tasse fortement dans des caisses. Au bout de trois jours on ne pourrait pas tenir la main dans la masse, à cause de la chaleur développée

par la fermentation, et les tubercules y sont complètement
cuits. On choisit ce moment pour distribuer la nourriture ; on la donne presque bouillante. Trois caisses, renfermant chacune cent pieds cubes de mélange, ration
journalière de trente-deux bœufs, suffisent pour préparer
la nourriture de ce nombre d'animaux. M. Wulfen regarde cette manière de nourrir le bétail comme une des
découvertes les plus précieuses pour l'agriculture. Les
vaches préfèrent les aliments fermentés à ceux qu'on a
coupés, arrosés, mêlés à des pommes de terre cuites, à
des résidus d'eau-de-vie de seigle, etc. Pour que la préparation des fourrages réussisse, il faut tenir les caisses
dans un lieu où la température favorise la fermentation ;
n'entamer une caisse que lorsque le mélange est entièrement cuit ; avoir une quatrième caisse que l'on remplit
quand on commence à vider la troisième.

M. Fournier a depuis longtemps substitué la fermentation à la cuisson pour la préparation des tubercules, des
racines, etc. Lorsque la température n'est pas assez élevée
pour faire fermenter les fourrages, il y ajoute de l'eau
chaude et il place le tout dans une étable. Les vaches,
dit-il, sont friandes de la nourriture fermentée et celles
qui en sont nourries ont une grande quantité de bon lait.
A la ferme de Grignon on fait fermenter le trèfle au soleil. Cette légumineuse ainsi préparée est salubre, nutritive et recherchée des animaux habitués à s'en nourrir ;
on la donne aux porcs. Le foin brun (p. 218) n'est que
de l'herbe qui a fermenté.

DE LA GERMINATION. Les substances éprouvent pendant
la germination des changements avantageux : elles s'imbibent de liquides, deviennent molles, faciles à mâcher, à
digérer ; la germination rend soluble la fécule, les huiles
grasses, le gluten, qui constituent les cotylédons et l'albu-
men des graines ; elle rend le gland doux, nutritif, appété
du bétail ; elle produit le même effet sur le marron d'Inde ;

elle améliore même les meilleurs aliments : les anciens faisaient germer les lentilles avant de les manger ; le seigle, le froment, les fèves, le maïs, germés sont plus faciles à triturer, se digèrent mieux, nourrissent davantage et donnent plus de lait. La germination transforme l'hordéine en sucre et donne à l'orge la propriété d'éprouver la fermentation alcoolique; ce grain germé, *drêchë,* est plus nutritif que celui qui est dans l'état naturel.

La germination est facile à provoquer ; il suffit d'humecter les graines et de les placer dans un air assez chaud. Ordinairement on les laisse macérer dans l'eau pendant quelque temps, et on les place ensuite dans un vase ou en couches assez épaisses pour en retarder la dessiccation. Les graines altérées, incapables de produire des plantes, peuvent germer, se ramollir, se gonfler, devenir sucrées. La germination est plus active lorsque l'air est chaud et humide. Il faut l'arrêter dès que le germe a paru ; car lorsque la jeune tige est apparente le sucre se transforme en ligneux, en bois, en herbe. Dans les brasseries on arrête la germination de l'orge par la torréfaction ; dans les fermes le four peut servir de touraille; on n'a même, si le temps est chaud et sec, qu'à exposer à l'air les graines en couches minces pour arrêter le développement du germe. En général on ne doit faire germer les graines qu'à mesure qu'on peut les faire consommer ; on les mouille et on les laisse deux, trois jours, selon la température, en tas ou dans une caisse d'où on les sort pour les donner aux animaux. Il faut avoir pour cette opération deux, trois, quatre caisses, contenant chacune la quantité de nourriture qu'on veut faire consommer par jour.

De la cuisson des aliments. *Effets de la cuisson, substances qu'on doit faire cuire.* La cuisson modifie les substances végétales d'une manière favorable à la nutrition des animaux; elle produit des effets physiques et une action chimique.

Sous l'influence du calorique les tissus se dilatent,
se ramollissent ; l'eau pénètre les substances solides, les
dissout ou tend à les dissoudre. Ces effets sont produits
par les liquides que contiennent les substances soumises
à l'action du calorique, ou par l'eau à l'aide de laquelle
on opère la cuisson. Ce mode de préparation adoucit les
plantes dures, piquantes qui, crues, repoussent les animaux ; il transforme en bons aliments les orties, les chardons, les laiches, etc.

Les phénomènes chimiques ne sont pas moins intéressants : ils varient selon les végétaux soumis à la cuisson ;
mais en général les substances augmentent de poids, les
principes insalubres des plantes sont détruits ou dispar-
raissent, et des matières alibiles sont mises à nu ou se
forment.

M. de Dombasle a constaté que 7 kil. de pommes de
terre crues pesaient 7 kil. 1/2 après la cuisson dans
l'eau : nous verrons que les facultés nutritives augmentent selon une proportion plus grande. Les aliments secs
qu'on fait cuire à l'eau ou à la vapeur acquièrent aussi
une grande augmentation. Le poids absolu des substances
n'augmente pas dans tous les cas : il diminue quand on
fait cuire les aliments à sec ; mais on ne traite de cette
manière que des corps aqueux comme les racines, les
pommes de terre, etc., et la diminution qu'ils éprouvent
résulte totalement de l'eau qui s'est évaporée ; il est même
prouvé qu'une partie du liquide contenu dans les pommes
de terre, dans les carottes, etc., se combine pendant la
cuisson à la matière solide ; de sorte que celle-ci, qui est
la seule partie alibile, augmente toujours, lors même
que le poids total des substances diminue.

Dans les plantes aromatiques, dans les labiées, les
ombellifères, la cuisson fait évaporer les essences, détruit les principes irritants, développe du sucre, du
mucilage, etc. Beaucoup de végétaux, excitants, non ali-

mentaires, deviennent doux, salutaires, même fades par
l'action du feu. Les crucifères qui crues sont irritantes et
dont l'odeur passe dans les fluides sécrétés, dans le lait et
rend le beurre mauvais, deviennent, par la cuisson,
douces et plutôt fades qu'excitantes. Le calorique fait
même disparaître des principes irritants, fixes; il rend
sucrées, acidules, douces, les pommes, les poires sauvages, si âpres, si acides; il neutralise les propriétés
des plantes âcres : cuites, les renoncules des jardins
sont données aux animaux, et les tiges de la clématite,
herbe aux gueux, sont mangées par l'homme en Toscane.
La cuisson détruit aussi ou dissémine le principe narcotico-âcre de la parmentière (p. 381), diminue l'insalubrité des foins vieux, durs, nouveaux, poudreux.

Les plantes fibreuses, dures, peu nutritives, deviennent de bons aliments par l'action de l'humidité chaude.
En Allemagne, en Suisse, on transforme par la cuisson
les joncs, les laiches, les jacées en une nourriture
assez substantielle pour les vaches à lait, pour les bœufs
à l'engrais.

La cuisson à l'eau et à la vapeur produit de bons effets
sur tous les fourrages secs; elle ramollit, liquéfie, rend
de facile digestion les principes végétaux que la dessiccation a rendus solides, peu solubles, assez durs pour résister à l'action des dents, de la salive, du suc gastrique et
pour traverser le tube digestif sans être altérés. On a
constaté que 10 kilog. de foin cuit nourrissent autant
que 15 k. de foin cru. Les effets du calorique sont encore
plus remarquables sur les aliments coriaces, sur les
pailles de pois, de fèves, sur les siliques de chou. La
coction transforme des substances presqu'indigestes, les
tiges de maïs, celles de colza, en aliments tendres,
succulents, de facile digestion.

Il est souvent avantageux de faire cuire même les
grains, les graines; plusieurs de ces aliments sont durs,

parcourent sans être altérés tout le canal digestif (p. 381).
Par la cuisson on prévient cet inconvénient mieux que
par la mouture ; car, quelle que soit la perfection des
moulins, ils n'écrasent jamais tous les grains de fécule,
tandis que par l'action du calorique toutes les vésicules
de cette substance sont rupturées et la matière fluide
qu'elles renferment est mise à nu : ce qui précède s'applique aux fruits secs, aux pommes de terre. La fécule
de cette dernière forme, avec vingt-quatre fois son volume
d'eau, une bouillie très-nutritive. Toutes les substances
farineuses sont plus nourrissantes cuites que crues. On a
depuis longtemps remarqué en Angleterre que les grains
qui ont éprouvé la cuisson nourrissent beaucoup et conviennent aux nourrices, aux bêtes à l'engrais, mais qu'ils
empâtent les animaux de travail. Le calorique dispose
la fécule à fermenter. On fait cuire les pommes de terre
pour en obtenir de l'eau-de-vie ; la torréfaction rend
l'amidon soluble dans l'eau froide. La cuisson à l'eau, en
augmentant le volume des corps, en diminue relativement les facultés alibiles, et rend très-propres à nourrir
les chevaux, des aliments qui, comme certains grains,
sont, dans leur état naturel, trop alibiles pour ces herbivores. M. Guénié rapporte que le fourneau où il faisait
cuire le seigle ayant été démonté pendant quatre jours
et les grains cuits remplacés par une égale quantité de
grains crus, concassés, cinq chevaux tombèrent fourbus.
L'eau qui a servi à faire cuire les grains forme une très-
bonne boisson.

Les racines charnues, les tubercules, les bulbes sont
les subtances qui, en général, exigent le moins la cuisson ; cependant les meilleures racines, les carottes, les
betteraves, sont plus nutritives, plus salutaires cuites
que crues, et l'action du feu est nécessaire pour chasser
le principe des crucifères, pour détruire la substance
narcotico-âcre de la pomme de terre, du pied de veau ;

beaucoup d'agriculteurs ont constaté qu'il est avantageux de faire cuire même les feuilles des choux quoiqu'elles soient, dans leur état naturel, tendres et recherchées par le bétail.

Enfin, la cuisson opérée à la fois sur plusieurs fourrages divers, communique aux uns les propriétés des autres et les améliore tous beaucoup plus qu'un simple mélange. Dans le nord on fait cuire avec les siliques des crucifères, avec des pailles hachées, des tourteaux, des grains concassés, du son, des racines, et l'on obtient une excellente nourriture pour les vaches laitières, pour les bœufs à l'engrais.

L'action du calorique est moins favorable sur la nourriture animale que sur les plantes. Les tissus animaux crus sont dans les conditions les plus favorables à la nutrition ; pour être assimilables, ils ont à subir des modifications très-légères, proportionnelles à la différence qu'il y a entre leur composition et celle de l'être qui s'en nourrit ; tous les changements qu'ils éprouvent par l'effet du feu les éloignent de l'état qu'ils doivent avoir. La chaleur diminue même la digestibilité des substances animales. « A mesure que les tissus animaux sont modifiés par le calorique, qu'ils perdent leur texture, on les voit aussi devenir moins putrescibles et moins assimilables. » (Magendie, *Comptes-rendus de l'Institut*, 1841.) Spallanzani avait observé que la viande crue se digère plus facilement que la cuite, et MM. Sandras, Bouchardat ont constaté que l'acide chlorhydrique dilué au demi-millième dissout l'albumine, le caseum, la fibrine, le gluten, seulement tant que ces substances sont crues. (*Académie royale des Sciences*, 9 mai 1842.) Le calorique, en solidifiant l'albumine, la transforme en un principe insoluble ; le blanc d'œufs cuit est beaucoup plus difficile à digérer que celui qui est liquide ; les chiens nourris avec des os crus se trouvent parfaitement de ce régime et ceux qui ne mangent que des os cuits périssent après deux mois de cette nourriture avec tous les signes de l'inanition. (Magendie.)

Effets des aliments cuits. Les substances qui ont subi la cuisson sont molles, solubles, bien disposées pour la digestion : elles offrent peu de résistance à la mastication, absorbent facilement la salive, sont promptement chymifiées et fournissent beaucoup de chyle ; mais l'on a dit que les aliments cuits sont nuisibles à la santé des animaux, qu'ils laissent les organes digestifs dans l'inaction, que la nourriture étant avalée sans être mâchée, l'insalivation n'a pas lieu et que la digestion se fait mal. Le professeur Grognier (*De l'usage des végétaux cuits ;* voy. *Compte-rendu de la Soc. d'agric. de Lyon*) a depuis longtemps démontré combien ce raisonnement est peu fondé. La salive n'a pas besoin, pour couler, du mouvement des mâchoires ; il suffit du contact d'un corps sapide sur la membrane de la bouche ou même de la vue d'un aliment appété. On a dit aussi que les mouvements exécutés par les mâchoires et par l'estomac, pour la digestion des aliments durs sont nécessaires à la conservation des forces ; qu'ils contribuent à maintenir l'activité, l'énergie des muscles locomoteurs dans les animaux qui ne font pas d'exercice. Il est difficile de saisir les rapports qui existent entre les muscles de la langue et ceux des membres. Mais dans tous les cas cet argument a peu de valeur : dans les bêtes soumises à l'engraissement l'énergie des organes locomoteurs n'a aucune utilité et les animaux de travail font toujours assez d'exercice ; quant aux vaches à lait ou nourrices, il sera bien facile de les faire agir autant que leur santé l'exigera en les conduisant à l'abreuvoir, en les laissant tous les jours quelque temps dans un verger. La crainte que les organes digestifs restent sans mouvement est d'ailleurs peu fondée ; les pailles, les herbes dures qu'on doit mêler aux racines , aux pulpes , exigent , même lorsqu'elles sont cuites , un travail de mastication capable d'entretenir les organes dans une activité suffisante.

Du reste , l'expérience a prouvé la supériorité d'une nourriture molle sur des aliments durs ; elle a démontré que toutes les substances alimentaires s'améliorent par la cuisson (p. 390). Les bouillies quoique n'exigeant aucun travail de la part des organes de la mastication, entretiennent les hommes et les animaux en très-bonne santé. Le sarrasin nourrit mieux en bouillies que sous forme de pain , quoique celui-ci s'arrête dans la bouche, pour être mâché et mêlé à la salive, plus long-temps que les aliments mi-fluides; la polenta des Italiens, les gaudes des Francs-Comtois sont plus salubres , plus nutritives que le pain de maïs.

La cuisson augmente d'un tiers la valeur nutritive du bon foin , d'après les expériences de l'académie d'agriculture de Vienne ; or, les effets en sont encore plus marqués sur les fourrages mauvais, coriaces que sur le foin ; elle rend propres à engraisser, des substances qui, dans leur état naturel , peuvent à peine entretenir les animaux. Les aliments cuits sont non-seulement nourrissants mais encore salubres ; ils sont rafraîchissants , combattent les mauvais effets d'une nourriture sèche , tiennent le ventre libre , rendent les excréments mous , augmentent les qualités du fumier, favorisent l'engraissement et activent la sécrétion du lait.

Si quelques personnes ont renoncé à la pratique de faire cuire les fourrages, c'est uniquement parce qu'elle entraîne des embarras, nécessite du combustible ; car la fermentation , la macération lui sont souvent préférables, quoique les frais qu'elle occasionne soient toujours amplement compensés par ses avantages, si on ne la pratique que sur des substances qui en ont besoin et pour des animaux qui réclament des aliments cuits.

Procédés de cuisson. La cuisson doit être prompte et économique. Pour que l'opération soit avantageuse il faut que la valeur acquise par les aliments soit supérieure aux frais de combustible, de main-d'œuvre, d'usure des ustensiles, etc.

On fait cuire les aliments à sec ou par l'eau. La *cuisson à sec* ne peut être pratiquée que sur des substances assez aqueuses pour fournir beaucoup de vapeur ; les tubercules, les racines, les fruits charnus, etc., peuvent l'éprouver. L'humidité que renferment ces substances agit sur la partie solide, la ramollit. Ce mode de préparation corrige les inconvénients des fourrages trop aqueux et forme des aliments bons, substantiels et très-appétés du bétail ; mais il est dispendieux, peu susceptible d'être employé en grand ; on peut cependant le pratiquer à l'aide des fours qu'on trouve partout, et qu'on peut chauffer économiquement avec des matières qui ont peu de valeur. Ce procédé, mis en usage par M. Bella, rend les pommes de terre très-bonnes.

La coction par l'eau convient pour les substances sèches, pour les foins, pour les pailles, et même pour des fourrages aqueux. Il y a toujours combinaison d'une partie du liquide avec le végétal. Si l'opération est mal conduite, il y a même imprégnation de beaucoup d'eau et l'aliment devient mauvais. On ne doit jamais laisser refroidir les substances dans le liquide où la cuisson a eu lieu ; car la nourriture imprégnée d'eau est molle, insipide, les animaux la prennent avec moins de plaisir et elle leur profite peu. Il faut presser l'opération et aussitôt qu'elle est terminée sortir du vase la substance cuite, pendant qu'elle est encore assez chaude pour faire évaporer l'humidité répandue sur sa surface. Si le fourrage a besoin d'être ramolli on doit le faire macérer avant de le chauffer, mais une fois le feu allumé on doit le presser jusqu'à ce que l'opération soit terminée. M. de Dombasle conseille de faire tremper les grains 24 heures avant de les soumettre à l'action de la chaleur.

On pratique la cuisson avec l'eau liquide ou avec la vapeur. Dans le premier cas on emploie des vases dont la forme varie. Il faut mettre le moins de liquide possible. M. Guénié fait cuire le grain dans une chaudière dont il remplit les deux cinquièmes ; il ajoute de l'eau et fait chauffer jusqu'à ce que le grain soit crevé. Le volume du seigle cuit est 2 1/2 ou 3 fois aussi grand que celui de la céréale crue ; ce grain exige une heure d'ébullition et absorbe 2 fois 1/2 son volume d'eau. L'orge ne fait que doubler de volume.

La cuisson à la vapeur est le procédé le plus usité en grand ; c'est le plus économique et qui, sans aucun soin particulier, donne les meilleurs produits ; pour le pratiquer on construit des fourneaux fort simples où le combustible produit des effets étonnants. L'appareil peut être très-économique : il se compose d'une chaudière où la vapeur est produite, et d'un vase où est placée la substance qu'on veut préparer ; des tuyaux conduisent la vapeur du premier vase au second. Du côté de Nancy on fait cuire les pommes de terre dans des tonneaux où des tuyaux en plomb amènent la vapeur ; l'appareil est chauffé à la houille, et pour 20 centim. de ce combustible on fait cuire, en 2 heures, 8 tandelins de pommes de terre. (*Le Bon Cult.*, 1841.) Quelques agriculteurs, pour ne pas faire les frais d'un appareil dont ils ne savent pas apprécier les avantages, emploient une chaudière sur laquelle ils placent un tonneau percillé inférieurement et bien fermé à la partie supérieure.

On peut faire cuire à la vapeur les substances sèches, la paille hachée comme les racines charnues. Les Américains emploient depuis longtemps cet agent pour la cuisson du foin, des herbes grossières, etc. La vapeur ramollit les substances comme l'eau. Si après la cuisson on ne laisse pas refroidir les fourrages à l'humidité, ils sont par ce procédé plus sapides, plus farineux que ceux qu'on a fait cuire à l'eau.

DE LA MACÉRATION. La macération des fourrages secs, difficiles à écraser, les améliore, les rend tendres, d'une chymification prompte. On doit humecter le foin avant de le donner aux bêtes à cornes et même aux chevaux (Sinclair) ; la macération rend les fourrages d'une digestion facile, et les animaux nourris avec des aliments macérés sont moins pressés par la soif, prennent des masses moins considérables d'eau et se portent mieux. Si l'on fait macérer des substances insipides dans des liquides salés, nutritifs, elles s'imprègnent de particules sapides, alibiles ; elles sont plus recherchées par les animaux et plus nourrissantes. Dans la Meurthe on écrase les racines, les tubercules en les sortant du tonneau où on les a fait cuire, et on les mêle à de la paille hachée pour les chevaux, à de la menue paille pour les vaches. On réunit le fourrage sec et les tubercules lorsque ceux-ci sont encore bouillants, on les broie et l'on forme une masse bien serrée ; la chaleur humide ramollit la paille autant que si elle était cuite, avant que le mélange soit assez froid pour être administré. Nous avons vu à la ferme de Holkamm, dans le Norfolk, à côté des porcheries, de grandes cuves en maçonnerie, où l'on fait tremper la nourriture des porcs.

DES INFUSIONS. On fait infuser les fourrages sur lesquels l'eau froide n'agit pas suffisamment. A cet effet, après les avoir placés dans un vase, on les arrose d'eau bouillante, on les couvre et on les laisse infuser, ou même macérer assez longtemps pour les ramollir. Cette préparation améliore les sarclures des jardins, les orties, les pailles, les siliques de colza, les feuilles de maïs, etc. Les Américains emploient les infusions de foin pour engraisser les veaux, et nous verrons que la même pratique est usitée dans nos pays.

« Dans le Lyonnais les vaches laitières reçoivent pendant l'hiver huit à dix fois par jour ce qu'on appelle une bachassée, c'est-à-dire un mélange d'herbes de toute espèce ramassées dans les vignes, les jardins, le long des haies, avant que la neige ait couvert la terre ; et après ce moment on a la ressource des choux que l'on cultive en abondance auprès de chaque laiterie bien administrée ; on jette le tout dans un vase de bois nommé *bachat;* on verse de l'eau bouillante. Les bachassées économisent une grande quantité de fourrage ; elles plaisent beaucoup aux vaches dont elles augmentent le lait. » (Grognier.)

DES SOUPES, DES BUVÉES, DES BOUILLIES. Quand on fait cuire les aliments dans l'eau et qu'on donne au bétail les fourrages et le liquide qui a servi pour la cuisson, on dit qu'on administre des *soupes;* si la nourriture est fluide ou délayée dans beaucoup d'eau, on l'appelle *buvée, bouillie, barbotage.* On prépare des soupes avec les siliques des crucifères, avec les cosses des légumineuses, avec les menues pailles, sur lesquelles on verse des racines, des tubercules cuits et délayés dans beaucoup d'eau ; on fait ainsi des mélanges salubres et économiques.

La confection des soupes est usitée dans les pays où l'agriculture est perfectionnée, et où l'on porte à la préparation des fourrages l'attention qu'elle mérite. On la pratique en Suisse, en Flandre, en Allemagne, dans les grandes exploitations rurales comme une méthode économique. En Angleterre on donne des soupes même aux chevaux; en France elles servent principalement à nourrir les vaches des petits propriétaires ; on les prépare avec les herbes qui croissent dans les haies, avec du son, des pelures, des pommes, du sel....; elles commencent à s'introduire dans la grande culture. « M. Perrault nourrit son bétail avec 4 à 5 kilogr. de foin par tête et des sou-

pes composées de paille hachée, de betteraves, de pain
de colza, de grains égrugés, de balles de grains, et les
animaux sont mieux nourris qu'avec l'équivalent en foin.
En comptant toutes les denrées employées dans les soupes
à un bon prix, ces préparations, qui remplacent 7 kil. 1/2
de fourrage sec, ne lui reviennent qu'à moitié prix de
leur équivalent en foin. » (Puvis.) Aussitôt que les soupes étaient remplacées par du foin le lait des vaches dimi-
nuait, et ce liquide augmentait dès le jour où la nourriture préparée prenait la place du fourrage sec.

La confection des bouillies, des buvées est très-utile
pour le sevrage des animaux, pour l'engraissement des
veaux; on les prépare en délayant dans l'eau, ou dans le
lait des farines, des grains concassés, des racines cuites ;
les bouillies de sarrasin, de maïs sont meilleures que le
pain préparé avec la farine de ces grains.

DE LA PANIFICATION. On fait d'abord moudre et ensuite
fermenter les substances que l'on veut transformer en
pain. La panification produit les effets de la division, de
la fermentation et ceux de la cuisson. Dans la confection
du pain destiné aux animaux on fait entrer des matières
diverses, mais en général de peu de valeur; elles se modifient, se mélangent intimément et acquièrent des qualités.

En Suède on prépare du pain pour les animaux avec
de l'avoine et du seigle; on ajoute à la pâte un peu de sel
et de l'eau-de-vie ; quelquefois on y met de la lie de vin,
des tourteaux, du sang même; on écrase ensuite ce pain
et on l'administre mêlé à l'avoine, à la paille hachée.

Les Arabes du Nejd, d'après M. le docteur Lacheze
(Revue indép., avril 1842), font des gâteaux avec de
l'orge écrasée, du sel, de la viande desséchée et réduite en
poudre. Cette nourriture est facile à transporter, et
quand on la mouille elle se ramollit facilement à cause du
sel qu'elle contient.

Les graines moulues, les farines avariées, les pommes de terre écrasées sont les substances qui entrent le plus communément dans la composition du pain. M. Darblay a depuis longtemps signalé les avantages de la panification. Avec 75 kilogr. de farine bise et 25 kilogr. de farine de féveroles, il a obtenu 146 kilogr. 1/2 de pain ; il a remarqué que 4 kilogr. 1/2 de ce pain nourrissaient mieux que 5 kilogr. 3/4 d'avoine ; or, l'avoine revenait à 1 f. 16 cent. et le pain à 72 cent. Avec le pain, de mauvais chevaux ont conservé leur vigueur et résisté aux services des postes, des diligences. M. Darblay recommande surtout les féveroles comme fournissant, après la panification, une nourriture économique, alibile et salubre ; il les mêlait, dans sa préparation, à un tiers de farine de froment et à un tiers de farine d'orge.

M. Dailly (*Monit. de la prop.*, 1841) a fait fabriquer par les boulangers de la capitale un pain de très-mauvaise qualité ; il donnait à ses chevaux 3 kilogr. de cette nourriture, à la place de 5 à 6 kilogr. de foin. La substitution était économique et favorable aux chevaux. Un kilogr. de pain du prix de 19 cent. remplaçait 2 kilogr. de foin valant, à Paris, de 38 à 40 cent. le kilogr. Le comte Hermann de Lokatelli fait confectionner, avec du seigle et des pommes de terre, un pain dont l'usage est favorable aux animaux, et plus économique que celui du foin et de l'avoine.

M. Sirodot prend : avoine moulue, son, seigle moulu, paille hachée et moulue de chaque trois parties, mélasse une partie ; il réduit ces substances en une pâte dont il forme des pains de 8 centim. d'épaisseur ; il les fait cuire et les conserve pour l'usage. Ce pain, donné à la dose de 2 kilogr. par jour, à chaque cheval, en deux rations, après que les animaux ont bu, remplace avantageusement l'avoine. M. Bellissen a aussi proposé de faire du pain avec de la paille hachée et moulue.

Le *Bulletin de Ferussac* a fait connaître la formule suivante usitée en Silésie, où on la trouvait économique et salubre : farine d'avoine, farine de seigle, de chaque dix parties ; bouillie de pommes de terre trois parties ; on faisait une pâte à laquelle on ajoutait un peu de levain. On donnait à chaque cheval, par jour, en trois rations, 6 kilogr. de pain préparé avec ces substances. On réduisait cette nourriture en petits morceaux qu'on mêlait à de la paille hachée et humectée.

Les voituriers qui exportent le charbon des forêts des Vosges ont essayé de remplacer par du pain l'avoine qu'ils donnaient à leurs chevaux dans les bois. Ils composent le pain avec de la farine de froment de qualité inférieure, de la farine de seigle ou d'orge, selon le prix de ces grains ; ils ajoutent environ 1 kilogr. de sel pour 60 kilogr. de pâte. Quinze cents gr. de pain valant 20 c. remplacent 5 lit. d'avoine du prix de 30 c. Les chevaux nourris avec le pain, quoique faisant un service pénible, ont plus de vigueur, sont en meilleur état que lorsqu'on leur donnait de l'avoine. On a même remarqué que ces animaux sont plus dociles, sans doute à cause de l'habitude de prendre le pain sur la main du conducteur. (*Moniteur de la propriété*, 1841.)

Par ces divers modes de préparation on obtient, avec des substances médiocres, un bon aliment pouvant donner sur le foin et sur les grains une économie de 39 0/0. Le poids des pommes de terre double presque par la panification ; car si l'on fait du pain avec 50 kilogr. de froment et 50 kilogr. de tubercules, on obtient de 75 à 80 kilogr. de produit de plus que si le grain avait été panifié seul. La panification donne des produits faciles à conserver, à transporter ; le pain présente sous ce rapport un grand avantage sur toutes les autres préparations alimentaires : il facilite la distribution des aliments ; il est toujours homogène et facile à doser ; il est aussi moins facile à vendre que l'avoine, et les domestiques cherchent moins à le soustraire que cette céréale.

Les substances qu'on transforme en pain ont subi la mouture ; elles sont plus faciles à écraser que les grains. M. Girault (*Recueil de méd. vét.*, 1834) a observé que les vieux chevaux dont les dents sont usées, nourris avec du pain, se portent mieux et durent plus longtemps que ceux qui mangent de l'avoine. On a aussi remarqué que les chevaux convalescents qui reçoivent des rations de pain sont bientôt remis. Le pain est favorable à l'engraissement. Dans la Prusse rhénane on donne aux porcs un pain grossier qui excite l'appétit et rend le lard ferme.

L'usage du pain donne le moyen de varier les assolements et de bannir en partie l'avoine, peu productive eu égard à ce qu'elle absorbe du sol. Mais on reproche au pain de rendre les chevaux mous, de ne pas entretenir assez ceux qui travaillent, d'être trop tôt digéré et de ne pas lester convenablement. L'expérience a prouvé que ces inconvénients sont moins à craindre qu'on ne le croyait ; pour les éviter complètement il n'y aurait qu'à ne pas faire entrer le pain, pour une trop forte proportion, dans la nourriture des animaux.

CHAPITRE V.

DISTRIBUTION DES SUBSTANCES ALIMENTAIRES.

Nous allons étudier la digestibilité des substances alimentaires, rechercher la quantité de principes assimilables qu'elles fournissent et les effets qu'elles produisent sur les animaux ; nous traiterons ensuite des règles de la distribution des aliments.

§ Iᵉʳ. *De la digestibilité des substances alimentaires.*

On appelle *digestibilité* la faculté qu'ont les substances
alimentaires de pouvoir être digérées ; il y a des corps
qui cèdent avec une très-grande facilité à l'action des
organes de la chymification, ils peuvent être digérés par
l'estomac faible d'un individu jeune, valétudinaire ; tandis que d'autres résistent longtemps à la force digestive
et ne cèdent qu'à la puissance d'un ventricule fort et
robuste.

On a constaté la digestibilité des aliments par des
expériences physiologiques et par des observations pathologiques. Spallanzani l'a étudiée en faisant agir le suc
gastrique sur les substances alimentaires ; quelques médecins ont profité de la faculté qu'ils avaient de vomir à
volonté, pour observer le degré d'altération que l'estomac
fait éprouver aux divers aliments, dans un temps donné ;
M. Lallemand a pu constater, dans des cas d'anus artificiels, quelles sont les substances qui éprouvent le plus
facilement la chymification, et qui séjournent le moins
de temps dans l'estomac.

On a reconnu que les aliments mous, faciles à écraser,
ceux qui, par leur odeur, leur saveur, produisent une
sensation agréable, qui absorbent facilement les liqueurs
animales, que l'eau, les alcalis faibles, l'acide chlorhydrique très-étendu dissolvent aisément, sont faciles à digérer. Sous le rapport de la digestibilité, se placent en
première ligne le sucre, la gomme, l'amidon, l'albumine
liquide, l'osmazôme, l'herbe verte, la viande crue ; viennent ensuite le gluten, la fibrine, le foin, les grains, les

fèves, la viande cuite, l'albumine concrétée ; enfin en troisième ligne se trouvent les graisses, l'hordéine, le ligneux, les herbes coriaces qui ont séché sur pied. En général les produits végétaux sont plus tôt digérés que les animaux.

Tout ce qui, comme les acides, les corps tannants, augmente la consistance des aliments et les rend moins putrescibles, en diminue la digestibilité ; et ce qui rend les substances molles, putrescibles, comme la fermentation, la macération, en facilite la digestion.

Il y a certaines causes qui, en agissant sur les organes digestifs, modifient indirectement la digestibilité des aliments : les substances mucilagineuses en ramollissant l'estomac, les narcotiques en affaiblissant la vitalité de ce viscère, les astringentes, en diminuant la sécrétion du suc gastrique, rendent les digestions longues et difficiles ; les douleurs fortes, les courses, les grands efforts, les hémorrhagies produisent un effet semblable, en privant l'appareil de la chymification du sang et du fluide nerveux qui lui sont nécessaires. Les épices, le froid tempéré, la promenade, le contentement, tous les stimulants qui augmentent la vitalité des organes digestifs, qui facilitent la répartition uniforme des forces vitales ou les concentrent sur l'estomac, activent la digestion. Toutefois, les agents excitants ne produisent de bons effets que dans certains cas (p. 350) ; car les calmants, les émollients augmentent la force digestive des organes surexcités.

§ 2. De la valeur nutritive des divers aliments.

On appelle valeur, faculté nutritive, l'effet alibile qui résulte de la quantité de matière nutritive qu'une substance alimentaire fournit à l'assimilation des animaux qui la consomment. Les facultés nutritives ont été déterminées par l'analyse chimique et par l'observation des effets que produisent les aliments. Les chimistes qui ont fait des travaux à ce sujet ont procédé de diverses manières : Davy, en Angleterre, a recherché la quantité de sucre, d'amidon, de mucilage, d'albumine, de gluten, renfermés dans 1000 parties des substances végétales qu'il a étudiées, et il a considéré le nombre résultant de l'addition des quantités de ces produits comme exprimant la valeur nutritive des aliments qu'il avait analysés ; en France, M. Boussingault a effectué des travaux très-intéressants, en tenant compte principalement de la quantité d'eau et d'azote renfermés dans les fourrages ; M. Sprengel, en Allemagne, a employé un procédé fort simple, facile à pratiquer et dont les résultats sont assez exacts pour être utiles dans la détermination des rations ; il a d'abord cherché la quantité d'eau que les plantes renferment, et il les a ensuite traitées par l'eau, par l'alcool et par les alcalis : plus les plantes, privées de leur humidité, renferment de principes solubles dans l'eau plus elles sont nutritives.

Les agronomes ont recueilli des observations et fait des essais pour déterminer la valeur nutritive des fourrages. Les uns ont fait des expériences directes ; ils ont nourri avec des substances dont la quantité était exactement connue, des animaux qui avaient été préalablement pesés ; ils les ont pesés de nouveau après l'expérience et l'augmentation de poids a donné la mesure de la valeur nutritive des aliments employés. M. de Dombasle a opéré de cette manière sur plusieurs lots de bêtes à laine, et il a conclu de ses travaux que 7 kil. et demi de foin de luzerne (2° qualité) équivalent à 4 1/4 de tourteaux d'huile ; 3 et demi d'orge, à 5 d'avoine, à 14 de pommes de terre crues, à 13 de cuites, à 17 de betteraves, à 23 de carottes.

D'autres auteurs ont cherché par l'observation la ration nécessaire pour entretenir le corps animal dans l'état où il est ; ils ont observé les effets produits par des quantités connues de divers aliments sur la santé , sur la force musculaire , sur la production du lait , etc. M. Perrault de Jotemps a trouvé que 500 grammes de marc d'huile donnés en soupes nourrissent autant que 1370 gr. de foin ; que 500 gr. de grains égrugés équivalent à une quantité de foin qui varie de 1250 à 2750 gr. ; que les vesces sont beaucoup plus nutritives que le maïs et que l'orge. Le baron Crud a fait, sur les foins, sur les racines, des observations dont les résultats nous seront utiles pour former le tableau de la valeur nutritive des fourrages.

La valeur nutritive des aliments ne peut pas être indiquée d'une manière absolue ; on l'exprime en la comparant au poids total de la substance alimentaire , ou à la valeur d'un aliment dont les effets sont connus. Les uns supposant que la matière soluble constitue la matière alibile et représente la valeur nutritive ont recherché la quantité de cette matière, renfermée dans cent, dans mille parties des substances alimentaires qu'ils ont voulu connaître ; d'autres ont comparé les aliments qu'ils ont voulu étudier au foin des prairies naturelles ou au foin d'esparcette (Royer) ; on a comparé les grains au froment dont une partie égale, dit-on, seigle 1 12/20, orge 1 18/20, haricots 2, pois 2 10/20 ; M. Boussingault a trouvé que 25 haricots blancs équivalent à seigle 49, avoine 54 ; ce qui est plus exact. Nous prendrons pour unité le foin des bons prés naturels , bien récolté , bien conservé , ce fourrage étant encore celui dont les effets sont en général les mieux connus ; nous représenterons par 100 la quantité de foin nécessaire pour produire un effet donné, et nous mettrons à la suite des autres fourrages des nombres qui indiqueront le poids qu'il en faut pour produire le même effet. La valeur nutritive est en raison inverse de ce poids.

Pour faire l'équivalent de 100 parties de bon foin des prairies naturelles, il faut :

GRAINS, GRAINES, FRUITS SECS,

froment	40	sarrasin	50
lentilles	40	avoine	52
fèves	40	épeautre	55
pois	40	tournesol	70
vesces	40	son	de 60 à 150
haricots	45	châtaignes	60
maïs	45	glands	75
seigle	45	marrons d'Inde	75
orge	50		

FOINS DE

trèfle	90	millet	100
luzerne	90	bisaille	100
sainfoin	90	farouch	180
spergule	90		

FEUILLES SÈCHES

de frêne	105	d'acacia	110
d'érable	110	de peuplier	125
d'orme	110	de tilleul	125

PAILLE

de trèfle	120	de topinambour	200
de lentilles	125	de féveroles	220
de haricots	125	d'avoine	220
de spergule	125	d'orge	250
de vesces	150	de froment	280
de pois	150	de seigle	350
de millet	150	de sarrasin	600
de maïs	200		

BALLES, COSSES, SILIQUES

de céréales	120	de lin	150
de trèfle	120	de colza, de chou	200

TIGES, FEUILLES VERTES

d'ajonc écrasé	150	de seigle	430
de jarosse	250	de froment	430
de maïs	275	d'herbe des prés	450
de spergule	325	de luzerne	450
d'avoine	350	de colza	475
d'orge	350	de navette	475
de sainfoin	360	de topinambour	475
de trèfle rampant	370	de choux cabus	500

de vesces 370   de rutabaga 500
de pois 380   de betterave. 600
de trèfle commun . . 425   de choux 650
de millet. 425   de pommes de terre . 700
de sarrasin 425

TUBERCULES, RACINES, FRUITS CHARNUS,

pommes de terre . . 220   carottes 260
rutabaga. 240   panais. 310
chou rave. 250   navets. 420
betterave 250   raves 550
topinambour. . . . 250   courges 700

TOURTEAUX, RÉSIDUS

de lin 50   des amidonneries . . 150
de colza. 50   des sucreries, de 200 à 350
de pavot. 80   des féculeries, de 220 à 300
de chènevis 110   d'eau-de-vie de grains 330
de cameline 110   — de parmentière. . 600

MARCS

de raisins 300   de fruits. 350

Les moyennes que nous venons de donner diffèrent quelquefois beaucoup des résultats obtenus par certains auteurs ; car les travaux qui ont été faits à cet égard ont produit des données souvent très-différentes. Ainsi , d'après Thaër, 200 parties de pommes de terre ou 266 de carottes font l'équivalent de 440 de betteraves ; tandis que, d'après M. de Dombasle, 220 parties de betteraves, ou 187 de pommes de terre crues, équivalent à 307 de carottes. D'après Davy la valeur nutritive de l'orge serait de 92, celle de l'avoine 74, et celle des fèves et des pois de 57 ; or, presque tous les agronomes et tous les chimistes considèrent les graines des légumineuses comme plus nutritives que l'avoine , que l'orge. Ces différences proviennent probablement quelquefois des procédés qu'on a employés pour constater la valeur nutritive ou de l'exactitude des opérateurs ; on ne peut guère les attribuer à une autre cause quand elles portent sur des substances qui ne peuvent jamais varier beaucoup , comme les tourteaux d'huile. Mais d'autres fois elles résultent de la nature des substances sur lesquelles on a opéré ; il faut d'abord observer que le fourrage, le foin ou l'esparcette, qu'on prend pour type de comparaison, peut varier lui-même beaucoup et que les différences qu'il présente doivent en entraîner dans l'évaluation des objets qui lui sont comparés. Ensuite, l'âge des plantes, la nature du sol où elles ont végété, l'état de l'air pendant qu'elles étaient sur pied, exercent une grande influence sur leur composition chimique ; mais lors même que ces circonstances seraient semblables, elles produiraient des résultats différents selon les variétés de plantes. Ainsi la betterave blanche de Silésie, la pomme de terre jaune hâtive ne donneraient jamais les mêmes résultats que la grosse disette et la grosse patate blanche. Nous savons tous que la différence entre deux plantes de la même espèce peut être telle que, malgré la cuisson et les condiments, nous reconnaissons au goût les variétés de racines et même le pays où elles ont été récoltées. Il est inutile de faire observer que la différence constatée dans le son provient de la quantité de farine qui était mêlée à l'écorce du grain.

Pour évaluer les facultés nutritives d'un fourrage, il faut encore tenir compte des influences que les animaux apportent dans les effets nutritifs des aliments qu'ils consomment : leur âge, leur force, les services qu'ils font, les produits qu'ils donnent, peuvent amener de grandes différences à cet égard. Les besoins des organes ont aussi une influence dont il faut tenir compte : les aliments sont toujours fortement nutritifs quand ils renferment les principes qui manquent aux animaux qui s'en nourrissent (p. 429).

§ 3. Des effets des substances alimentaires.

Les substances alimentaires produisent sur le corps animal des effets mécaniques et des effets physiologiques.

EFFETS MÉCANIQUES.

La dilatation de l'estomac est le premier effet de l'introduction des aliments dans le corps. Les membranes de ce viscère se déplissent, les vaisseaux se distendent et la quantité de sang qui se portait au foie, à la rate, diminue. Ces deux viscères, devenus légers et soutenus par l'estomac distendu, tiraillent moins les ligaments qui les supportent, et le sentiment pénible qu'ils occasionnaient cesse. L'augmentation de volume de l'estomac agit sur tout le train postérieur, sur les organes de la poitrine et même sur ceux renfermés dans le crâne; si elle n'est pas trop considérable, elle favorise la circulation, l'évacuation des matières contenues dans les viscères creux, leste les animaux et les maintient dans un état de plénitude favorable à la santé. Mais la distension trop grande peut amener les plus funestes conséquences : elle repousse le diaphragme en avant, comprime le poumon, rend la respiration difficile; les vaisseaux du foie, de la rate, du mésentère comprimés reçoivent peu de sang; ce liquide ne peut même se porter aux muscles de la croupe qu'avec difficulté, à cause de la pression exercée sur l'aorte postérieure; il séjourne dans le train antérieur, augmente la gêne de la respiration, comprime le cerveau et produit des étourdissements, des vertiges, l'apoplexie. La dilatation excessive de l'estomac peut même déterminer, surtout si les animaux exécutent des mouvements subits et désordonnés, l'avortement, la chute du vagin, le renversement de l'utérus et la rupture des viscères creux. Les accidents dont nous venons de parler n'arrivent ordinairement que lorsque le viscère est distendu par la fermentation de plantes vertes ou par le gonflement que, sous l'influence de la chaleur du corps, les boissons (p. 377) peuvent faire éprouver à des ali-

ments trop secs, avalés sans être convenablement imbibés
de salive. On doit prévenir les effets d'une dilatation excessive de l'estomac par un bon choix et une sage distribution de la nourriture.

EFFETS PHYSIOLOGIQUES DES ALIMENTS.

Ces effets dépendent du contact des aliments avec les
organes digestifs et de l'absorption des molécules alibiles.

I. *Les effets produits par le contact de la nourriture
avec les organes du goût* et avec la membrane muqueuse
de l'estomac, varient selon la température et les propriétés des aliments ; s'ils sont froids ils agissent comme
toniques, s'ils sont tièdes ils relâchent, affaiblissent les
tissus, et s'ils sont chauds, ils irritent. Par l'effet de sa
saveur, toute substance alimentaire fait affluer le sang
dans les cryptes muqueux et dans les glandes salivaires ;
le mucus et la salive deviennent abondants, le bol alimentaire s'imbibe à mesure qu'il est trituré, il devient
pâteux, glissant, apte à traverser facilement l'œsophage
et à subir la digestion. L'effet produit sur les nerfs de la
surface digestive réagit sympathiquement sur l'encéphale
et les animaux deviennent gais, forts, etc. Cette action
est indépendante de l'absorption des matières nutritives;
car on l'observe non-seulement avant que les principes
soient parvenus dans le sang, mais quelquefois avant
l'arrivée du bol alimentaire dans l'estomac.

II. *Effets qui résultent de l'absorption des molécules
alibiles.* Aussitôt que la nourriture arrive dans les intestins les vaisseaux absorbants du mésentère se remplissent de chyle : ce liquide arrive dans les veines et le sang
devient plus abondant; les artères sont pleines, tendues,
le pouls est fort, dur; les animaux paraissent affaissés.
Ces effets sont plus marqués sur les sujets qui, pressés
par la faim, ont pris de grandes quantités de nourriture

substantielle ; ils sont *immédiats* et de courte durée. La
sécrétion de l'urine, l'exhalation de la peau, etc., ont
bientôt rétabli l'équilibre ; cependant les coups de sang,
la fourbure, etc., sont plus à craindre pendant l'état
pléthorique qui suit immédiatement le repas que lorsque
l'estomac est vide depuis longtemps.

Indépendamment de l'action passagère qu'on observe
après chaque repas, les aliments exercent des *effets secondaires* qui se font remarquer sur la nutrition, sur la
constitution, sur le tempérament, par le volume et par la
consistance des organes, par l'abondance et la nature du
sang, par l'activité des divers appareils et par la vivacité des animaux. On appelle *alimentation, action d'a-
limenter, de nourrir,* l'effet nutritif produit par les aliments. On distingue l'alimentation en tonique, en excitante, en rafraîchissante, selon qu'elle résulte d'une
nourriture tonique, excitante, etc.

L'action de la nourriture varie selon la quantité et la
nature des aliments que l'on donne aux animaux.

A. *Influence de la quantité d'aliments.* Si les animaux prennent plus de nourriture qu'il ne leur en faut
pour leur entretien le sang devient abondant, riche en
fibrine, en matière colorante ; les artères sont pleines,
dures, le pouls est fort, les membranes muqueuses deviennent roses, les chairs fermes, les membres gros ;
les animaux ont un excès de force ; ils sont bien disposés à travailler et donnent d'abondants produits en lait,
en fumier, etc. Si l'excès de nourriture dépasse les déperditions il survient un état pléthorique, une grande
disposition aux maladies inflammatoires, aux coups de
sang. Si la nourriture copieuse coïncide avec le repos,
avec l'influence d'un air chaud et humide, elle favorise
l'engraissement plutôt que le développement des forces.
Les oies, les canards contractent alors une espèce d'hydropisie ; le foie devient malade.

Une nourriture copieuse est nuisible aux animaux qui ont été longtemps mal nourris, ils sont exposés à des congestions sur le poumon souvent mortelles.

La taille, le volume des animaux sont toujours en proportion de la quantité de matières alibiles qu'ils consomment dans la jeunesse. Si on nourrit avec abondance les élèves, leur corps devient gros, étoffé, pourvu de bons muscles; les saillies osseuses sont peu apparentes, les animaux ont un fort tempérament; ils sont sanguins, susceptibles de faire les meilleurs services.

. Si les animaux ne prennent pas la nourriture nécessaire à leur entretien (p. 435), s'ils n'en prennent pas même au-delà, ils sont en mauvais état, ils dépérissent; la quantité de leur sang diminue et ce liquide est séreux, pauvre en cruor; les fonctions se ralentissent, les exhalations, les sécrétions s'opèrent aux dépens de la graisse, des humeurs accumulées dans le corps; les chairs diminuent, les os deviennent saillants; la peau est sèche, terne, le poil piqué, hérissé, et la mue se fait mal; d'autres fois le poil est facile à arracher, il tombe même spontanément: les bêtes ovines mal nourries perdent leur toison; elles ont la laine sèche, cassante; les vaches hivernées avec parcimonie se pèlent en partie; elles ont très-peu de lait, et ce liquide est de mauvaise qualité. Tous les animaux qui ne reçoivent pas des rations suffisantes sont incapables de travailler, rendent des excréments secs, rares, qui ne forment qu'un fumier mauvais et peu abondant; aucun produit ne paie la nourriture consommée dont une grande partie s'en va par la transpiration cutanée. « Il n'y a pas de bestiaux, de quelque espèce qu'ils soient, qui donnent moins de profit que les bestiaux maigrement nourris. » (De Dombasle.) Ils offrent peu de résistance aux causes de maladie, contractent des affections de langueur, deviennent galeux, couverts de poux, de dartres, et meurent de marasme, d'une mala-

die atonique ou de lésions organiques. Si l'on veut améliorer le régime des animaux qui ont longtemps souffert
de l'abstinence , il faut agir avec beaucoup de précaution ; s'ils prennent de forts repas , leurs organes faibles
les élaborent difficilement et des indigestions mortelles
sont à craindre ; s'ils les digèrent , le sang devient abondant et ils sont exposés à des apoplexies pulmonaires et
cérébrales , à des congestions sur la rate, sur le foie.

Les animaux maigrement entretenus sont mous, faibles,
indolents. Employés à la reproduction , ils ne donnent
que de mauvais produits ; les femelles ne peuvent pas
allaiter les petits ; ceux-ci se développent mal , l'accroissement en est borné ; ils sont rabougris , ne présentent
pas la pétulance naturelle à leur âge ; leur poil terne ,
long , hérissé , couvre un abdomen excessif. Tous les
animaux ont un volume qui est en rapport avec la quantité et la nature des aliments qu'ils consomment. C'est
principalement la différence de nourriture qui produit
la différence qu'il y a entre le cheval boulonnais et celui
de la Corse; entre les bêtes bovines de la Normandie et
celles de quelques montagnes de l'arrondissement de
Saint-Claude ; entre le mouton flamand et celui de la
Sologne. Ces différences ne proviennent pas de circonstances locales indépendantes de la nourriture ; car nous
les observons dans le même village , si nous comparons
les animaux bien nourris du propriétaire riche à ceux
du cultivateur pauvre. Les voyageurs signalent la grande
différence qui existe entre les chevaux des paysans russes,
hongrois et ceux des seigneurs de ces contrées. En Angleterre , malgré l'uniformité du climat , on remarque
les mêmes effets produits par l'alimentation : à quelque
distance du parc de Holkamm , dans lequel nous avons
vu du bétail magnifique , on trouve sur des bruyères des
bêtes à laine pesant, en vie , de 12 à 15 kilog. , et de
petits chevaux qu'on vend sur le marché de Londres de

10 à 12 fr. La même remarque a été faite, du reste, sur tous les mammifères, sur les oiseaux. M. I.-G. Saint-Hilaire a démontré que tous les animaux ont un volume en rapport avec leurs moyens d'existence.

L'insuffisance de la nourriture s'opposera toujours à l'amélioration des races. On éprouvera constamment des pertes quand on cherchera à augmenter le volume des animaux sans avoir primitivement accru les moyens de les nourrir ; on perdra les dépenses faites pour acquérir des reproducteurs qu'on n'empêchera pas même de dégénérer ; mais l'on produira sûrement des améliorations quand par des cultures bien entendues on augmentera les récoltes fourragères. Le volume de nos herbivores a toujours été en rapport avec l'état de l'agriculture : les animaux de l'époque où l'on suivait le régime pastoral ne ressemblaient pas plus à ceux du temps où l'on a suivi la culture triennale que ces derniers ne ressemblent à ceux des agriculteurs qui pratiquent le système alterne. Les animaux acquièrent constamment du volume à mesure que l'abondance de la nourriture augmente : les progrès qu'a faits l'agriculture dans nos pays ces dernières années nous en a fourni de nombreux exemples. Nous avons peu de départements où l'on ne trouve pas quelques cantons dont les bœufs, les moutons, les chevaux ont acquis du développement par l'effet seul de l'introduction des prairies artificielles. La culture du trèfle a plus fait en quelques années sans aucuns frais que les millions dépensés pendant plusieurs siècles pour acheter des étalons, des taureaux, des béliers.

B. *Les effets qui résultent des qualités de la nourriture* peuvent dépendre de l'abondance des matières alibiles ou de propriétés spéciales que possèdent les substances alimentaires.

1° *Effets produits par la quantité de principes alibiles. Les aliments pauvres en principes nutritifs* sont ceux qui

contiennent beaucoup d'eau, de ligneux, peu de principes azotés, comme l'herbe jeune, les choux, les courges,
les herbes sèches, coriaces, le son, les pailles, les foins
délavés. Les substances aqueuses relâchent, rendent les
animaux faibles ; cependant, elles peuvent être utilement mêlées à des fourrages secs (p. 289, 337) ; celles
qui sont dures, ligneuses sont difficiles à mâcher, usent
les dents ; elles remplissent les organes digestifs sans
apaiser la faim, et les animaux en prennent de grandes
masses sans être bien nourris ; elles fatiguent l'estomac,
les intestins, sont très-difficiles à digérer, séjournent,
durcissent, forment des pelotes dans le feuillet, dans le
colon, dans le cœcum. D'autres fois elles irritent la membrane muqueuse du tube digestif, le foie devient malade,
et les ganglions du mésentère s'engorgent, surtout chez
les jeunes animaux. Avec des aliments peu nutritifs le
chyle est peu abondant et aqueux, le sang devient séreux ; il cesse de stimuler convenablement les organes,
la nutrition se fait mal, et parce que le sang n'apporte
pas dans les parenchymes les éléments nécessaires à l'assimilation, et parce que les solides sont incapables de
s'approprier les matériaux qui leur arrivent ; la sérosité
remplace la graisse, la lymphe domine dans les tissus,
les organes manquent d'énergie, sont flasques, les
muscles s'affaissent, le squelette devient saillant, la maigreur contraste avec le grand développement du ventre,
les animaux sont faibles, suent au moindre exercice ; ils
sont exposés aux coliques, aux pelotes stercorales, aux
maladies chroniques de l'abdomen, à la constipation,
aux hydropisies, à la pourriture, aux affections vermineuses, à la gale, aux dartres.

Si la nourriture peu substantielle est abondante, que
le pays soit tempéré, un peu humide, les animaux sont
lymphatiques, manquent d'énergie, les formes en sont
empâtées, le tissu cellulaire est abondant, le ventre vo-

lumineux, la peau épaisse, le poil gros, long, le système corné très-développé, l'ongle mou, le pied large.
Les effets des aliments pauvres sont surtout remarquables
sur les jeunes animaux : les élèves qui n'ont pas pris
assez de lait, qui ont été sevrés trop tôt, qui lors du
sevrage, n'ont pas reçu une nourriture convenable, ont
le ventre gros, manquent d'énergie, d'activité; ils n'ont
ni qualités, ni belles formes.

Quand on n'a que des fourrages peu nutritifs on doit
renoncer à l'élevage des animaux et il ne faut pas même
espérer d'en entretenir avec beaucoup de profit.

Aliments moyens. Dans cette catégorie doivent être
rangées les substances — les bons foins — qui renferment de 45 à 55 pour cent de matière alibile; elles
exigent un travail assez fort des organes de la mastication et de la chymification, et ne fournissent jamais des
matériaux alibiles très-abondants; elles entretiennent en
assez bon état les animaux robustes qui ont acquis leur
développement et qui ne font pas des déperditions considérables ni un travail excessif; mais elles seraient insuf-
fisantes pour nourrir convenablement les bêtes à l'engrais,
celles qui ont du lait, etc. (p. 232.)

Aliments riches. Nous considérons comme riches en
principes nutritifs les substances — les grains, les graines, les gerbées, les tourteaux, les substances animales
— qui contiennent, sous un volume donné, beaucoup
de matière alibile. Ces aliments fournissent un chyle
abondant, très-réparateur; un sang épais, vermeil.
Sous leur influence l'artère est pleine, le pouls fort; l'estomac, les intestins, l'abdomen sont peu distendus et le
corps paraît cylindrique; les muscles deviennent gros,
fermes, la graisse abondante; les membranes muqueuses ont une belle teinte rose, la peau est épaisse mais
souple, mobile et le poil luisant. Si avec ce régime les
animaux jouissent du grand air et font de l'exercice, ils

deviennent robustes, capables de résister aux causes de maladie ; ils sont vigoureux, agiles quoique lourds ; ils réunissent la force à l'énergie ; ils sont pléthoriques, exposés aux maladies inflammatoires contre lesquelles il faut employer la diète, les saignées, etc.

Ces aliments conviennent à l'engraissement, à l'élevage des animaux, à l'entretien de ceux qui donnent des produits, de ceux qui travaillent beaucoup.

Les herbages, quoique n'offrant que des aliments moyens en facultés nutritives, agissent, si l'herbe y est abondante et bien venue, comme les substances très-alibiles ; ils fournissent une nourriture facile à prendre et à digérer. Ces pâturages, si utiles pour l'engraissement des grands ruminants, pour l'entretien des vaches laitières, conviennent aussi aux juments qui portent, qui nourrissent. Les poulains de trait de 18 mois à 4 ans s'y développent très-bien, et si, à l'écurie, ils reçoivent des graines, ils prennent de belles formes, tout en faisant un travail capable de payer leur entretien. Il y a quelques montagnes dont l'herbe, quoique n'étant pas très-longue, fournit une nourriture très-substantielle.

Avec des aliments très-alibiles on peut élever des animaux de toutes les races, mais il faut soigner la distribution de la nourriture ; il serait cependant bien rarement avantageux de faire consommer des aliments succulents, de riches pâturages, par les petits animaux qui peuvent vivre avec des aliments médiocres.

2° *Effets qui résultent des propriétés spéciales des aliments.* Les aliments ne diffèrent pas seulement les uns des autres par leur valeur nutritive, ils se distinguent encore par une action propre à chaque substance alimentaire ; nous avons des aliments qui tout en nourrissant les animaux les relâchent, les rafraîchissent ; nous en possédons d'autres qui excitent, fortifient l'organisme ; enfin, il en est qui présentent des propriétés spécifiques,

qui agissent particulièrement sur certains appareils organiques.

De l'alimentation débilitante. Certaines substances alimentaires — les relâchantes, les rafraîchissantes, etc.—
tendent à diminuer la force vitale des animaux qui les consomment : les unes, mucilagineuses, fades, ramollissent
les tissus, diminuent l'appétit, affaiblissent l'estomac,
rendent les digestions lentes, l'absorption languissante, les
excréments mous et abondants; elles relâchent même les
intestins, si on les donne en grande quantité : la fécule, les racines, les tubercules, les graisses, l'herbe
jeune, celle des lieux humides, la viande des animaux
très-jeunes produisent ces effets. L'action de ces substances est plus marquée quand on les donne tièdes; les
animaux qui en sont nourris prennent du volume mais
ils deviennent mous, faibles, lymphatiques, suent facilement, sont exposés aux maladies atoniques, à la pourriture. Les substances rafraîchissantes diminuent surtout
l'activité des organes, la chaleur vitale, augmentent la
sérosité du sang, étanchent la soif tout en apaisant la
faim; ces effets sont plus marqués sur les animaux échauffés, pléthoriques, sur ceux qui sont constipés, qui ont la
conjonctive rouge. L'usage prolongé d'une nourriture
rafraîchissante diminue l'appétit, la force digestive, augmente les urines, affaiblit, fait maigrir les animaux.
Comme les mucilagineux, ces aliments donnés à hautes
doses relâchent le ventre. L'alimentation rafraîchissante
est produite par les substances alimentaires aqueuses
qui contiennent des acides libres ou des sels acidules ;
par les laitues, l'oseille, par la patience, les prunes, les
pommes, les cerises, les courges, par le petit-lait, par
les pampres et les feuilles de vigne ; les condiments acides
(p. 346) mêlés aux aliments produisent l'alimentation
rafraîchissante.

Les aliments débilitants sont favorables aux animaux sanguins, pléthoriques, à ceux qui sont échauffés, qui ont été bien nourris et qui ont peu travaillé, à ceux qui ayant cessé subitement de faire des déperditions sont menacés de congestions sanguines : les relâchants conviennent principalement aux animaux qui ont eu les organes pulmonaires enflammés ; les plantes rafraîchissantes sont salutaires aux chevaux qui, ayant été abondamment nourris ou ayant reçu des fourrages nouveaux, sont échauffés, ont des éruptions à la peau.

De l'alimentation stimulante. Les aliments stimulants excitent d'abord les organes digestifs, augmentent l'appétit, rendent la digestion prompte, l'absorption du chyle active, les excréments rares, secs. Transportés dans le torrent de la circulation, ils produisent des effets excitants sur tout l'organisme, la circulation est accélérée, la chaleur vitale développée ; le système nerveux excité sympathiquement par l'action exercée sur les organes digestifs et directement par les molécules excitantes que lui apporte le sang, a beaucoup d'activité. Il y a une grande sensibilité ; les muscles se contractent avec énergie et promptitude, les animaux sont agiles; les fonctions organiques sont également activées, les sécrétions sont abondantes, les urines souvent colorées. Les effets des excitants sur l'assimilation varient selon que les aliments sont plus ou moins nutritifs. Si les principes alibiles sont abondants, les organes deviennent volumineux, fermes; les animaux ont une grande propension à se reproduire. Mais si la nourriture excitante n'est pas donnée avec profusion pour réparer les pertes qu'elle occasionne, les animaux maigrissent.

Les aliments excitants ne conviennent qu'aux animaux dont les organes digestifs ne sont pas surexcités ; car ils produiraient, si l'estomac, les intestins étaient irrités, des inflammations, la diarrhée, des maigreurs, etc. Ils

conviennent aux chevaux de course avant l'entraîne-
ment ; on doit en continuer l'usage quelque temps après
que les animaux ont couru, et ne cesser même de les
administrer que graduellement. Une nourriture excitante et réparatrice peut être utile aux mâles qui ont à
couvrir un grand nombre de femelles, aux juments épuisées par la gestation, par le travail et par l'allaitement ;
aux sujets faibles , valétudinaires , à ceux qui sont
atteints ou menacés de maladies vermineuses , d'hydropisies , à ceux qui, par atonie, manquent d'appétit, digèrent mal. Les vaches, et surtout les bêtes à laine ,
réclament souvent des aliments excitants , riches en
principes alibiles. Les aliments excitants sont rarement
favorables à la prolongation de la vie ; ils sont nuisibles
aux animaux adultes , forts , à ceux qui ne travaillent
pas, qui sont exposés aux maladies inflammatoires.

Les substances alimentaires aromatiques et les amères,
échauffent. Quoique les premières , contenant des essences , n'agissent pas comme les secondes , qui renferment du tannin, de l'extractif amer, les unes et les
autres produisent à peu près les mêmes effets quand elles
sont mêlées aux aliments. Les condiments excitants
(p. 349), les toniques (p. 347) , mêlés à la nourriture,
la rendent excitante. L'avoine, les féveroles, le chènevis , les tourteaux , sont des aliments excitants ; le pissenlit , la chicorée, sont amers et fortifiants.

Effets spécifiques de quelques aliments. Les aliments
dont nous venons d'étudier l'action agissent indistinctement sur tout l'organisme ; mais il en existe dont l'action
se porte sur un appareil. Ces derniers n'offrent rien de
particulier dans les phénomènes qui précèdent l'absorption du chyle ; mais lorsqu'ils sont dans le torrent de la
circulation , les effets s'en font ressentir plus particulièrement sur certains organes , soit qu'ils se portent en plus
grande quantité sur ces organes , soit que ces derniers

en ressentent plus fortement l'action que les autres parties du corps.

Parmi les substances qui agissent sur un appareil, nous citerons les féveroles, le chènevis, la matière cérébrale dont l'action se porte sur les organes génitaux ; la cuscute qui a la propriété de faire entrer les vaches en chaleur (Rodat), et les courges qui produisent un effet opposé ; l'asperge, les feuilles et les branches des arbres de la famille des conifères, qui agissent sur les organes urinaires. On administre les féveroles, le chènevis, surtout les premières, qui sont très-alibiles, aux cavales froides, aux étalons qui ont un grand nombre de saillies à effectuer. Ces aliments réparent les pertes occasionnées par la reproduction, en même temps qu'ils excitent les organes qui doivent remplir cette fonction.

On ne connaît pas d'aliments lactifères proprement dits ; mais l'on sait qu'il est possible de composer une nourriture pouvant faciliter la sécrétion du lait. Les aliments verts, ceux qui contiennent du sel marin, de l'albumine, ceux dont la composition est compliquée ; la nourriture variée, les bons pâturages, des repas rapprochés et faits avec des plantes différentes, les racines fraîches, les graines et les grains écrasés délayés dans l'eau, les buvées, les soupes, etc., facilitent la sécrétion des mamelles, et donnent de bons produits. Les vaches bonnes laitières boivent beaucoup ; le corps a besoin de l'eau nécessaire à la formation du lait. La nourriture sèche diminue la quantité de ce liquide et produit un beurre blanc, sec, dur, peu estimé, qui se sépare même difficilement du caséum. Le même aliment donné pendant longtemps diminue la fonction des mamelles ; il y en a même qui, dans certaines circonstances, communiquent au lait de mauvaises qualités. Les crucifères, distribuées seules durant quelques jours, produisent un lait qui présente la saveur, l'odeur de ces plantes, et

qui ne fournit ni de bon fromage , ni de bon beurre ; les
liliacées produisent le même effet, lors même qu'elles ne
se trouvent qu'en petite quantité dans la nourriture. Les
vesces donnent au beurre un goût huileux fort désagréable (*Journ. d'Agr. prat.*, sept. 1841). *Voyez* Vaches
laitières.

ART. 2. — RÈGLES DE LA DISTRIBUTION DES SUBSTANCES
ALIMENTAIRES.

§ Ier. *De la nécessité de varier la nourriture des ani-*
maux ; des changements du régime.

De la nécessité de varier la nourriture. Les meilleurs
aliments sont formés d'un excipient indigeste, non nutritif et de parties alibiles ; celles-ci varient par leur nature,
par leur quantité et par la manière dont elles adhèrent
aux substances non nutritives. Les anciens supposaient
que les animaux retirent les mêmes éléments nutritifs de
tous les aliments. Ils admettaient un principe alibile
unique, formé exclusivement de molécules organiques,
seul susceptible d'entrer dans la composition de nos tissus,
et ne variant , dans les divers aliments, que par sa quantité et par la difficulté qu'offre son extraction. Selon
d'autres naturalistes les substances alimentaires renferment seulement les matériaux nécessaires à la formation
de ce principe, mais celui-ci est toujours formé identique
par les organes des animaux.

De nos jours ces questions ont été étudiées par les
chimistes, par les physiologistes et par les agriculteurs ;
on a cherché à les résoudre par des expériences et par
l'observation. La chimie nous a prouvé que la distinction
de la matière en molécules organiques et en molécules
inorganiques, établie par Buffon , était sans fondement ;
que les corps simples qu'on trouve dans les êtres orga-

nisés sont identiques avec ceux qui existent dans le règne
minéral; que la matière inorganique est apte à former des
êtres organisés. L'analyse a même démontré que les animaux ont la même composition que les substances dont
ils se sont nourris ; d'après MM. Boussingault, Dumas,
Liébig, les matières dont se nourrissent les animaux
existent toutes formées dans les plantes ; la fibrine, l'albumine, le caséum, etc., ont la même composition dans
les végétaux et dans les animaux ; ces derniers, par l'assimilation, ne font que s'approprier ces principes ; « un
carnivore se dévore lui-même, sous le point de vue chimique, parce que sa nourriture est identique avec les parties
constituantes de son corps ; un herbivore se mange lui-
même, parce que ses aliments sont identiques avec sa
chair ou son sang. » (Liébig, *Ann. de chim. et de phys.*,
1842.) Si l'on ne trouve pas dans un seul aliment tous
les principes qui forment les mammifères, on les trouve
dans l'ensemble des substances dont ces animaux se nourrissent : il faut, du reste, peu d'aliments pour fournir
tous les matériaux qu'on trouve dans un animal ; car on
voit, dans les travaux de Sprengel, que le fourrage le
moins compliqué renferme onze corps simples.

L'expérience directe a prouvé aussi que toutes les
substances alimentaires ne renferment pas les éléments
d'un même principe ; que le produit extrait par le corps
animal de la nourriture varie comme celle-ci. Marcet a
trouvé le chyle provenant des substances végétales clair,
transparent ; tandis que celui qui est fourni par des matières animales est laiteux, opaque. Denis a constaté aussi
que la nourriture fournie par le règne animal augmente
principalement la quantité de sang, la matière colorante
de ce liquide. Nous savons que certains aliments facilitent la production du beurre, d'autres celle du caséum,
de là graisse, etc.

Magendie, Edwards, Tiedmann, etc., ont prouvé

que les animaux nourris avec un seul aliment périssent presque aussitôt que s'ils étaient soumis à une diète absolue. Les expériences sur ce sujet ont été très-multipliées et répétées avec les substances les plus diverses, avec du sucre, de l'amidon, de la graisse, de la gomme, etc.; la gélatine, l'albumine, la fibrine, quoique formées d'un grand nombre d'éléments et riches en azote, ont donné les mêmes résultats; les chiens auxquels on les a données sont morts d'inanition, les uns mangeant encore ces substances, les autres les regardant de côté quoique pressés par la faim; si elles nourrissent plus longtemps que le sucre, que la fécule, cela vient de ce qu'elles contiennent un plus grand nombre de principes propres à la vie animale que les produits neutres végétaux. La réunion même de ces trois substances que l'on considère cependant comme si alibiles, ne peut pas nourrir les animaux; les chiens soumis à ce régime sont morts d'une inanition complète, quoiqu'ils eussent pris tous les jours, jusqu'à la veille de la mort, 1 kilogr. de cette nourriture. Le pain formé d'éléments si nombreux si variés, et l'eau ordinaire, ne peuvent pas non plus former une alimentation suffisante : le docteur Stark, qui avait essayé de s'en nourrir, a été obligé de les abandonner comme insuffisants pour la conservation de la santé, et cependant il prenait, en outre, du sucre pour vaincre la répugnance qu'il avait contractée pour le pain; le médecin en chef des prisons de Rouen a constaté que l'abstinence au pain et à l'eau altère la constitution des enfants. (*Journ. de la Soc. de la Morale chrét.*, t. 21.)

Beaucoup d'agronomes ont fait des expériences et recueilli des observations sur les facultés alibiles des aliments; tous ont reconnu que les animaux nourris longtemps avec la même substance, serait-elle très-alibile, dépérissent; que plus on varie la nourriture par le nombre et par la diversité des fourrages, mieux la vie est en-

tretenue ; qu'une composition compliquée forme la plus
importante de toutes les qualités d'un aliment. De même,
dit M. Nebien, que pour amener les céréales au plus
haut point de perfection, il faut non pas un excès de
fumier qui fait verser les récoltes mais un mélange raisonné de cette fumure, de gazon rompu, de récoltes enfouies ; de même, pour que les produits animaux parviennent à la plus grande perfection, il faut non pas
seulement une nourriture abondante, mais une nourriture choisie. (*Journ. d'Agric. prat.*, mars 1841.)

La simple observation de l'instinct des animaux, le dégoût qu'ils contractent pour tous les aliments dont ils font
un long usage exclusif démontre qu'il n'existe pas un principe alibile, identique dans toutes les substances alimentaires ; que les animaux ont besoin, pour leur accroissement et leur conservation, de plus d'éléments qu'on n'en
trouve dans les divers fourrages. Le désir que nous avons
de changer de nourriture est trop général pour n'être
qu'un caprice ; c'est un besoin provenant de la nécessité
de fournir à notre corps tous les principes qui lui sont
nécessaires pour avoir la composition qu'il doit posséder
et remplacer les matières si diverses que rejettent les sécrétions. Il importe même de prendre en juste proportion les éléments de nos tissus et de nos fluides ; une trop
grande quantité d'une substance est toujours inutile et
souvent nuisible ; elle est rejetée avec les matières alvines
ou elle augmente la prédominance des tissus qu'elle forme,
et dérange la santé ; les chiens qu'on a nourris de beurre,
de graisse, sont morts en peu temps avec tous les organes
atrophiés, quoiqu'ils présentassent une grande abondance de graisse. Les animaux sont tellement organisés
pour vivre d'aliments variés, qu'ils ne peuvent pas longtemps digérer une nourriture simple : un mélange de
gélatine, d'albumine, de fibrine a pu entretenir la vie 121
jours ; « mais à ce moment les aliments ne furent plus

digérés et les animaux moururent avec tous les signes du
défaut d'alimentation, bien que leur estomac fut plein
et fortement distendu par une masse considérable d'aliments non chymifiés. » (Magendie, *Rapp. sur la gélatine.*) Plus la nourriture est compliquée, moins elle
occasionne de dégoût, plus longtemps elle est digérée ;
les chiens prennent très-difficilement l'albumine, la gélatine, la fibrine, et après quelques repas, ils se laissent
mourir de faim plutôt que d'y toucher ; mais ils peuvent
se nourrir un certain temps du mélange de ces trois substances et celles-ci forment des aliments suffisants et très-
sains lorsqu'elles sont mêlées aux autres principes organiques avec lesquels on les rencontre ordinairement. Le foin
des prairies permanentes, dont la composition est toujours
compliquée, dégoûte moins le bétail que le meilleur fourrage formé d'une seule plante ; et un pâturage composé
de nombreux végétaux médiocres, y en eut-il quelques-
uns de mauvais, est meilleur pour nourrir longtemps que
celui qui ne serait formé que d'une seule plante, celle-ci
fut-elle la plus appropriée aux animaux qui doivent la
consommer (p. 300). Les bêtes à laine peuvent être
entretenues à la bergerie avec des grains, des pommes
de terre et des turneps, mais il faut varier les racines.
(*Journ. des Deux-Sèvres.*)

Une nourriture variée est nécessaire à la formation du
lait, de la viande, de la laine, etc. Le même aliment
continué pendant longtemps cesse d'être profitable ; il
répugne bientôt aux animaux qui en prennent peu, se
nourrissent mal et donnent peu de produits ; ceux-ci
sont même de mauvaise qualité, le sang ne renfermant
pas tous les principes qui sont nécessaires à la production d'un bon lait, d'une viande savoureuse. Aussi les
vaches nourries avec un seul fourrage ont-elles peu de lait
et ce liquide est de qualité inférieure : il est bien reconnu
que ces femelles en ont en général de meilleur lorsqu'elles

vont dans les pâturages que si on les nourrit à la bouverie ; mais la différence qu'on observe à cet égard n'est
pas, ainsi qu'on le croit très-souvent, une conséquence
nécessaire du régime de la stabulation ; car il est « possible de nourrir des vaches laitières à l'étable avec des
fourrages tellement variés qu'il en résulte pour leurs
produits des effets semblables à ceux du pacage dans
les prairies naturelles. J'ai fait donner cinq repas par
jour, tous en fourrages verts, mais qui alternativement
se composaient l'un de luzerne, les autres de vesces ou
dragées, sainfoin, gazon d'agrément ou herbe des
bois, etc. Ce mode d'alimentation a toujours parfaitement
réussi. » (*Journ. d'agricult. prat.* 1841.)

C'est à la nourriture si variée que prennent les animaux sauvages, les troupeaux nourris sur les montagnes,
qu'il faut attribuer en partie les qualités de leur chair,
de leur laitage. Sinclair avait remarqué qu'un changement de pâturage, le nouveau parût-il être de même
qualité, favorise l'engraissement ; les moutons qu'on envoie en été sur les Alpes, sur les Pyrénées, sont plus
grands, plus robustes que ceux qui n'émigrent pas, et
la viande des premiers est plus savoureuse. (Rainard,
Traité de pathologie génér., etc.) Voyez Engraissement.

Des aliments variés, nécessaires pour donner de bons
produits, ont l'avantage de nourrir beaucoup ; car la
valeur nutritive des substances alimentaires ne dépend pas
exclusivement de leurs propriétés, elle tient au rapport
qu'il y a entre les besoins des animaux et la composition
de la nourriture. En variant convenablement les aliments, on augmente leurs effets. Nous voyons quelquefois
certaines substances traverser le canal digestif sans y être
même altérées, tandis que d'autres fois elles sont complètement transformées et en grande partie absorbées,
assimilées ; dans un cas les animaux maigrissent en con-
sommant des produits qui d'autres fois les entretiennent

en bon état. M. de Wulfen a observé que 375 gr. de tiges sèches de topinambour font pour le mouton l'équivalent de 500 gr. de bon foin, tandis que si l'on donne par jour et par tête 1500 gr. du premier de ces fourrages, chaque demi-kilogr. vaut, tout au plus, 375 gr. du second. La même remarque, rapporte M. Nivière (*Voy. en Allem.*), a été faite pour d'autres aliments. Si l'on ne donne qu'une ration par jour d'une substance alimentaire, elle est mieux digérée et produit plus d'effet que si l'on en donnait deux; si l'on en donne deux, plus que si l'on en donnait trois; de sorte qu'il est plus avantageux de faire consommer simultanément tous les fourrages dont on dispose que de les administrer séparément. Nous avons tous remarqué que, si l'on prend un repas d'aliments variés, on est mieux nourri, on peut se passer plus longtemps d'aliments que si l'on mange d'un seul mets, lors même que, dans les deux cas, l'on prendrait une quantité de nourriture égale en poids et en qualité. Avec des aliments variés il se forme plus de chyle et ce chyle est plus réparateur.

Varier la nourriture est une règle d'hygiène qui, tout en augmentant la valeur nutritive des aliments, en favorisant la production du bon lait, de la bonne viande, contribue au développement rapide du corps, à la conservation des organes, donne aux animaux un bon tempérament, une constitution *tempérée*. On répète souvent que l'animal qui n'a pas été malade a plus de valeur que celui qui a été guéri, qu'il vaut mieux conserver la santé que traiter les maladies; mais on ne tient aucun compte de l'influence que la nature des fourrages peut exercer sur la conservation du bétail; on ignore que l'introduction d'une plante nouvelle, en permettant une plus grande variation dans la nourriture des herbivores, éloigne de ces animaux les chances de maladie, tout en augmentant la valeur de leurs produits. Nous verrons, en étudiant l'hygiène des solipèdes, que l'uniformité du régime des chevaux de troupe contribue à la ruine de ces animaux.

La variation des aliments doit être faite d'après certaines règles : il faut d'abord faire autant que possible des stratifications, des mélanges, faire fermenter, faire cuire plusieurs substances ensemble pour former des aliments composés ; si l'on ne peut pas agir ainsi, on alternera les rations de manière à donner pour chaque repas de tous les fourrages dont on dispose ; enfin si l'on ne peut pas adopter ce mode de distribution, on alternera les repas de trèfle, de foin des prairies naturelles, de regain, etc. Il est cependant bien important que les animaux prennent à chaque repas de plusieurs aliments. On doit toujours distribuer en premier lieu les plus mauvais fourrages, et faire finir les repas avec les plus appétés et les plus alibiles : on alternera les substances qui sont sèches, dures, avec celles qui sont vertes, aqueuses, cuites. Il faut prévoir les changements que les aliments doivent éprouver dans l'estomac ; empêcher les animaux qui ont pris beaucoup d'aliments secs et enduré la soif de boire beaucoup à la fois (p. 376) ; alterner non-seulement les divers aliments, mais ceux-ci avec les boissons ; humecter même les aliments secs, le son ; faire un emploi raisonné des condiments, ne pas oublier que quelques atomes de sel peuvent, dans certaines circonstances, doubler la valeur nutritive d'un fourrage, en l'appropriant aux besoins des animaux.

Des changements de régime. Il ne faut pas confondre la distribution d'une nourriture variée avec les changements de régime. Il convient de varier celle-là ; mais on ne doit faire passer les animaux d'une alimentation à une autre qu'avec précaution. Il est rarement profitable, dit Sinclair, de mettre sur de riches pâturages des animaux maigres qui sortent d'un pâturage grossier ; il est toujours fâcheux de retirer le bétail d'une bonne pâture pour le mettre dans une mauvaise.

Des accidents que produit le changement de climat,
la plupart sont dus à la nourriture différente que trouvent
les animaux dans la nouvelle localité ; mais le changement de régime ayant lieu alors sur des êtres surpris
par des boissons, par une atmosphère, etc., auxquelles
ils ne sont pas habitués, produit plus d'effets que dans les
circonstances ordinaires. Le bétail exporté refuse presque
toujours le fourrage nouveau ; il ne le prend qu'à regret,
quand il est pressé par la faim, le digère mal, etc. Si les
aliments nouvellement distribués diffèrent beaucoup de
ceux auxquels les animaux étaient accoutumés ; si l'on
donne à des chevaux du nord des fourrages du midi, à
des bêtes habituées à des aliments peu nutritifs une
nourriture alibile, l'organisme peut éprouver en peu
de temps de graves altérations. En 1840 on a perdu,
de Gibraltar à Alger, des bœufs qui avaient été élevés
dans l'Andalousie avec de la paille et dont la mort a été
attribuée à l'usage du foin de Bretagne. Les grains d'Italie, ceux d'Espagne ont été plusieurs fois nuisibles aux
chevaux de nos armées. Un fait semblable vient de se
renouveler dans l'Algérie sur des animaux nourris avec
des fourrages achetés dans le royaume de Naples (Isa-
beau). Nous voyons souvent au printemps le vert relâcher, affaiblir les animaux ; d'autres fois nous perdons,
du sang de rate, des ruminants qu'on conduit dans des
pâturages fertiles après les avoir maigrement nourris
pendant l'hiver.

Hippocrate recommande de varier la nourriture, de
changer de temps en temps la manière de vivre, afin
de s'accoutumer à tous les régimes. On doit suivre aussi
ce précepte pour prévenir les effets d'une alimentation
trop longtemps continuée, et maintenir les diverses parties du corps dans un état d'équilibre sans lequel la santé
ne peut exister. Cette règle d'hygiène est plus importante
pour les animaux, surtout pour le cheval de troupe,

que pour l'homme. Celui-ci peut chercher dans tous les
pays une nourriture qui soit en rapport avec ses goûts,
changer les aliments aussitôt qu'ils l'incommodent, les
préparer d'une manière plutôt que d'une autre, masquer
par des condiments les propriétés qu'ils ont et leur en
communiquer de nouvelles ; ensuite il prend ordinairement assez de substances pour que la production de tous
ses tissus, de toutes ses humeurs soit également favo-
risée. Mais les animaux mangent la nourriture à peu
près telle que le climat la produit, et ne prennent ordinairement que d'un seul aliment : ils sont souvent forcés par
la faim de s'en nourrir, lors même qu'il leur répugne,
qu'il leur occasionne des indispositions.

Pour prévenir les conséquences des changements de
régime, il faut commencer l'administration des aliments
nouveaux avant d'avoir fini les anciens, afin de pouvoir
par des mélanges ménager les transitions. On doit étudier
les effets de la nouvelle nourriture et en régler les rations
d'après les facultés nutritives. En voyage, on se rappellera
que les fourrages varient selon les climats ; il faudra surveiller les animaux, voir s'ils mangent leur ration ; s'ils
la délaissent ne pas attribuer le refus à un caprice, mais
chercher à mettre la nourriture en rapport avec leurs
goûts, par des préparations convenables, par l'emploi
des condiments. Aussitôt qu'un animal témoigne du malaise ne pas attribuer son indisposition à un état passager, mais voir s'il est possible d'arrêter le mal qui commence ; donner des substances alibiles aux animaux qui
ne sont pas suffisamment nourris ; diminuer la ration de
ceux qui sont pléthoriques, les saigner, etc. Il suffit de si-
gnaler les dangers des changements de régime : quand
on saura les prévoir, il sera facile de les éviter ; car on
trouvera partout des substances assez variées pour former, par des mélanges appropriés, une nourriture capable de neutraliser l'influence malfaisante du climat.

28

§ 2. *De la fixation des rations.*

Les aliments produisent des effets qui dépendent autant de la quantité qu'on en donne que de leurs qualités. La nourriture est destinée à communiquer le mouvement à la machine animale, et si l'on n'en donne pas une quantité suffisante, son action est absorbée par la résistance des rouages et aucun effet utile n'est produit. Mais la nourriture ne constitue pas seulement la force motrice qui fait agir les animaux ; elle répare les pertes qu'occasionne le jeu des organes et fournit la matière première aux dépens de laquelle sont fabriqués les produits qui nous sont utiles. Les agronomes appellent *ration d'entretien* la quantité d'aliments nécessaire pour entretenir les animaux dans l'état où ils se trouvent, c'est-à-dire pour fournir exactement à l'économie animale l'équivalent des pertes qu'elle fait ; et ils nomment *ration de production* la nourriture qui, étant prise en sus de la ration d'entretien, donne des produits utiles, en se transformant en graisse, en lait, en travail, etc., selon la nature des aliments et l'aptitude des animaux.

La ration d'entretien ne donne aucun profit, aucun produit utile pour le propriétaire, à l'exception du peu de fumier fourni par les matières indigestes de la nourriture et par les mucosités fort rares de l'intestin ; elle entretient seulement la machine qui, aux dépens de la ration de production, doit fabriquer les produits utiles. De cette vérité, qu'ont reconnue tous les agronomes, résulte la nécessité de faire consommer les fourrages en peu de temps ou par un petit nombre d'animaux, afin d'économiser le plus possible des rations d'entretien. Il n'y a pas de spéculation plus mauvaise que celle qui consiste à entretenir beaucoup de bêtes et à les nourrir avec parcimonie. L'expérience a appris, dit M. Nivière,

qu'un bœuf qui ne reçoit par jour que sa ration d'entretien, celle qui lui est nécessaire pour le faire vivre, c'est-
à-dire 1 kilogr. 1/2 par 100 kilogr. de son poids vivant,
laissé à l'étable sans rien faire, n'augmente ni ne diminue
en poids; tandis que s'il reçoit le double, 3 kilogr., il
pourra chaque jour suffire à un travail de 6 heures,
ou augmenter, si on le laisse en repos, chaque jour aussi,
d'un peu plus de 1 kilogr. 1/8. Qu'arrivera-t-il pour les
deux cas, où il a été consommé par chaque tête pesant
500 kilogr. pour une valeur de 30 fr. en fourrage (5
quint. métr.), mais en 60 jours par le premier et en 30
jours par le second? Que le fourrage consommé, à raison
de 7 kilogr. 1/2 par jour, aura tout au plus créé, au bout
de 60 jours, 10 quint. de fumier pauvre et sec; tandis
que la même nourriture donnée en quantité double, 15
kilogr., aura produit au bout de 30 jours, avec moitié
moins de risques, de frais de logement, d'intérêt de capi-
tal et de frais de pansement, d'abord la même quantité
de bon fumier, puisque cette quantité ne dépend pas du
nombre des animaux consommateurs, mais du poids du
fourrage consommé; puis 34 kil. de viande ou 180 heures de travail qui, à 80 c. le kil. ou 15 c. l'heure, font
la somme de 27 fr. pour payer les 5 quint. de fourrage
consommé. Ainsi le même fourrage distribué avec parcimonie ne serait pas payé du tout, et distribué en quantité suffisante il peut l'être 5 fr. 40 c. le quintal. M. de
Dombasle a démontré qu'un bœuf qui reçoit seulement
6 kil. par jour, quoique ne dépensant que 100 fr. par
an, ne paie pas sa nourriture; que le labour d'un hectare de terre avec des bœufs nourris à raison de 150 fr.
par an, coûte 12 fr. pour le travail des animaux; tandis
que si l'on consacrait 325 fr. à la nourriture de chaque
animal, le même travail ne coûterait plus que 6 fr., à
cause du nombre plus considérable de journées que fe-
raient annuellement les bœufs.

Si la quantité d'aliments n'est pas suffisante pour imprimer aux organes un mouvement convenable et pour les entretenir, il y a perte non-seulement de la nourriture consommée mais encore du sang, de la graisse, de la viande primitivement formés; car la machine animale consomme sans cesse, ou des produits récemment introduits dans les organes digestifs, ou des produits déposés dans la trame des organes. Ainsi, si au lieu de recevoir 7 kil. 1/2 de foin par jour, un bœuf de 500 kil. n'en recevait que 6, il y aurait perte non-seulement du fourrage mais de la viande produite, jusqu'à ce que le poids de l'animal fût réduit à 400 kil.

Il est difficile de déterminer la quantité de nourriture qu'il convient de donner aux animaux. M. Nivière évalue à 1,500 gr. la quantité de foin nécessaire à l'entretien de 100 kil. de viande, les animaux pesés vivants; M. de Dombasle estime qu'il faut 1,700 gr. du même fourrage pour 50 kil. du poids des animaux pesés à jeun; M. Perrault de Jotemps s'est « assuré que la ration d'entretien et même de production était de plus d'un quart au-dessous de 2 kil. 1/2 de foin par quintal d'animal vivant, quantité admise par beaucoup d'agriculteurs. » (Pavis.) Tous les auteurs reconnaissent que la ration d'entretien, dans une race donnée d'animaux, est proportionnelle au poids du corps. La ration de production varie comme celle d'entretien : M. de Dombasle estime qu'il faut de 320 à 410 kil., en sus de la ration d'entretien, pour produire un quintal de graisse dans les moutons mérinos ; d'après M. Nivière (p. 435), 1,500 gr. donnés journellement par 100 kil., en sus de la ration d'entretien, produisent 1 kil. 1/8 de viande ou six heures de travail.

Il est inutile d'indiquer l'étendue de pâturage qu'exige chaque tête de bétail. On admet que le terrain qui peut nourrir 12 vaches, 8 chevaux, 9 bouvillons, 16 poulains,

24 veaux sevrés, 96 porcs, peut entretenir 120 bêtes à laine; que s'il faut 76 ares pour une vache, il en faut 115 pour un cheval, 92 pour un bœuf, 58 pour un poulain, 38 pour une chèvre, 7 pour une brebis, 7 pour un porc, 2 pour une oie. Ces quantités varient selon les races; il faut quatre fois autant de pâturage pour une grande vache de plaine que pour une petite de montagne; mais, outre ces différences qui proviennent du poids des animaux et qu'il serait facile d'évaluer, il en existe qui tiennent à la fertilité du sol, à l'influence que l'état de l'atmosphère exerce chaque année sur la végétation et qu'on ne peut pas même prévoir, c'est pourquoi nous renvoyons aux règles que nous avons données p. 306; et nous ajouterons que, d'après Thaër, s'il faut 153 ares et au-delà pour nourrir pendant l'été une vache pesant en vie 225 kil., 250 livres poids de boucherie, le terrain ne peut être employé avec avantage que pour les bêtes à laine; qu'il faut, comme l'a démontré M. de Gasparin pour les moutons, que les animaux prennent dehors au moins la ration d'entretien, et qu'ils paient par leurs produits les fourrages donnés à l'étable.

Les difficultés qu'on a pour fixer les rations de nos herbivores proviennent des différences que présentent les plantes selon les variétés, les climats (p. 410), et de l'aptitude qu'ont les animaux à se bien nourrir. Le cheval dont l'estomac digère mal profite peu de la nourriture; il lui faut beaucoup d'aliments s'ils les rend imparfaitement digérés. « Il y a des bœufs de taille médiocre qui peuvent manger, en un jour, 15 kil. foin sec, et d'autres de taille plus grande, plus forts qui se contentent fort bien de 13 kil.... Chez les vaches la différence n'est pas moins sensible; 12 kil. paraissent la quantité de foin qui suffit ordinairement à une bête de taille moyenne, et j'ai vu des troupeaux de même taille, dans lesquels chaque bête consommait 19 kil. de foin par jour.... La quantité de

nourriture qui profitc le plus à une bête quelconque est
celle qu'elle consomme jusqu'au point où elle en laisserait
quelque peu dans sa crèche. Aussitôt que dans son repas
une bête fait une pause, le fourrage qui est devant elle
étant de bonne qualité, on peut sans hésiter lui enlever
ce qu'elle n'a pas consommé. » (Crud.) Après avoir établi
que le lait, le beurre, le fromage, la viande, le suif, sont
toujours proportionnels à la quantité de nourriture *qui
excède la proportion nécessaire pour entretenir la vie
des animaux*, M. de Dombasle dit qu'il faut que chaque
animal mange promptement et sans s'arrêter la quantité
de foin, de racines qu'on a mise dans le râtelier ; que s'il
se couche, rumine avant d'avoir achevé sa ration, elle
était trop considérable. « En observant cette règle on ne
doit jamais craindre de nourrir trop fortement les animaux. »

Les rations doivent varier selon les climats, les saisons, selon les espèces, les races, les sexes, les âges,
la destination des animaux, etc. « Donner toujours la
même ration de fourrage, la même quantité d'avoine,
c'est quelquefois plus qu'il n'en faut, quelquefois moins ;
c'est agir comme si toujours l'animal était dans le même
état de santé, comme s'il digérait toujours également,
comme si les différences de saison, de tempérament, de
travail et de repos n'avaient aucune influence sur lui ;
comme si les foins d'une année ne différaient pas de ceux
d'une autre. » (Favre ; *Le Vétérinaire campagnard.*)

Les animaux cessent le plus souvent de manger quand
ils ont pris la nourriture qui leur est nécessaire ; cependant il peut y avoir de la perte à leur donner les aliments
avec profusion, comme à les nourrir avec parcimonie.
Une surabondance de fourrage, toujours inutile, est
souvent nuisible ; les organes ne peuvent ni l'élaborer,
ni les tissus se l'assimiler ; elle surcharge l'estomac et
produit la pléthore.

L'utilité d'une forte ration de production est subordonnée à la nature des aliments et à la destination des animaux. La ration d'entretien est toujours proportionnelle au poids des animaux, de sorte qu'à mesure que ceux-ci augmentent de volume ils exigent pour leur entretien plus de nourriture ; mais la faculté qu'ont les organes digestifs de contenir et d'élaborer les substances alimentaires n'augmente pas proportionnellement aux besoins du corps ; de sorte qu'au-delà d'une certaine quantité on ne peut plus augmenter la ration, car les organes digestifs ne pourraient ni la contenir, ni la digérer ; il faut alors donner des aliments qui soient d'une digestion facile, et qui, sous un petit volume, contiennent une grande quantité de principes alibiles. Or, ces aliments sont chers et de là résulte le prix élevé de l'entretien des animaux gras. C'est surtout dans l'engraissement qu'il importe pour le succès de l'opération de donner des aliments de plus en plus faciles à digérer et riches en principes alibiles. Dans les autres circonstances on ne porte jamais aussi loin la ration des animaux ; mais dans tous les cas la nourriture donnée au-delà d'une forte ration de production est perdue si elle est composée de fourrages médiocres. M. Perrault a trouvé qu'un supplément de foin donnait toujours de la perte, mais qu'un supplément de tourteau de colza pouvait donner du bénéfice, et que la perte par le foin augmentait à mesure que la ration de ce fourrage devenait plus forte.

Il faut distinguer, avec M. de Dombasle, la production de la graisse, du travail, du fumier, de celle de la viande maigre, du lait, de la laine. La quantité de ces derniers produits n'est pas toujours en rapport avec les aliments consommés ; le poids de la toison, l'activité des mamelles, le volume des muscles dépendent de la constitution des animaux, de l'exercice qu'ils font, autant que de l'abondance de nourriture ; de sorte que pour avoir de

bonnes vaches laitières , de la viande de boucherie savoureuse , entrelardée , il importe autant de bien choisir
le bétail que de lui donner des aliments copieux. Une
vache qui a beaucoup de propension à s'engraisser , paie
rarement en lait la surabondance de nourriture qu'on
lui donne , et le bœuf qui a les fesses minces , l'encolure
grêle , le dos saillant , aura beau prendre de bons aliments , il présentera de gros pelotons de graisse , mais
jamais de fortes couches de chair.

Il n'en est pas de même pour la production du fumier ,
de la graisse , du travail : on doit , pour obtenir ces produits , forcer la nourriture autant que le permet la puissance de l'appareil digestif. Il y a toujours un très-grand
avantage à avoir pour l'engraissement et pour le travail
le plus petit nombre possible d'animaux et à les nourrir
surabondamment ; on obtient autant de viande , de fumier, de travail, et l'on économise les rations d'entretien
des bêtes qu'on a en moins ; il faut moins de domestiques,
de harnais , d'étables, etc. , et l'on a moins de chances
d'accidents , de maladies , parce que celles-ci sont en
rapport avec le nombre d'animaux et parce que ceux-ci
étant bien nourris , sont robustes. Sous ce rapport nous
pouvons imiter les cultivateurs de la Flandre française
qui, quoique n'ayant qu'une tête de gros bétail pour deux
hectares de terre, retirent de leurs animaux , pour une
surface de terrain donnée, beaucoup plus de produit que
les habitants des parties de la France où l'on possède un
nombre beaucoup plus considérable de bestiaux ; nous
voyons aussi les chevaux des brasseurs , des meuniers ,
des commissionnaires-chargeurs , garder le collier tout
le jour , faire des travaux excessivement pénibles , et
cependant , grâce à la grande quantité de grains qu'ils
consomment , être toujours en très-bon état.

Non-seulement une augmentation indéfinie de substances alimentaires , ne donnerait pas dans tous les cas

un accroissement correspondant de bénéfices, mais il convient, dans quelques circonstances, de nourrir les animaux avec une certaine parcimonie. Un régime un peu diététique peut contribuer à améliorer un troupeau sous le rapport de la finesse de la laine ; il ne faudrait pas cependant que la parcimonie fût portée trop loin, car la peau deviendrait sèche, les bulbes des poils maigres et les brins de laine grêles, roides, cassants. Les animaux qui ont acquis tout leur développement, qui ne donnent que peu de produits, qui ne travaillent pas, qui ne font pas des pertes, seront aussi nourris avec ménagement. C'est en hiver, dans les moments où les attelages sont sans travail, moments qui doivent être bien rares dans un établissement dont les occupations sont bien ordonnées, qu'on doit faire consommer les aliments peu alibiles, supprimer les grains ; il faut remplir l'abdomen, apaiser la faim sans fournir une surabondance de sang. Dans les temps de repos on doit prévenir le développement d'un état graisseux trop considérable, qui affaiblit les animaux et les dispose aux maladies ; il faut prévenir la pléthore qui dans tous les temps rend les animaux sujets aux inflammations et qui prédispose ceux qui, après l'hiver, travaillent au soleil, à des apoplexies, à des congestions pulmonaires, etc.

Dans la détermination des rations on doit prendre en considération les propriétés des aliments, leur saveur, leur digestibilité, leur valeur nutritive, afin de former une nourriture convenable (p. 384), appropriée à la destination des animaux. Pour les jeunes sujets qui grandissent, on composera les rations d'aliments substantiels, d'une mastication facile : les farines, les grains concassés conviennent dans le premier âge ; à ces aliments on ajoutera ensuite de bons fourrages secs ou verts, l'usage des pâturages des montagnes fertiles plutôt que celui des gazons humides.

Les bêtes de travail ont besoin de rations nutritives, toniques, un peu excitantes qui donnent de l'énergie et réparent les pertes sans engraisser ; elles doivent être composées d'aliments faciles à prendre ; il faut que le cheval, le bœuf, puissent manger à leur aise et même se reposer, digérer au moins en partie entre les heures de travail : l'économie sur le temps consacré au repas, qui peut être si utile aux propriétaires dans un moment de presse, serait favorable aux animaux dans tous les temps. Les grains, les graines doivent entrer dans la nourriture des attelages, dans tous les temps ; avec ces aliments on fera usage des fourrages verts. « Plus j'acquiers d'expérience, plus j'ai des motifs de me persuader que la meilleure de toutes les nourritures d'été, tant pour les chevaux de charroi et de charrue que pour toutes les bêtes à cornes sans exception, c'est la luzerne et surtout le trèfle rouge donnés en vert. » (Crud.)

Les bêtes à l'engrais réclament une nourriture succulente, les vaches laitières des aliments nutritifs et aqueux. (*Voy*. Engraissement, Vaches laitières.)

Les précautions que nous recommandons d'apporter à la formation des rations auraient d'utiles conséquences. « Une attention soigneuse dans la nourriture du bétail procurerait une économie très-utile au public dans tous les temps, et d'un avantage incalculable dans les moments de disette. » (Sinclair.) Il est certain qu'une grande partie des produits que nous livrons aux animaux est perdue, faute d'une distribution judicieuse ; nous augmenterions peut-être d'un quart la somme de notre subsistance si nous distribuions les fourrages avec intelligence.

§ 3. *De la distribution des rations.*

La plupart de nos petits propriétaires ne donnent aucune attention à la distribution des fourrages ; il n'y a

aucune régularité ni dans les heures des repas ni dans la
quantité de nourriture qu'on donne aux animaux. C'est
tantôt une femme, tantôt un enfant qui porte ou fait
tomber une brassée de foin dans le râtelier, devant chaque
attelage, laissant l'animal le plus fort ou le plus vorace
manger la ration de l'autre. On fait quelquefois la seconde
distribution avant que la première soit mangée, et souvent on laisse jeûner les animaux. Tantôt on conduit le
bétail à l'abreuvoir avant qu'il ait mangé, tantôt on le
laisse souffrir la soif. Il y a en France beaucoup de cultivateurs qui ne doivent leur misère qu'à la négligence
qu'ils apportent dans cette branche de leurs occupations.
Ils négligent des soins faciles qui procureraient des bénéfices assurés. Cette négligence tient à l'ignorance des
conducteurs du bétail ; ils considèrent la régularité ap-
portée dans la distribution des fourrages comme un objet
de luxe pouvant éviter des peines passagères, mais comme
étant sans influence sur la santé. Ils sont durs pour leurs
bestiaux comme ils le sont pour eux-mêmes ; ils savent
que la faim endurée pendant une demi-journée ne les
rend pas malades et ils se persuadent que les animaux
peuvent jeûner aussi. D'abord il est bien démontré que la
négligence dans les petits soins de la vie altère la santé
dans l'homme ; ensuite il y a sous ce rapport une très-
grande différence entre notre espèce et les herbivores :
ces derniers souffrent plus des privations d'aliments que
nous ; organisés pour une nourriture répandue partout
avec profusion, ils ne peuvent pas supporter l'abstinence ;
elle les affaiblit, les plonge en peu de temps dans un état
d'où il est difficile de les sortir. Ensuite, l'homme qui
s'impose des privations est soutenu par une influence
morale qui lui donne des forces ; quand il mange après
avoir jeûné, assuré d'avoir toujours des aliments à dis-
crétion, il ne prend que ce qui lui est nécessaire et il ne
s'expose pas à avoir des indigestions. Sous ces rapports

les animaux diffèrent complètement de nous : quand
l'heure du repas est passée, qu'ils ont besoin de manger,
ils ressentent tous les effets de la privation qu'ils endu-
rent ; leur constitution s'altère par le sentiment pénible
qu'ils éprouvent et par le manque de matériaux nutritifs
que réclament leurs organes ; les animaux qui ont faim
se tourmentent, crient, grattent le sol avec leurs pieds,
sont dans une excitation qui augmente les déperditions
et rend le besoin de manger plus pressant ; quand ils ont
ensuite des aliments, ils les prennent avec avidité, les
mâchent à peine, l'insalivation se fait mal et la digestion
languit ; souvent même ils ingèrent un excès de nourriture, contractent des indigestions, des coliques, des
diarrhées; et la faiblesse, qui avait commencé faute d'aliments, continue parce que la digestion est dérangée;
les animaux restent faibles, ressentent toutes les causes
de maladie auxquelles ils sont exposés.

Une distribution régulière des aliments exerce une
grande influence sur la santé et principalement sur l'embonpoint des animaux. Le mouvement vital une fois
commencé dans un corps ne s'arrête qu'à la mort, mais
il est proportionnel à l'énergie que la nourriture imprime
à la vie ; si le sang artériel ne trouve pas, dans les produits d'une nourriture convenable, les matériaux que
lui enlèvent sans cesse les solides, ces derniers diminuent
de volume, le mouvement vital se ralentit, les animaux
maigrissent, deviennent faibles; mais si les aliments sont
donnés avec régularité, ils sont bien digérés, tous les
principes alibiles qu'ils renferment sont assimilés par les
organes, et la nourriture ne serait-elle pas très-copieuse
qu'elle entretiendrait les animaux en état d'embonpoint;
car le mouvement de composition et celui de décomposition étant réglés par l'activité que produisent les aliments,
les déperditions sont proportionnelles aux principes ré-
parateurs que fournit la nourriture.

Les animaux soumis à un régime régulier ont l'appareil digestif sain, fonctionnant bien ; ils sont rarement malades. Si on leur donne plus que la ration d'entretien, ils fournissent beaucoup de travail, donnent abondamment de lait ou engraissent rapidement. « Assurément je ne suis pas un *fin* connaisseur en bestiaux, dit M. le colonel Dumas, après avoir fait connaître la régularité qu'il apporte dans l'entretien de ses animaux, j'achète plus par les avis des autres que par ma propre expérience, et toujours des sujets maigres pour les refaire et revendre aussitôt ; eh bien ! je suis encore à trouver une bête rebelle à mon régime ; toujours elles me paient mon foin à 2 f. 50 c., et mes légumes-fourrages au prix de revient. Le fumier et le travail me restent en pur bénéfice.

« Que mangent mes bestiaux pendant les deux heures et demie que durent les repas de mes animaux ? J'ai pour habitude de peser chaque mois, et jamais ils ne sont arrivés à dépasser, par jour, 10 kilogr. de foin et 5 kilogr. de légumes que je leur donne quand ils ont bu. Si donc, avec une ration très-modeste, j'arrive à de bons résultats, à quoi faut-il l'attribuer ? A la quantité du fourrage fauché avant la maturité, aux 5 kil. de légumes qui sont pour la race bovine ce qu'est l'avoine pour les chevaux, et enfin à cette rigoureuse exactitude dans les heures des repas. » (*Journ. d'Agric. prat.*, 3e année.)

Pour établir une régularité suffisante dans la distribution de la nourriture au bétail, le cultivateur doit fixer les rations au commencement de l'hiver, avec la réserve des cas imprévus. A cet effet, il doit mesurer le volume de ses meules de foin, en peser un mètre cube et multiplier le poids par le nombre de mètres de fourrage qu'il possède. Au moment de la récolte il doit avoir compté les gerbes, les bottes de paille, les hectolitres de grains, les tombereaux de racines qu'il a mis dans ses magasins. C'est d'après toutes ses ressources qu'il réglera la nourriture de ses animaux pour toute la saison.

La distribution des aliments ne doit pas cependant être faite avec une exactitude mathématique aux animaux qui voyagent, à ceux qui font les travaux mal réglés d'une ferme: une régularité excessive, devenue ancienne habitude, pourrait être nuisible; car il est rare qu'on ne soit pas quelquefois obligé de changer les heures des repas et même de varier la nature des aliments; or, les changements seraient nuisibles à des animaux depuis longtemps habitués à un régime trop uniforme. La régularité à laquelle sont soumis les chevaux de troupe dans les garnisons doit rendre bien sensible à ces animaux les abstinences, les manques de soins dont ils souffrent en route, en campagne; c'est peut-être à cette cause qu'il faut attribuer, au moins en partie, la mortalité qu'éprouvent les chevaux de notre cavalerie.

La nature et la quantité des aliments, le nombre et la durée des repas doivent être fixés d'après la conformation des animaux; car chaque espèce zoologique doit, pour jouir de la plénitude de ses facultés, recevoir une nourriture en rapport avec sa conformation. Les ruminants sont généralement dépourvus de dents incisives à la mâchoire antérieure; ils ont la langue rude, forte; la membrane muqueuse de la bouche résistante, couverte en partie de papilles cornées; ils mangent plus facilement les herbes longues, fussent-elles un peu dures, que celles qui sont courtes, fines : ils recherchent toujours les plantes hautes quoique plus grossières; ils ont les pieds larges, fourchus propres à marcher sur un sol gras où les fourrages sont plus forts. La nourriture, après avoir été imprégnée de salive, séjourne dans les premiers estomacs; elle est ramollie par la chaleur animale, par la pression des organes digestifs et des muscles expirateurs, revient ensuite dans la bouche où elle subit une complète mastication, qui la rend apte à être chymifiée. Cette disposition des organes digestifs facilite l'élaboration des herbes ligneuses, dures.

Le buffle peut se nourrir de carex, de bruyères, la chèvre de broussailles, les bœufs de paille de seigle, du foin des prés humides. En entrant dans un pâturage ces animaux semblent toujours pressés par la faim, mangent avec avidité, avalent les aliments sans les mâcher, ont besoin de prendre leur nourriture rapidement pour pouvoir ensuite se reposer et ruminer : le bœuf qui a ingéré ses aliments n'a pas encore terminé le repas, sa digestion ne peut pas s'opérer ; il faut préalablement qu'il rumine, ce qu'il ne peut faire qu'étant en repos ou pendant un travail peu pénible.

Les solipèdes ont le pied revêtu d'une boîte cornée, dure, petite, moins propre à fouler les sols humides que les coteaux où l'herbe est fine, courte, substantielle ; ces herbivores ont deux rangées de dents incisives bien disposées pour couper les plantes fines ; leur pharynx, leur œsophage étroits, peu dilatables ne laissent passer que peu d'aliments à la fois ; leur estomac petit, relativement au volume du corps, ne peut pas contenir la quantité d'aliments qu'ils prennent dans un repas. Il faut donc admettre, ce que l'expérience démontre, que dans les chevaux la chymification commence avant que les repas soient terminés, que les aliments sortent du ventricule à mesure qu'ils y arrivent. Ces animaux sont organisés pour manger lentement, longtemps et souvent ; le peu d'herbe que peut contenir leur estomac ne renferme pas assez de principes alibiles pour entretenir le corps longtemps. Quand ces herbivores sont libres dans les maigres pâturages communaux, ils cessent très-rarement de brouter ; les organes de la chymification, dans lesquels la bile afflue sans cesse faute de vésicule biliaire, opèrent continuellement.

Le régime auquel sont soumis les animaux domestiques en a modifié l'organisation et changé les besoins. Le chien et même le chat si essentiellement carnivore, man-

gent des végétaux, et les herbivores peuvent se nourrir
de substances animales (p. 342). Nous avons habitué
le cheval à vivre dans les marais du Poitou. Si nous lui
donnons des aliments faciles à prendre, secs, difficiles
à digérer, très-alibiles, pouvant soutenir le corps longtemps, il jouit d'une bonne santé quoique faisant des repas courts et à de longs intervalles. Toutefois, les changements aux habitudes naturelles ne sont pas sans inconvénients. Les chevaux perdent dans les gras pâturages
leurs formes sveltes, l'énergie qu'ils ont dans les terrains
secs; quand ils mangent en peu de temps des substances
dures, très-nutritives, du son, des fèveroles, du froment,
ils contractent souvent des indigestions, la fourbure, le
vertige; le ruminant qui est soumis à de rudes travaux
immédiatement après qu'il a rempli sa panse d'herbe
verte, aqueuse, digère mal, contracte des maladies des
organes digestifs, des tympanites. Nous devons autant
que possible soumettre tous nos animaux à un genre de
vie conforme à leur organisation.

CHAPITRE VI.

DU VERT.

On appelle *donner le vert*, *mettre au vert* l'usage de
nourrir temporairement les herbivores avec de l'herbe
verte, dans le but de prévenir des maladies imminentes,
de guérir celles qui existent ou d'abréger les convalescences. C'est un traitement diététique comparable aux
eaux minérales si souvent usitées dans l'autre médecine,
mais en général beaucoup plus rationnel. (Grognier.)
Mettre au vert, dit M. Favre, c'est remédier aux maux

de la domesticité par un retour momentané vers l'état de nature.

On réserve généralement la dénomination de mettre au vert, à la mise au vert des solipèdes ; mais on doit appliquer la même qualification à la pratique de soumettre *temporairement* les ruminants à un régime herbacé, dans un but prophylactique ou thérapeutique ; car ces animaux, lorsqu'ils sont nourris au sec, ont besoin, même plus souvent que les solipèdes, d'un régime rafraîchissant.

INDICATIONS DU VERT. Les convenances du vert doivent être déterminées d'après des considérations économiques et d'après l'état des animaux. Avant de donner le vert, on doit calculer si le prix de l'herbe le permet ; car s'il y a souvent économie à nourrir les herbivores avec de l'herbe verte, d'autres fois le bien que produirait cette nourriture ne compenserait pas les embarras que son usage entraînerait.

Le vert peut être nécessaire à des animaux qui ne présentent AUCUN *signe de maladie* ; aux jeunes chevaux qui sont soumis depuis peu de temps au travail et au régime sec ; aux vieux qui reçoivent une nourriture échauffante, beaucoup d'avoine et qui sont accoutumés à le prendre tous les ans ; à ceux qui sont irritables, qui ont le ventre levretté, les boyaux étroits, qui se nourrissent mal : dans tous ces cas le vert raffermit la santé.

Le vert peut prévenir beaucoup de maladies. Au printemps les animaux dédaignent généralement les meilleurs fourrages secs, ils maigrissent, recherchent l'herbe verte avec avidité : ce désir d'une nourriture herbacée tient presque toujours à un état morbide des organes digestifs qui réclament des aliments frais, aqueux. (Demoussy.) Le vert est alors un aliment médicamenteux propre à faciliter la mue, à rendre la transpiration abondante, le poil brillant, le ventre libre ; mais il est plus urgent de mettre les animaux au vert quand ils ont souffert d'un excès de travail, d'une nourriture insuffisante, mauvaise, trop échauffante ; alors qu'ils ont l'air maladif, qu'ils sont maigres ; qu'ils ont la peau sèche, adhérente, le poil terne, long, ébouriffé, sec, brûlé ; quand les fonctions digestives languissent, que l'appétit est diminué, qu'il y a constipation, que les crottins sont durs, secs, serrés. Quand ces circonstances existent, les animaux sont affectés ou du moins menacés de lésions organiques. L'usage du vert peut alors arrêter l'altération des humeurs, y remédier même, rétablir la constitution et prévenir des gastrites, des entérites, des jaunisses, etc.

Le vert facilite la guérison des inflammations aiguës et des irritations chroniques des voies digestives, avec anorexie, dégoût, constipation, adhérence de la peau. Il convient moins dans les maladies de poitrine, surtout si elles sont anciennes, atoniques ; cependant il est généralement favorable aux chevaux poussifs : dans ces animaux, quelques jours de vert débarrassent les intestins, font disparaître le mouvement convulsif du flanc. On le recommande dans les maladies cutanées, les gales, les dartres rebelles ; il augmente l'exhalation de la peau, et la rend souple ; il fait tomber le poil et disparaître les croûtes, les boutons, etc. C'est un très-bon moyen contre les poux ; on le préconise pour guérir les maladies vermineuses.

Le régime du vert longtemps continué guérit souvent des défauts d'aplomb, des efforts des tendons et des ligaments articulaires ; il facilite l'action du feu : le repos que nécessite le vert, l'exercice que font les animaux, si on les laisse libres dans un pré, secondent puissamment les effets de la cautérisation. Le séjour sur un gazon humide peut, surtout si l'on graisse l'ongle, si l'on déferre les animaux, remédier au resserrement des sabots.

CONTRE-INDICATIONS. Le vert est contre-indiqué toutes

les fois qu'il est inutile : il ne faut pas le donner aux animaux qui présentent tous les signes d'une bonne santé ;
ce serait les soumettre à un changement de régime qui
pourrait occasionner des maladies. Il est presque toujours
nuisible aux vieux chevaux qui ont été constamment
habitués à une nourriture sèche, substantielle ; à ceux
qui ont de vieilles maladies de poitrine, des gourmes
mal guéries, avec ou sans soubresauts du flanc ; à ceux
qui sont disposés à l'atonie, aux hydropisies, aux œdèmes, etc. ; il nuit également quand la constitution est
altérée, le ventre relâché ; quand les animaux sont disposés à contracter la diarrhée. Le vert est très-peu salutaire dans les affections lymphatiques, dans beaucoup de
maladies chroniques, dans la morve, le farcin, les eaux
aux jambes. Dans ces cas il augmente la faiblesse loin de
rétablir la constitution, et plonge les animaux dans un
état irrémédiable. Lorsqu'il n'y a pas des indications positives les services des chevaux doivent être pris en considération. Ses effets débilitants, dit M. Godine (*Elém.
d'hygiène*), l'ont de tout temps fait bannir des postes, des
messageries, de tous les établissements où les chevaux
font des travaux pénibles. Il rend, en effet, les animaux
plus mous, plus faibles que lorsqu'ils sont nourris au sec,
et il serait au moins inutile aux chevaux qui font de très-
rudes services, si l'on ne voulait pas cesser les travaux.
Mais la nourriture verte est avantageuse, même longtemps continuée, pour toutes les bêtes de travail employées dans les fermes.

Choix des herbages et des plantes. On ne doit
jamais employer pour faire prendre le vert l'herbe ligneuse des lieux humides, quoiqu'on la préconise comme
purgative, ni celle qui contient beaucoup de plantes vénéneuses (p. 194), toujours plus nuisibles dans l'herbe
que dans le foin. L'herbe aromatique qui vient sur les
coteaux, dans les lieux secs, convient très-rarement pour

faire prendre le vert ; très-jeune elle est courte et aqueuse,
et plus tard elle est excitante. On doit encore moins faire
usage des végétaux vigoureux qui ont été fumés avec de
la poudrette, des boues, des substances minérales ; ils
sont trop aqueux et souvent fétides, d'une odeur désagréable.

Si l'on doit donner le vert en liberté il ne faut pas
oublier l'influence exercée par l'air, par le sol, par les
brouillards sur tous les animaux et particulièrement sur
ceux qui sont faibles, malades ou convalescents. Les prés
humides sont plus nuisibles que salutaires : les chevaux
de la garnison de Lyon l'ont éprouvé en 1840. L'administration militaire, suivant les sages conseils de notre
honorable confrère M. Feuvrier, a retiré ces animaux du
pré humide qu'elle avait loué près de Vienne, avant l'ex-
piration du temps qui avait été convenu.

Pour choisir le vert il faut avoir égard à l'état des
animaux : s'ils sont forts, s'ils ont besoin d'être purgés,
on leur donnera de l'herbe tendre, aqueuse ; s'ils sont
pléthoriques, échauffés, on choisira celle qui contient
beaucoup de plantes acidules (p. 193) ; s'ils ont été exténués de fatigue, s'ils sont délabrés, maigres, sans être
cependant malades, on pourra leur donner du froment, de
l'orge escourgeon, etc. « Le maïs, dit Demoussy, est supérieur à tous les autres fourrages : il doit être réservé pour
les ruminants ; il est trop alibile pour les poulains ; il en
est de même des légumineuses cultivées ; le vert des
prairies naturelles doit être spécialement destiné à ces
animaux ; plus il abonde en graminées, plus le vert
leur est salutaire. » (Traité des Haras.) Ces recomman-
dations sont trop absolues, les jeunes chevaux ont souvent besoin d'un vert substantiel : malheureusement le
maïs est trop tardif pour être consommé au printemps ;
mais les légumineuses données au râtelier, avec les précautions convenables, produisent souvent de très-bons

effets. M. Feuvrier a remarqué que la luzerne était favorable aux chevaux douteux, tandis que l'herbe des prés hâte le développement des symptômes morveux. On doit ne pas oublier les avantages de la nourriture composée et préférer les mélanges aux fourrages formés d'une seule plante ; la chicorée mêlée à la luzerne a été employée avec avantage pour *refaire* les animaux.

Époque du vert. L'époque du vert ne peut pas être précisée ; il faut la choisir d'après les besoins des animaux, la nature des plantes et l'état de l'atmosphère. On le donne ordinairement du 15 mai au 15 juin, plus tard dans le nord que dans le midi. On le donne plus tôt si le printemps est précoce, chaud, et si les animaux sont échauffés, les prés avancés ; si le fourrage d'hiver diminue, si ayant été mal récolté il est poudreux, que les animaux le refusent, et s'ils paraissent avoir besoin du vert (p. 449) ; si l'on craint la chaleur et les mouches, et qu'on ne veuille pas le donner à l'étable.

Manières de donner le vert. On donne le vert en liberté ou à l'écurie ; on pratique quelquefois une méthode mixte.

La manière qu'il faut préférer dépend des indications et surtout de motifs économiques. On donnera le vert en liberté si les animaux sont jeunes, s'ils ont été habitués au régime du pâturage ; s'ils ont les articulations roides, s'ils ont besoin d'exercice. Les animaux habitués à vivre au râtelier, ceux qui sont vieux, qui ont des rhumatismes, qui ont de la peine à baisser la tête pour paître doivent le recevoir à l'écurie. Près des villes où le terrain est précieux, le fourrage cher, on le donne presque toujours dedans. Enfin, le mauvais temps, la pluie, les fortes chaleurs, les mouches peuvent être des contre-indications du vert en liberté. Si l'on dispose d'une herbe courte on doit la faire manger sur place ; mais s'il faut faire consommer du froment, du seigle, des vesces, du trèfle, etc., si les herbages n'ont pas de clôtures on donnera le vert au râtelier.

Du vert en liberté. On fait prendre en liberté l'herbe des pâturages, celle des prairies permanentes. A cet effet, on laisse les animaux libres, attachés à un piquet, etc. (p. 310.) Comme le vert a le plus souvent pour but de rétablir la santé, il faut donner aux animaux plus de soins qu'on n'en donne ordinairement à ceux qui vivent dans les pâturages : on doit les rentrer quand le temps est trop chaud, quand il pleut, etc., ou leur procurer de bons abris.

Avantages, inconvénients du vert en liberté. Les animaux choisissent les herbes qui leur conviennent ; ils font de l'exercice, respirent un air pur, sont soumis à l'influence du vent, de la lumière ; la digestion se fait bien, les chairs deviennent fermes. Dans le pâturage en liberté on ne peut pas ménager les transitions, à moins qu'on ne rentre les animaux pour donner du fourrage sec au râtelier, qu'on ne les habitue au vert en leur donnant un mélange d'herbes et de foin avant de les mettre au pâturage ; on ne peut pas panser les plaies, pratiquer des saignées, soigner les malades, les préserver des indigestions, des intempéries, des insectes. Les animaux contractent des rhumatismes, des catarrhes, ils se battent, se blessent contre les barrières ; ceux qui ont les membres malades se fatiguent, aggravent leur mal. On dit que l'habitude de paître rend la tête lourde, fait *porter mal les animaux* et prédispose aux maladies des yeux ; mais ces accidents ne sont pas à craindre, le vert ne devant avoir qu'une courte durée. Les plus grands inconvénients du vert en liberté sont relatifs à l'économie : on diminue, il est vrai, les frais de fauchage, du transport de l'herbe, mais les animaux gâtent le sol et l'herbe avec les pieds, disséminent le fumier, laissent croître les mauvaises plantes, ne mangent que les sommets des bonnes, etc. (p. 314.) Près des villes où les fourrages sont chers, le vert en liberté est moins avantageux que dans les contrées où l'herbe a peu de valeur.

Du vert à l'étable. Quand on donne le vert à l'étable il faut avoir un local convenable, un hangar pour entreposer les fourrages; il faut faire de petites provisions d'herbe, surtout si l'on donne des plantes (des graminées) qui se dessèchent rapidement. S'il pleut, que l'herbe soit mouillée, on doit la laisser un peu sécher, la remuer de temps en temps avant de l'administrer. On donnera de très-petites rations et on les répétera souvent. La quantité d'herbe nécessaire à chaque animal varie; les grands herbivores doivent en consommer par jour de 25 à 50 k.; selon l'état et la nature des plantes, le poids des animaux. On doit donner à chaque bête ce qui lui est nécessaire, d'après la promptitude avec laquelle elle mange ses rations et les effets que celles-ci produisent. On administre l'herbe seule ou on la mêle, selon les indications, à des fourrages secs; si les animaux ont besoin d'être bien nourris, si les excréments sont mous, on leur donnera une petite ration d'avoine : le foin, la farine, l'eau blanche, l'eau salée sont quelquefois utiles. Au haras de Pompadour, rapporte M. Demoussy, chaque poulain reçoit par jour, avec une faible ration de foin, 1 kil. d'avoine que l'on divise en trois repas. Ce régime prévient les effets relâchants du vert, la diarrhée; les poulains *de sang* le réclament de préférence. Pendant le régime du vert, il faut tenir les animaux dans une très-grande propreté, leur procurer un bon air, les panser avec soin, les promener, et donner des bains si la saison le permet. Ce régime offre de grands avantages économiques; il épargne les fourrages et procure un excellent fumier, et si l'on a plusieurs animaux les frais de pansage de chacun sont peu considérables; on peut facilement soigner les

malades et prévenir les accidents auxquels expose le vert
en liberté.

Méthode mixte. Pour profiter des avantages et éviter
les inconvénients des deux systèmes précédents, on donne
le vert au râtelier, sous des hangars placés dans des enclos où les animaux, laissés libres, se promènent, jouissent du grand air.

SOINS QUE RÉCLAMENT LES ANIMAUX SOUMIS AU RÉGIME
DU VERT. Il ne faut pas oublier que l'habitude est une
seconde nature et qu'un changement, même en bien,
peut être nuisible, peut déranger les animaux et les prédispose aux maladies. Il faut ménager avec soin la transition : donner d'abord une petite quantité d'herbe dans
la ration et supprimer graduellement le fourrage sec. Si
les chevaux ont souffert pendant l'hiver, s'ils ont été mal
nourris, on doit craindre que l'abondance de nourriture
les *surprenne* et détermine des congestions ; on prendra
dans ces cas des précautions qui seraient inutiles si les animaux étaient bien portants, habitués au vert, s'ils
avaient reçu des racines pendant l'hiver.

La saignée, à moins d'indications spéciales, ne doit pas
précéder la mise au vert, et si elle est quelquefois indiquée pendant ce régime, elle peut être nuisible dans
d'autres circonstances ; elle sera utile pour prévenir les
inflammations s'il y a pléthore, si l'artère est pleine, le
pouls fort, la tête lourde, si les yeux sont rouges, brillants. Les sétons, qui ne sont pas utiles, épuisent les animaux. L'abondance de la transpiration cutanée nécessite
des soins de propreté minutieux.

Si l'herbe dont on dispose n'est pas toute de même
qualité, on gardera la meilleure pour la fin. Pendant le
régime du vert un peu de nourriture sèche est souvent
favorable, surtout lorsque le vert paraît surprendre les
animaux. Il y a des chevaux qui ne peuvent pas supporter l'herbe seule et qui reçoivent avec avantage un mélange de fourrage sec et d'herbe.

Si l'on donne le vert comme moyen hygiénique , sans
indication positive, on peut continuer de faire travailler
les animaux ; cependant il ne faut pas oublier que le
nouveau régime les affaiblit , il faut alors continuer l'ad--
ministration de l'avoine ; mais si l'on espère du vert un
effet curatif déterminé , on doit laisser les animaux en
repos et les soumettre à un régime diététique convé-
nable. Pour la distribution de l'eau, des rations, v. pag.
376,439.

EFFETS DU VERT. Les animaux nourris au vert prennent
une grande quantité de nourriture et le ventre en devient
d'abord volumineux ; il y a une légère excitation , le
pouls est accéléré. Cet état est de courte durée : bientôt
le vert relâche , ramollit les matières fécales et il y a un
léger effet purgatif; les urines sont abondantes, et claires;
après quelques jours les animaux se dégoûtent souvent
du régime du vert , le mangent lentement , le volume du
ventre diminue , ils maigrissent ; mais le dégoût a peu
de durée , les animaux se remettent à manger l'herbe
avec appétit , la diarrhée cesse , les urines deviennent
sédimenteuses , le ventre se développe , le flanc se remplit , l'artère est pleine , le pouls fort , la peau moite ,
souple , la mue se fait rapidement , le poil est luisant ,
les animaux prennent des chairs , ils sont gais , ont de la
vivacité , vont , viennent ; il y a quelquefois des signes
de pléthore , et c'est alors qu'il convient de saigner ,
surtout si l'on a lieu de craindre , d'après la constitution du sujet, des congestions.

Si la diarrhée persiste, que le ventre reste creux , qu'il
y ait anorexie, que la digestion se fasse mal et lentement,
que le ventre se ballonne après les repas, le vert est con-
tr'indiqué. Si on persiste à le donner, surviennent l'œ-
dème des membres, du fourreau, la faiblesse ; la peau
reste terne , les animaux sont tristes.

Si le vert est salutaire, l'état des animaux s'améliore ,

la digestion est active, les excréments sont en masses
peu consistantes, les crottins sont faciles à briser, la respiration s'exécute librement, la circulation est régulière,
mais un peu accélérée, la nutrition se fait bien ; les animaux se refont rapidement, prennent de l'embonpoint,
de la vigueur, les membres se redressent, les articulations deviennent libres, les tares, les tumeurs diminuent,
la peau se nettoie, devient souple, et les poux, la gale,
les dartres, les croûtes disparaissent.

Durée du vert. Le vert dure ordinairement de quinze
jours à six semaines, le plus souvent vingt-cinq jours.
Pour les maladies chroniques, pour les affections anciennes des membres, des pieds, il faut le continuer
longtemps ; mais en général c'est d'après les effets qu'il
produit qu'on doit déterminer le moment de le disconti-
nuer. Il y a des personnes qui le font durer plus longtemps ; mais elles ne cessent pas de faire travailler les
animaux auxquels elles donnent du foin, de l'avoine et
de l'herbe. Cette méthode de nourrir pendant le printemps les animaux avec du vert et du fourrage sec peut
être avantageuse ; mais si le vert est destiné à remplir
des indications spéciales, il est toujours préférable de
faire cesser le travail, dût-on revenir plus tôt au régime
sec ; pour les bêtes qui font de rudes travaux, il ne doit
avoir que la durée rigoureusement nécessaire.

Soins après le vert. Après le vert il faut revenir
graduellement à l'usage de la nourriture sèche, donner
le foin mêlé à de l'herbe, administrer de petites rations
d'avoine, ne pas faire travailler les animaux de quelques
jours et n'exiger d'abord qu'un travail peu pénible.
Quelle que soit la vigueur apparente des chevaux qui se
sont longtemps reposés, ils sont ordinairement faibles
après le régime du vert, et ils ont, dans tous les cas,
perdu l'habitude du travail. Il faut surveiller la santé des
animaux, examiner la respiration, l'état du pouls ; s'il

y a surexcitation , pléthore , il faut diminuer la ration d'avoine , donner de l'eau blanche , pratiquer des sai-gnées , etc.

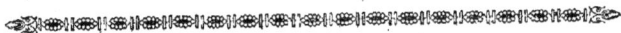

TROISIÈME CLASSE.

APPLICATA.

Parmi les *applicata* ou objets appliqués sur les ani-maux , les uns, (les bains, l'étrille), produisent des effets salutaires ; d'autres, (les harnais, les entraves), nuisent aux animaux , mais exercent une action qui nous est utile ; tandis qu'il en est, (les insectes, les vers), qui sont préjudiciables à l'être qui les porte , sans procurer à l'homme aucun avantage ; il y en a, (la vipère, les ins-truments employés pour tondre), dont l'action est instan-tanée, et d'autres, (les poux, les hydatiques), qui adhèrent aux corps et produisent une action de longue durée ; enfin quelques-uns agissent sur la peau , sur les mem-branes muqueuses , et d'autres dans l'épaisseur des or-ganes. Nous ne traiterons ici que des applicata , (du pansage, des frictions, des harnais, des gargarismes, des bains, des lotions, des injections, des instruments de pu-nition, des insectes nuisibles, etc.), dont l'étude concerne plusieurs espèces d'animaux ; nous parlerons dans l'hy-giène spéciale, aux articles cheval , bœuf, etc., de la fer-rure, du cheval, du mulet, du bœuf ; de la marque des poulains, des chevaux de troupe, des agneaux et des bêtes à cornes ; de la castration des étalons, des taureaux, des béliers, des verrats, des truies et des vaches ; de l'ampu-tation des cornes, des oreilles et de la queue ; de la tonte des bêtes ovines et du tondage des chevaux , etc.

CHAPITRE PREMIER.

DES MOYENS DE PROPRETÉ.

—

SECTION PREMIÈRE.

DU PANSAGE ET DES FRICTIONS.

ART. 1er. — DU PANSAGE ET DES INSTRUMENTS QUI SERVENT
A L'EFFECTUER.

On appelle *pansage, pansement de la main,* le nettoiement, au moyen d'instruments particuliers, de la peau
des animaux. On pratique le plus souvent cette opération
sur les solipèdes, plus rarement sur les grands ruminants, sur les porcs, sur les chiens, auxquels elle est
cependant salutaire ; le pansage se compose d'une série
d'actes désignés chacun par un nom dérivé de l'instrument qui sert à le pratiquer ; ainsi l'on appelle bouchonner, étriller, peigner, etc., l'opération faite avec le bouchon, l'étrille, etc. Le mot pansage s'applique quelquefois à la distribution des aliments.

L'ÉTRILLE est formée du coffre, des rangs, des couteaux de chaleur, des marteaux, de la soie et du manche.
Le *coffre* forme la base de l'instrument ; il doit être solide sans être lourd. Les *rangs* et les *couteaux de chaleur* sont fixés alternativement sur le coffre par des *empattements* qu'ils portent aux extrémités ; ils ne doivent
toucher le coffre que par ces empattements. Lorsque
l'étrille est renversée, le bord libre des rangs ne doit pas
toucher le plan sur lequel portent les dents, afin que
celles-ci puissent, quand on se sert de l'instrument, pénétrer entre les poils et frotter légèrement la peau ; les

dents doivent être plus saillantes dans les étrilles destinées aux chevaux communs que dans celles qui doivent
servir pour des animaux fins. Les *marteaux* sont fixés,
un à chaque extrémité du coffre ; on frappe avec ces
morceaux de fer contre un corps dur pour débarrasser
l'étrille de la poussière qu'elle enlève à la peau. La *soie*
est fixée par une extrémité divisée en trois branches au
coffre qu'elle rend solide : l'extrémité libre, légèrement
relevée, forme, avec la précédente, un angle très-ouvert,
et porte un *manche* en bois strié et renflé dans son milieu.
Toutes les parties de l'étrille doivent être bien unies,
n'ayant ni paille, ni fentes, ni rivures capables de nuire
à la peau, d'arracher les crins.

L'étrille est presque exclusivement réservée pour le
cheval. Il y a cependant des valets zélés qui en ont pour
les bœufs. Une grande étrille frotte à la fois une large
surface et abrège l'opération, mais elle pénètre plus difficilement dans les parties creuses, sur les côtés des éminences : il faut en choisir une qui soit proportionnée au
volume des animaux.

Le BOUCHON est une tresse de paille très-serrée et héris-
sonnée. Il sert à faire tomber la boue sèche, à dessécher
les animaux qui arrivent de voyage, à stimuler la peau
de ceux qui ont des frissons, etc. Cet instrument est com-
mode, il pénètre dans les paturons, nettoie bien la peau
sans la blesser.

DE LA CARDE. Les bouviers emploient souvent, pour
nettoyer les bœufs, une carde qui n'est plus propre à
carder la laine. Cet instrument nettoie les parties planes
où la peau est unie, mais il est trop large pour les régions qui présentent des inégalités ; une étrille à dents
fines lui est préférable ; d'autres fois on emploie pour les
bœufs une BRANCHE DE HOUX dont les piquants, quoique
enlevant peu de matières à la peau, excitent cette membrane, tiennent le poil lisse, brillant.

Le PEIGNE peut être en corne , en fer , en bois , mais les dents ne doivent avoir ni pailles, ni fentes ; il sert à démêler les crins, à nettoyer les porcs, les chèvres.

Les BROSSES qu'on emploie pour les animaux sont rondes ou oblongues ; elles sont munies de courroies disposées en anses qui servent à les tenir.

ÉPOUSSETTE. C'est un linge ou une queue de cheval fixée à l'extrémité d'un bâton. On l'emploie après s'être servi des instruments que nous venons de décrire, pour chasser la poussière restée à la surface du corps.

Une ÉPONGE est nécessaire à la fin du pansage ; elle sert à laver les parties du corps où les produits sécrétés par la peau s'accumulent et retiennent la poussière.

DU CURE-PIED, DU COUTEAU DE CHALEUR ET DES CISEAUX. Le premier de ces instruments est formé d'un morceau de fer recourbé destiné à nettoyer le dessous du pied des solipèdes ; le second , en même métal , représente une lame peu tranchante avec laquelle on râcle les parties qui sont mouillées pour faire tomber la boue, la sueur, etc.; quand aux ciseaux il faut en avoir de droits et de courbes sur plat à lame étroite.

§ 2. *Manière d'effectuer le pansage.*

On pratique le pansage des solipèdes ordinairement le soir et le matin. Pour que la poussière détachée pendant l'opération ne pénètre pas dans les voies respiratoires et qu'elle ne tombe pas dans les baquets, sur les fourrages, on doit panser les animaux en plein air ou sous un hangar. Il ne faut pas craindre le froid , surtout si ce sont des bêtes de travail ; on évitera seulement les changements trop brusques de température, en ouvrant les fenêtres des étables, en ôtant les couvertures un instant avant de sortir les animaux.

Celui qui veut panser un cheval doit d'abord visiter

les pieds et les nettoyer. Il passe ensuite le bouchon pour détacher la boue, le fumier, en faisant aller et venir l'instrument à poil et à contre poil sur les parties du corps qui en ont besoin ; il emploie ensuite l'étrille, en portant son attention aux inégalités que présente la surface du corps. Bourgelat recommande de commencer par la croupe, du côté gauche ; ce qui est important c'est qu'aucune partie du corps ne soit oubliée, qu'on les suive toutes avec soin, et qu'en agissant sur chacune on ait égard à la sensibilité de la peau et des parties sous-jacentes. Après l'étrille on emploie le bouchon pour frotter les paturons, les parties osseuses où l'autre instrument opère avec difficulté, de manière qu'après l'opération la peau soit également bien nettoyée sur toutes ses parties. On se sert ensuite de la brosse en la passant surtout sur les joues, sur le front, sur le bord de la crinière, et alternativement sur la peau et sur l'étrille qui détache la poussière dont elle s'était chargée ; elle enlève la poussière, les poils que l'étrille a détachés, rend le poil brillant, uni. Le peigne sert à démêler les crins, et les ciseaux droits à couper ceux de la crinière, de la queue qui dépassent les autres. Avec les ciseaux courbes on fait le poil aux oreilles, aux boulets, lorsque c'est nécessaire. On termine le pansage avec l'époussette ; on l'emploie même souvent après la brosse et après l'étrille pour enlever la poussière, les poils que les autres instruments ont détachés ; enfin, avec l'éponge on lave le fourreau, l'anus, la base de la queue, les yeux, les tempes, les naseaux, les lèvres, le bord supérieur de l'encolure, etc., etc.

Lorsque le pansage est régulièrement fait le matin et le soir, et même une seule fois par jour, il est facile ; mais si on le pratique irrégulièrement et de loin en loin, la crasse adhère à la peau, les crins sont noués, l'opération est longue.

On panse les bœufs vers la fin du repas, avant de les

conduire à l'abreuvoir, pour enlever la poussière, les graines de foin tombées sur la peau pendant la distribution des fourrages. Le pansage est pratiqué très-irrégulièrement sur les autres animaux.

§ 3. *Des effets du pansage.*

Si l'on passe la main à rebrousse-poil sur un cheval irrégulièrement pansé, on met en évidence une matière furfuracée formée par la poussière qui s'est fixée à la peau, par les sels, par l'albumine de la transpiration cutanée et par les couches superficielles de l'épiderme : ces substances, humectées par la sueur, forment une crasse qui obstrue les exhalants, rend le derme épais, rude, crevassé, produit des poux, des dartres, la gale, et les maladies qu'occasionne la suppression des fonctions cutanées. On dit que le fumier déposé sur le corps empêche les animaux de se lécher et prévient la formation des égagropiles : c'est une erreur ; les animaux qui ont le tic de se lécher et de lécher leurs camarades trouvent toujours des parties du corps où ils peuvent passer la langue. D'ailleurs l'habitude de se lécher, résultant du besoin qu'ont les animaux de prendre du sel, est rare sur les bêtes bien soignées et n'occasionne presque jamais des accidents ; on ne doit pas, dans le but d'empêcher ce tic, laisse subsister une cause presque certaine de maladie.

Les effets physiologiques du pansage sont les uns locaux, les autres généraux. Les premiers sont immédiats ou secondaires. Les immédiats sont l'excitation produite par le frottement et l'arrivée d'une quantité plus grande de sang dans les capillaires, d'où résulte une température plus élevée. Par le pansage le poil devient lisse, brillant et la peau propre, libre, souple, perméable ; s'il y avait des affections cutanées elles diminuent, la gale guérit, la mue s'opère, etc.

Effets généraux. Le pansage produit des effets excitants : il donne plus d'activité à toutes les fonctions, la circulation est accélérée, le sang arrive en plus grande quantité à la peau ; cette membrane, débarrassée de la poussière qui en obstruait les pores et excitée par le frottement, fournit une transpiration plus abondante. Le pansage agit sympathiquement sur les organes intérieurs, rend l'appareil digestif plus actif ; l'appétit est augmenté, et par le fait de l'excitation générale et par le besoin de réparer les pertes que fait l'économie animale ; l'estomac digère bien, le chyle est abondant, le sang artériel riche, la nutrition active, et le corps tend à acquérir du volume si les animaux sont bien nourris.

Les effets produits par le pansage ont la plus heureuse influence sur les animaux de travail, sur les femelles qui fournissent du lait et sur les bêtes à l'engrais, selon la direction qui est donnée à la surexcitation vitale.

Si les animaux font beaucoup d'exercice, ils perdent par la transpiration les produits fournis par la nutrition ; mais les mouvements de composition et de décomposition des organes sont actifs, et les chairs, débarrassées des fluides, de la graisse qui les gorgent lorsque la vie est languissante, sont fermes et saines ; les articulations sont souples ; les muscles bien nourris et excités par les frictions, se contractent avec énergie. Les chevaux qui gagnent les prix à la course sont presque toujours des animaux pansés avec soin. M. Fellemberg fait régulièrement panser ses bêtes à cornes, aussi, quoique entretenues à l'étable, elles ont les articulations souples, les allures rapides et font beaucoup de travail.

Le pansage, en favorisant l'engraissement, l'exhalation cutanée, diminue, avait-on dit, la sécrétion du lait. Mais il est démontré que, si les bêtes font peu d'exercice, que les mamelles soient excitées par les mains de la trayeuse, qu'on administre une nourriture convenable, l'excita-

30

tion produite par les frictions rend le lait abondant et de bonne qualité. M. Fellemberg fait panser ses vaches laitières comme des chevaux et il en retire beaucoup de produits. Dans la Prusse rhénane, on a, dit M. Moll, l'excellente habitude d'étriller chaque jour les vaches nourries à l'étable ; et si l'on considère ce soin comme superflu pour celles qui pâturent, on a la précaution de les bouchonner fortement toutes les fois qu'elles ont été mouillées. Les personnes qui ont le palais délicat reconnaissent au lait si les vaches ou les ânesses qui fournissent ce liquide ont été bien pansées. Vanhelmont voulait qu'on pansât assidûment les ânesses dont le lait était pris comme remède.

« Si dans beaucoup de cas on néglige pour l'entretien des vaches le pansement de la main, qui cependant leur est toujours utile, on ne doit jamais s'en dispenser pour les bêtes à l'engrais : elles doivent être étrillées et bouchonnées avec autant de soin que les chevaux. » (de Dombasle.) Il est bien reconnu qu'en activant la digestion le pansage est favorable à la production de la viande.

Serait-il démontré que le pansage n'a aucune influence sur la production du lait et de la graisse qu'on devrait le pratiquer pour entretenir la santé. La transpiration cutanée est, ainsi que l'a démontré Sanctorius, un des principaux émonctoires de l'économie vivante ; comme l'a prouvé M. Fourcault elle exerce une très-grande influence sur la santé. C'est par cette voie que le corps animal se débarrasse en grande partie des matières inutiles ou nuisibles. (*Voy.* Excreta.) En augmentant la transpiration cutanée on favorise les absorptions intérieures, la disparition des tumeurs, des engorgements, des obstructions, et la guérison des hydropisies.

Mais le pansage doit être pratiqué avec mesure : en le renouvelant trop souvent on enlève, ainsi que l'observe M. Pretot, la couche inerte qui recouvre la peau et qui

doit la préserver de l'impression trop vive exercée par
les corps extérieurs. Les animaux dont la peau est continuellement surexcitée sont sensibles, transpirent beaucoup, sont facilement impressionnés par les intempéries;
et affaiblis par des excrétions trop abondantes, ils offrent
peu de résistance aux causes morbifiques. Ce n'est, dit-il,
ni dans l'armée ni chez les personnes riches que les chevaux se conservent le mieux : ils deviennent, par un
pansage excessif, plus délicats et plus accessibles aux
causes de maladie ; tandis qu'on en voit « qui étant presque toujours exempts des injures de l'étrille » , et protégés
contre l'action funeste de l'air par un plastron épidermi-
que sont, quoique du reste mal soignés, rarement malades.

ART. 2. — DES FRICTIONS.

Les frictions sont sèches ou humides ; dans celles-ci
le corps frottant répand sur la peau un liquide ; les
frictions sèches sont presque les seules qu'on pratique
dans un but hygiénique. On frictionne les animaux avec
un morceau d'étoffe et le plus souvent avec un bouchon
de paille : c'est un pansage extraordinaire, accidentel
que l'on pratique pour remplir quelques indications
spéciales. Les frictions agissent comme le pansage; mais
si elles sont fortes elles produisent la rougeur et peuvent
déplacer une phlegmasie intérieure ; elles augmentent la
souplesse de la peau, la liberté des articulations, des
épaules ; elles conviennent pour réchauffer les animaux
pris de froid ; elles réchauffent sans faire porter le sang
à la tête, comme le ferait le voisinage d'un feu; elles
sont utiles quand les membres sont engourdis par la fatigue, par l'humidité, par la compression ; elles font cir-
culer le sang, augmentent la chaleur vitale, réveillent la
vie.

L'excitation cutanée produite par les frictions réagit

sur l'estomac, et ce viscère se débarrasse plus facilement des aliments qu'il contient ; il faut, pour produire cet effet, frictionner avec modération, exciter sans irriter la peau, pour ne pas attirer à l'extérieur des forces qui sont nécessaires au ventricule. Des frictions fortes, irritantes peuvent être utiles dans les coliques, dans les inflammations des organes pectoraux.

●

SECTION DEUXIÈME.

DES BAINS, DES LOTIONS, DES ONCTIONS, ETC.

§ Ier. *Des bains.*

On appelle BAIN le séjour du corps dans un milieu autre que celui dans lequel vivent ordinairement les animaux ; on nomme aussi *bain* le milieu dans lequel le corps est plongé : faire prendre un bain c'est mettre les animaux dans l'eau, dans le sable, etc., et préparer un bain c'est disposer le milieu qui doit recevoir l'animal.

Les bains sont divisés en généraux et en partiels ; en solides, en liquides et en gazeux ; en chauds, en tempérés et en froids ; en nutritifs, en émollients, en toniques, etc.; selon qu'on plonge tout le corps ou seulement une partie dans le bain ; selon que celui-ci est liquide, solide ou gazeux ; selon qu'il est froid, tempéré ou chaud ; et enfin selon qu'il a des propriétés alibiles, adoucissantes ou fortifiantes ; les bains solides sont en sable, en fumier, en marc de raisin, et les liquides d'eau, de lait, d'huile ; la vapeur d'eau, le chlore, l'air atmosphérique comprimé, etc., constituent les gazeux. Dans les bains chauds, liquides, la température du milieu varie de + 25 à + 30° ; elle est de + 18 à + 25 dans les tempérés, de + 15 à + 18 dans les frais, et de + 10 à + 15° dans les froids. On prépare les bains nutritifs avec des bouillons, du lait; l'on en fait usage lorsque la déglutition ne peut pas s'opérer. Les bains émollients sont faits avec de l'eau tiède, avec des décoctions mucilagineuses, etc.; avec l'eau froide, pure, salée, etc., on prépare les bains toniques employés assez fréquemment en bains partiels. Parmi les bains généraux, les frais, composés avec l'eau ordinaire, sont les seuls usités dans des vues hygiéniques.

Bains généraux. En été nous faisons prendre aux animaux des bains frais dans les rivières, dans les étangs. On ne doit les donner que lorsque la terre et l'eau ont été échauffées par le soleil, après que les animaux se sont reposés, quand ils ont la circulation calme, et que la digestion est terminée ou bien avancée. Les bains durent dix, quinze minutes, quelquefois plus. Les animaux restent en repos ou exécutent des mouvements dans le liquide : ils doivent rester immobiles dans un endroit où l'eau n'ait pas de mouvement apparent, si l'on attend du bain un effet calmant, si l'on veut combattre une irritation cutanée; mais pour obtenir un effet résolutif, pour traiter une entorse, un effort de tendon, il faut faire marcher les animaux dans l'eau, les faire nager, les exposer à un courant rapide, etc. Après le bain il faut essuyer la peau, la frictionner, ou mieux faire promener les animaux dans un milieu chaud, à l'abri des courants d'air, de la poussière.

Les bains nettoient le corps, rendent la peau souple, douce, extensible; elle exécute bien ses fonctions sécrétoires. Si l'eau est fraîche, elle raffermit les tissus, les fortifie, et l'action produite à l'extérieur agit sympathiquement sur les viscères; l'appétit augmente, la digestion s'opère mieux et la nutrition se fait bien; si l'eau est courante, que les animaux s'agitent, il en résulte un frottement qui augmente l'action tonique du liquide et qui peut faire disparaître des engorgements dus à des piqûres, à des coups, à des entorses, à des écarts, à

, des efforts , etc. Sous l'influence des bains , on voit aussi
diminuer des indurations cutanées , des éruptions, des
dartres , etc.

Les bains sont utiles aux animaux échauffés par l'usage
de la nourriture sèche ; à ceux qui ont la peau mal-
propre , épaisse , qui sont atteints d'affections cutanées.
Le porc, le chien sont les animaux auxquels les bains conviennent le mieux; le cheval vient ensuite, et en troisième
ligne le bœuf, le mouton. L'on en donne à ce dernier
quelques jours avant la tonte pour nettoyer la toison.
L'usage des bains , dit M. Rodat , est très-salutaire aux
bœufs, aux chevaux et même aux bêtes à laine ; c'est un
moyen de les préserver des maladies que causent les
grandes chaleurs , et notamment du charbon.

Il ne faut pas donner des bains aux animaux qui ont
le pouls agité , qui sont en sueur , qui viennent de manger ; aux premiers on pourrait occasionner des pleurésies , des péritonites , etc. , et aux autres des indigestions , des apoplexies. Les bains ne produisent du reste
des effets nuisibles que lorsqu'ils sont de longue durée ,
quand les animaux étaient échauffés , avant de se
mettre dans le liquide , et qu'ils restent ensuite immobiles dans un lieu frais, humide. Pendant toute la belle
saison , nous voyons les grands herbivores traverser nos
rivières à toutes les heures du jour , avant comme après
les repas , sans qu'il en résulte, de longtemps du moins ,
des accidents ; il paraît cependant que dans certains cas
l'eau peut, à la longue , occasionner des affections chroniques , l'éléphantiasis dans le bœuf.

Dans les saisons froides , les bains produisent des refroidissements , des frissons, etc. ; ils sont plus nuisibles
qu'utiles ; l'immersion du corps dans des eaux impures ,
croupies , rarement salutaire , produit souvent des maladies fiévreuses.

Des bains locaux , pédiluves. Les pédiluves sont les

seuls bains locaux usités en hygiène. On les administre
en plongeant dans l'eau les pieds et une partie plus ou
moins étendue des membres. Ces bains enlèvent les boues,
la poussière. On les emploie aussi, frais comme toniques,
pour raffermir les tissus relâchés, pour prévenir la fourbure, après de fortes courses sur un terrain dur, échauffé
par le soleil. On fait usage alors de l'eau fraîche, de
l'eau salée ou vinaigrée. Ces bains doivent être employés
aussitôt que les pieds commencent à être chauds, douloureux. Si les animaux ne sont pas encore refroidis, si
l'on craint de les mener à l'eau, il faut commencer par
appliquer sur les sabots des linges mouillés, des cataplasmes de terre glaise ou de suie de cheminée, délayées
dans le vinaigre, etc.; et lorsque la sueur a complètement disparu, plonger les membres jusqu'aux genoux
dans une eau courante, fût-elle un peu froide. Par ce
moyen on peut prévenir des fourbures qui mettraient
pour longtemps les animaux hors de service; ce moyen
peut même faire résoudre les fourbures qui existent déjà,
surtout si pendant que le pédiluve repousse le sang des
pieds, on fait une forte saignée à la jugulaire.

Les pédiluves tièdes sont utiles dans les maladies des
pieds, pour laver les plaies, pour ramollir les tissus,
calmer les douleurs; mais dans les animaux à sabot on
ne doit pas laisser dessécher rapidement l'ongle à un air
sec; car il en résulterait le resserrement de l'enveloppe
cornée, des cercles, des seimes, etc.; il faut couvrir les
pieds mouillés, mettre les animaux à l'ombre, surtout
graisser les sabots. Pour calmer les douleurs locales on
donne des pédiluves avec des décoctions de mauves, de
graine de lin, de têtes de pavots.

§ 2. Des lotions.

Cette dénomination s'applique à une opération qui a

pour but de laver une partie du corps et au liquide qui sert à effectuer le lavage.

Les lotions sont souvent employées pour traiter les plaies, la gale, etc.; on les pratique alors avec des liquides chargés de substances médicinales, avec des décoctions émollientes, avec des dissolutions de sulfure de potassium, etc. En hygiène on fait des lotions d'eau fraîche, pure ou vinaigrée, pour laver les yeux, le pis, le nez, le fourreau, etc. Ce sont des lavages locaux qui peuvent prévenir des maladies et qui n'ont jamais d'inconvénients si l'on a soin de sécher, après l'opération, la partie qui a été mouillée; mais le séjour de l'eau sur la peau fine des mamelles occasionne des gerçures, lorsque les bêtes étant mouillées sont exposées à l'air froid. L'eau pure, celle des rivières, l'eau de pluie sont les meilleures pour lotionner; celles qui sont séléniteuses, qui contiennent des sels calcaires, rendent la peau rude, produisent des crevasses.

§ 3. *Des injections, des lavements, des gargarismes.*

Les injections sont utiles pour débarrasser certains conduits de la poussière, des dépôts qui s'y forment, etc. On doit en pratiquer dans le fourreau des solipèdes, dans les oreilles des chiens, pour enlever le cambouis, le cérumen. On fait des injections dans l'utérus avec de l'eau tiède, des décoctions de mauves pour faciliter le part, la délivrance, pour combattre les suites des manœuvres qu'exige quelquefois l'accouchement.

Les lavements sont des injections pratiquées dans le rectum pour faciliter la sortie des matières fécales ou pour agir sur l'intestin, sur les reins, etc. Les lavements peuvent prévenir des indigestions, combattre celles qui existent en déterminant les mouvements péristaltiques des intestins et l'évacuation des excréments. On doit en donner aux animaux échauffés par une nourriture sèche, par le travail, par les douleurs, par la chaleur ; tenir le ventre libre est un moyen peu dispendieux et qui peut prévenir de bien graves maladies. Les lavements tièdes produisent un effet relâchant très-utile dans les irritations de l'intestin, des reins, de la vessie, etc.; on doit en administrer aux animaux qui ont les reins douloureux, les urines rouges, rares. Ils sont utiles pour faciliter le part ; ils vident le rectum, débarrassent le bassin et ramollissent par contiguité le col de l'utérus, le vagin, en facilitent la dilatation et favorisent le passage du fœtus.

On appelle gargarismes les injections qu'on fait dans la bouche ; on les pratique avec l'eau tiède pour nettoyer la membrane buccale, avec des décoctions de feuilles de ronces, avec de l'eau salée, acidulée, avec de l'acide hydrochlorique étendu d'eau pour faire cicatriser les aphthes ; avec des liquides excitants, avec du vinaigre tenant en suspension de l'ail, du poivre, etc. pour exciter la salivation, donner de l'appétit, fortifier les organes digestifs, donner du ton à tout l'organisme et prévenir des maladies épizootiques (p. 351).

§ 4. Des douches et des affusions.

Les *douches* sont rarement employées pour les animaux ; les douches froides sur les boulets, sur les tendons engorgés, distendus sont cependant fort utiles : on doit les employer dans les saisons où les bains de rivière ne sont pas praticables. On fait prendre des douches aux membres des animaux quand on les expose aux courants rapides des ruisseaux.

Faire des *affusions*, c'est répandre de grandes masses d'eau sur une partie du corps : elles peuvent être fort utiles pour combattre un coup de soleil sur le crâne et pour prévenir une attaque d'apoplexie, une inflamma-

tion des membranes du cerveau. On doit en faire usage
lorsqu'après avoir été exposés à un soleil ardent, les
animaux tombent subitement. Si l'on agit alors avec
assez de promptitude, plusieurs seaux d'eau froide ver-
sés rapidement sur le crâne peuvent produire les meilleurs effets : les propriétaires ne doivent pas manquer
d'avoir recours à ces moyens en attendant l'arrivée du
vétérinaire.

§ 5. Des onctions.

Les onctions doivent être faites avec des substances
grasses, douces, fraîches. On fait fondre au feu avant
de les appliquer les corps qui sont trop consistants pour
être fondus par la chaleur du corps animal. Les onctions
avec des corps rances produisent des irritations, la chute
du poil et quelquefois des maladies cutanées; les mêmes
accidents peuvent arriver si on laisse rancir sur le corps
les graisses, les huiles après les avoir appliquées. Il faut
donc, vingt-quatre heures après avoir pratiqué les onctions, savonner la partie, et quand on renouvelle l'opération pratiquer de nouveaux lavages au savon.

Les onctions rendent les parties souples, donnent du
liant aux fibres ; elles préviennent la formation des gerçures, des fentes que la sécheresse, les boues tendent
à produire sur la peau, sur le sabot. Le passage de l'humidité à la sécheresse, l'action de la rape, du fumier,
du soleil, des sables chauds, du fer brûlant appliqué
pour marquer les animaux ou pour faire porter le fer,
dessèchent l'ongle, le resserrent, produisent les pieds
étroits, encastellés, les seimes. Les onctions souvent répétées empêchent ces accidents. Les corps gras bouchent
les pores de la corne, en préviennent la dessiccation, et
la tiennent souple, flexible.

Les onctions sur la peau avec des corps doux, chauf-
fés, faites pendant que les animaux sont dans un lieu

chaud, délassent, rendent les articulations souples,
font disparaître la raideur des membres produite par le
froid, par les fatigues, par les pluies, par les boues.
Les anciens capitaines employaient ce moyen pour leurs
soldats; nous le mettons en usage de nos jours pour les
chevaux de course. Dans certains pays chauds, les hommes se couvrent la peau de corps gras pour diminuer la
transpiration cutanée et pour se préserver de la piqûre
des insectes nuisibles; dans nos pays nous graissons les
animaux avec des corps irritants pour éloigner les mouches des régions du corps les plus sensibles.

SECTION TROISIÈME.

DES COUVERTURES.

« Les couvertures sont des harnais d'écurie qu'on
laisse sur les chevaux en les menant à l'abreuvoir, à la
promenade ou en les faisant voyager en main; elles
sont en laine pour l'hiver, et pour l'été en toile. » (Grognier.) Elles couvrent quelquefois le corps presque en
entier; elles présentent des étuis pour les oreilles et des
fenêtres pour les yeux; d'autres fois elles ne couvrent
que le tronc, étant maintenues en arrière par une attache qui passe sous la queue, vers le passage des sangles
par un surfaix et en avant du poitrail par des boutons.
À cette couverture peut être adapté un capuchon destiné
à couvrir l'encolure et la tête jusqu'à la bouche. On fait
usage du capuchon pour les animaux délicats, pour ceux
qui sont malades ou qui le deviennent facilement par
l'effet du froid.

Les couvertures tiennent la peau fine, souple, le poil
luisant. En Saxe l'on en fait usage pour le mouton, afin
de rendre la toison plus belle. Elles préservent la peau
des corps extérieurs, de la poussière, des insectes ailés;

elles diminuent beaucoup l'impression du froid, de l'humidité et préservent les animaux des effets des changements brusques de la température ; elles préviennent ainsi des catarrhes, des pleurésies, etc. Nous n'en faisons usage que pour les chevaux, mais elles seraient salutaires aux autres animaux. Dans la Haute-Garonne on les emploie pour les bœufs. Si les bouviers avaient des couvertures pour abriter leur attelage quand ils le laissent reposer au vent ou à la pluie, etc., beaucoup de maladies des bœufs de travail seraient évitées.

CHAPITRE II.

DES HARNAIS, DES VOITURES ET DES CHARRUES.

Nous ne devons pas entrer dans tous les détails que comporterait l'étude des objets renfermés dans ce chapitre ; nous étudierons seulement les harnais, les voitures, etc., sous le rapport de l'hygiène, en ayant égard exclusivement à ce qui peut blesser, fatiguer ou soulager les animaux.

ART. 1er. — DES HARNAIS QUI SERVENT A ATTACHER ET A DIRIGER LES ANIMAUX.

DU LICOL. Le licol est formé d'une *muserolle*, d'un *montant* qui comprend la *têtière* et les *joues*, d'une *longe* qui doit être solide et assez flexible pour être facilement tendue par le *billot*. Le licol peut avoir en outre un *frontal* et une *sous-gorge* ; il sert à attacher et à conduire les solipèdes et quelquefois les porcs, les bêtes bovines sans cornes.

On appelle LICOL DE FORCE un licol très-solide, en corde

ou en cuir destiné à attacher les animaux fougueux, ceux auxquels on veut pratiquer des opérations douloureuses, etc. Comme ce harnais appuie quelquefois très-fortement, il devrait toujours être en lanières assez larges pour ne pas blesser les animaux.

Du COLLIER. C'est une courroie large et forte portant sur sa longueur un anneau qui reçoit la longe. Ce harnais, destiné à embrasser le cou, peut produire des accidents : si on laisse large l'anse qui entoure l'encolure les solipèdes se détachent; si on la serre trop fortement, si les animaux s'entravent, s'abattent, la strangulation peut avoir lieu. Le licol doit être préféré au collier pour les bêtes sans cornes.

DE LA CHAÎNE, DE LA CORDE. Pour attacher les grands ruminants, même les solipèdes et les porcs, on emploie une chaîne dont l'extrémité libre présente deux branches destinées à embrasser le cou : c'est un collier en fer. La corde qui remplit les fonctions de licol peut être double ou simple : dans le premier cas on s'en sert comme d'un collier, dans le second on la fixe aux cornes ou à un collier en bois destiné lui-même à embrasser l'encolure. Le collier convient mieux pour les ruminants que pour les solipèdes; ceux-là sont moins pétulants et les cornes permettent de laisser lâche l'anse qui embrasse le cou, sans que la tête puisse y passer. Les bœufs attachés avec un collier sont même plus libres, quoique le lien soit court, que ceux qui sont fixés par les cornes.

DE L'ANNEAU NASAL. Les animaux difficiles à conduire, quelques taureaux sont attachés au moyen d'un anneau en fer passé à travers la cloison nasale et embrassant le mufle. Une courroie part de cet anneau et va se fixer aux cornes; elle est destinée à empêcher le fer de tirailler les parties perforées. Une longe partant de l'anneau sert à fixer, à diriger les animaux; ceux-ci sont retenus par la crainte de la douleur qu'occasionneraient des tiraillements un peu brusques.

DE LA BRIDE. C'est le harnais à l'aide duquel le cavalier et le cocher communiquent leur volonté aux animaux qu'ils montent ou conduisent. La bride est formée
de la monture, des rênes et du mors.

La *monture* est la partie qui embrasse le sommet de la
tête, descend sur les joues et porte le mors ; elle est formée de plusieurs parties de la têtière, du frontail, etc. La
têtière est une bande de cuir fort qui embrasse la nuque
et supporte le montant ; elle est divisée en lanières à son
extrémité. Le *frontail* embrasse le front à la base des
oreilles ; il présente à chaque extrémité une anse dans
laquelle passe une des lanières de la têtière. Si le frontail
est revêtu de rubans c'est presque toujours comme objet
de luxe. La *sous-gorge* est pourvue à ses extrémités de
boucles qui s'adaptent aux lanières de la têtière ; elle embrasse la gorge, elle agit en sens contraire du frontail et
empêche la bride de se porter en avant ; elle doit être
solide mais assez étroite. Les *joues* sont deux courroies
courtes, fortes, appliquées une sur chaque joue ; elles
sont fixées supérieurement à la têtière par des boucles,
et en bas elles portent le mors ; chaque joue est pourvue
d'une anse dans laquelle passe la muserolle. Les *œillères*
sont deux plaques de cuir destinées à protéger les yeux ;
elles empêchent les animaux de voir sur les côtés et les
rendent plus faciles à diriger. On ne les met ordinairement qu'à la bride des animaux qui tirent et des bêtes de
bât. On appelle *porte-mors* deux courroies, une de chaque côté, fixées par une extrémité au montant, par l'autre
au mors. La *muserolle, cache nez*, embrasse le chanfrein
et passe dans les montants ; elle doit être large.

Du mors. Le mors est formé de plusieurs pièces. On
appelle *branches* les deux parties latérales. On distingue
à chaque branche un milieu et deux extrémités, l'une
supérieure ou banquet, et l'autre inférieure ou porte-
rêne. Le *banquet* présente un trou où est fixée la gour-

mette et une ouverture qui reçoit le porte-mors. Le *porte-mors* est inférieur quand la bride est placée sur le cheval ; il offre à son extrémité libre une ouverture où se fixe la rêne. Cette ouverture, appelée *gargouille*, présente sur une partie de sa circonférence un trou où est reçu un *touret* en fer ; celui-ci a une tête à une extrémité et un anneau à l'autre : c'est à cet anneau que la rêne est fixée de manière à pouvoir tourner dans tous les sens comme le touret. On appelle *branches flasques* celles qui sont tournées en arrière, et *hardies* celles qui ont une direction opposée ; elles sont en S, droites, courtes, longues, en gigot, en gorge de pigeon. Le *canon* forme la partie principale du mors, celle qui est placée dans la bouche et qui appuie sur les barres. On y distingue les *talons* et le *milieu* : les talons sont souvent cylindriques, quelquefois un peu aplatis ; le milieu est aminci et il présente ordinairement un arc nommé *liberté de la langue*. Il y a des mors formés de deux morceaux réunis en charnière. On emploie ces mors *brisés* pour les bridons, les filets. Les points où les extrémités du canon se réunissent aux branches sont appelés *fonceaux*. La *gourmette* est une chaîne aplatie formée de chaînons, de mailles, de maillons rapprochés. Une de ses extrémités est fixée à une branche, et l'autre porte un anneau qu'on passe dans l'anse d'un crochet qui s'attache à la branche gauche de la bride. Le mors est la partie de la bride dont la forme a le plus varié. Il en existe un dont les branches mobiles se rapprochent de la gourmette et serrent la barbe et les barres des chevaux ; tel est celui de M. J. Segundo. Ce mors exerce une pression très-douloureuse ; il convient pour les animaux qui ont la bouche dure ; avec ce harnais on peut facilement n'agir que sur un côté de la bouche et faire tourner rapidement les animaux. On a construit des brides sans mors, telle est la *bride Américaine*.

Les *rênes* sont deux lanières de cuir souples et solides

fixées l'une à l'autre par une de leurs extrémités, et attachées par l'autre bout aux anneaux des tourets; elles sont passées dans un anneau en cuir, nommé *coulant*, que le cavalier fait glisser à volonté pour tenir les deux rênes rapprochées. Dans la bride des bêtes de tirage les rênes sont courtes et se fixent à la tête du collier. On les destine à soutenir la tête des animaux, et à cet effet on les attache très-court, dans la persuasion que la marche en est plus assurée : cette opinion est erronée. Le cheval qui a la tête très-relevée, attachée, qui ne peut pas la déplacer à volonté pour porter son centre de gravité en avant, en arrière, à droite ou à gauche, est exposé à s'abattre; en outre, cette position de la tête est pénible, comprime la gorge, gêne la respiration, et peut produire la pousse, le cornage, des angines. Les Anglais ont reconnu les inconvénients des rênes trop courtes. On ne voit plus dans les rues de Londres des chevaux dont la tête soit gênée; ils peuvent la diriger à leur aise et ils s'en servent comme d'un balancier pour prévenir les chutes. On trouve dans cette capitale beaucoup moins de chevaux couronnés qu'en France.

Les *guides* sont des doubles rênes adaptées à la bride des chevaux de tirage; elles sont en cuir ou en corde, et assez longues pour s'étendre du mors où elles sont fixées aux mains du conducteur de l'attelage.

Outre les parties que nous venons de décrire, la bride présente souvent une petite chaîne dite *chaînette* qui réunit les deux branches et les empêche de s'écarter; une *martingale,* ou courroie qui part des sangles, passe entre les membres thoraciques et va se fixer à la partie postérieure de la muserolle. La martingale empêche les chevaux de porter au vent. On fixe quelquefois au poitrail des pointes qui empêchent les animaux de s'encapuchonner, de rouer trop fortement l'encolure.

Du BRIDON. C'est une bride composée d'une têtière de

deux montans, d'un frontal, d'une sous-gorge, des rênes et d'un canon brisé et pourvu à chaque extrémité d'un anneau qui reçoit la monture et la rêne. Le bridon sert à promener les chevaux, à les conduire à l'abreuvoir.

Le FILET est un bridon léger qu'on met en même temps que la bride. Le cavalier se sert ordinairement du filet dont le mors porte sur les lèvres, sur la langue, pour ménager les barres; il n'emploie la bride que lorsque le cheval est désobéissant.

DU CAVEÇON. Le caveçon est un licol qui présente une très-forte muserolle; celle-ci est quelquefois formée d'une chaîne ou d'un demi-cercle en fer dont la face concave est pourvue de dents destinées à produire sur le chanfrein une impression douloureuse. Sur la face externe de la muserolle sont trois anneaux auxquels sont fixées trois fortes longes, dont les deux latérales servent à conduire les animaux impétueux, les étalons, et celle du milieu à morigéner ceux qui sont indociles. En secouant les longes on produit des secousses douloureuses qui domptent les animaux les plus fougueux.

ART. 2. — HARNAIS DU CHEVAL DE SELLE ET DES BÊTES DE SOMME.

DE LA SELLE. La charpente de la selle est formée de quatre pièces de bois dont deux sont appelées arçons et les autres bandes. Les *arçons* correspondent, lorsque la selle est placée, l'antérieur au garrot, le postérieur aux lombes. Le premier doit présenter à la face inférieure une *arcade* assez spacieuse pour loger le garrot; l'arçon de derrière est moins saillant. Les *bandes* sont les deux pièces de bois qui réunissent les arçons; elles correspondent aux parties latérales de la colonne vertébrale, elles logent celle-ci dans l'espace qui les sépare l'une de l'autre.

Les *panneaux* sont deux coussins destinés à préserver les animaux du contact des parties dures de la selle; ils sont fixés aux arçons ou aux bandes. Ils doivent être formés d'un tissu solide, mais assez fin pour ne pas blesser les animaux. Ils sont rembourrés de crin, de filasse, de paille, de bourre, etc. Ils doivent présenter sur la face, qui doit être en rapport avec l'animal, une légère convexité correspondant à la concavité qu'on remarque de chaque côté le long du bord supérieur de la région costale. Il faut les fixer assez éloignés l'un de l'autre pour qu'il y ait entre eux un espace capable de recevoir l'épine dorsale. L'appui des panneaux doit se faire principalement sur les côtes; ils doivent être assez longs, mais cependant ne pas gêner les mouvements des épaules. Il serait à désirer que tout en assujétissant solidement les panneaux on les fixât de manière à ce qu'on pût les enlever à volonté; car étant toujours pressés contre la peau, ils absorbent la sueur, se couvent de crasse, se tassent, deviennent durs; ils ont besoin d'être souvent enlevés, nettoyés et battus avec soin. Les panneaux en bourre peuvent être remplacés par des panneaux élastiques.

Le *siége*, les *quartiers*, sont ordinairement en cuir; le premier, souvent rembourré, piqué, est placé au milieu de la selle; il sert de siége. Les quartiers sont les deux bandes de cuir qui préservent les panneaux et les sangles de la pluie; ils séparent le pantalon du cavalier de la peau du cheval et le garantissent de la sueur.

Des *contre-sanglons.* Ce sont trois courroies fixées de chaque côté aux bandes et destinées à entrer dans les boucles des sangles.

Les *sangles* sont des bandes larges, solides, destinées à embrasser le dessous de la poitrine des chevaux et à fixer la selle; elles sont divisées à chaque extrémité en trois lanières terminées par des boucles qui se fixent aux contre-sanglons. Les sangles doivent être assez larges pour ne pas blesser la peau qu'elles compriment. Il y en a quelquefois deux et alors la plus étroite recouvre l'autre.

Les *porte-étriers* sont des anses en fer, fixées aux bandes ; les *étriers* sont des instruments en métal destinés à recevoir et à soutenir le pied du cavalier ; ils sont portés par de longues courroies nommées *étrivières*, et passées dans les porte-étriers. La *croupière* est formée d'une forte courroie et d'un boudin nommé *culeron*. La courroie, fixée par son extrémité antérieure en arrière de l'arçon postérieur est divisée en deux branches auxquelles s'attachent les deux extrémités du culeron. Celui-ci, destiné à embrasser la base de la queue, doit former une anse et être bien rembourré pour ne pas blesser la peau fine sur laquelle il frotte. La courroie doit être disposée de manière qu'on puisse à volonté allonger ou raccourcir la croupière. Le cavalier ne doit jamais monter son cheval sans s'être assuré que cette partie a la longueur convenable ; car si elle est trop courte, elle retient en arrière la selle qui étant tirée en avant par les sangles, par le poitrail, par la disposition du corps du cheval, peut produire des blessures ; si elle est trop longue les panneaux frottent sur les épaules, l'arçon appuie sur le sommet du garrot, et du frottement, de la pression peuvent résulter des décollements de la peau, des plaies très-longues à guérir.

Du poitrail. C'est une courroie qui porte une boucle à chaque extrémité, embrasse la base de l'encolure et s'attache, de chaque côté, à la boucle d'une lanière en cuir fixée à l'arçon antérieur. Le poitrail est muni quelquefois d'une courroie qui part de son milieu, passe entre les membres thoraciques et va s'attacher aux sangles. Le poitrail est destiné à retenir la selle en avant ; il agit avec les sangles, s'il est bien placé et serré convenablement. Comme il embrasse la base de l'encolure où passent la trachée-artère, les gros vaisseaux de la tête, des nerfs très-importants, il ne doit agir que légèrement, afin de ne pas gêner la respiration, la circulation et la digestion ; la pièce qui fixe le poitrail aux sangles, en retenant celui-ci en bas, peut être fort utile.

Du porte-manteau. C'est le double coussin placé en arrière de la selle et destiné à porter la valise du voyageur ; il doit être épais, bien rembourré et offrir dans le milieu un espace correspondant aux apophyses épineuses des vertèbres lombaires. Les blessures faites sur les lombes sont toujours graves à cause de la composition anatomique, de la direction horizontale de cette partie du corps : le pus s'écoule difficilement des plaies, etc.

Des troussequins, des battes. On appelle ainsi des bandes de cuir souvent rembourrées, fixées aux arçons et destinées à protéger le cavalier.

Ordinairement les arçons portent des *anneaux*, des *anses* en fer, etc., où passent les courroies qui servent à attacher le manteau, les sacoches, et ces parties doivent être assez solides pour assujétir, d'une manière invariable, les objets qu'elles doivent fixer, et prévenir les frottements.

Le *reculement* est une large courroie fixée à la partie postérieure des bandes, embrassant les fesses et ayant pour but de tenir la selle en arrière. Il est nécessaire toutes les fois que les animaux sont chargés dans les descentes, quand les cavaliers ne descendent pas de cheval et lorsqu'ils sont munis de lourdes valises. Si le reculement agit convenablement, il prévient les blessures du garrot et celles de la base de la queue que peut occasionner la croupière.

Des différentes espèces de selles. Les formes de la selle peuvent varier à l'infini. On appelle *selle à la royale* une selle à peu près semblable à celle que nous venons de décrire. La *selle à l'anglaise* n'a ni battes, ni troussequin; ces deux parties sont très-élevées dans la *selle à piquer* qu'on emploie dans les manéges. Dans la *selle à la hussarde*, un morceau d'étoffe plié ou une couverture tient la place des panneaux, et le siége, les quartiers sont remplacés par une couverture, par une peau nommée schabraque. La selle à la hussarde est la plus convenable pour la cavalerie en campagne ; elle produit rarement des blessures ; c'est celle qui exige le moins de soins. « Seule elle est en usage chez les Hongrois, les Tartares, les Cosaques, les peuples cavaliers et nomades. Elle a l'avantage inappréciable de permettre, sans inconvénient, au cheval de se coucher et de dormir. » Grognier.

Les BATS sont les harnais des bêtes de somme ; ils peuvent avoir différentes formes : les uns ont pour base un *fût* ou *arçon,*etc., formé de pièces de bois ; d'autres n'ont que quatre panneaux disposés de manière à présenter supérieurement une surface plane où l'on peut fixer la charge. Quatre pièces de bois courbes, deux en avant et deux en arrière, limitent quelquefois le bât ; elles portent des crochets auxquels on adapte les *croches* ou *échelles, carrosses*, ou les *vases, bochons,* selon les objets que l'on veut porter. Ces accessoires sont fort utiles : si on les place bien en les posant, toutes les fois qu'on charge ensuite un animal, on donne au fardeau la position qu'il doit avoir ; tandis que si ces pièces n'existent pas, il faut chaque fois qu'on place des objets sur une bête de somme les fixer avec des cordes, et si, faute d'attention ou d'intelligence, le conducteur met ces objets trop en avant, ou trop en arrière, s'il ne les attache assez solidement, il peut en résulter de grandes fatigues pour les animaux et des frottements qui produisent des blessures. Les panneaux des bâts doivent être bons et bien rembourrés. Les sangles, la croupière, le poitrail, le reculement, doivent avoir une grande solidité.

ART. 3. — HARNAIS DES ANIMAUX DE TRAIT.

§ 1er. *De la sellette et de l'avaloire.*

DE LA SELLETTE. C'est une selle forte , mais étroite , destinée à supporter la dossière ; elle a pour base un arçon ou fût formé de deux pièces de bois concaves et placées sur deux forts panneaux. Le fût est surmonté de deux croissants en bois transversaux à la longueur du cheval et formant une gorge où la dossière est reçue. La sellette est fixée au moyen d'une sangle , l'avaloire , la croupière , la retiennent en arrière.

A la place de la sellette on emploie aujourd'hui une selle carrée , légère , mais assez forte pour préserver les animaux des blessures.

DU MANTELET. C'est le nom de la petite selle qu'on emploie pour soutenir les brancards dans les chevaux d'attelage. Le mantelet porte des courroies , dites petits boucleteaux, destinées à soutenir les brancards et à remplacer la dossière ; sur la face supérieure du mantelet sont deux anneaux divergents élevés de près d'un décimètre et destinés à soutenir les rênes; du milieu du mantelet part en arrière la courroie qui donne attache à la croupière.

Dossière. C'est une courroie très-large et très-forte , dont les deux extrémités forment des anses destinées à recevoir les brancards des charrettes; on place la dossière sur le siége de la sellette.

La *sous-ventrière* est une forte courroie , qui part d'un brancard , passe sous le corps de l'animal et va se fixer à l'autre brancard; elle empêche les voitures de culbuter en arrière.

AVALOIRE. C'est le harnais qui retient les voitures dans les descentes et qui les pousse quand les animaux reculent. L'avaloire est formée d'une large courroie nommée *fessière*, *reculement*, qui embrasse les fesses et se fixe en avant à deux grands anneaux qui occupent les régions des flancs. Ces *anneaux* sont supportés par quatre courroies dites *bras de dessus*, attachées, deux aux petits panneaux placés sur les lombes et deux à la sellette. Le reculement est maintenu à l'élévation qu'il doit avoir par des courroies, *barres des fesses*, qui en partent de chaque côté et vont obliquement aux panneaux dont nous venons de parler ; ces courroies ne doivent avoir que la longueur convenable ; si elles étaient trop longues, le reculement descendrait trop près des jarrets, et les mouvements des membres seraient gênés ; trop courtes, les animaux n'auraient pas assez de force pour retenir, l'avaloire étant trop haute. Chacun des anneaux qui occupent le flanc porte une courroie ou une petite chaîne dite de reculement, qu'on fixe à un crochet du brancard ; le panneau qui occupe la région lombaire est maintenu en avant par une courroie qui part de la sellette.

Dans les chevaux attelés par couples, l'avaloire est formée d'une longue courroie qui retient le collier, et celui-ci se fixe par les boucleteaux à des chaînes placées à la pointe du timon.

§ 2. *Du collier et du joug.*

A. Du Collier. Ce harnais représente un ovale à jour qui embrasse la base de l'encolure et s'applique sur *l'appui du collier*. Il est formé des coussins et des attelles.

Les *coussins* sont au nombre de deux, réunis par leur extrémité supérieure où ils forment un angle très-aigu. On appelle *tête du collier* l'éminence qui résulte de la réunion supérieure des coussins : ceux-ci présentent un bord antérieur mince, légèrement concave et un postérieur convexe qui s'avance sur l'épaule. La face interne est concave, forme le dedans du collier ; elle est revêtue d'une toile qui est en contact avec la peau des animaux. Les coussins du collier doivent être rembourrés de substances molles, élastiques.

Les *attelles* sont en bois ou en fer ; elles reposent sur le bord antérieur du collier ; elles présentent vers leur milieu une ouverture dans laquelle passe une anse en fer ou en cuir, nommée *bracelet*, où viennent s'attacher les traits. Les extrémités supérieures des attelles sont appelées *oreilles* ; elles portent des anneaux destinés à recevoir les guides. Ces parties sont quelquefois formées de grandes planches, de longues pièces de bois qui surchargent inutilement les chevaux, les gênent pour passer les portes et occasionnent souvent des accidents. En Angleterre la police les fait supprimer. Les extrémités inférieures des attelles sont quelquefois réunies ; quand elles sont libres elles sont disposées pour se fixer l'une à l'autre ; alors le collier est dit coupé, brisé.

Collier à joug. Ce collier présente sur son bord antérieur des surfaces où s'applique le joug, et à la place des bracelets des anses en cuir dans lesquelles passent des chevilles ; il tient au train postérieur par une croupière et par un reculement. Dans le département du Lot ou de l'Aveyron, etc., on met ce collier pour faire travailler les mules, les ânes, etc., par paires.

Le COLLIER DU CHEVAL DE POSTE, DE CARROSSE est formé d'un coussin mince mais bien rembourré, et d'une verge métallique recourbée, cachée par une peau et appliquée au bord antérieur du coussin.

Le COLLIER DU BOEUF est ordinairement fort simple ; il a pour base un coussin. La peau des ruminants est plus dure que celle des solipèdes. Pendant le tirage le collier du bœuf tend à s'élever, à culbuter, à gêner la respiration et à comprimer les points saillants des parties où il est appliqué ; il doit être moulé sur la base de l'encolure et bien rembourré supérieurement. On doit le faire renversé, c'est-à-dire faire la partie supérieure plus large que l'inférieure.

DE LA BRICOLE. C'est une bande de cuir formée de plusieurs piéces superposées, destinée à embrasser le poitrail ; elle est maintenue par quatre courroies placées deux de chaque côté et fixées supérieurement à un panneau placé sur le dos et appelé mantelet. La bricole remplace le collier ; elle porte en arrière des anneaux où les traits viennent se fixer ; elle blesse souvent la pointe de l'épaule. Si elle descend trop bas elle gêne les mouvements des bras et les animaux tirent avec difficulté ; si elle s'élève elle comprime la trachée-artère, les jugulaires, etc. Elle ne convient que pour les chevaux d'attelage qui, ayant une marche rapide, tirent peu ; elle peut être utile pour faire travailler les animaux blessés auxquels on ne peut pas mettre le collier.

B. DES JOUGS. Les jougs sont simples ou doubles. Ces derniers s'appliquent à deux animaux à la fois, et s'adaptent à la tête ou en avant du garrot.

JOUG DOUBLE DES BÊTES A CORNES. Les uns posés sur la nuque embrassent les cornes ou ne font que s'appuyer contre ces organes, les autres se placent sur le front.

Le joug double qui embrasse les cornes présente sur la face inférieure, de chaque côté, un enfoncement lisse qui doit recevoir le sommet de la tête. Sur le bord antérieur de chaque enfoncement sont deux rainures qui embrassent les cornes. Ce joug est fixé à la tête des animaux avec une large courroie qui passe sur le front et entoure les cornes : ce lien est retenu sur le bois par les cornes ordinairement divergentes, et par des épaulements, des rainures que présente le joug. Si le harnais est bien fait, la courroie ne touche les animaux que sur la base des cornes et sur le front où la peau est dure, peu sensible. Pour prévenir des pressions douloureuses, on garnit même la région frontale d'un coussin ou d'une tresse de paille.

Pour fixer la voiture à ce joug, on fait un trou à la face supérieure de l'espace qui sépare les deux animaux. On place dans ce trou une pièce de fer ayant la forme d'un T dont les branches sont relevées en crochets, et dirigées l'une en avant, l'autre en arrière, portant chacune un anneau. Les deux anneaux dépassent la face inférieure du joug et reçoivent la pointe du timon. Au moyen de deux chevilles on fixe celui-ci, qui s'appuie contre l'anneau antérieur quand les bœufs tirent, et contre le postérieur quand ils reculent ou qu'ils retiennent dans les descentes. Le timon doit être attaché au joug d'une manière lâche, afin que les secousses de la voiture n'impriment pas aux animaux de trop fortes commotions.

Le joug double est souvent mal confectionné ; les animaux y sont imparfaitement assujétis : les uns portent le nez au vent, d'autres s'encapuchonnent ; dans les deux cas les animaux sont gênés et une grande partie de la force qu'ils déploient est perdue. Ce joug est surtout défavorable lorsque les animaux qu'il réunit n'ont pas la même force et la même vivacité, qu'ils n'agissent pas avec la même vigueur et au même instant ; ils font peu de travail et il y a un animal qui s'épuise beaucoup.

Joug du garrot. On emploie dans quelques pays un joug double qui appuie en avant du garrot ; il est fixé par une courroie qui embrasse l'encolure. Ce harnais est simple et fait tirer les animaux par le garrot ; mais dans quelques circonstances il gêne la base de l'encolure. Il a ensuite l'inconvénient d'être fixé trop haut, de placer la résistance trop loin des pieds, où se fait le point d'appui, et de donner au timon une direction oblique. Il peut aussi blesser le garrot, quoique cette partie soit moins sensible que dans le cheval.

Joug multiple. En Italie, en Savoie, dans le Dauphiné on emploie à la fois les deux jougs précédents :
on en fixe un sur la tête, c'est le joug double ordinaire,
et l'autre est placé sur l'encolure en avant du garrot. Ce
dernier est formé d'une pièce de bois légèrement aplatie
dans les endroits qui doivent s'appuyer sur les animaux,
et pourvue à son milieu d'une chaîne qui va s'attacher
au timon. Les bœufs attelés avec le joug multiple tirent
à la fois par la tête et par le garrot ; mais une grande
partie de la force qui agit sur le garrot est perdue, à
cause de l'ouverture de l'angle formée par la chaîne et le
timon : l'effort tend plutôt à soulever la voiture qu'à la
tirer en avant ; ces harnais ne réunissent pas les avantages
des colliers à ceux du joug, comme le croyait Olivier de
Serres.

Du JOUG A COLLIER. C'est un joug double à l'aide duquel on attelle les solipèdes, les ruminants ; il est formé
de deux pièces de bois qui appuient l'une contre la partie
supérieure du collier, l'autre sur l'inférieure ; elles sont
fixées l'une à l'autre, au milieu par une pièce de bois
portant une ouverture destinée à recevoir le timon, et
aux extrémités par quatre chevilles placées deux de chaque côté et s'appuyant sur les bords antérieurs des colliers : les deux chevilles externes sont mobiles, on les
enlève pour mettre les animaux sous le joug et pour les
en retirer.

Le JOUG SIMPLE embrasse la tête d'un animal et présente
de chaque côté un anneau, un crochet, un trou où viennent se fixer les traits où les brancards de la voiture. Un
joug semblable sert à l'attelage des bœufs qui font tourner
des machines. On fixe ce harnais avec des courroies.
Dans le département du Doubs, nous en avons vu qui
étaient attachés par deux courroies clouées une de chaque
côté du joug et réunies l'une à l'autre sur le front, par
une boucle : un coussin empêche celle-ci de blesser les
animaux.

Le *stirnblast* est un joug frontal très-simple, usité en Allemagne. C'est un morceau de bois dont une face est garnie d'un coussin et dont l'autre porte une barre de fer qui dépasse de chaque côté et sert à fixer les traits. Ce joug se place en avant du front où on l'assujétit avec des courroies qui embrassent les cornes.

AVANTAGES DES JOUGS. Le seul avantage que présente le joug double sous le rapport de l'emploi de la force, c'est le moyen qu'il donne de favoriser l'animal le plus faible. Pour obtenir ce résultat, on rapproche le timon du bœuf le plus fort en rapprochant de ce dernier la tige en T qui supporte le timon. On peut également favoriser l'un des bœufs en rendant moins profondes les rainures qui doivent en recevoir les cornes; à cet effet, on place dans ces rainures des morceaux de drap, de chapeau, de cuir, etc. On croit qu'il est plus facile de dompter les animaux avec le joug qu'avec le collier; mais cette considération est de peu d'importance, puisque les taureaux les plus fougueux sont facilement domptés si on les traite avec douceur, si on les attelle au collier avec des bœufs forts et dociles. Le joug est considéré comme avantageux dans les pays de montagne. Les animaux dans les descentes relèvent la tête, rejettent le centre de gravité de la charge en arrière, et ne sont pas affaissés par le poids du timon; et en montant ils tiennent la tête basse pour ne pas être soulevés par le poids qu'ils traînent; enfin on dit que le joug est plus économique que le collier. M. des Colombiers a comparé le prix des divers attelages des bœufs; il a trouvé que le collier et ses accessoires coûtent 108 fr. 80 c., tandis que le joug, les liens, la cheville en fer, ne reviennent qu'à 12 fr. 20 c. L'économie est l'argument le plus décisif. Avec le joug on n'a besoin ni de sellette, ni de croupière; une pièce de bois que le fermier fabrique et deux courroies composent tout le har-

nachement pour de longues années, car il n'y a pas de
frais d'entretien. Le joug est bientôt appliqué, tandis
que les colliers sont difficiles à ajuster ; ils basculent,
blessent les bœufs, produisent des callosités, des tumeurs, qui retardent l'engraissement et nuisent à la
vente des animaux gras. Malgré les avantages qu'il avait
reconnus au collier, M. des Colombiers a abandonné ce
harnais, principalement parce qu'il était l'objet de l'ani-
madversion des bouviers et du conducteur des travaux.

Avec le joug simple, les animaux sont libres, leur
marche est rapide, ils déploient beaucoup de force et se
fatiguent moins qu'avec le double. Le simple permet
d'atteler les animaux isolément et de substituer les ruminants aux solipèdes dans les binages des récoltes en
ligne, dans les labours des terres fortes, pour mouvoir
la machine à battre, etc. En mettant les animaux à la
file, on n'emploie que ceux qui sont rigoureusement nécessaires, 1, 3, 5, au lieu de 2, 4, 6 qu'il en faudrait
en les faisant travailler par paires. Le joug de front à
un bœuf, dit M. des Colombiers, ne présente que des
avantages ; il a seulement l'inconvénient de ne pouvoir
pas être employé au timon d'une voiture à deux roues,
mais on obvie à cet inconvénient avec les chariots à
quatre roues ou avec les charrettes à deux brancards.

M. des Colombiers a comparé le joug qui embrasse
les cornes, celui du Bourbonnais, de l'Auvergne, à celui
qui, comme le joug de la Bourgogne, ne fait que s'appliquer contre ces organes ; il a trouvé qu'avec ce dernier les animaux sont beaucoup plus libres et le tirage
est plus puissant. On a pu constater plusieurs fois que
les bœufs qu'on avait fait travailler aux deux jougs ont
refusé celui du Bourbonnais « en s'éloignant et secouant
la tête, et sont venus d'eux-mêmes s'offrir au joug de
front quand il leur a été montré. » M. des Colombiers
fait employer exclusivement le joug de front pour le

binage, le butage des plantes sarclées et pour la culture de la vigne. (*Ann. de la soc. d'agr. de l'Allier.*)

C. Comparaison du joug et du collier. Le collier, la
bricole sont beaucoup plus favorables au développement
et à l'emploi de la force des animaux que le joug. Les
animaux fixés au joug ont les mouvements très-gênés; ils
ne peuvent pas déplacer la tête à volonté et s'en servir
pour se tenir en équilibre; ils marchent avec précaution,
vont moins vite, se fatiguent promptement, et ne tirent
pas comme lorsqu'ils s'appuient, ayant la tête libre, sur
un collier bien ajusté et convenablement rembourré.

Pour justifier l'usage du joug, on dit que ce harnais
représente un levier qui favorise la force déployée par
les animaux. On peut en effet trouver dans l'attelage
au joug, un levier du deuxième genre de chaque côté.
La puissance est sur la tête du bœuf qui pousse, le point
d'appui est sur la tête de l'autre bœuf, et la résistance
au milieu. Si chaque bœuf agissait séparément il serait
donc favorisé; mais lorsque deux animaux tirent à la
fois, comme ils sont tous les deux dans les mêmes conditions, qu'ils se servent d'appui réciproquement, ils
ont aussi les mêmes désavantages et l'avantage définitif
est nul. Ils ont à employer, au moyen du joug, la force
qui serait nécessaire s'ils tiraient directement la voiture.
Si les deux bœufs ne marchent pas bien de front, le
tirage peut être inégal, le plus avancé est favorisé; mais
malheureusement ce dernier, dans les circonstances ordinaires, est le plus fort, et le plus faible est écrasé. Si
l'on veut que celui-ci soit favorisé, il faut l'avancer au
moyen de corps placés dans les rainures qui en reçoivent les cornes ou éloigner de lui le timon. La corne la
plus éloignée du timon est celle qui a le levier le plus
long, c'est aussi celle qui produit le plus d'effet; c'est
principalement avec elle que les animaux poussent. Si
l'on met à droite un bœuf accoutumé à tirer à gauche,

continuant à se servir surtout de la corne droite si rap-
prochée du timon, il fait le travail de son compagnon
et il se fatigue en très-peu de temps. Avec le collier ces
inconvénients ne sont pas à craindre.

On croit généralement que l'attelage au joug favorise
le travail des animaux qui retiennent aux descentes,
mais il n'en est pas ainsi; la voiture peut être plus solidement fixée au joug qu'au collier, mais l'attelage ne
peut l'empêcher d'avancer qu'en employant une très-
grande force.

Les labours faits avec le collier sont plus unis qu'avec
le joug. Le tirage par les épaules est uniforme, sans
secousses, forme un sillon plus profond, plus correct
que celui qui a lieu quand les animaux tirent par la
tête; car tous les mouvements que le bœuf attelé au
joug fait pour chasser les mouches, pour se débarrasser
de la poussière, etc., font varier la quantité de terre
que soulève la charrue. Les labours des terres en pente,
des sols rocailleux, de ceux qui présentent des racines,
peuvent être au moins aussi bien faits avec des animaux
attelés au collier qu'avec ceux qui tirent par le joug. Si
l'on attelait les ruminants au collier, le timon de la
charrue destinée aux chevaux servirait pour les bœufs.

Ainsi, au joug les animaux déploient peu de force,
et cette force produit peu d'effet, en tirant comme en
reculant. Ils font de moins bons labours, et ayant la tête
fixe, courbée vers la terre, ils sont exposés à recevoir
des coups de soleil, ils avalent la poussière soulevée par
les pieds; ne pouvant se servir de la tête pour se tenir
en équilibre, ils ont la marche moins assurée, plus lente,
font moins de travail et sont plus tôt fatigués. Les deux
animaux sont rarement bien appareillés; si l'un est plus
fort, il écrase l'autre; s'il est plus ardent, plus vif, il
s'épuise.

Les bénéfices sont si limités en agriculture, à cause

de la difficulté de vendre avec avantage les produits du
sol, que les cultivateurs craignent toujours que les avan-
ces faites pour leurs exploitations soient perdues ; l'idée
que *ce qu'on épargne forme le premier gagné* et souvent
le seul profit, s'opposera longtemps à l'introduction du
collier dans toutes nos fermes. Cependant il est bien
prouvé que ce harnais offre de grands avantages, qu'il
facilite beaucoup le travail : Columelle avait déjà observé
que les bœufs sont plus forts avec les épaules qu'avec la
tête ; A. Young dit qu'ils vont aussi vite et sont aussi
forts attelés au collier que les chevaux ; M. de Dombasle a renoncé à l'usage du joug ; et plusieurs de nos
meilleurs agronomes suivent son exemple : il suffit
d'une semaine, dit le directeur de Roville, pour accoutumer les animaux au collier. M. des Colombiers qui a
recueilli des observations précieuses sur la question qui
nous occupe, a trouvé les colliers très-favorables à l'emploi de la force des animaux. Un taureau de race cha-
rollaise, âgé de trois ans et demi, travaillait paisiblement
avec les chevaux, soit en avant à la charrette, soit de
front au labourage. Attelé à une forte herse, exigeant
ordinairement quatre bœufs du prix de 6 à 700 fr. la
paire, il l'a tirée seul une journée entière, poussant deux
bœufs attelés au joug qui le précédaient pour l'aider,
mais qui ne lui étaient d'aucune utilité. La démarche du
taureau était libre, fière, le caractère doux et le pas
aussi accéléré que celui des chevaux.

Nous avons vu dans les rues de Nantua un fort beau
taureau, harnaché comme un limonier, attelé seul à une
charrette faire le service très-pénible d'un meunier ; plus
fort qu'un très-fort cheval, il était docile, obéissant, suivant tous les contours des rues tortueuses sans être dé-
rangé par ce qui se passait autour de lui. M. Langue,
agriculteur du département du Doubs, a observé, nous
a-t-il dit, que trois bœufs attelés au collier sont plus
forts que quatre au joug.

ART. 4. — DES VOITURES ET DES CHARRUES.

§ 1er. *Des voitures.*

Les voitures en usage offrent des différences infinies ; nous ne devons nous occuper que de ce qui peut agir sur les animaux en rendant le tirage plus ou moins facile. Les lois établissent, pour les constructions des voitures, des règles qui ont pour but de garantir la sûreté des voyageurs et de prévenir la dégradation des routes. Nous en ferons connaître les dispositions qui peuvent influencer l'action exercée par les voitures sur les animaux.

Dans les voitures à quatre roues et à plus d'un compartiment, comme les diligences, les essieux doivent être écartés l'un de l'autre au moins de deux mètres, et la longueur en est fixée à deux mètres et demi ; le point le plus élevé de la voiture au-dessus du sol ne doit pas dépasser trois mètres, et la saillie des moyeux ne doit pas excéder de douze centimètres le plan qui correspond à la surface externe de la roue.

La largeur des jantes est indéterminée pour les voitures à un seul cheval ; mais pour les grandes voitures, elle doit être proportionnée au poids que les roues doivent supporter. D'après le décret du 23 juin 1806 et l'ordonnance royale du 15 février 1837, les charrettes, voitures à deux roues, dont les jantes ne dépassent pas onze centim. de largeur, ne doivent pas peser plus de 2,900 k. du 20 novembre au 1er avril et plus de 3,400 kilogr. du 1er avril au 20 novembre ; celles dont les jantes ont 17 centimètres, ce sont les plus ordinaires, peuvent peser 4,400 kilog. en hiver, et 5,100 kilog. en été ; enfin si les roues ont 25 centimètres, elles peuvent porter 8,400 kilog. en été et 7,000 en hiver.

Dans les voitures à deux essieux, le poids étant ré-

32

parti sur quatre points , les roues s'enfoncent moins ,
les routes sont moins dégradées et le tirage est plus facile. D'après l'ordonnance royale de 1837 les chariots
dont les jantes ont 11 ou 17 centimètres de largeur peuvent peser 4,700, 7,100 kil. en hiver, et 5,500, 8,400
kilog. en été, si les voies en sont inégales et si les jantes
ont 22 cent. Le poids peut être , en hiver , de 9,800 et
en été de 11,700 kilog.

L'influence de la largeur des roues sur le tirage et sur
les routes a été étudiée par Rumfort, par M. Morin,
par M. Dupuit. M. Morin a prouvé que sur les routes
fermes , qui sont pavées ou empierrées , la résistance offerte par la voiture est indépendante de la largeur des jantes ; que le tirage diminue sur les terrains
mous à mesure que la largeur des jantes augmente. Dans
les routes ferrées à neuf les roues étroites augmentent le
tirage en s'enfonçant dans les cailloux brisés. Il peut donc
y avoir avantage à construire des jantes larges ; elles
sont plus solides , durent plus longtemps , et loin de sur-
charger les animaux , elles diminuent la résistance sur
les routes molles. Cependant , lorsque les jantes ont
atteint 12 cent. de largeur , le frottement augmente dans
une grande proportion , et la conservation de la route
n'en retire presqu'aucun avantage ; avec des chargements proportionnels aux largeurs , ce sont les jantes
larges qui dégradent le plus les routes. Comme l'a fait
observer M. Dupuit , la largeur de la surface flottante
des jantes se réduit toujours, en peu de temps, par l'usure
des angles à 6 ou 7 centim. , de sorte que la surface comprimée de la route est toujours très-étroite , quelle qu'ait
été la largeur primitive de la jante.

L'élévation des roues influe sur la conservation des
routes et sur le tirage. Avec des roues d'un petit diamètre, l'appui de la jante ne se faisant que sur un espace
court , la roue s'enfonce , dégrade la route , elle est ar-

rêtée par les plus petits obstacles et le tirage est très-
pénible. Il résulte des expériences de M. Morin que la
résistance qu'éprouve un cylindre pour rouler sur un
chemin est en raison inverse du diamètre de ce cylindre.
Dans les voitures où sont attelés de front des animaux
de force égale , les roues doivent avoir le même diamètre ; si l'une était plus grande , parcourant à chaque
tour un espace plus long , l'animal de ce côté serait favorisé. On doit donner aux roues toute l'élévation que permettent les lois sur le roulage, la stabilité des voitures
et la facilité des chargements.

Les voitures à deux roues sont les maringotes , les
guimbardes , les cabriolets, etc. La charge doit , autant
que possible , être placée sur l'essieu pour être supportée
par les roues. Avec cette condition le cheval placé entre
les brancards supporte peu de poids si la voiture est en
repos ; mais il éprouve de rudes secousses , si les
attelages sont fortement chargés et en mouvement sur
une mauvaise route ; il ressent le contre-coup des secousses , des cahotements qu'éprouve la voiture. « Le
chemin , fût-il horizontal, peut être inégal , raboteux ,
parsemé d'éminences et d'excavations; la voiture cahote
sans cesse ; le limonier ressent toutes ces secousses; il
est tantôt soulevé en l'air, tantôt fortement abaissé contre
terre : il s'abat sous le poids des brancards , quelquefois pour ne plus se relever. Telle est la destinée souvent fort courte du cheval limonier. » (Grognier.) Cet
animal doit seul, non-seulement résister aux secousses de
la voiture , mais la retenir dans les descentes , la traîner
seul dans les tournants quelquefois si rapides des routes ;
c'est dans ces moments qu'il contracte des efforts aux
lombes , aux jarrets, aux boulets, etc.

Pour diminuer les chances de ces accidents , il faut
multiplier le nombre de voitures et les charger moins
fortement ; il faut diminuer les balancements en em-

ployant des charrettes courtes , en ne plaçant les corps volumineux que sur de petites voitures, et en disposant les chargements de manière qu'ils ne soient jamais trop élevés. En Angleterre , les charrettes sont peu alongées , de sorte que le défaut d'équilibre dans la charge ne peut jamais être très-considérable, et l'on a des pièces que l'on ajoute à la voiture ordinaire quand on veut transporter des objets légers; les charges de foin s'avancent, au moyen de claies adaptées à la caisse des voitures, jusques vers la tête des chevaux et s'étendent en arrière à proportion , Avec cette forme de voitures , la pression exercée par les brancards peut moins varier que dans nos charrettes beaucoup trop longues.

Les voitures à quatre roues, les charriots, les carrosses tournent difficilement , sont incommodes pour les petits chemins vicinaux ; mais elles sont avantageuses pour faire de longs trajets sur les grandes routes où elles suivent toujours une ligne presque droite ; elles sont favorables aux animaux et aux routes. D'après M. Morin, un chargement transporté sur quatre voitures comtoises produit moins de dégradation sur les routes que lorsqu'il est sur un charriot à quatre roues, et dans ce dernier cas il dégrade moins que lorsqu'il est placé sur une charrette à un seul essieu. Les fardeaux divisés favorisent la conservation des routes , ne sont point onéreux pour le commerce et sont favorables à la conservation des animaux : les voitures à quatre roues peu chargées ne produisent jamais de très-fortes secousses ; les animaux qui y sont attelés ont un travail qui peut être pénible , mais qui est uniforme, régulier.

Les voitures sont suspendues par des ressorts ou supportées par les essieux. D'après les expériences de M. Morin , la résistance que présente une voiture non suspendue est indépendante de la vitesse dans les terrains mous, mobiles, labourés, sur les gazons, sur les routes chargées de gravier fin, etc.; mais lorsque le sol est ferme, qu'il présente des inégalités résistantes comme les routes pavées, celles qui sont en empierrement, la résistance au roulement acquiert une augmentation proportionnelle à celle de la vitesse. Dans les terrains mous la résistance provient de la pression exercée par les voitures sur le sol, mais celui-ci se déplace sous les roues sans réagir; tandis que dans les chemins durs les obstacles que rencontrent les roues réagissent contre celles-ci, absorbent une partie d'autant plus grande de leur force que le mouvement est plus rapide et que les chocs sont plus forts. Dans les voitures suspendues les résultats sont différents : la réaction des ressorts communique aux voitures une impulsion qui compense la puissance absorbée par les chocs, dans les routes résistantes, et détruit l'effet que l'augmentation de la vitesse tend à produire; de sorte que la résistance au roulement est, en définitive, indépendante de la vitesse. Les voitures suspendues sont, sur nos routes, aussi favorables aux chevaux que confortables pour les voyageurs; elles produisent une économie de près d'un quart sur la force de traction; trois chevaux attelés à un fourgon suspendu tirent plus de poids que quatre à un fourgon non suspendu.

§ 2. *Des charrues.*

Considérées sous le rapport de l'hygiène vétérinaire on peut diviser les charrues en charrues à avant-train et en charrues simples. Toutes les charrues ont pour but de rendre la terre meuble, perméable à l'air, aux engrais, à la pluie, aux racines des récoltes; de détruire les mauvaises herbes, les animaux nuisibles, d'enfouir des substances qu'on veut faire pourrir, et de ramener à la surface du sol des terres capables de nourrir les plantes. Toutes les charrues doivent présenter un cône allongé,

pour pénétrer dans le sol sans difficulté ; elles doivent
détacher une bande de terre égale à la largeur du sillon,
renverser complètement cette bande, enterrer le gazon et
rendre le sous-sol uni. La partie frottante doit être lisse,
sans rugosités pour que les frottements soient peu considérables. Le choix de la charrue est important : un bon
instrument aratoire prépare bien le sol, fait venir des
récoltes abondantes avec moins d'animaux et moins de
domestiques.

Les *charrues à avant-train* sont pourvues de deux
roues qui en supportent la partie antérieure, bornent
l'entrée de l'instrument dans le sol et régularisent la
profondeur du sillon ; mais ces roues éprouvent une résistance de la part du sol ; si celui-ci est humide elles y
adhèrent, se chargent d'un poids qui augmente le tirage.
Pour diminuer les frottements on fait des avant-trains
d'une seule roue : en France on emploie un petit disque
en bois qui tourne difficilement, se charge de terre ; les
Anglais ont des roues en fonte hautes, dégagées, très-
bien disposées.

De la charrue simple ou *araire*. Cette charrue est très-
ancienne et on la trouve encore, dans beaucoup d'endroits, dans toute son imperfection primitive. Elle présente deux versoirs cloués qui divergent en arrière, tendent à élargir le sillon sans renverser la terre, frottent
des deux côtés et font faire un labour très-pénible et très-
mauvais ; l'araire ordinaire creuse un sillon triangulaire, laisse sur les côtés de la raie des bandes de terre fou-
lée qui conservent les racines des mauvaises herbes,
s'opposent à l'écoulement des eaux et rendent les labours
très-incomplets. Mais l'araire bien confectionnée, celle
qui fait un sillon aussi large en bas qu'à la surface, est
préférable, pour beaucoup de terres, aux autres charrues ; elle laboure tous les sols et dans tous les sens, sans
exiger beaucoup de tirage. Avec l'araire, deux chevaux

peuvent faire autant de travail que six avec un instrument à avant-train. L'araire exige un laboureur attentif
et exercé ; mais avec cette condition elle fait un sillon
très-uni.

M. de Dombasle a prouvé que « le poids de la charrue
en lui-même n'exerce aucune influence sur la résistance
qu'offre l'instrument dans le travail. » Une charrue pesant
75 k. exige autant de force de tirage que celle de 150 k. :
le tirage d'une charrue de 50 kil. n'est pas augmenté si
l'on charge l'instrument d'un poids égal au sien, toutes
les fois que ce poids est placé de manière à ne pas faire
varier le centre de gravité, à ne pas rompre l'équilibre de
l'instrument. Les charrues légères sont moins chères,
plus faciles à manier, mais elles n'ont pas d'autres avantages ; la pesanteur n'augmenterait le tirage qu'en augmentant le frottement de l'instrument contre le fond du
sillon ; or, ce frottement n'offre qu'une résistance insigni-
fiante, en comparaison de celle que présente la terre qu'il
faut diviser. On peut diminuer le tirage en rendant le soc
pointu et en faisant des oreilles qui retournent la terre
promptement, tout en lui offrant cependant une surface
inclinée qui la soulève graduellement.

La charrue doit être bien ajustée et le soc horizontal.
Si elle vacille, que la pointe s'élève, s'abaisse alternativement, le laboureur se fatigue beaucoup, l'instrument
s'enfonçant inégalement, le tirage est variable et fa-
tigant. Dans tous les cas la charrue devrait ne pas
prendre assez de terre plutôt que d'en prendre un excès,
car le laboureur n'aurait qu'à soulever un peu le manche
de l'instrument pour donner au sillon la profondeur
convenable, tout en diminuant les frottements ; tandis
que si la charrue tend à s'enfoncer il faut, pour la tenir
au point voulu, presser sans cesse en arrière, et l'on occasionne ainsi un frottement extraordinaire produit par
le talon de l'instrument.

Les charrues sont tirées avec un timon, avec des traits ;
ces derniers n'offrent rien de particulier. Le timon est
raide ou brisé. Le premier fatigue les animaux et fait un
mauvais travail. Tous les mouvements que font les animaux avec la tête font varier la profondeur des sillons.
Dans un concours de charrues le public a salué par des
cris d'admiration, dit M. Rodat dans ses excellentes
leçons d'agriculture-pratique, un jeune laboureur qui,
dirigeant une araire à timon brisé, tirée par deux petites
vaches, a lutté avec avantage contre les laboureurs les
plus exercés qui se servaient de l'araire à timon raide,
tirée par les bœufs les plus forts : le labour des vaches
a été plus rapide, plus correct, même plus profond et
surtout plus uniforme ; « et cependant les vaches, malgré
la disproportion des forces, paraissaient moins fatiguées
que les bœufs. »

ART. 5. — DES PALONNIERS, DES TRAITS.

Des palonniers. Le tirage, dans les voitures, se fait
quelquefois directement : les chaînes vont des brancards
au collier; d'autres fois des palonniers sont fixés à la voiture, au moyen d'une attache qui leur permet de changer
de direction. Lorsque les traits se fixent au timon, il en
résulte que le tirage n'est pas toujours dirigé selon l'axe
de la voiture ; l'appui du collier se fait inégalement, et
une partie de l'effort est perdu par l'angle que forment la
puissance et la résistance. Ces inconvénients n'ont pas
lieu ou ils sont moins considérables lorsque les traits sont
fixés à un palonnier; mais celui-ci doit avoir une longueur
proportionnelle à l'épaisseur des animaux, afin que les
traits soient parallèles autant que possible, et il doit être
fixé avec un lien ferme, non extensible.

Des traits et de leurs fourreaux. Les *traits* adhèrent
aux bracelets et ils sont libres postérieurement, de

manière à pouvoir être fixés au corps à traîner. Ils sont en corde, en fer ou en cuir. Le cheval limonier est attelé avec quatre traits courts, ordinairement en fer, dont les antérieurs servent à tirer la voiture et les postérieurs à la retenir dans les descentes.

Pour les bœufs attelés au joug simple et tirant à la file les uns des autres, les traits des animaux qui sont devant doivent s'étendre jusqu'à la charrue ; il ne faut pas que la ligne de tirage fasse des angles, et la traction ne doit pas s'exercer sur les jougs des bœufs qui sont derrière ; elle tendrait à faire baisser la tête des animaux dont la résistance absorberait une grande partie de l'effort déployé.

On appelle *fourreaux* des étuis en cuir destinés à revêtir les traits et à préserver la peau des animaux du frottement des cordes, des chaînes, etc. Les fourreaux sont surtout nécessaires pour les chevaux de rivière qui tirent presque toujours obliquement.

Les traits sont maintenus vers la région moyenne du corps des animaux, au moyen de deux courroies qui passent l'une sur le dos, et est appelée *sur-dos*, l'autre sous le corps, et est dite *ventelle*. Cette dernière est plus utile pour le bœuf que pour le cheval, car le collier des ruminants tend toujours à s'élever et entraîne les traits.

ART. 6. — DU CHOIX ET DES SOINS DES HARNAIS.

§. 1er. *Choix des harnais.*

Pour choisir les harnais, il faut avoir égard à la nature de la substance avec laquelle ils ont été fabriqués, à leur forme et à leur grandeur comparées à la composition anatomique des parties sur lesquelles ils doivent s'appuyer.

Les harnais destinés à servir de lien, d'attaches, — les

sangles, les courroies, les traits, etc., — doivent être solides , forts , fermes, résistants, non extensibles, pour
fixer les charges d'une manière invariable. Les mouvements éprouvés par le bât, par la selle , forment des
plis à la peau et produisent des frottements, des contusions, des plaies, des décollements ; en se déplaçant,
ces harnais entraînent le poids hors de la place qu'il doit
occuper, et les animaux en sont fatigués. L'extensibilité
des traits absorbe une partie de la force qui les tend ,
tandis que s'ils sont résistants , ils transmettent à une
extrémité toute la traction qu'ils éprouvent à l'autre ;
comme il sont toujours plus ou moins extensibles , on
ne doit leur donner que la longueur rigoureusement
nécessaire. Ils doivent être solides. La rupture des traits,
lorsque les animaux tirent avec force , peut compro-
mettre la sûreté de l'attelage et produire des chutes ,
des plaies aux genoux, l'ouverture des articulations , la
fracture du crâne, des dents, des os du nez et par
suite la morve.

Pour confectionner les harnais qui doivent préserver
les animaux de la pression, il faut rechercher des matières fermes, élastiques. Les harnais doivent être exactement moulés sur les parties qui doivent les supporter,
n'être ni trop grands, ni trop petits, être assez mous
pour céder, se mouler sur les saillies osseuses et porter
sur celles qui sont creuses, planes. Les os saillants ne sont
recouverts que par la peau et celle-ci est facilement blessée si elle est pressée par un corps dur.

Choix de la bride et du licol. C'est au choix de la bride
du cheval de selle qu'on donne le plus de soins ; on doit
s'attacher principalement dans ce choix à la forme et
au volume du mors ; il est inutile que cette partie soit
lourde , car le poids charge les animaux sans avantage
pour le cavalier. Le canon doit avoir une longueur telle
que les branches soient rapprochées de la bouche sans

cependant faire faire des plis aux lèvres; si le cheval a
les barres fortes, la langue grosse, les lèvres épaisses,
les talons doivent être minces; si les barres sont tranchantes, les lèvres minces, la langue grêle, le canon
devra être légèrement aplati, plutôt gros que mince et
presque droit pour appuyer sur la langue; un canon
brisé de bridon, serait même assez dur si les chevaux,
ayant la bouche sensible, étaient vifs, ardents.

Le porte-mors doit être bien ajusté à la tête du cheval:
il faut que le canon appuie sur le milieu des barres,
qu'il ne touche ni les crochets, ni les dents molaires, ni
la commissure des lèvres; lorsqu'il appuie contre les
molaires il ne produit aucun effet sensible; c'est alors
qu'on dit : le cheval *a pris le mors* aux dents. Le cheval
boit la bride, lorsque le mors s'enfonçant trop profondément dans la bouche, le canon touche la commissure
des lèvres. Cet inconvénient de l'embouchure est fréquent quand la bouche des chevaux est peu fendue;
lorsqu'il a lieu, le canon fait faire des grimaces au cheval et l'action du mors est détruite; elle l'est aussi si les
lèvres trop flasques, se repliant sur les barres, se placent
entre les gencives et les talons du mors.

La gourmette doit être choisie d'après la conformation de la barbe. Si celle-ci est ronde, large, peu tranchante, couverte d'une peau dure, d'un poil épais, il
faut une gourmette rude, à mailles grosses; si la barbe
est tranchante, garnie d'une peau fine, sensible, la
gourmette sera douce, en mailles fines et même recouverte de drap, d'un ruban de fil, etc. Lorsque la barbe,
les barres sont minces, sensibles, il faut une gourmette
longue, lâche; si elle était courte, elle agirait même sur
les gencives en tirant le mors et en augmentant la pression exercée par le canon.

On doit choisir la forme des branches d'après la conformation de la tête et surtout de l'encolure. Lorsque la

tête est lourde, le cou droit, les branches doivent être
hardies afin que le cavalier, sans trop de fatigue, tienne
son cheval dans une position convenable. Des branches
longues, hardies, peuvent être d'un grand secours pour
retenir les chevaux qui ont l'encolure renversée, qui
sont sujets à s'emporter, qui portent le nez au vent.
Si l'encolure est longue, mince, rouée, que la bouche
soit sensible, les branches seront flasques et au besoin
courtes, droites; il ne convient pas que le cheval puisse
les appuyer contre le poitrail.

On doit aussi prendre en considération la conformation générale et le tempérament des animaux. Si ceux-
ci sont bas du devant, exposés à butter, à s'abattre,
que les extrémités thorachiques soient faibles, il faut une
embouchure dure pour que le cavalier puisse, au besoin,
agir vigoureusement. Mais si les animaux sont forts,
robustes, vifs, qu'ils aient les membres abdominaux,
courts, l'avant-train léger, qu'ils soient disposés à se
cabrer, il faut une bride douce afin qu'un coup de main,
donné sans attention par le cavalier, ne fasse pas cabrer,
renverser le cheval. On dit que les animaux ont la
bouche égarée, quand ils l'ont très-sensible, qu'ils sont
vifs, qu'ils s'emportent facilement par suite des effets de
l'embouchure. *Le licos* peut dans quelques cas être utile.

Ce mors inventé par M. Ceiman est composé d'une
seule pièce de métal; on le fixe à la tête des chevaux
au moyen d'une vis, et il ne touche les barres que lorsqu'on fait agir les rênes; mais alors ni la langue ni les lèvres n'en diminuent point l'effet. Il détermine une pression
douloureuse qui contraint les animaux à obéir. Ce harnais est, selon le désir du cavalier, ou plus doux que le
bridon, ou plus dur que les brides; il empêche les animaux de porter au vent et de s'encapuchonner. Le cheval peut boire et manger en ayant dans la bouche ce
harnais qui n'a pas comme le mors ordinaire l'inconvé-

nient de presser continuellement sur les barres et de les
rendre à la fin insensibles.

Il faut aussi avoir égard à l'adresse du cavalier, à son
attention. Est-ce un homme sans expérience du cheval,
inattentif, exposé à donner intempestivement des coups
de bride? on ne doit mettre entre ses mains qu'une embouchure très-douce; mais celui qui est toujours attentif à sa monture, qui sait lui commander, qui manie
la bride de manière à produire constamment tout l'effet
qu'il veut, qui aime à être promptement obéi, doit manier une embouchure plus dure.

Il est inutile d'ajouter que le choix du canon, de la
gourmette, des branches, doit être fait d'après la conformation de l'ensemble du cheval. Il peut convenir de
prendre une gourmette serrée, dure, pour un animal
dont la barbe est tranchante, si l'animal est mou, s'il a
les barres peu sensibles, l'avant-main faible, etc.

Le choix de l'embouchure n'est pas une affaire de
goût, c'est un point important de l'art de dresser et de
conduire les chevaux qui intéresse l'hygiène du cheval.
Les brides mal faites peuvent irriter les animaux, les
rendre insensibles au frein les forcer à se cabrer, les faire
renverser. Un canon trop rude, une gourmette trop
serrée peuvent rendre les gencives et la barbe épaisses,
calleuses, insensibles et même produire des plaies, la
carie du maxillaire. Si, par l'effet d'une mauvaise embouchure, la bouche est devenue malade, insensible,
et l'animal irritable, il ne faut employer aucun remède,
à moins qu'il n'existe une maladie, une plaie; mais il faut
attendre que le mal soit guéri, la sensibilité revenue à
l'état normal avant de remettre un canon dans la bouche
et employer dans la suite une bride douce, bien faite.

Pour le choix des parties de la bride qui doivent embrasser la tête, comme pour celui du licol, il ne faut
pas oublier que dans cette région du corps la peau re-

couvre presque immédiatement les os. La têtière, le
frontal doivent être souples, flexibles, avoir le bord qui
frotte contre les oreilles arrondi; ces deux courroies et
les jouières, la sous-gorge, seront assez longues pour
ne pas comprimer la base de la conque. La muserolle
embrasse, vers le milieu, les os du nez qui sont minces,
flexibles; pour ne pas les déformer et rendre les animaux
camus, elle doit être large, porter sur une grande étendue.
La sous-gorge doit embrasser la gorge; elle sera large
pour ne pas blesser la peau; sans l'être assez pour gêner
les mouvements de la tête. Elle doit être serrée pour
tenir la bride en place et assez lâche pour ne pas contrarier le passage de l'air, des aliments et des boissons;
la sous-gorge trop large, trop courte, produit des angines, le cornage, etc.

La *selle* et la *sellette* doivent être bien rembourrées et
s'appliquer exactement sur les concavités de la partie
supérieure de la région costale. Les panneaux seront
assez écartés supérieurement pour ne jamais porter sur
la colonne épinière, la peau qui recouvre les apophyses
épineuses des vertèbres, comprimée entre le harnais et
les os, se blesse facilement et les plaies qui en résultent
sont difficiles à guérir : les vertèbres sont formées d'un
tissu spongieux qui s'altère, se carie promptement; le
pus passe souvent sous les aponévroses des muscles
dorso-costal, lombo-costal; il fuse entre les muscles et
les ligaments, s'écoule avec une grande difficulté, surtout si les plaies sont placées en arrière, sur les apophyses transverses des vertèbres lombaires; il pénètre
même quelquefois dans le canal rachidien et occasionne
la paralysie, la mort. Si les animaux sont maigres, la
peau qui recouvre les côtes, comprimée et blessée, devient douloureuse, dure, calleuse, des cors se forment
et ensuite des plaies.

Le choix de la selle intéresse plus que celui du bât,

de la sellette; les mouvements qu'exécute sans cesse le cavalier causent des frottements, des blessures. La selle ne doit pas être trop longue, elle porterait sur les épaules et gènerait les mouvements ; quand elle est bien confectionnée, elle est facile à fixer d'une manière invariable et produit rarement des accidents; mais si elle est mal faite, elle vacille, change de place, incommode le voyageur et blesse les animaux : « Il n'est pas rare qu'à la fin d'une route, le tiers des chevaux d'un régiment soit blessé sur le dos et mis hors de service. L'ignorance de la véritable conformation de cette partie de l'animal de la part du sellier, et le défaut d'observation des nuances qu'elle présente dans les divers individus, sont les causes les plus ordinaires de ces accidents. » (Commission de l'agriculture et des arts.)

Les sangles ne doivent avoir que la longueur convenable et être placées aussi près que possible des membres antérieurs, embrasser la poitrine près des coudes où les mouvements des côtes sont bornés; si elles s'étendent sur le cercle cartilagineux des côtes, elles gènent les mouvements de la poitrine, la respiration ne peut plus s'effectuer et des pleurésies, des pneumonies, se développent. Si les animaux faisaient des courses très-violentes, s'ils exécutaient de très-grands efforts, l'apoplexie pourrait être la conséquence de la pression trop forte exercée par les sangles mal placées.

Dans le choix du collier, il faut avoir égard à la composition anatomique du garrot, du bord supérieur de l'encolure où se trouvent des apophyses spongieuses, le ligament cervical, qui se blessent facilement et dont la guérison est lente ; il faut aussi prendre en considération les canaux qui se trouvent à l'entrée du thorax et les mouvements qu'exécutent les épaules et les bras. Le collier doit avoir exactement la grandeur convenable. Pour les solipèdes, il doit former supérieurement un angle aigu et prolongé pour ne pas blesser le ligament cervical. L'extrémité inférieure doit s'appuyer sur le poitrail : si elle ne descend pas assez bas, elle comprime la base de l'encolure et presse la trachée-artère, gène la respiration, arrête le cours du sang qui va à la tête et de celui qui en revient. Les parties latérales doivent s'appuyer contre le bord antérieur des épaules sans serrer l'encolure, mais sans s'étendre sur l'omoplate, comprimer cet os et gêner les mouvements de l'articulation scapulo-humérale. Un collier trop petit peut occasionner des vertiges, des coups de sang, des dyspnées, des blessures, des cors ; et trop grand, il gêne les mouvements thoraciques, produit des frottements, se déplace, blesse la peau, comprime la trachée-artère, etc. Si les animaux tirent de haut en bas, le collier tend à s'abaisser, il doit être bien rembourré dans sa partie supérieure ; mais si les traits ont une direction d'arrière en avant et de haut en bas, il tend à s'élever, comprime les jugulaires. Les coussins doivent être larges pour les chevaux de trait ; propres, bien rembourrés, élastiques, pour tous les animaux.

§ 2. Soins des harnais.

Il faut tenir les harnais propres : c'est économique et favorable à la santé des animaux. Les objets en cuir doivent être séchés, nettoyés et graissés souvent ; ils sont alors toujours souples, se coupent difficilement et ne blessent pas les parties qu'ils touchent.

Les coussins, les panneaux pompent l'humeur de la transpiration cutanée, et sous l'influence de l'humidité chaude, les pressions, les mouvements qu'ils éprouvent les feutrent, les tassent ; il faut, toutes les fois qu'ils ont servi, les faire sécher et les battre avec soin. Ces soins sont surtout nécessaires quand les animaux ont beaucoup transpiré. De temps en temps il faut faire refaire les coussins. Si l'on néglige ces précautions les panneaux deviennent durs, ne se moulent plus sur les parties qu'ils recouvrent et compriment les endroits saillants. Si la compression qu'ils exercent est lente, elle rend la peau insensible, épaisse, calleuse : un cor se forme ; si la pression est subite et forte des décollements, des plaies se produisent. Aussitôt que ces accidents ont lieu, on doit ne plus se servir des harnais qui ont fait la blessure, mettre la bricole à la place du collier, n'employer celui-ci, la selle, etc., qu'après les avoir *chambrés :* à cet effet, on fait un trou aux coussins, à l'endroit qui correspond aux blessures, et l'on garnit avec soin le pourtour du trou, afin que la pression se dissémine uniformément et sans toucher la partie malade. D'autres fois on place sous la selle un coussin en crin qu'on fixe avec une sangle. Ce harnais a de 3 à 4 centim. d'épaisseur ; il est piqué en lignes transversales aux côtés ; il est facile à battre, à faire sécher, à tenir propre ; il préserve de la sueur les panneaux de la selle. On le perce quand les animaux sont blessés.

Les harnais en métal doivent être bien lavés et séchés avec soin, pour en prévenir la rouille. Toutes les fois qu'on s'est servi de la bride on doit plonger le mors dans l'eau et l'essuyer, pour enlever les parties liquides et solides de la salive et du mucus buccal. Ces liquides renferment des matières animales qui, en se putréfiant, répandent une odeur qui dégoûte les animaux, donne des aphthes, et les solides sont formés de sels qui attaquent les métaux, les font rouiller. Les parties en cuivre des harnais doivent être nettoyées avec plus de soin que celles en fer, à cause du vert-de-gris que la sueur, la salive, etc., y produisent.

CHAPITRE III.

DES INSTRUMENTS QUI SERVENT A CONTENIR, A PUNIR LES ANIMAUX.

Ces instruments agissent toujours en comprimant les animaux, en produisant de la douleur ; ils déterminent quelquefois des accidents : il faut les employer rarement. Nous devons chercher à nous rendre maîtres des animaux par la douceur, par la crainte.

Des entraves. Les entraves sont des instruments en fer ou en cuir ; destinées à embrasser les paturons, elles sont pourvues d'un lien et d'anneaux qui servent à les fixer les unes aux autres. Pour abattre les animaux et les maintenir couchés, on met une entrave à chaque paturon ; pour les assujétir debout, les empêcher de lancer des ruades, on place une entrave à un paturon de derrière, et on la fixe au moyen d'une corde au cou, à une bricole placée au poitrail ou aux cornes, de manière que le membre entravé étant porté en avant, les animaux, ne s'appuyant que sur trois pieds, ne puissent pas se défendre avec le membre postérieur resté libre. On entrave ainsi les grands animaux auxquels on veut faire des opérations douloureuses sur le train postérieur ; ce moyen sert aussi pour maintenir les femelles qui ne veulent pas se laisser téter, traire, saillir. *Une plate longe* placée dans le paturon et fixée à l'encolure remplacerait l'entravon. — La corde qui embrasse le cou peut comprimer la trachée-artère, les jugulaires, etc. ; il faut l'attacher avec une boucle ou par un nœud coulant, afin qu'on puisse, en cas d'accident, la lâcher avec facilité.

Pour retenir les herbivores dans les pâturages, pour les empêcher de franchir les barrières, on attache quelquefois les deux membres antérieurs l'un à l'autre au moyen d'une corde, avec ou sans entraves, et l'on fixe la tête à l'entrave ; d'autres fois on attache seulement la tête à un paturon, ou l'on fixe un membre de derrière à celui de devant, du même côté. Pour entraver les porcs, les vaches, on attache au cou une corde dont la partie libre, passée sous le corps entre les quatre membres, suivant le plan médian, traîne une barre de bois.

Les entraves ne doivent être employées que pour assujétir les animaux auxquels on veut faire des opérations. Mises aux bêtes qui pâturent, elles gênent les mouvements, faussent les aplombs, blessent les membres, occasionnent des chutes, des fractures, l'avortement ; elles sont surtout nuisibles aux jeunes animaux qui ont besoin d'exercice. Quand on est obligé d'employer des entraves il faut se servir de liens rembourrés, laisser les mouvements libres autant que possible, surveiller les animaux et être à même de porter secours à ceux qui s'abattent.

Trousse-pied. C'est un instrument avec lequel on fléchit le membre antérieur d'un animal, afin de le forcer à s'appuyer sur trois pieds. Le trousse-pied peut être formé d'une courroie pourvue d'une boucle à une extrémité. Pour s'en servir on fléchit le genou, on embrasse le canon et l'avant-bras, et l'on fixe ces deux rayons l'un à côté de l'autre, en bouclant la courroie ; d'autres fois on fait entrer le genou dans un anneau ovale, et l'on fixe celui-ci au moyen d'une cheville passée entre le canon et l'avant-bras. Ces instruments rendent pénible la position de l'animal ; on les emploie pour forcer à rester immobiles les femelles chatouilleuses qui ne veulent pas se laisser traire, les animaux qui ont des sétons et qui ne veulent pas se laisser panser.

Des morailles. Elles sont formées de deux tiges en fer
réunies à une de leurs extrémités, au moyen d'un clou
qui leur permet de tourner l'une sur l'autre. Pour se
servir de l'instrument, on fait former aux deux branches un angle où l'on place la lèvre supérieure ou l'oreille
que l'on veut presser, on rapproche les deux branches et
l'on fixe leur extrémité libre avec un anneau en fer. Il y
a des morailles en bois dont les branches sont réunies
avec une ficelle. On peut avec ces instruments produire
la mortification de la partie comprimée. On ne doit
employer les morailles que rarement et avec précaution,
les laisser peu de temps ; à la longue elles amincissent les
parties, et la compression produite seulement par l'élasticité de l'instrument cesse en partie ; d'ailleurs, en peu
de temps, elles épuisent la sensibilité, nuisent, peuvent
occasionner la gangrène, sans produire l'effet douloureux
qui en est attendu.

Serre-nez, torche-nez. C'est un bâton long de trois à
quatre décimètres dont une extrémité est pourvue d'un
trou dans lequel passe une grosse ficelle ; celle-ci forme
une anse de deux décimètres environ. Pour se servir de
l'instrument, on place le bout du nez ou l'oreille qu'on
veut comprimer dans l'anse, et l'on presse en tordant au
moyen du bâton. Cet instrument produit beaucoup de
douleur ; il faut en user avec précaution.

Mors d'Allemagne. C'est une grosse ficelle formant
une anse qui embrasse la tête en passant derrière les
oreilles, sur les joues et dans la bouche. Quand on a
ainsi placé ce *mors*, on passe un billot et l'on tord jusqu'à ce que l'anse raccourcie produise sur la commissure
des lèvres une pression douloureuse.

Dans la Hongrie on perce deux balles de fusil, on les
réunit par une ficelle passée dans les trous, et on les
place une dans chaque oreille du cheval qu'on veut faire
rester tranquille.

Des lunettes, de la capote. Les *lunettes* sont des instruments destinés à empêcher les animaux d'y voir; elles sont en tissus opaques, quelquefois elles ont la forme d'hémisphères creuses qui s'appliquent sur les yeux. On les attache à un montant du licol. A la place des lunettes on peut se servir de la *capote,* espèce de couverture matelassée qui recouvre la tête; on l'emploie aussi pour envelopper la tête des animaux qu'on veut abattre et pour prévenir des contusions. Si après avoir appliqué les lunettes on fait faire aux chevaux un ou deux tours, on peut ensuite les ferrer, les opérer sans qu'ils se défendent.

Fouet, cravache, chambrière. Ces instruments sont formés d'une corde et d'un manche. La corde est en filasse ou c'est une lanière de cuir plate ou tordue. La corde est lisse ou pourvue sur sa longueur de nœuds; elle est ordinairement terminée par une ficelle. Pour se servir du fouet on dirige l'extrémité de la corde sur la partie que l'on veut frapper. En réfléchissant à la grande vitesse que doit avoir l'extrémité d'un long fouet, par l'effet du mouvement circulaire qu'on lui communique, on comprend le bruit que fait cet instrument et l'action qu'il exerce : il peut couper le poil, la peau comme un instrument tranchant. L'usage des fouets gros, longs, noueux, devrait être interdit; la société établie en Angleterre, pour prévenir les actes de brutalité envers les animaux, empêche d'en avoir de semblables; ces instruments peuvent produire de graves accidents si l'on en frappe des parties délicates. La cravache, la chambrière ne doivent aussi être employées qu'avec précaution.

Aiguillon, pique-bœuf. On emploie pour conduire les bœufs une longue baguette en bois, terminée par une pointe en fer. La pointe doit être courte, grêle et très-aiguë. Quelques bouviers fixent une corde de fouet à l'extrémité de la baguette : c'est une bonne pratique. Le fouet est plus convenable que le pique-bœuf; par son bruit il avertit les animaux, agit sur tous à la fois et ne rompt pas l'harmonie de l'attelage ; le fouet placé à l'extrémité d'un manche long et flexible est moins dangereux que celui qu'on emploie pour les chevaux. Le bouvier ne doit employer la pointe en fer qu'avec précaution, quand les animaux doivent faire un effort brusque pour franchir un grand obstacle. La pointe peut faire couler le sang, lacérer la peau, faire des plaies qui attirent les mouches et sont quelquefois longues à guérir. En Suisse comme en France, quelques bouviers sifflent ou chantent des airs, et ils activent la marche des animaux en accélérant la mesure des chansons.

De l'éperon. On appelle *rosette, mollette,* la partie de l'éperon qui sert à piquer les animaux. La rosette n'a quelquefois que quatre ou cinq dents, qui en occupent toute la circonférence ; d'autres fois elle en présente un grand nombre, mais petites, aiguës. Cette dernière forme est préférable. Le cavalier ne doit user de l'éperon que rarement. Le contact souvent renouvelé de la mollette sur le flanc peut produire des plaies ; il rend les chevaux chatouilleux, rétifs, provoque les chaleurs dans les juments ; il peut empêcher la fécondation après la monte, et plus tard produire l'avortement.

CHAPITRE IV.

DES ANIMAUX NUISIBLES.

Nous traiterons dans ce chapitre des vers, des insectes et de la vipère ; en parlant de la garde des troupeaux, dans l'hygiène spéciale, nous ferons connaître les moyens de préserver les moutons, les vaches, etc. des ravages du loup, de l'ours, etc.

ART. 1er. — DES ENTOZOAIRES.

Les *entozoaires* vivent sur les membranes muqueuses,
dans le péritoine, dans le crâne, dans le foie, dans le
tissu cellulaire. On les appelle *vers*, et on nomme *intestinaux*, *helmintes*, ceux qui habitent l'intérieur du tube
digestif.

§ 1er. *Origine, causes des entozoaires.*

On trouve des vers dans les fœtus des mammifères,
dans des poussins non éclos, et dans les poissons comme
dans les animaux terrestres. Les germes s'introdui-
sent-ils dans le corps avec les aliments et traversent-
ils sans être altérés les organes digestifs ? Parviennent-
ils avec le sang artériel au centre de la pulpe cérébrale,
dans les chambres de l'œil ? Le sang de la mère les
porte-t-il dans le fœtus ? Comment parviennent-ils dans
l'œuf ? Est-ce au moment de la fécondation que les
germes des vers passent des pères aux enfants ? Un
bélier qui n'a pas des hydatides visibles peut-il en
communiquer à ses descendants ? Quelles sont, dans
ce cas, les circonstances qui en empêchent ou en provoquent le développement ? La difficulté de répondre
à ces questions a fait admettre par plusieurs naturalistes
une génération spontanée; on a supposé que des êtres
vivants peuvent se former directement. Mais comment
expliquer par la génération spontanée la ressemblance
des êtres créés, la perpétuité des espèces ? On répond à
cette objection que les entozoaires ne se forment que dans
certaines circonstances, toujours les mêmes, et que
des causes semblables doivent produire des effets qui se
ressemblent.

De quelque manière que la question de l'origine des

entozoaires soit résolue , serait-il même prouvé qu'ils se
multiplient par la génération , il n'en resterait pas moins
démontré que la production de ces êtres est subordonnée
à l'action des agents hygiéniques , et qu'il est possible
d'en prévenir le développement. Malheureusement les
causes qui les produisent sont encore peu connues : nous
savons cependant que le jeune âge , le tempérament lymphatique sont prédisposés aux maladies vermineuses ;
que ces affections sont favorisées par les pâturages marécageux , par l'herbe fade et peu nutritive , par l'air humide , par les aliments aqueux , par les mauvaises boissons , par la malpropreté des auges et des étables , par
les saisons froides et humides , par les hivers pluvieux ;
en un mot , par tout ce qui tend à produire une constitution molle , à affaiblir les animaux. Quoique l'hérédité
et la contagion ne soient pas démontrées , il est prudent
de ne pas employer à la reproduction les animaux atteints
de maladies vermineuses ; on doit aussi séparer des sains
ceux qui en sont affectés.

§ 2. *indication des principales espèces d'entozoaires.*

On divise ces animaux en cylindriques, en aplatis et
en vésiculaires ; d'après l'organisation on les distingue
en cavitaires et en parenchymateux.

A. Des vers CAVITAIRES. Ces vers forment l'ordre des
nematoïdes, qui ont la forme d'un fil, de Rudolphi.
Ils ont le corps cylindrique ou fusiforme ; un volume
très-variable ; une peau garnie de fibres musculaires et
ridée transversalement ; une cavité dans laquelle se trouve
un tube digestif communiquant avec l'extérieur par deux
ouvertures ; des organes sexuels distincts et des sexes
séparés. Ces animaux sont pourvus de filets nerveux.

Les FILAIRES sont des vers presque cylindriques, petits, grêles. Le genre renferme plusieurs espèces. Il en a
été trouvé dans diverses parties du corps des mammifères,

des oiseaux et même des insectes. La F. *papilleuse, filaria papillosa,* dont la bouche est garnie de papilles, vient dans la poitrine, dans l'œil de nos quadrupèdes.

Les TRICHOCÉPHALES ont la tête beaucoup plus mince que la queue, et la bouche orbiculaire. Le *trichocephalus depressiusculus* habite les instestins du chien.

Les OXYURES ont la partie postérieure du corps filiforme. L'O. *vermicularis,* qu'on appelait ascaride vermiculaire, se trouve dans tous nos herbivores et dans le porc, dans le chien. L'O. *curvula* habite le cœcum du cheval.

Les ASCARIDES sont fusiformes, à bouche entourée de trois tubercules, à pénis formé d'un double aiguillon. Ce genre renferme plus de 80 espèces trouvées dans toutes les parties du corps animal. L'A. *lombricoïde* a la tête nue ; il est très-commun dans nos quadrupèdes. Sa longueur peut être de 3 décimètres. Chabert en a trouvé un paquet de 7 kilog. dans l'intestin d'un cheval. Il est commun dans tous les herbivores. L'A. *à moustaches,* l'A. *tacheté,* dont les noms indiquent les caractères, se rencontrent aussi dans nos animaux.

Les STRONGLES ont le corps fusiforme, la bouche entourée de papilles, de crochets ; l'anus du mâle est enveloppé d'une bourse d'où sort le pénis. Ces vers sont communs ; on en trouve dans les intestins, dans le cœur, la trachée-artère, le tympan ; on a rencontré le *S. du cheval* dans l'artère mésaraïque de ce quadrupède. Le *S. filaire* est quelquefois en grand nombre dans les bronches ; le *S. vésiculeux,* le *S. dentelé,* le *S. contourné* vivent dans la chèvre, le porc, le mouton ; le *S. géant* dans les reins du chien, du cheval, du bœuf.

B. VERS PARENCHYMATEUX. Ces vers sont formés de tissu cellulaire. On ne distingue point en eux d'intestin libre, ni d'anus, ni de nerfs ; ils se nourrissent par imbibition. Quelques-uns ont des canaux où semble s'introduire la nourriture. Les organes sexuels sont peu connus. Ces vers peuvent être multipliés par division.

Les vers parenchymateux sont plats ou vésiculeux. Ils ont été divisés en plusieurs ordres : les acanthocéphales, les trématoïdes, les ténioïdes et les cystoïdes de Rudolphi.

Des ACANTHOCÉPHALES : corps orbiculaire, élastique, extrémité antérieure garnie de crochets, sexes séparés. Cet ordre renferme l'*échinorynque géant* qu'on trouve en grandes quantités dans l'intestin du porc, où il peut acquérir trois décimètres de long. On le rencontre quelquefois logé dans l'épaisseur des membranes ; il peut même perforer ces tuniques et pénétrer dans le péritoine.

Les TRÉMATOÏDES sont mous, linéaires, elliptiques ou un peu arrondis, quelquefois denticulés sur les bords ; la tête en est peu distincte ; ils sont androgynes. Ces animaux sont pourvus d'espèces de ventouses, simples ou garnies d'aiguillons. On divise les trématoïdes en genres, d'après le nombre et la position des ventouses.

Le genre DISTÔME dont les espèces ont deux ventouses, une antérieure, l'autre ventrale, renferme plus de cent espèces : l'une, le distôme du foie, *distoma hepaticum*, douve du foie, *fasciola hepatica* (L.), est aplati, ovale, pointu en arrière ; il a la tête à peine distincte. A son extrémité antérieure on remarque un suçoir par où s'introduit la nourriture. La verge est au milieu du corps et les ovaires sont logés dans les intervalles des intestins. Cette espèce se trouve dans le foie de beaucoup d'animaux ; elle est surtout commune dans les ruminants, notamment dans les bêtes à laine ; tous les animaux atteints d'hydropisie dite pourriture en présentent. Ces entozoaires sont-ils la cause ou l'effet de la maladie ?

Genre PENTASTÔME. La bouche de ces entozoaires présente deux pores de chaque côté et un aiguillon. On en trouve des espèces dans les sinus frontaux, dans le foie, le poumon des quadrupèdes. On rencontre dans le chien et le cheval le *P. ténioïde, pentastoma tenioides.*

Les TÉNIOÏDES ont la tête pourvue de deux ou de quatre

suçoirs ; la bouche est quelquefois garnie d'un pore ou même pourvue d'une trompe, ou armée d'épines. Le corps en est aplati, allongé, les sexes sont réunis.

Le genre TÆNIA, qui forme le type de cet ordre, a le corps plat, à articulations plus ou moins marquées ; une tête pourvue de quatre suçoirs, armée ou non de crochets. Les articles ont des formes diverses et sont pourvus d'orifices le plus souvent faciles à apercevoir. Parmi les espèces qui attaquent nos animaux nous parlerons des suivantes, qui vivent dans les intestins.

T. equina : sans suçoirs visibles ; articulations courtes, larges ; *T. perfoliata* : tête bilobée postérieurement ; articles courts. Ces deux espèces vivent dans le cheval. *T. expansa* : articles courts, pourvus d'orifices latéraux doubles ; il habite l'intestin des agneaux ; *T. cucumis* : ce tænia a le cou court, les articles grands et les pores alternatifs : on l'a comparé aux semences des courges ; *T. serrata :* le tænia en scie a la tête pourvue d'une trompe et de crochets ; le *T.* en scie et le cucurbitain vivent dans le chien. *T. denticulata* : il est denté sur les côtés, la tête en est nue ; il vit dans le bœuf ; le *T. cuneiceps,* tænia en coin, se trouve dans le chat.

Les CYSTOÏDES ont le corps formé d'une vessie simple ou de plusieurs vessies concentriques, renfermant un liquide séreux. Ces vessies sont surmontées de têtes nues ou pourvues de trompes ou de fossettes. Dans quelques espèces on ne remarque pas de tête à la vessie ; on les appelle *acéphales.* Le cysticerque et le cœnure appartiennent aux cystoïdes.

Le CYSTICERQUE est un cystoïde monocéphale formé d'une vessie simple ; la tête est unique, garnie de quatre suçoirs. On trouve cet entozoaire dans le tissu cellulaire, le cerveau, le foie, le cœur de plusieurs animaux.

Le *C. celluleux,* ou *ladrique, cysticercus cellulosa, tænia cellulosa,* se trouve dans le porc : il constitue le caractère de la ladrerie. Beaucoup de naturalistes placent parmi les cysticerques le *tœnia caprina*, le *T. ovina*, le *T. bovina*, le *T. cordata*.

Les espèces du genre COENURE sont pourvues de plusieurs têtes garnies de suçoirs ou de crochets. Le *C. cérébral, cœnurus cerebralis, hydatide cérébrale*, se développe dans le cerveau du mouton ; il peut acquérir un grand volume, distendre, désorganiser le viscère qui le renferme, et même amincir, distendre les os du crâne. Cet entozoaire produit la maladie connue sous le nom de tournis. On l'a rencontré sur des animaux autres que le mouton.

Le genre ÉCHINOCOQUE est remarquable par la quantité d'œufs ou de petits vers qu'on remarque sur la surface de sa vessie. L'échinocoque des vétérinaires se trouve sur plusieurs animaux.

§ 3. *Effets des entozoaires, symptômes des maladies vermineuses.*

Tous les entozoaires produisent dans les animaux qui les portent la tristesse, la lenteur des mouvements, la sécheresse de la peau ; rendent le poil sec, hérissé, les membranes muqueuses pâles ; occasionnent la maigreur, le marasme et même la mort s'ils sont en grande quantité. L'animal qui porte ces parasites a l'appétit inégal, irrégulier, dépravé ; il lèche les murailles ; il a le flanc rétracté, des bâillements fréquents ; il éprouve des coliques ; ses excréments sont mous, fétides, mêlés de mucosités : le signe le plus certain de l'existence des vers dans les intestins, c'est la présence de quelques-uns de ces parasites dans les excréments. — Dans les oiseaux, les vers produisent les symptômes suivants : cessation de la ponte, tristesse, pâleur de la bouche, ailes basses, traînantes, plumes hérissées, diarrhée ; co-

liques, trépignement, dégoût ; maigreur. (Blavette,
Rec. de méd. vét. juin 1840.)

La présence des vers dans les cavités de la poitrine
s'annonce par des signes d'une violente inflammation,
par des toux fortes, quinteuses, suffocantes. Le distôme
du foie occasionne la maigreur du corps, la pâleur des
membranes muqueuses, des œdèmes, ensuite l'hydropisie. La laine du mouton s'arrache, le tissu cellulaire
placé sous la langue s'infiltre de sérosité surtout vers
le soir par l'effet de la fatigue. Les animaux présentent
ce que les bergers appellent *la bouteille.*

Le cysticerque ladrique n'a pas de signes spéciaux :
il rend la peau épaisse, rude, les soies hérissées, la
voix rauque. On n'est certain de son existence, quand
il y en a peu, que lorsqu'on l'aperçoit sous les membranes de l'œil, de la bouche, etc.

Le cœnure cérébral rend les animaux lents ; les
moutons qui en ont ne suivent pas le troupeau ; dans
le pâturage ils tournent sur eux-mêmes quelquefois sans
cesser de manger ; ils maigrissent, éprouvent des convulsions. Avant la mort, on voit quelquefois le crâne
se déformer, devenir mou, flexible, proéminent sur
la partie qui correspond au parasite.

A ces signes, il faut ajouter, pour tous les entozoaires,
les renseignements sur le régime suivi par les animaux
malades ; l'état sanitaire des troupeaux, des poulains,
les années précédentes ; l'autopsie des bêtes mortes, etc.

§ 4. *Des moyens de prévenir les entozoaires.*

Lorsqu'on aura lieu de croire les animaux menacés d'une affection vermineuse soit que celle-ci ait
régné les années précédentes, soit qu'elle règne dans le
pays, on les soignera d'une manière particulière, on les
éloignera des lieux humides, des pâturages maréca-

geux ; on donnera des aliments toniques et bien alibiles, des boissons saines et au besoin salées. Si les
animaux vivent dans des pâturages, on leur donnera
la nuit au râtelier quelques livres de bon foin, quelques
poignées d'avoine. Pour préserver les bêtes à laine de
la pourriture, on leur administrera de la chicorée, de
bon foin de luzerne ; on les conduira sur les montagnes ; si on les nourrit avec des racines, on y ajoutera
de la poudre de gentiane, des baies de genièvre,
du gland. On peut employer comme préservatifs les
moyens dont on se sert pour détruire les vers ; donner
la poudre de fougère mâle, la graine de semen-contrà
dans des décoctions de tanaisie, ou les mêler à de la
farine, les incorporer dans l'extrait de genièvre, en
faire des pâtes, des bols. On recommande surtout contre l'A. lombricoïde et l'O. vermiculaire le semen-contra
et les décoctions de tanaisie ; contre le tœnia, l'écorce de
grenadier, la poudre d'étain. Chabert administrait aux
chevaux, à la dose de 32 à 64 grammes, l'huile empyreumatique dans une infusion de sarriette, *satureia hortensis*.
La suie de cheminée est très-efficace ; elle agit comme
amer et comme empyreumatique. On a remarqué que
l'essence de térébenthine est la substance qui détruit le
plus tôt les larves d'œstre dont nous parlerons plus loin.
Enfin le sel est peut-être le meilleur préservatif contre
les vers : il convient contre tous les entozoaires. Les
vermifuges qu'on emploie ordinairement agissent comme
toniques, fortifiants, ils combattent la diathèse vermineuse ; il y en a aussi qui nuisent directement aux vers.
Pour qu'un vermifuge produise un bon effet, il faut
faire suivre son administration de l'emploi d'un purgatif ; ce dernier chasse les vers que le premier remède
a engourdis.

On ne connaît contre le cœnure cérébral d'autre moyen
que l'extraction de ce parasite ; on peut aussi le détruire

en implantant par une simple ponction un trois-quarts dans le cerveau; mais pour que ces opérations très-chanceuses réussissent, il faut savoir la place qu'occupe le ver.

Contre le cysticerque ladrique, il faut employer une grande propreté, une nourriture saine, le sel; l'urine humaine prévient le développement de la ladrerie.

MM. Gellé, Vigney conseillent de diriger des fumigations faites avec de vieux cuir dans la poitrine des animaux qui ont des vers dans les bronches.

ART. II. — DES ECTOZOAIRES.

On appelle ainsi les insectes qui se fixent sur la peau de nos animaux; les uns sont aptères, les autres pourvus d'ailes.

§ 1ᵉʳ. *Des insectes aptères.*

A. INDICATIONS DES ESPÈCES PRINCIPALES. *Du pou.* Les poux ont un corps aplati formé de segments. Ils ont six pattes munies de crochets à l'aide desquels ces animaux se fixent aux poils et aux plumes. Ils sont très-prolifiques; les œufs, *lentes*, sont enduits de viscosité et adhèrent aux poils.

On connaît plusieurs espèces de poux : l'homme en nourrit deux, le *pou du linge* qui est blanc, et celui *de la tête* qui est noirâtre. Le *pou du bœuf* a des bandes rougeàtres sur les deux faces ; celui *du veau* est plus gros et grisâtre ; *le pou de l'âne* est strié et de couleur foncée; on le trouve sur l'âne et sur le cheval.

Les RICINS sont agiles, actifs ; ils ont deux mandibules, deux mâchoires et des pattes pourvues de crochets. Ils attaquent principalement les oiseaux. On connaît le *R. du coq d'inde* qui a l'abdomen blanc, gris sur les côtés ; le *R. de la poule* dont la tête est échancrée en arrière et l'abdomen long ; le *R. de l'oie* qui est grêle, pâle ; le *R. du pigeon* qui est petit, jaunâtre pourvu d'une raie brune.

Les PUCES éprouvent trois métamorphoses; elles ont deux suçoirs et un abdomen volumineux ; elles sont pourvues de six pattes dont les postérieures sont fort longues. Les femelles déposent les œufs sur la peau, sous l'ongle, dans des ordures, dans des nids d'oiseaux; la bourre, les plumes, la malpropreté en favorisent singulièrement la multiplication. Les larves sont grêles, allongées; elles sont armées de crochets et se nourrissent de sang : lorsqu'elles sont nombreuses elles épuisent quelquefois le pigeon qui les porte. En été elles parviennent à l'état d'insecte parfait plus tôt qu'en hiver. La puce commune appelée *irritante*, attaque le chien, le chat; le pigeon, etc. : la puce *pénétrante*, commune en Amérique, pond ses œufs sous la plante du pied de l'homme; si les larves s'y développent, elles produisent des douleurs atroces.

Les ACARES sont souvent microscopiques; ils ont la bouche pourvue de mâchoires terminées par une pince ou par un suçoir muni d'un dard qui sert à percer la peau des animaux. Ces insectes sont ovipares et se multiplient rapidement. On les rencontre sous les pierres, dans les fentes des arbres, dans la viande desséchée, dans le fromage, et presque sur tous les autres animaux. Le *sarcopte* se trouve sur les animaux galeux; cet insecte a un suçoir, huit pattes armées de griffes et un corps mou, pointu.

Les IXODES vivent dans les lisières des bois, dans les lieux touffus; ils sont suspendus à des broussailles par les pattes antérieures et se jettent, à la première occasion, sur les animaux qui passent à leur portée. Ils supportent de longues abstinences; mais lorsqu'ils ren-

contrent de la nourriture, ils en prennent beaucoup et
le corps augmente prodigieusement de volume; ils se
fixent si fortement sur les animaux, qu'on ne peut les
extraire qu'en arrachant les tissus embrassés par les suçoirs. On les trouve sur le cheval, le bœuf, et même sur
la tortue. Ces insectes se multiplient avec une rapidité
prodigieuse, et le nombre peut en devenir tel, que les
animaux qui les portent en dépérissent. L'*ixode ricin* est
un peu poilu et d'un rouge de sang. L'*ixode réticulé* est
cendré, ridé; il s'attache au bœuf. L'*ixode sanguin*,
quoique microscopique, produit des démangeaisons insupportables. Les chasseurs appellent *louvette* le ricin
qu'on trouve sur le chien.

MOYENS DE GARANTIR LES ANIMAUX DES INSECTES APTÈ-
RES. On emploie contre ces parasites la grande propreté,
des pansages fréquents, des lotions, des bains, des lavages
au savon pour dissoudre les mucosités des lentes et entraîner ces œufs, etc.; il faut aussi tondre les animaux si la
saison le permet. Une bonne alimentation forme le meilleur remède contre les poux; des aliments nutritifs, de
facile digestion, le grand air, nettoient la peau, la rendent souple et le poil luisant: les aptères résistent rarement
au vert pris en liberté. Si tous ces moyens sont sans efficacité, il faut laver les animaux avec des décoctions de
tabac, de staphisaigre; faire des onctions avec l'onguent
mercuriel, avec des pommades antipsoriques, avec de la
fleur de soufre mêlée à du beurre frais; dans quelques
cas les solutions arsénicales très-étendues peuvent être
utiles. On arrache les parasites gros et en petit nombre,
ou plutôt on les coupe avec des ciseaux pour ne pas produire de la douleur aux animaux qui les portent.

§ 2. *Des insectes ailés.*

A. INDICATION DES ESPÈCES PRINCIPALES. La GUÊPE-

34

FRELON a le corps long de 3 centimètres, la tête ferrugineuse, pubescente, avec le devant jaune. Cette guêpe fait son nid dans le coin abrité d'une roche, d'un mur, et elle pique les animaux qui s'approchent de sa demeure.

Le BOURDON DES PIERRES est noir, il a l'anus jaune, les ailes incolores. Cet insecte fait son nid dans la terre, sur des pierres; il pique les animaux.

L'ABEILLE, assez connue, produit des piqûres graves s'il y en a un grand nombre sur un petit espace.

Les COUSINS ont une trompe saillante, cinq piquants distincts, placés dans un fourreau, et à l'aide desquels ces insectes percent la peau pour en sucer le sang. Les cousins versent dans leurs piqûres une liqueur venimeuse qui détermine la cuisson. Les femelles déposent leurs œufs sur l'eau où elles les réunissent au nombre de 2 à 300 sous forme de radeau; les insectes ne quittent ce liquide que lorsqu'ils sont parvenus à l'état d'insecte parfait. Les cousins aiment les pays chauds et humides, le voisinage des eaux stagnantes; dans nos climats ils abondent à l'époque de la maturité des fruits, surtout le matin et le soir, et en Amérique, dans toutes les saisons. Le *C. commun* est cendré; il a l'abdomen annelé de brun et les ailes tachées. Le *C. serpentant* est noirâtre et très-petit.

Les ASILES ont le corps long, velu; une trompe saillante, courte, forte, renfermant un suçoir; des ailes croisées sur le dos; des pattes longues, fortes, garnies de crochets. On en compte un grand nombre d'espèces. L'*A. frelon* est jaune, il a les trois premiers anneaux de l'abdomen veloutés et des pattes brunâtres. Cet insecte est le plus grand des asiles d'Europe, mais il est plus petit que l'*A. géant* qui se trouve en Amérique. L'*A. cendré*, gris, poilu, est long de 12 à 15 millimètres. Ces diptères, très-forts et très-carnassiers, dévorent beaucoup d'autres insectes, font aux quadrupèdes et à l'homme des piqûres profondes qui cependant ne sont pas longtemps douloureuses.

Les TAONS ont la tête grosse, presque hémisphérique ; les trompes saillantes, garnies de six piquants et terminées le plus souvent par deux lèvres allongées ; les palpes avancées, épaisses, velues, coniques ; les antennes courtes, ayant le dernier article en croissant ; les yeux brillants, d'un vert doré, avec des taches pourpres. Ces insectes habitent les lieux humides, les lisières des bois ; ils peuvent produire de l'enflure, des hémorrhagies ; ils sont plus dangereux dans les temps chauds, à l'approche des orages : leur bourdonnement fait fuir les animaux. Le *T. du bœuf* a le corps long de trois centimètres, brun en dessus, gris en dessous ; des taches jaunes sur l'abdomen, des pattes jaunes, des ailes transparentes, roussâtres. La larve est allongée, a la tête armée de deux crochets ; elle vit dans la terre. Cet insecte est commun ; il pique les ruminants, les solipèdes. Le *T. du chameau :* corps noir, taches jaunes sur l'abdomen ; le *T. nègre* qu'on trouve dans le midi ; le *T. aveuglant :* yeux dorés, thorax jaunâtre, rayé de noir, tourmentent aussi les herbivores domestiques.

Les OESTRES ont une tête large, portant à la place de la trompe trois tubercules ; des yeux grands ; des antennes courtes ; des ailes écartées, triangulaires ; des pattes terminées par des crochets et des pelotes. L'insecte parfait vit très-peu de temps. Les larves nuisent à nos herbivores ; elles vivent dans les fosses nasales du mouton, dans l'estomac du cheval, etc.; si nous plaçons les œstres parmi les ectozoaires, c'est à cause de leur ressemblance avec les insectes ailés.

L'*œstre du bœuf* a le corps long de 15 millimètres, très-velu ; le thorax jaune avec une bande noire ; l'abdomen blanc, pourvu d'une tarière composée de quatre tuyaux rentrant les uns dans les autres. C'est avec cet organe que la femelle perce la peau du bœuf, du cerf pour déposer ses œufs ; elle ne place qu'un œuf dans chaque trou, et quoique très-féconde, elle ne met que peu d'œufs sur chaque animal pour ne pas l'épuiser et exposer l'avenir de sa progéniture. Les larves sont apodes, mais garnies d'anneaux assez rudes pour déterminer une petite tumeur et une irritation sécrétoire qui fournit un liquide aux dépens duquel elles vivent. Elles restent environ onze mois dans leur retraite et en sortent au printemps.

L'*œstre du mouton* a le corps long de 10 millimètres, légèrement velu, la tête grisâtre, le thorax cendré, l'abdomen jaunâtre, tacheté, les ailes transparentes. La femelle pond en juillet ; elle dépose ses œufs à l'entrée des cavités nasales du mouton, du cerf, de la chèvre. Entraînés par l'air dans le nez, ces germes y éclosent. Les larves sont pourvues de deux crampons ; elles pénètrent dans les sinus et y vivent 10 ou 11 mois du mucus que leur présence fait sécréter. Si après leur développement elles ne peuvent sortir, elles s'agitent, déterminent des douleurs d'où peuvent résulter des convulsions, le tournis et même la mort. L'insecte parfait ne pique pas, cependant son bourdonnement effraie les moutons qui l'entendent ; ils s'agitent, s'agglomèrent, cachent le nez.

L'*œstre du cheval* se distingue par un corselet ferrugineux, rayé de brun, par un abdomen poilu, par deux points noirs sur les ailes. Les larves vivent dans l'estomac du cheval ; elles ont la peau dure, le corps garni d'anneaux et la tête pourvue de deux crochets ; elles s'attachent à la muqueuse gastrique et de préférence près du pylore, irritent cette membrane et vivent 10 à 11 mois de mucus. Ces larves sont inoffensives s'il y en a peu ; mais si elles sont nombreuses elles peuvent déterminer des accidents mortels, quelquefois elles perforent l'estomac.

L'*œstre vétérinaire* est presque aussi grand que le précédent ; il est rougeâtre, couvert de poils roux, ses ailes n'ont pas de taches. Nous en trouvons la larve dans l'estomac et dans l'intestin du cheval.

L'*œstre hémorrhoïdal*, très-velu, a le thorax noir et l'abdomen blanc, noir et fauve ; ses ailes sont tachées. Cet insecte est plus petit que celui du cheval. Les larves ont des crochets longs et forts ; on les trouve dans le rectum et même dans l'estomac.

Il est difficile de prévenir le développement des œstres, et l'on ne possède pas de substance susceptible d'en détruire les larves. On connait d'ailleurs fort peu de signes qui en annoncent la présence dans un animal ; si l'on a lieu d'en soupçonner d'après la maigreur ou d'après des signes commémoratifs qui peuvent résulter de la mort et de l'autopsie d'autres animaux de la même espèce, il faut faire usage des vermifuges les plus actifs. On conseille, pour détruire les larves de l'œstre du bœuf, de les écraser, en perçant la tumeur dans laquelle elles sont logées, avec une grosse aiguille à tricoter. On parle d'un oiseau qui va dans les pâturages et saute sur le bétail pour extraire ces larves.

STOMOXE. Le *S. piquant* a le corps cendré, taché de noir, long de trois millimètres, la tête blanche, la trompe longue et noire. Cet insecte ressemble à la mouche commune ; il pique surtout à l'approche de la pluie, s'agglomère sur les jambes, sur les paupières. Le *S. irritant* est pourvu de lignes noires sur l'abdomen et blanches sur les pattes ; plus petit que le précédent, il pique aussi nos animaux.

MOUCHES. Nous en connaissons plusieurs espèces. La *M. bleue* de la viande a le front fauve, le corselet noir, l'abdomen bleu avec des raies noires ; ses larves vivent dans la viande, où la mouche dépose ses œufs. La *M. domestique* présente un abdomen brunâtre, court, des ailes jaunâtres à la base ; la larve vit dans le fumier. Cet insecte est plus petit que le précédent.

La *M. vivipare* ou *carnassière* a le corps cendré, les yeux rouges, plus écartés que dans la mouche propre-

ment dite. La femelle dépose ses larves dans la viande.
La *M. des pluies* présente un corps cendré avec des
taches noires. Les mouches sont plus actives dans les
temps chauds et à l'approche des orages. Leurs piqûres
quelquefois irritantes, sont toujours incommodes. La
carnassière hâte la décomposition des matières animales ; elle multiplie beaucoup, et ses larves servent,
sous le nom d'*asticots*, à engraisser la volaille.

L'HIPPOBOSQUE a la tête presque confondue avec le
thorax ; son corps est épais, aplati, mou. Cet insecte
vole difficilement, mais il marche avec rapidité. La femelle garde l'œuf dans l'abdomen jusqu'à ce qu'il soit
transformé en nymphe. On connaît l'*hippobosque du
cheval*, celui du *mouton*, celui de l'*hirondelle*. Ces insectes ne produisent pas de vives douleurs, mais des
prurits incommodes ; cependant nous voyons des animaux en porter un grand nombre sans paraître en
souffrir.

B. Effets des insectes ailés ; moyens d'en garantir
les animaux. Les insectes ailés tourmentent beaucoup les
animaux, les font maigrir, diminuent la sécrétion du lait
des femelles ; ils peuvent même occasionner des plaies,
ou du moins ils s'opposent à la cicatrisation de celles qui
existent.

Pour prévenir les ravages des diptères, il faut pendant les fortes chaleurs, laisser les animaux au frais, à
l'ombre, ne les faire travailler que le matin et le soir ;
tenir les fenêtres des étables fermées avec des persien-
nes, des paillassons qui diminuent la clarté tout en laissant renouveler l'air.

Pour garantir des insectes ailés les animaux qu'on
laisse exposés au soleil, on recommande de les laver
avec des décoctions de feuilles de noyer, de courges
(Olivier de Serres) ou d'autres substances amères. On
conseille un liniment composé avec savon vert, essence

de térébenthine, huile d'aspic ou de laurier, alcool, de chaque cinq parties. Appliqué avec une brosse, ce composé tient le poil des animaux luisant et éloigne les mouches.

Il faut faire des onctions avec des pommades irritantes sur les bords des plaies, pour en écarter les insectes qui en retarderaient la guérison. Des couvertures légères qui, sans échauffer les animaux les préservent des insectes, sont les moyens le plus souvent employés.

Des *émouchoirs*. Le *caparaçon* est une espèce de filet que l'on place sur les animaux pour les garantir des mouches. C'est l'émouchoir le plus usité; il embrasse assez souvent tout le corps, à l'exception des régions qui sont couvertes par les harnais; il est bordé d'une frange en longues ficelles rendues pendantes par de gros nœuds qui les terminent. Par l'effet des mouvements que les animaux exécutent, ces ficelles préservent des parties qui ne sont pas recouvertes par le caparaçon.

D'autres fois les émouchoirs se composent de simples franges qui garnissent seulement les parties du corps les plus sensibles; on les attache aux traits pour préserver le flanc, les avant-bras; aux cornes, pour garantir les yeux et le mufle; à la base de l'encolure, pour chasser les mouches du poitrail, des genoux, etc.

Le dessous du ventre est préservé au moyen d'une pièce de toile, espèce de tablier qui recouvre cette région. Ce harnais protège une partie sensible, les environs du nombril où se réunissent un grand nombre de mouches. Les animaux, pour chasser ces insectes, font des efforts continus, portent le pied postérieur en avant et s'exposent à s'entraver, à s'abattre, etc.

Des cousinières. Les femelles des cousins, sont plus à craindre que les mâles. Les Américains les appellent *maringouins, moustiques;* ils s'en préservent au moyen de tissus clairs, appelés *cousinières, moustiquières*. Hérodote, rapporte M. Spence, dit que les cousins, les mouches, font des efforts pour passer au travers d'une toile serrée, tandis qu'ils ne cherchent pas à traverser un filet ou un tissu clair.

ART. III. — Araignées, scorpions, vipères.

Les ARAIGNÉES sont des arachnoïdes appelées *sédentaires*, parce que loin de poursuivre leur proie elles l'attendent dans leur retraite. On connaît plusieurs espèces d'araignées; on a considéré ces insectes comme pouvant nuire aux animaux par leurs morsures, mais cette opinion est peu fondée pour les araignées de nos climats. La piqûre des araignées des caves peut cependant produire un état fébrile sur les petits animaux. Du reste, les araignées peuvent être introduites dans les voies digestives sans accidents; ces insectes rendent même des services en détruisant les mouches. Cependant on ne doit pas laisser les toiles d'araignées dans une habitation : c'est une cause de malpropreté; avalées par le bétail, ces toiles occasionnent des toux.

Les SCORPIONS sont pourvus de fortes mandibules et de palpes très-grandes; le thorax en est carré, marqué d'un sillon médian. L'abdomen, peu distinct du thorax, porte les peignes, espèces de bras; il est formé de plusieurs anneaux dont les derniers forment le dard, qui sert d'arme défensive et offensive. Ce dard est noueux, long, grêle, très-flexible, pourvu à son extrémité de petites ouvertures, qui sont les orifices excréteurs d'un réservoir intérieur. Les scorpions vivent dans les pays chauds; ils recherchent les lieux sombres et humides : on les trouve sous les pierres, dans des troncs d'arbres et même dans les maisons; ils sont agiles, marchent en ayant la queue relevée en arc sur le dos, mais ils la dirigent avec promptitude

dans tous les sens, en piquent leur proie ou leurs enne-
mis et déposent une liqueur venimeuse dans les plaies ;
leur piqûre est cependant peu dangereuse pour les grands
quadrupèdes ; mais celle d'un scorpion fort, adulte et qui
est irrité, peut causer la mort d'un chien. Ces animaux
sont très-voraces, ils détruisent une foule d'insectes ; on
dit même qu'ils se dévorent mutuellement, sans épargner
leur progéniture. Les naturalistes connaissent plusieurs
espèces de scorpions dont une seule se trouve en Europe ;
c'est le *scorpion commun*, qu'on rencontre dans le midi
de la France ; il est d'un brun foncé avec les parties postérieures du corps plus claires ; il a neuf dents à chaque
peigne, et celui d'Afrique en a treize.

La TARENTULE a le corps long de trois centimètres, le
thorax séparé de l'abdomen par un étranglement ; des
mandibules noires terminées en griffes, huit yeux rougeâtres. Cette arachnide se trouve dans le midi, en Italie ;
la morsure en est moins grave que celle des scorpions.

DE LA VIPÈRE. Les serpents venimeux se distinguent
par des crochets cannelés et par une glande destinée à
sécréter le venin. Le genre vipère, classé parmi les serpents à sonnettes, est le seul qui présente des espèces
venimeuses dans nos climats. Toutes les espèces ont la
tête triangulaire, plate, large et s'élargissant quand les
reptiles sont irrités. Le museau est à bord saillant. Nous
avons en France deux espèces de vipères.

La *commune* a le corps long de 7 décimètres à peu
près, la queue un peu obtuse ; elle est brune et pourvue
sur le dos d'une ligne de plaques noires, disposées en zig-
zags ; elle présente des taches ardoisées sur le flanc ; le
corps en est couvert d'écailles. La vipère a la langue
fourchue, le museau couvert d'une grande écaille tachée
de noir et de blanc ; elle a sur la tête deux lignes noires
en V et séparées par une tache blanche ; les yeux sont
étincelants, l'iris est rouge et la prunelle noire.

La *vipère* aspic est petite ; elle présente quatre séries de lignes noires sur le dos.

Les vipères sont vivipares : elles se nourrissent d'insectes, d'oiseaux, de petits mammifères ; elles sont timides, vivent dans les endroits boisés, rocailleux, isolés, ne sortent qu'après le lever du soleil et rentrent lorsque les rayons de cet astre sont trop chauds. La vipère ne mord les grands animaux, l'homme, que lorsqu'elle est irritée, et plutôt pour se défendre que pour attaquer ; lorsqu'elle mord, les crochets redressés déposent le venin dans la plaie. Ce liquide agit comme un poison très-actif ; les effets en sont en rapport avec la quantité ; la piqûre produit, dans la partie blessée, un gonflement considérable et une vive douleur ; bientôt se manifestent des symptômes généraux très-graves. La morsure d'une vipère est mortelle pour les oiseaux, pour le chien, le mouton, la chèvre, le lapin, le furet ; le porc, le hérisson résistent au venin de ce reptile. Dans les grands herbivores tous les phénomènes sont locaux. Les chats ne souffrent pas beaucoup de la morsure des vipères ; ils sont tristes pendant deux jours. (Belliol.)

Lorsque les animaux fréquentent une localité où ils sont exposés à être mordus par les serpents venimeux, par les scorpions, on recommande aux conducteurs d'être munis d'un flacon d'ammoniaque ; si les animaux sont mordus, de laver la piqûre avec ce liquide ; si la partie blessée devient livide, froide, de donner à l'intérieur quelques gouttes de ce médicament. Mais M. Belliol, qui habite un pays où les vipères sont communes, dit que ce moyen, dont on a tant vanté la vertu contre le venin de ces reptiles, est tout-à-fait sans action. Notre savant confrère conseille de chercher de suite la partie mordue, de faire sur la piqûre une incision cruciale et de bien laver la plaie avec le premier liquide que l'on a à sa portée, ou mieux avec un acide ; de conduire ensuite l'animal dans une habitation et de cautériser la morsure avec un fer rouge. Il faut agir avec promptitude, car une fois le venin absorbé, tout remède est inutile.

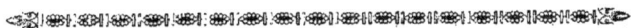

QUATRIÈME CLASSE.

GESTA.

Quoique le mot GESTA, *actions*, ne s'applique qu'aux phénomènes actifs, aux déplacements, nous étudierons, dans cette classe, l'influence hygiénique exercée par les divers états des organes du mouvement.

CHAPITRE PREMIER.

DU REPOS ET DE SES EFFETS.

De l'inaction absolue et de longue durée. « La nature ne nous a pas donné des organes pour les laisser dans l'inaction; c'est de leur exercice modéré que dépend la santé. » (Rostan.) Les parties qui restent longtemps sans se mouvoir cessent de se nourrir; le sang n'y arrive qu'en petite quantité, la chaleur animale s'éteint et les muscles y deviennent flasques, incapables de se contracter.

Si l'ensemble du corps reste immobile, toutes les fonctions se ralentissent; l'appétit diminue, la digestion se fait mal, le cœur se contracte faiblement, la respiration est lente, les fluides séjournent dans les tissus, des œdèmes se forment, les membres s'engorgent, etc. Si le repos dure longtemps les animaux deviennent faibles, incapables de se soutenir; ils tombent dans le marasme et meurent.

Du repos passager. Les animaux peuvent être en repos couchés ou debout; s'ils sont couchés, les organes du mouvement restent presque dans l'inaction : cet état est favorable, nécessaire même aux animaux qui ont travaillé. L'économie animale fait alors peu de déperditions; toute la vie reste concentrée sur les viscères intérieurs : la digestion se fait bien et le chyle est abondant; les contractions du cœur sont lentes, mais fortes; la respiration est aisée, l'hématose complète, le sang devient abondant et riche; la nutrition est très-active, l'économie répare les pertes faites pendant l'exercice : le volume du corps augmente rapidement si la nourriture est assez copieuse. Cette position est la plus favorable à l'engraissement : l'assimilation se fait d'une manière particulière, elle est incomplète; les principes du sang se déposent dans les alvéoles du tissu adipeux, mais sans être réellement unis aux organes.

Le repos est nécessaire après un exercice forcé : les muscles fatigués se délassent, les abouts articulaires foulés, pressés se dilatent, la douleur des membres cesse, les animaux éprouvent du bien-être; mais les bêtes, échauffées par un exercice violent, ne doivent se reposer que dans un lieu chaud ou après avoir été préservées du froid par des couvertures.

Dans le repos debout, le poids du corps tend à tomber en arrière, à cause de la direction que présentent de ce côté les abouts articulaires; les muscles fléchisseurs des membres agissent, et ils sont secondés dans leur action par des cordes tendineuses, qui dans nos grands animaux se trouvent en arrière des rayons osseux. Si les quatre membres sont sains, ils se reposent alternativement, et comme la force des muscles est en général proportionnelle au poids du corps, l'attitude debout est peu

fatigante. Il y a des quadrupèdes qui se couchent rarement, qui digèrent, se reposent, dorment debout ; mais la
station est pénible pour les grands animaux qui ont un
membre malade ; celui qui est opposé à ce dernier supporte seul la moitié antérieure du corps, ou la postérieure si c'est un membre de derrière qui souffre : il
devient douloureux, se fatigue, le sang s'y porte en trop
grande quantité, un engorgement survient et quelquefois
la fourbure se déclare. Il faut prévenir ces accidents en
soutenant les animaux par des courroies passées sous
le ventre, en ferrant bien le pied qui supporte le corps
ou en le déferrant et en plaçant l'animal sur un sol mou,
sur une litière épaisse.

Si le repos, couché ou debout, se continue trop longtemps, les mouvements partiels n'entretiennent pas suffisamment la vitalité du corps ; les muscles imprégnés de
graisse, devenus flasques, perdent avec l'habitude d'agir
la force de se contracter. Aux effets du repos s'ajoutent
presque toujours ceux qui résultent du manque de
lumière, d'un bon air, pour produire la débilité, l'atonie des animaux qu'on laisse trop longtemps dans les
étables.

CHAPITRE II.

DE L'EXERCICE ET DE SES EFFETS.

—

SECTION PREMIÈRE.

DE L'EXERCICE EN GÉNÉRAL.

L'exercice quoique nécessaire au développement et à
l'entretien des organes, peut être nuisible s'il est au-
dessus des forces des animaux : il produit des effets locaux et des effets généraux. Les premiers sont ceux qui

se manifestent dans la partie qui agit; ils sont les uns primitifs, les autres secondaires : ceux-là sont l'excitation, l'abord d'une quantité plus considérable de sang et l'augmentation de la chaleur animale; si l'exercice est violent ou trop longtemps continué, il se manifeste un sentiment pénible qui produit la lassitude : cet état peut devenir douloureux, constituer une maladie.

Si l'excitation produite par les mouvements a une certaine durée, elle réagit sur la nutrition de l'organe qui est en action : les mouvements de composition et de décomposition sont augmentés; si les animaux prennent assez de nourriture, si l'exercice se renouvelle fréquemment, s'il est interrompu par des temps de repos assez longs, les tissus acquièrent du volume, deviennent fermes, de bonne nature; ils ne sont gorgés ni de sérosité ni d'un excès de graisse. Faire agir un membre qui ne prend pas assez de nourriture, c'est le meilleur moyen de le fortifier; c'est dans ce but qu'on ferre (avec des fers à patin) les membres sains de manière à en rendre l'appui peu solide et à forcer les animaux à s'appuyer sur les pieds du côté malade qui doivent être très-bien ferrés.

Les effets généraux de l'exercice doivent aussi être distingués en primitifs et en secondaires. L'excitation se propage de l'organe qui agit à toute l'économie; la circulation devient plus active, elle est facilitée par les contractions des muscles qui poussent le sang de la circonférence au centre, et par le relâchement des mêmes organes qui l'attirent du centre à la circonférence : il n'y a pas de stagnation dans les viscères ni dans les tissus, le sang est uniformément distribué à tous les organes, les membranes muqueuses sont roses et les capillaires de la peau injectés; la chaleur animale est augmentée, l'urine devient rare, colorée, mais la transpiration cutanée est abondante; la sérosité du sang diminue,

l'absorption interstitielle s'active, et les œdèmes, les engorgements des membres disparaissent. Si l'exercice se
renouvelle souvent, le système nerveux prend de l'activité sans acquérir cependant une prépondérance capable
de troubler l'équilibre des fonctions. La poitrine se dilate, les poumons restent perméables à l'air et au sang,
et la respiration est aisée et complète. L'exercice modéré
est favorable à la digestion, le ventricule éprouve un
balancement qui facilite la chylification, le passage du
chyme dans l'intestin et l'écoulement de la bile, du suc
pancréatique. Les évacuations occasionnées par l'exercice activent indirectement l'absorption du chyle, le sang
porte à tous les organes des matériaux propres à l'assimilation.

La nutrition se fait bien, mais le corps n'acquiert cependant qu'un volume moyen en raison des déperditions
qu'il éprouve. Le mouvement raffermit les tissus, chasse
la sérosité, la graisse du centre des fibres musculaires
et rend les chairs dures. Dans les oiseaux qui volent
beaucoup, les ailes sont moins savoureuses que les
cuisses, et c'est le contraire chez ceux qui marchent plus
qu'ils ne volent. La viande des vieux animaux qui ont
fait beaucoup d'exercice, n'est jamais bien tendre ; mais
celle des bœufs de taille élevée, et dont les mouvements
sont plus lents, qui emploient moins d'efforts pour produire un effet donné, est meilleure que celle des petits
qui ont également travaillé.

Un exercice disproportionné avec les forces des animaux peut produire de graves et de nombreux accidents.
Si c'est un travail continu qui n'exige pas de très-grands
efforts, il n'occasionne pas de lésions immédiates ; mais
il détériore la constitution, rend impressionnable aux
causes morbifiques, et les maladies sont toujours graves,
difficiles à guérir, souvent mortelles. Un travail forcé
agit même sur les facultés intellectuelles ; les animaux

bien soignés qui ne travaillent que médiocrement sont les plus intelligents. Les races de bœufs, de chevaux exténués de fatigue sont stupides. Tous les auteurs disent que le cheval anglais pur sang est le plus intelligent des chevaux de nos pays.

Si l'exercice exige de très-grands efforts il peut occasionner des distensions des tendons et des ligaments, des luxations, le refoulement des abouts articulaires, des exostoses, des anévrismes du cœur ou des grosses artères, la rupture de quelque viscère et une mort instantanée. Un exercice excessif trop longtemps continué agit sur la constitution des humeurs ; il nuit d'abord à la digestion : les animaux très-fatigués souffrent, ont peu d'appétit et digèrent mal ; s'ils viennent de prendre le repas, s'ils ont l'estomac plein au moment où ils entrent en exercice, la vie se porte sur les muscles, l'estomac fonctionne mal et des indigestions surviennent, ou la nourriture passe dans l'intestin imparfaitement élaborée, et fournit un chyle peu abondant et peu réparateur. Si le travail qui produit ces effets est de longue durée, les humeurs s'altèrent, la constitution se détériore et les animaux contractent des maladies graves, des fièvres typhoïdes ou des lésions organiques. Les bœufs qui ont fait un excès de travail s'engraissent très-difficilement et fournissent de la mauvaise viande, et les chevaux prennent souvent le farcin, la morve.

L'exercice forcé exerce une action funeste sur les organes de la circulation et de la respiration. Ces deux fonctions sont accélérées et pénibles : les muscles, dans un état presque continuel de contraction, reçoivent difficilement le sang ; ce fluide séjourne dans les viscères mous, dans le foie, la rate, le poumon et produit l'engorgement de ces viscères. Les mouvements respiratoires sont très-fréquents, mais ils se font avec difficulté : plusieurs muscles locomoteurs prennent leur appui sur les parois pectorales ; celles-ci sont fixes, peu mobiles, se dilatent à peine, peu d'air est introduit dans les poumons, et ce viscère, gorgé d'un autre côté de sang veineux, élabore imparfaitement ce fluide : le poumon s'engorge, des pneumonies, des bronchites, des pleurésies se déclarent , les humeurs s'altèrent, etc. Dans le cheval l'excès de travail agit surtout sur les membres et sur la poitrine. « La maigreur, le retroussement, et souvent l'altération du flanc, le ternissement du poil, le flageolement des jambes, leur courbure en forme d'arc , leur éloignement de tout aplomb , la faiblesse de leurs articulations , la lenteur, la mollesse et la difficulté de leur action , sont les symptômes de cet excès trop longtemps continué et qui , lorsqu'il est subit, est assez fréquemment suivi de la fortraiture, de la fourbure, de la courbature, de la morfondure, de la fièvre, etc. » (Bourgelat.) M. Renault affirme que sur 100 chevaux faisant le service des malles , tel qu'il est monté aujourd'hui, il n'en est pas 20 qui , au bout d'un an , ne soient plus ou moins atteints de la pousse. *(Le Cult.,* 1841.) On reconnaît que le cheval de poste ne peut continuer de servir au-delà de deux ans, et que celui de diligence ne dépasse pas quatre ans. (F. d'Aldéguier ; *Des remontes,* juin 1842.)

Les travaux excessifs sont plus nuisibles aux jeunes animaux qu'aux adultes. Les poulains, les bouvillons n'ont ni la force ni la consistance nécessaires pour faire ni pour supporter de rudes fatigues. On est bien ennemi de son intérêt quand, « à grands coups d'aiguillon ou de fouet, on prétend leur donner la force, la vigueur que la nature n'a pas encore développées...... C'est en abusant ainsi de l'enfance d'un poulain que, tout en avilissant son caractère, on altère pour toujours sa constitution. Il montrera de bonne heure tous les signes de l'usure sénile ; il sera réformé à un âge où , dans l'ordre de la nature, il devrait avoir toute son énergie. » (Grognier).

35

SECTION DEUXIÈME.

ART. 1er. — DES MOUVEMENTS PARTIELS.

On appelle MOUVEMENTS PARTIELS ceux qui ont lieu sans que l'ensemble du corps change de place ; sous le rapport de l'hygiène, ils sont moins intéressants dans les animaux que dans l'homme, à cause des métiers qui né-cessitent l'usage exclusif des bras, des jambes, etc.

Élévation du train antérieur. On dit qu'un animal se cabre lorsque, soulevant son train antérieur, il tend à donner à la colonne vertébrale une direction qui se rap-proche de la verticale. Les quadrupèdes ne sont pas con-formés pour garder cette position : leur tête, articulée au rachis par son sommet, attire le corps en avant ; le bassin et l'os de la cuisse, articulés de manière à former un angle, ne peuvent être mis sur la même direction que par de très-grands efforts ; le tibia et les os tarsiens sont placés presque sur la même ligne et l'appui ne se fait que sur le dernier phalangien ; les muscles fessiers sont trop faibles pour soutenir le corps dressé, et ceux qui fléchis-sent la jambe sont insérés trop près de l'extrémité infé-rieure du tibia ; celui-ci ne peut pas s'étendre sur le fémur, de manière que les deux os soient sur la même ligne, ainsi que cela a lieu dans l'homme qui est debout. Pour soulever le train antérieur sur le postérieur les animaux font agir les muscles extenseurs des membres postérieurs, du tronc, de l'encolure et de la tête ; le tibia, le fémur sont dressés sur le jarret, le rachis sur les os des cuisses, et l'encolure sur le tronc. Cette position ne peut être que de courte durée ; elle exige de très-grands efforts et oc-casionne des distensions aux lombes, aux jarrets, à l'ar-

ticulation coxo-fémorale ; elle distend les vaisseaux qui
sont au pli du jarret, à la face interne du rachis, et
produit des anévrismes, des varices. Il faut chercher à
empêcher les animaux de se cabrer en les traitant avec
douceur, et conduire les étalons à la cavale avec précaution, pour qu'ils ne marchent sur les membres abdominaux, ni en avançant ni en reculant.

Élévation du train postérieur. Les muscles que contractent les animaux pour se cabrer sont encore ceux
qui, dans la ruade, soulèvent la partie postérieure du
corps ; l'extrémité de ces muscles, qui en était le point
fixe, devient la partie mobile, *et vice versâ :* ceux de l'encolure prennent leur appui au sommet de la tête, qui est
baissée et fixe, ceux de l'épine dorsale vers le garrot, et
les fessiers à la région postérieure du tronc. Toutes ces
puissances agissent à la fois : les muscles fessiers portent
les membres en arrière et en haut, pendant que les autres soulèvent la croupe. La ruade est un mouvement
brusque qui fatigue les animaux et peut rendre malades
les lombes, les articulations des membres. On ne doit
jamais contrarier les animaux qui ruent ; mais chercher
à leur faire perdre cette habitude en les approchant avec
douceur, en tenant leur tête très-relevée.

ART. 2. — DES MOUVEMENTS GÉNÉRAUX.

§ 1er. *Des divers mouvements.*

On appelle MOUVEMENTS GÉNÉRAUX ceux qui ont pour
but de transporter le corps d'un lieu dans un autre. D'a-
près l'ordre suivant lequel les membres se déplacent, on
distingue le pas, le trot, le galop, etc., que nous allons
étudier, en les examinant surtout dans le cheval.

Dans la station debout, si les animaux restent appuyés
uniformément sur les quatre pieds, ils ne contractent
les muscles que pour tenir les membres tendus. Quoique

la base de sustentation soit étroite, les quadrupèdes immobiles se tiennent en équilibre sans efforts; mais il n'en est pas de même dans la progression : aussitôt qu'un membre est soulevé le corps tend à tomber de côté, il ne reste debout que par les efforts que font les animaux pour porter le centre de gravité du côté où se fait l'appui. En outre, dans les déplacements du corps, la force impulsive tend aussi à rompre l'équilibre qui existe entre la pesanteur et l'action des muscles. Ces deux causes de chute, étroitesse de la base de sustentation et force qui pousse le corps en avant, sont d'autant plus puissantes que le mouvement est plus rapide, le corps plus lourd et que les animaux sont plus chargés. Dans quelques cas les efforts, pour prévenir la chute, doivent être prompts et intenses; les déplacements des membres, quoique irréfléchis, se font alors avec une admirable précision; mais ils exigent, dans les allures rapides, beaucoup de puissance, la concentration de toutes les facultés vitales sur l'appareil locomoteur.

Du pas. Dans le pas les animaux s'appuient alternativement sur les bipèdes latéraux et sur les diagonaux; mais quelquefois l'appui se fait sur 3 pieds. Les 4 membres se meuvent successivement. Cette allure est peu rapide ; si les animaux ne sont pas chargés elle exige peu d'efforts; elle est favorable à la santé. Les quatre membres agissent d'une manière égale, aucun n'est exposé à contracter des efforts. Il faut soumettre à cette allure les animaux faibles, convalescents, ceux qui ont l'estomac plein.

Dans le trot les membres se meuvent par paires diagonales ; la base de sustentation du corps est étroite et la force impulsive grande ; les animaux ne se tiennent debout que par de grands efforts. Cette allure est fatigante et dure ; elle secoue les viscères de la poitrine et de l'abdomen ; elle est nuisible aux animaux qui ont le poumon sensible, aux femelles, surtout aux vaches, qui ont la matrice pleine.

DE L'AMBLE. Dans cette allure, les membres se meuvent par bipèdes latéraux ; le centre de gravité est porté alternativement de droite à gauche ; il se produit un balancement continuel ; le corps a beaucoup de tendance à se renverser; les déplacements des membres ont besoin d'être très-prompts pour prévenir la chute. L'allure est très-rapide; le balancement que le corps éprouve dans l'amble rend cette allure plus douce que le trot.

DU GALOP. Dans le galop l'allure commence par un membre antérieur, soit par le droit ; l'animal soulève ensuite le gauche et en même temps ou en 3e lieu le droit postérieur, et enfin le gauche. Le membre qui quitte le sol le dernier, pousse, par sa détente, le corps dans la direction de la marche, retombe à terre le premier, et le droit antérieur regagne le sol le dernier. Il résulte de cet ordre dans le déplacement des membres que l'extrémité postérieure, qui agit après les autres, se fatigue beaucoup : elle supporte seule le poids du corps ; elle le lance par sa détente subite et le reçoit quand il retombe animé par la vitesse qu'impriment la pesanteur et l'impulsion de la force musculaire. On doit soumettre rarement les chevaux à cette allure qui les fatigue beaucoup et les faire galoper tantôt sur le membre droit, tantôt sur le gauche.

Dans le galop de course les extrémités se meuvent par paires ; les deux antérieures quittent le sol les premières et le regagnent ensemble. Les deux membres abdominaux agissant aussi simultanément pour supporter et pour lancer le corps, se fatiguent moins que dans l'allure précédente. Le galop de course se compose d'une succession de sauts dirigés en avant ; il secoue les viscères et peut être nuisible aux animaux qui ont les poumons sensibles, l'estomac plein, aux femelles pleines.

Le galop est très-pénible ; il exige de grands efforts musculaires et produit de violentes secousses. On ne doit soumettre à cette allure que des animaux bien conformés pour l'effectuer ; à ceux qui ont le corps lourd , relativement à la force des membres , elle occasionne des distensions articulaires , des efforts des lombes , des écarts ; quand la vessie , la matrice sont pleines , que l'estomac est surchargé d'aliments , elle peut entraîner la rupture de ces viscères, produire l'avortement, des indigestions. La grande vitesse que la course imprime à la circulation peut donner lieu à des anévrismes , à des ruptures de vaisseaux , à celle du diaphragme et à la mort.

Les allures rapides sont toujours fatigantes , les animaux qui les exécutent y emploient toute leur force et ils ne peuvent ni porter , ni tirer ; aussi les allures ordinaires qui laissent une grande partie de la puissance musculaire disponible, sont-elles les plus favorables à la production du travail et à la santé.

Mouvement circulaire. Les mouvements circulaires n'offrent rien de particulier si les animaux suivent des cercles d'un grand diamètre ou s'ils marchent lentement ; mais s'ils parcourent rapidement un petit cercle , la force centrifuge ralentit la circulation et occasionne la stagnation des humeurs dans les vaisseaux capillaires des organes mous ; le sang séjourne dans le cerveau et produit des étourdissements, des vertiges , l'apoplexie. Il y a des animaux qui s'habituent difficilement à tourner ; il faut, dans le principe , leur couvrir les yeux , les faire marcher lentement , ne pas leur donner une nourriture trop alibile , les atteler après qu'ils ont digéré en partie et les saigner s'ils sont pléthoriques.

Influence du sol sur la progression. Le sol influe sur les animaux qui marchent par la direction de sa surface et par sa consistance. Sur un terrain horizontal la progression est aisée ; dans les montées , les animaux ont à pousser le corps en avant comme en plaine, et de plus à le soulever ; dans les descentes, les pieds, les genoux, les jarrets ont à supporter le poids du corps et à résister à la vitesse que la pesanteur lui imprime à chaque pas. Les animaux qui sont chargés, les limoniers, ceux qui marchent rapidement, éprouvent, si la pente est très-rapide et le chemin très-irrégulier, des secousses qui peuvent être très-dangereuses et produire des efforts dans les membres, des commotions dans les viscères, etc.

Les digitigrades sont mieux organisés pour monter que les plantigrades ; ceux-ci appuyant tout le pied sur le sol ne soulèvent le calcanéum que par de grands efforts musculaires qui fatiguent les muscles de la face postérieure du tibia ; un escalier est, à cause des plans horizontaux que les marches présentent aux pieds, moins pénible à monter, pour l'homme, qu'un terrain en pente qui serait même beaucoup moins rapide ; mais pour les solipèdes et les ruminants la disposition du sol en degrés n'offrirait pas de grands avantages, ces animaux ayant peu de peine à soulever les parties qui correspondent au talon et à faire culbuter leur sabot en général très-court. Mais dans les descentes, les ongulés se fatiguent plus que les animaux qui marchent sur les métatarses ; les pieds des premiers culbutent trop facilement et les boulets se portent en avant. Il faut mener sans précipitation, charger peu les animaux dans les montées comme dans les descentes ; ne faire promener que sur un plan uni, horizontal ou montant légèrement, tous ceux qui, à cause de douleurs des membres, de maladies des viscères, craignent les secousses.

Dans les terrains mous, la marche est difficile, les pieds y ont un appui peu solide. Chaque fois que les animaux étendent le membre pour pousser le corps en avant, le sol fuit et le déplacement qu'il éprouve absorbe une partie de la force déployée par les muscles. La terre molle nuit à la progression en adhérant aux pieds qu'elle tend à retenir ; la partie que les animaux soulèvent à chaque pas, quoique peu considérable, les fatigue après un cer-

tain temps ; car les leviers représentés par les rayons des
membres, très-bien disposés pour l'étendue et la vélocité
des mouvements, sont peu favorables à l'intensité de la
force, et quelques grammes de boue sur les pieds fatiguent autant les animaux que des kilog. qui seraient placées sur le dos.

Le sol glissant rend la marche fatigante ; les animaux
ne peuvent pas y prendre un appui convenable pour
pousser le corps en avant; ils glissent toujours plus ou
moins en arrière, et ce mouvement absorbe une partie de
la force et rend la marche peu assurée: sur un pareil terrain
les animaux sont exposés à s'abattre, à contracter des
fractures, des écarts, des efforts, etc. Une route ferme,
très-sèche ou gelée, élastique, mais non glissante, facilite la marche ; elle réagit sur le pied, tend à le soulever,
et tout l'effort produit est employé à pousser le corps ;
mais si le pied est dur, le choc est pénible et rend le
membre douloureux.

La réaction qui a lieu dans cette circonstance peut
être très-forte ; si les animaux ont les paturons courts,
les membres droits, la colonne vertébrale convexe supérieurement, les pieds durs, ferrés, non élastiques ; si
l'allure est rapide et si l'appui se fait brusquement, sans
hésitation, elle peut produire alors des secousses sur les
viscères lourds, tirailler les ligaments du foie, de la matrice, produire des inflammations du poumon, déterminer l'avortement et la rupture des organes creux qui
sont pleins. Lorsque les boulets sont portés en arrière,
que le dos est long, concave supérieurement, le choc
est divisé, une partie de la force est absorbée par les
ligaments, la réaction est peu sensible; elle est aussi
presque nulle et n'occasionne jamais d'accidents, si la
marche est lente, incertaine, si l'appui n'est pas franc,
si les membres sont douloureux, s'ils fléchissent, s'affaissent sous le poids du corps.

DE LA NATATION. Les animaux qui ne sont pas organisés pour vivre sur l'eau ne peuvent se soutenir sur ce
liquide que par des efforts pénibles ; cependant ceux qui
ont la poitrine ample, le squelette grêle, qui sont gras,
nagent assez facilement. La pratique de la natation apprend beaucoup à effectuer cet exercice. Les Circassiens
enseignent à nager à leurs chevaux, et ces animaux
deviennent capables de rester longtemps sur l'eau, de
traverser les rivières les plus rapides et les plus profondes. La natation nécessite le concours de tout l'appareil locomoteur ; elle est favorable en été aux animaux
qui ont besoin de bains fortifiants.

§ 2. Des travaux.

A. EFFETS DES TRAVAUX. ACTION DE PORTER. Les animaux dont la colonne vertébrale est horizontale et supportée seulement par ses deux extrémités, sont moins
bien organisés que l'homme pour porter des fardeaux.
Cependant, cette colonne présente plusieurs dispositions
qui la rendent plus résistante qu'elle ne devrait être
d'après sa position et le nombre de pièces qui la forment ;
elle offre dans sa longueur plusieurs courbures opposées
qui en font une colonne torse et lui donnent beaucoup de
force. La tête placée à une extrémité exerce une traction
qui tend le rachis et s'oppose à la flexion de la partie où
l'on met le fardeau. Les muscles de l'abdomen contribuent aussi à la solidité de l'épine en s'opposant à une
flexion trop forte de cette colonne ; leur action, transmise
aux extrémités du rachis par le bassin et par le thorax,
le tiennent courbée en arc. Les muscles extenseurs de
l'épine s'insèrent à tous les os qui concourent à la former ;
ils tendent à les tenir relevés. A toutes ces conditions de
solidité que présente la colonne épinière, il faut ajouter
la force des ligaments qui unissent les vertèbres, le canal

que ces os présentent à leur centre, leur forme triangulaire et leurs modes d'articulation.

Les fardeaux lourds tiraillent à la longue les ligaments
vertébraux et les muscles placés au-dessous de la colonne épinière. Les animaux qui portent pendant longtemps ont le corps déformé , le dos concave. Les ânes,
les mulets , dont l'épine dorsale est courte et convexe,
souffrent moins du service du bât que les chevaux plus
souvent ensellés. Pour diminuer le tiraillement du rachis,
et les autres accidents auxquels sont exposées les bêtes de
somme, il faut placer les charges un peu en avant pour
les chevaux , en ayant soin cependant que les membres
antérieurs, destinés à entamer la marche, ne soient pas
surchargés, car l'allure serait difficile ; on charge les ânes
en arrière pour soulager le garrot qui, étant bas, est souvent écrasé, blessé par le bât. Les animaux chargés sont
exposés à s'abattre, à se couronner ; il faut en exiger des
allures peu rapides.

Du tirage. Les quadrupèdes sont mieux conformés
pour tirer que pour porter , et un cheval tirerait plus
aisément six, sept fois le poids de son corps qu'il n'en
porterait la moitié. Les animaux qui tirent sont attelés
par les épaules ou par la tête. L'attelage par l'encolure se
fait avec le collier ou avec la bricole. Dans les animaux
qui tirent, le corps représente un arc formé de plusieurs
leviers qui se poussent les uns les autres et produisent
une résultante dirigée sur le point où est appliqué le
fardeau. Lorsqu'un cheval veut tirer , il fléchit la colonne
vertébrale, *tend l'arc* en portant les membres postérieurs
en avant et il le détend ensuite en contractant les muscles
extenseurs de la colonne vertébrale et des membres postérieurs et en inclinant fortement en avant et en bas la
partie antérieure du corps ; le poids de la tête et l'action
des muscles tendent à redresser les colonnes osseuses du
squelette, à faire avancer le garrot ou à faire reculer les

pieds postérieurs; or, si ceux-ci sont appuyés sur un sol résistant, les épaules avancent en poussant le fardeau. Dans le tirage, ce sont les extrémités postérieures et le rachis qui agissent le plus; les extrémités antérieures tendent plutôt à soutenir le corps qu'à le pousser en avant; aussi lorsque les animaux veulent faire de très-grands efforts, ils prennent tout leur appui sur les membres postérieurs; le poids de la tête, de l'encolure, des épaules tire la résistance en avant, s'ajoute à l'action des extenseurs pour redresser l'arc qui s'étend depuis le garrot jusqu'aux pieds postérieurs. Il faut faire tirer avec précaution les animaux qui ont les lombes, les jarrets, les boulets postérieurs faibles.

Nous avons vu que les animaux attelés par la tête au joug sont mal disposés pour déployer leurs forces (495); nous allons voir que la force employée produit peu d'effets. Les organes locomoteurs agissent comme lorsque les animaux sont attelés par l'épaule; mais la résistance n'étant pas appliquée directement à l'extrémité de l'arc, au garrot, ne reçoit l'action de la force que par l'intermédiaire des vertèbres du cou. Or, la compression qu'éprouvent ces os, les angles qu'ils forment, les glissements qu'ils éprouvent les uns sur les autres, l'élasticité des ligaments intervertébraux, absorbent, neutralisent une partie de la puissance. Au joug les animaux sont moins libres qu'attelés par l'épaule; ils ne peuvent pas s'appuyer exclusivement sur les pieds postérieurs et faire servir le poids du corps à vaincre la résistance à laquelle ils sont attelés.

ACTION DE RECULER. Les animaux qui poussent des fardeaux en reculant et ceux qui retiennent des voitures dans les descentes, agissent de la même manière. Les membres abdominaux représentent un levier du deuxième genre : la résistance est au milieu, sur le point où s'applique le reculement; le point d'appui se prend sur le

sol et la puissance représentée par les muscles extenseurs
du rachis, par le poids du corps, etc., agit sur l'extrémité supérieure des membres. Tout l'effort se concentre
sur la région lombaire : elle doit être courte, large
dans les chevaux de limon ; pour la soulager, il faut ralentir la marche dans les descentes, enrayer les voitures,
etc. Dans l'attelage au joug la résistance est appliquée au
sacrum où elle est transmise par la colonne vertébrale ;
elle a un bras de levier plus long que lorsqu'elle est appliquée sur les cuisses par l'avaloire.

B. SOINS DES ANIMAUX DE TRAVAIL. Nous plaçons
en première ligne *la nécessité de bien choisir les ani-*
maux. Lorsqu'ils sont soumis à des services en rapport
avec leur conformation, ils font beaucoup de travail sans
se fatiguer. Pour apprécier l'aptitude d'un animal il faut
prendre en considération le rôle que remplissent les diverses parties du corps. Dans toutes les bêtes de travail
c'est la puissance musculaire qui agit particulièrement ;
le poids du corps n'est utile que dans le tirage très-lent
qui exige de grands efforts, et encore dans ce cas ab-
sorbe-t-il une partie de la puissance active déployée par
les muscles. Comme le recommande Sinclair, il ne faut
pas choisir des bêtes de travail d'un trop grand volume,
qui s'épuisent à mouvoir leur propre corps.

Dans les chevaux de selle, dans les bêtes de somme,
le poids du corps forme une résistance absolue ; il absorbe
une partie de l'effet produit par les forces animales sans
donner aucun résultat utile.

Il faut bien distinguer, dans les animaux, les muscles
des autres parties ; si les masses musculaires sont fermes,
volumineuses, apparentes, elles indiquent la force ; mais
l'abondance du tissu cellulaire et de la graisse, surcharge
le corps inutilement et nuit en rendant flasque et sans
énergie la fibre contractile. Des intestins volumineux,
le fœtus dans la matrice, surchargent inutilement le corps,

tiraillent la colonne vertébrale, nuisent à l'action des muscles de l'épine, les fatiguent ; les animaux qui ont les viscères abdominaux lourds, liant difficilement les mouvements du train postérieur à ceux de l'antérieur, marchent sans ensemble.

La force des animaux dépend aussi de la conformation des os. Quand les articulations sont grosses, larges, quand le coude est éloigné du bord antérieur de l'avant-bras et la pointe du calcanéum du pli du jarret, les animaux sont forts, les puissances musculaires agissent alors par de longs bras de levier.

Pour apprécier l'aptitude des animaux il faut aussi avoir égard à leur énergie. Lorsque la poitrine est ample la respiration se fait bien, le sang artériel est stimulant, il excite les centres nerveux et ceux-ci réagissent sur les muscles ; ces derniers recevant en même temps un sang riche, bien élaboré, obéissent rapidement à la volonté et de grands efforts sont produits.

Appareillage des bêtes de travail. Nous n'avons pas à nous occuper du choix des animaux pour les appareiller sous le rapport de la robe ; c'est une affaire de mode que chacun peut résoudre selon son goût ; l'assortissement de la force, de l'ardeur, de la taille est le plus important : il peut avoir une grande influence sur la santé et sur le travail des attelages. Tous les animaux d'un propriétaire doivent avoir la même taille et le même volume ; alors les harnais des uns peuvent, sans être arrangés, être adaptés aux autres. Le service en est plus simple et le compte du bourrelier moins élevé. Mais on ne doit jamais mettre les harnais d'un cheval à un autre quand ils ne sont pas parfaitement bien ajustés aux deux animaux. Les bêtes travaillent mal quand le joug est mal fait ; et un collier trop grand ou trop petit peut produire des blessures plus préjudiciables que ne l'auraient été les dépenses du bourrelier.

La taille doit être égale dans les animaux travaillant ensemble, surtout au joug : ils se fatiguent moins s'ils portent la tête au même niveau, s'ils ont le pas également allongé. Si la vivacité, le caractère des animaux ne se ressemblent pas, les plus ardents s'épuisent, contractent des efforts ; d'autres fois ne pouvant pas vaincre la résistance, voyant leurs efforts inutiles, ils se rebutent, deviennent rétifs. Les animaux attelés par couples doivent avoir la même force : si l'un est plus fort il rend le joug, la voiture obliques, et rejette, en grande partie, le fardeau sur le plus faible.

Distribution, arrangement des attelages. On appelle attelage isolé celui qui est formé d'une seule bête, et multiple celui qui en comprend plusieurs. « Il y a, dans les attelages isolés, économie de force et avantage pour les animaux.

Il est prouvé que 6 chevaux attelés chacun à une voiture légère, traînent avec moins de peine une charge plus grande que s'ils étaient ensemble attachés à une lourde guimbarde.

Une maison de roulage de Lyon, qui n'emploie que de forts chevaux, a reconnu ce qui suit :

Un cheval seul, attelé à une maringotte, transporte en marchandises. . . . .   1,500 kilogr.

      deux en transportent   2,300

      trois   3,100

      quatre   4,000

non compris le poids des voitures. » (Grognier.)

Ailleurs il a été reconnu que 4 chevaux tirant isolément produisent autant d'effet que 8 attelés à la même voiture. M. Schwilgué a constaté que l'effet moyen par cheval décroît de 1,500 à 1,100 k. du charriot à un seul collier à celui qui est traîné par 5 chevaux.

Il y a encore une différence selon que les animaux sont de front ou à la suite les uns des autres : de front ils sont bien disposés pour produire un grand effort momentané, pour donner un bon coup de collier ; mais l'attelage en ligne est favorable à la traction uniforme et lente, il convient pour le labour, pour le roulage sur les grands chemins.

Le désavantage des attelages multiples résulte des angles que forment les traits, dans tous les sens, du poids des cordages, de leur raideur, de leur extensibilité, de la résistance qu'offrent les animaux placés en arrière à la force qui tend à les placer sur la ligne du tirage des premiers ; de ce que tous les animaux ne tirent pas à la fois, que l'un déploie toute sa force au moment où l'autre agit peu.

On obvie autant que possible à ces inconvénients en employant des traits courts pour diminuer les effets de leur extensibilité, de leur poids, et en les plaçant sur la même ligne. Si les animaux tirent de front, les palonniers doivent être placés de manière que les traits soient parallèles au plan vertical ; s'ils sont à la file les uns des autres il faut mettre à la voiture ceux dont la taille est le plus en rapport avec la hauteur des roues, et ensuite placer les autres par rang de taille, de manière que les traits forment, pendant le tirage, une ligne droite.

Pour que tous les efforts produits dans le tirage donnâssent un résultat utile, il faudrait qu'on pût déterminer la direction de la résultante des puissances qui agissent : on choisirait ensuite des roues dont l'élévation fût telle que les traits fussent directement opposés à la résistance. Avec cette disposition toute la force produirait une action utile. Mais on ne doit pas espérer d'arriver à ce résultat ; car il ne serait pas possible d'apprécier les forces ni les variations qu'elles éprouvent dans leur direction et dans leur intensité. On ne peut donner à cet égard que des règles générales. Les animaux représentent, dans le tirage, un levier du deuxième genre qui s'étend du

garrot à terre; plus les traits sont attachés bas, plus le
bras du levier de la résistance est raccourci. D'après la
théorie, il faudrait placer le timon ou les traits sur le
plan du diamètre horizontal des deux roues; car si celles-ci sont plus basses que l'attache des traits au collier,
une partie de la force tend à soulever le fardeau, et
elle tend à l'enfoncer dans la terre, si les traits ont une
direction de haut en bas et d'arrière en avant : mais
l'expérience a appris que, lorsqu'ils présentent cette
dernière direction, les animaux ont un appui plus solide et tirent avec plus de force. L'inclinaison doit être
plus grande quand le sol offre de la résistance. Si les roues
antérieures sont plus basses que les postérieures, les traits
doivent avoir la direction oblique qui partagerait les
quatre roues chacune en deux parties égales.

Une direction oblique de bas en haut et d'arrière en
avant, facilite le tirage des charrues, parce qu'elle tend
à faire tracer des sillons moins profonds; mais alors les
bouviers sont obligés de prendre plus de peine pour tenir le soc à la profondeur où il doit rester; les animaux
et le laboureur sont dans un antagonisme qui les fatigue
inutilement. Il est donc plus rationnel que la charrue
pénètre jusqu'au point où elle doit parvenir et que le
tirage tende à la tirer selon une direction horizontale;
alors le sillon sera plus uni, le laboureur ne prendra
aucune peine inutile, et les animaux ne déploieront que
la force nécessaire pour creuser le sillon que l'on dé-
sirera.

Les conditions favorables au tirage sont surtout nécessaires, comme le fait remarquer M. Lalanne, lorsque
les attelages doivent avoir une allure rapide; les animaux emploient alors (page 550) la plus grande partie de leur force à mouvoir leur corps, à produire leur
grande vitesse; celle qui reste libre est précieuse, il
importe beaucoup de la bien employer, de remédier à
tout ce qui peut l'absorber inutilement.

Précautions relatives aux animaux qui travaillent.
Il faut que la transition du repos à l'exercice soit graduée. Si les animaux n'ont jamais travaillé, s'ils se sont longtemps reposés, on commencera par des promenades, afin de les accoutumer à la marche et aux harnais, et dans les premiers temps du travail on ne fera que de petites journées. On doit même tous les matins commencer le travail lentement et avec précaution, laisser les animaux digérer avant de les soumettre à une grande fatigue. Le passage brusque du repos au service rapide des diligences, détermine fréquemment des indigestions, des vertiges, la rupture de l'estomac.

Pour régler la quantité de travail qu'on doit exiger des animaux, il faut avoir égard à leur état de santé et à l'économie de la ferme. On ne doit jamais les surmener; mais les bêtes qui reçoivent une nourriture substantielle, assez excitante pour entretenir l'énergie des fonctions sans irriter trop fortement, et celles qui sont bien soignées, bien portantes, assez âgées sans être trop vieilles, peuvent faire de fortes journées sans que leur santé soit dérangée. Sous le rapport de l'économie, il est même important d'exiger des animaux l'emploi de toutes leurs forces, de les conduire sans mollesse. Cette manière de mener les bestiaux permet d'en avoir moins et les aliments qu'on leur donne profitent mieux; on a besoin d'un personnel moins nombreux, de moins de harnais, et les terres labourées sont moins piétinées. Comme les chances de maladie, de mort, sont proportionnelles au nombre d'animaux que l'on a, l'on éprouve moins d'accidents, de pertes, si l'on n'en possède qu'un petit nombre.

Mais tout en exigeant des animaux tout le travail qu'ils peuvent faire, il faut les mener avec douceur; on doit les dresser à marcher rapidement et ensuite les laisser travailler à leur aise; ne pas les tenir continuellement en garde par de petits coups souvent répétés; ils seraient

36

trop occupés, souffriraient et la digestion se ferait mal.

Il faut avoir égard au sol, à la température de l'air, ménager les animaux sur les terrains échauffés, rocailleux où ils sont exposés à contracter la fourbure ; faire ralentir la marche dans les montées, les faire reposer de temps en temps, et les presser un peu plus en plaine et dans les descentes.

Le travail doit être régulier et continu. Les occupations de la ferme seront distribuées de manière qu'elles durent toute l'année sans interruption. Les animaux qu'on nourrit oisifs paient mal les fourrages, vendent très-cher leur fumier et enlèvent, en quelques jours, le bénéfice de toute l'année. D'ailleurs le temps employé en hiver à tourner des machines, à battre les grains, à sortir le fumier, à porter dans les terres quelques voitures de chaux, à rompre un gazon, diminue beaucoup les travaux de la belle saison , et ces occupations , loin de fatiguer les animaux, leur font faire un exercice salutaire, les tiennent en haleine.

En hiver les animaux peuvent faire leur journée sans être dételés ; mais en été il convient de les faire travailler le matin avant les chaleurs, et le soir lorsque l'ardeur du soleil est passée. Les journées en deux attelées peuvent être longues sans que les animaux en souffrent. La convenance des heures de travail varie selon les services : lorsque les animaux font des travaux très-pénibles au trot, au galop, ils ne doivent être attelés qu'une fois tous les jours et il faut même de temps en temps laisser passer un jour sans les faire travailler ; tandis qu'il peut être convenable de faire faire les journées en deux fois même lorsque les jours sont courts, aux animaux dont l'allure est très-lente. Il faut toujours garantir les bêtes de travail des fortes chaleurs , de la poussière et des mouches ; au printemps, on ne doit qu'avec précaution, faire travailler, au soleil , les animaux qui ont été affai-

blis par un long hivernage et qui reçoivent une bonne
nourriture ; car ils sont alors prédisposés à contracter
des congestions cérébrales, des inflammations.

Pendant les heures de travail, il faut, de temps en temps,
laisser reposer les animaux, leur laisser le temps de rendre les excréments, les urines, de prendre haleine ;
mais s'ils sont essoufflés, échauffés, en sueur, ils sont
sensibles à l'action de l'air froid et humide ; le repos doit
alors durer très-peu de temps, être pris dans une étable
ou après que les animaux ont été couverts ; l'usage des
couvertures est indispensable pour les bœufs, les chevaux qui, dans les moments de presse, prennent le repas
sous le joug, au milieu des champs.

Quand on veut faire cesser le travail, il faut ralentir
graduellement le pas, afin que les animaux se refroidissent insensiblement. En arrivant à l'étable après le travail, ils ne doivent pas être en sueur ni agités, mais
avoir la circulation et la respiration dans l'état ordinaire.
S'ils sont en sueur ou mouillés, il faut faire tomber l'humidité qui les couvre avec le couteau de chaleur ; on
passe ensuite un linge, une éponge pour essuyer le corps
et l'on bouchonne pour faire évaporer l'humidité qui
adhère au poil et qui agirait comme un bain froid si on
la laissait sur les animaux. On met ensuite une couverture ; si l'on n'a pas ce harnais, on remet, jusqu'à ce que
la peau soit refroidie, la selle et la sellette en laissant les
sangles lâches et sans passer la croupière. En Angleterre,
le service des diligences est très-bien organisé ; quand la
voiture arrive au relais les chevaux qui doivent être attelés l'attendent hors de l'écurie, mais ils sont pourvus
d'une couverture qu'on leur laisse pendant qu'on les attelle et qu'on enlève seulement à l'instant où les postillons
les font partir. Aussitôt que le relais est parcouru, des
personnes qui attendent mettent des couvertures sur
les animaux qui arrivent, avant qu'ils soient dételés.

Dans le Cours d'hygiène appliquée, nous entrerons dans plus de détails sur le choix des animaux, sur le genre et la quantité de travail qu'il convient d'en exiger; nous ajouterons seulement ici qu'en suivant pour tous les animaux les règles générales qui précèdent, nous en obtiendrons tout le travail qu'ils peuvent faire, ils dureront longtemps, conserveront leur valeur, et ne seront pas exposés aux maladies.

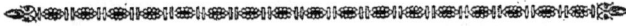

***

CINQUIÈME CLASSE.

EXCRETA.

Le mot EXCRETA ne comprend littéralement que les choses *excrétées*; mais nous étudierons dans cette classe l'influence exercée sur la santé par les diverses sécrétions et par tous les produits qui doivent être rejetés du corps, par les résidus de la digestion, par le produit de la conception, comme par les fluides sécrétés. Parmi les excrétions les unes sont normales, les autres sont le résultat d'un travail pathologique.

SECTION PREMIÈRE.

DES SÉCRÉTIONS ET DES EXCRÉTIONS NORMALES.

Il faut distinguer les sécrétions continues, régulières, habituelles, qui durent autant que la vie, de celles qui sont intermittentes, irrégulières, qui n'ont lieu que dans certaines périodes de l'existence.

ART. 1er. — DES SÉCRÉTIONS CONTINUES.

Ces sécrétions ne peuvent pas être interrompues sans que la santé soit dérangée; les produits qu'elles élaborent sont excrétés les uns directement, les autres après avoir séjourné quelque temps dans des réservoirs ; mais tous doivent être régulièrement rejetés du corps.

§ 1er. *Des sécrétions cutanées.*

La peau est le siége de plusieurs sécrétions qui débarrassent l'économie animale de produits qui doivent être rejetés du corps, et entretiennent la surface cutanée dans un état de souplesse favorable à la santé.

Produits de l'exhalation cutanée. La peau exhale une liqueur aqueuse, de l'acide carbonique, etc. La première est formée de beaucoup d'eau, de sels, d'acides et de substances animales. Après l'évaporation des liquides, les parties fixes constituent la crasse qu'on remarque sur tous les animaux. Si le liquide exhalé par la peau s'évapore à mesure qu'il est produit, il constitue la transpiration insensible, et on l'appelle sueur lorsqu'il stagne sur la surface du corps et la rend humide. La sueur provient d'une exhalation abondante ou d'un défaut d'évaporation des liquides exhalés : les animaux travaillent quelquefois à l'ardeur du soleil sans être en sueur, et ils en sont couverts s'ils se placent sous un abri, à l'ombre, lors même qu'ils restent en repos : le changement de lieu n'a pas augmenté la fonction des exhalants, elle n'a fait que diminuer l'évaporation des produits exhalés.

La transpiration varie selon les individus et l'état dans lequel ils se trouvent. Tout ce qui excite la circulation, — la douleur, le travail, la chaleur, les couvertures, — l'active ; elle est aussi accrue par ce qui augmente la sérosité du sang, par les boissons aqueuses, par les fourrages verts, par la diminution de la sécrétion urinaire, des exhalations intestinales ; elle est plus abondante après la digestion que lorsque l'estomac est plein ; les infusions aromatiques, qui excitent en même temps qu'elles fournissent des fluides au corps, la rendent très-abondante.

L'exhalation cutanée réagit, de son côté, sur les sécrétions intérieures : ce qui la diminue augmente la fonction des glandes et des membranes muqueuses ; elle
exerce une grande influence sur la santé. En la suppri-
mant par des applications qui préservent la peau du contact de l'air, M. Fourcault a produit des altérations du
sang, la stagnation des liquides dans les gros vaisseaux,
des congestions, des obstructions, des lésions de tissu, la
désorganisation des viscères et la mort. On a attribué la
morve et le farcin, comme toutes les affections tubercu-
leuses et lymphatiques, au repos, au séjour dans des
étables étroites qui s'opposent à l'exhalation cutanée. La
suppression de la sueur peut même produire, en très-peu
de temps, les plus graves maladies ; il faut préserver les
animaux qui ont la peau échauffée des courants d'air
froids, de la pluie, de tout ce qui peut resserrer les capillaires et repousser le sang à l'intérieur. En arrêtant la
transpiration, ces causes produisent des diarrhées, des
catarrhes, des pleurésies, des péritonites, etc., accidents
qui se montrent surtout sur des individus prédisposés aux
maladies inflammatoires. Les femelles qui ont eu le péritoine, l'utérus irrités par le part, les animaux dont les
intestins ont été excités par un purgatif, souffrent ordinairement beaucoup d'un arrêt de transpiration. Les boissons froides, en agissant sympathiquement sur la peau,
produisent le même effet que les réfrigérants appliqués
à l'extérieur du corps. Augmenter l'exhalation cutanée
peut être un bon moyen de prévenir les maladies et de
rétablir la santé ; les couvertures, un exercice un peu
pénible, des boissons aromatiques conviennent pour produire ce résultat.

Si la transpiration cutanée ne doit pas être supprimée,
elle ne doit pas non plus être trop abondante : les sueurs
copieuses et de longue durée affaiblissent les animaux,
les rendent sensibles aux causes morbifiques ; elles nui-

sent surtout à ceux qui prennent peu de nourriture, à
ceux qui sont affaiblis par des maladies. On les remarque pendant les convalescences et elles disparaissent
à mesure que les forces reviennent. Il faut ménager les
animaux sur lesquels on les remarque. Le cheval qui
fatigue transpire quelquefois beaucoup aux ars, à la
face interne des cuisses ; les toniques et les astringents
appliqués sur la peau ou donnés à l'intérieur arrêtent
souvent ces sueurs. (Rainard.) Les habitants des pays
chauds modèrent la transpiration cutanée par des applications qui privent la peau du contact de l'air.

Quelques parties de la peau sécrètent des matières
particulières. L'intérieur des oreilles fournit le cérumen,
substance amère, et les organes de la génération sécrètent
une matière sébacée ; ces produits écartent les insectes,
lubréfient les organes ; ils disparaissent ordinairement à
mesure qu'ils sont produits ; mais dans certaines circonstances ils s'accumulent, forment des concrétions qui
nuisent à l'audition, à la sortie des urines, et déterminent des irritations cutanées, des catarrhes, etc. Il faut,
pour prévenir ces accidents, tenir propres les oreilles des
chiens, le fourreau des solipèdes dont le membre ne sort
que rarement de son enveloppe.

Les bêtes à laine ont deux organes sécréteurs spéciaux,
le canal biflexe et une poche située sur le chanfrein. Ces
réservoirs, formés par un repli de la peau, sécrètent des
matières qui s'écoulent à mesure qu'elles sont produites ;
mais qui, dans certains cas, s'accumulent et produisent
des accidents auxquels on remédie au moyen d'injections
d'eau tiède, d'eau vinaigrée, ou d'eau de mauves.

§ 2. Des sécrétions muqueuses.

Les membranes muqueuses sécrètent un fluide onctueux, un mucus qui les lubréfie, et elles exhalent une

liqueur limpide qui est ordinairement peu sensible. Dans l'état ordinaire ces sécrétions n'offrent rien de particulier; mais, si elles deviennent trop abondantes, elles consti- tuent des catarrhes du nez, du vagin, des bronches, des intestins. Ces accidents tiennent quelquefois à des causes qui ont agi sur les membranes muqueuses, d'au- tres fois ils résultent d'un arrêt de transpiration. S'ils proviennent d'une cause locale, d'entozoaires dans les fosses nasales, de polypes dans le vagin, du placenta resté dans l'utérus, il faut d'abord extraire le corps étranger, en provoquer la sortie par des injections; si la sécrétion anormale résulte de la diminution des fonctions de la peau, on donnera aux animaux des infusions chaudes, on pratiquera des frictions, on fera usage de couvertures chaudes, de fumigations aromatiques. Dans quelques cas il est utile d'établir des sécrétions extraordinaires, de passer des sétons, de donner des purgatifs, pour détour- ner les humeurs. Si ces moyens ne suffisent pas on fera usage de lotions astringentes (d'eau vinaigrée fraîche, d'eau de Goulard, etc.) sur les membranes qui sécrètent surabondamment. Les cultivateurs ne doivent pas em- ployer ces moyens sans consulter les hommes de l'art; car il y a certaines sécrétions anormales qu'on ne doit pas supprimer, qu'il faut même favoriser pour prévenir des accidents plus graves.

§ 3. *Des sécrétions glandulaires.*

DES SÉCRÉTIONS GLANDULAIRES CONTINUES. Nous men- tionnerons celle de l'urine, celle des larmes et celle de la salive.

Sécrétion urinaire. L'urine est abondante dans les ani- maux qui, comme le porc, transpirent peu : elle est augmentée par le séjour dans des lieux froids et humides, par ce qui diminue la transpiration cutanée et accroît la sérosité du sang. Les boissons abondantes, les aliments verts, surtout s'ils rafraîchissent, activent la fonction des reins.

La nature de l'urine est très-variable, celle des carnivores est fétide, contient beaucoup de substances azotées, de l'acide urique, des urates, qui sont généralement insolubles ; celle des herbivores est plus riche en sels minéraux, en carbonates, en phosphates et les dépôts quelle forme sont plus facilement attaqués par les réactifs. Dans tous les animaux, l'urine est aqueuse, peu colorée, peu odorante, immédiatement après l'ingestion d'aliments aqueux, de boissons ; elle est rare, sédimenteuse, après des travaux pénibles, après de fortes souffrances, pendant que les animaux sont soumis à la diète, surtout à celle des boissons. Certaines maladies rendent aussi les urines très-chargées.

L'urine doit être rendue souvent. Le séjour de ce liquide dans la vessie donne lieu à des coliques, dilate le réservoir urinaire, peut en produire la paralysie, l'inflammation, la gangrène, la rupture et déterminer l'épanchement du liquide dans l'abdomen et la mort.

Les rétentions d'urine sont dues à des échauffements produits par des aliments trop substantiels, malsains, par un excès de travail ; elles sont aussi occasionnées par une distension trop grande de la vessie, ce qui arrive quand les animaux n'urinent pas assez souvent ; par la paralysie ; par des causes mécaniques, par des concrétions, par du cambouis, des calculs, etc.

Il faut d'abord enlever l'obstacle qui s'oppose à la sortie du liquide ; si la rétention d'urine tient à un échauffement, on promènera lentement les animaux, on remuera la litière, on chatouillera le bout de l'urètre ; on introduira même, dans ce canal, des poudres irritantes, etc.; si ces moyens sont inefficaces, on introduira le bras dans le rectum et l'on pressera la vessie d'avant en arrière. La saignée peut quelquefois produire de grands effets en très-peu de temps. Les mucilagineux, le sel de nitre, en boissons, doivent être administrés avec précaution. Pour l'emploi de ces moyens, les propriétaires doivent toujours consulter le vétérinaire ; ils doivent se borner à prévenir le mal : à cet effet, toutes les fois qu'un animal s'arrête en route, on doit examiner s'il cherche à uriner ; il faut même surveiller les animaux, surtout ceux qui sont sujets aux coliques, et s'assurer s'il urinent régulièrement et assez souvent. Lorsqu'un animal est exposé aux rétentions d'urine, il doit être soumis à un régime rafraîchissant.

Sécrétion des larmes. Cette fonction peut être dérangée par un corps étranger introduit sous les paupières, par les vapeurs irritantes du fumier, par un courant d'air, par une trop vive lumière, etc.; aussitôt que les larmes coulent hors de l'œil, il faut explorer cet organe, faire des lotions, nettoyer l'étable, etc., pour enlever, faire cesser la cause irritante qui produit le mal ; il faut laver souvent la partie du chanfrein mouillée par les larmes afin de prévenir la chute des poils.

Sécrétion salivaire. La sécrétion de la salive peut être augmentée par des plantes âcres, irritantes, que mangent les animaux; dans ce cas, il faut changer la nourriture, donner des végétaux doux, cuits, des boissons adoucissantes. La salive est nécessaire à la digestion, on ne doit pas chercher à la faire couler inutilement hors de la bouche par l'emploi des masticatoires.

§ 4. *De la défécation.*

Les déjections alvines se font, le plus souvent, d'une manière régulière ; cependant certains animaux, les chiens qui mangent beaucoup d'os, sont souvent atteints de constipations rebelles. Si les excréments des herbi-

vores sont homogènes, ne présentent aucune trace de
corps solide, ni d'aliments, la digestion se fait bien, les
substances introduites dans l'estomac sont bien élaborées. Si les matières fécales contiennent des débris de
fourrages, des grains entiers, la nourriture profite peu,
ce qui peut dépendre des organes digestifs ou des aliments ; dans tous les cas, pour faire cesser cet état, il
faut préparer les aliments, les varier et en donner peu à
la fois, faire usage des condiments, etc. Les excréments
durs, rares, prouvent que la digestion se fait bien, que
tous les liquides contenus dans les aliments sont absorbés ; mais si la consistance en est trop grande, il peuvent s'accumuler dans les intestins, former des pelotes
stercorales et produire des inflammations, etc. Pour
prévenir ces accidents, on administrera de l'herbe verte,
des racines cuites, des farines délayées dans l'eau ; dans
quelques cas les lavements peuvent même être nécessaires. L'usage du vert, des racines, fait souvent rendre
aux animaux qui ne sont pas accoutumés à cette nourriture, des excréments mous, mi-fluides. La diarrhée est
en général salutaire si elle dure peu de temps, mais si
elle persévère, les animaux deviennent efflanqués, faibles ; il faut donner, mais avec précaution, des aliments
substantiels, même toniques, échauffants. La diarrhée
peut dépendre d'une irritation des intestins, de l'usage
d'aliments irritants ; les matières fécales présentent quelquefois des stries de sang. Il faut employer, pour combattre les irritations intestinales, la diète, ou une nourriture adoucissante ; donner des lavements avec des
décoctions de mauves ou de têtes de pavots, des dissolutions d'amidon, etc.

ART. 2. — DES SÉCRÉTIONS ET DES EXCRÉTIONS TEMPORAIRES.

Ces sécrétions ne se font remarquer qu'à une certaine époque de la vie. Loin d'être nécessaires à l'existence des individus, comme les précédentes, elles les épuisent. Leur suppression n'est nuisible que lorsqu'elle est trop brusque, qu'elle produit un changement subit dans l'économie animale ; et les liquides qu'elles fournissent ne nuisent à la santé que par leur quantité.

§ 1er. *De la sécrétion et de l'excrétion du sperme.*

C'est à l'âge adulte que la sécrétion du sperme est dans toute son activité ; elle varie beaucoup selon les espèces et même selon les individus. Une bonne nourriture, un travail modéré, suivi d'un repos convenable, lui sont favorables. Les animaux qui travaillent sont plus féconds que ceux qui restent inactifs ou qui ne font que des promenades. La copulation modérée est favorable à la sécrétion du sperme ; les mâles qui font régulièrement la monte, ceux qui ont commencé jeunes à couvrir leurs femelles, ont cette fonction active. L'accumulation de la liqueur séminale produit, dans le taureau, dans le cheval, etc., qui n'ont pas fait la monte depuis longtemps, une grande excitation : les testicules sont gonflés, sensibles, les animaux ne se défendent pas si on leur touche ces organes ; s'ils aperçoivent ou s'ils sentent des femelles, l'érection a lieu et il sort par le canal de l'urètre un fluide visqueux ; le cœur bat avec force, le pouls est plein et fort, et la respiration fréquente ; les yeux sont brillants, humides ; les oreilles dressées ; les animaux sont inquiets, agités, ne mangent pas ; s'ils sont à l'attache, ils piétinent ; s'ils sont libres, dans un pré, ils vont, viennent, grattent le sol avec les pieds, font entendre des sons amoureux; s'ils aperçoivent une femelle, ils cherchent à s'en approcher; ils sont inattentifs à ce qui se passe autour d'eux, à peine ressentent-ils les coups de fouet, et ils ne s'éloignent de l'objet de leurs désirs, qu'entraînés par force.

Tous les moments ne sont pas également favorables au coït. Cette fonction exige de grands efforts musculaires, et détermine souvent, dans les grands animaux, des distensions des lombes, des jarrets, etc.; elle peut même déterminer des apoplexies, la rupture des viscères, etc. Ces accidents sont plus fréquents dans les mâles qui ont l'estomac plein, qui n'ont par rendu les excréments, vidé la vessie; d'ailleurs lorsque le bassin est vide, le sperme parcourt plus facilement les voies qui doivent le transmettre dans le canal de l'urètre. En parlant de la monte, nous indiquerons les précautions particulières que réclame le coït du taureau, du cheval.

Les animaux après l'évacuation du sperme, sont tristes, ont les yeux abattus, ternes; ils restent tranquilles dans les étables ou mangent paisiblement dans le pâturage à côté de leur femelle. Cet état de repos a peu de durée s'il y a plusieurs animaux ensemble; il suffit que la femelle cherche à s'éloigner, ou qu'un autre mâle s'en approche pour que l'excitation et les désirs se raniment dans le bélier qui vient de les satisfaire. Si le coït ne se renouvelle pas trop fréquemment, que les mâles soient adultes, forts, il est favorable à la santé; il imprime à l'économie des secousses salutaires, entraîne des déperditions qui augmentent l'appétit; toutes les fonctions sont activées et la nutrition se fait mieux, quoique la graisse ne devienne pas abondante. Mais si les animaux sont libres dans les pâturages avec plusieurs femelles disposées à les recevoir, s'ils sont jeunes, faibles, si la monte dure longtemps, les étalons s'épuisent, ils deviennent maigres, étiques, ont les membranes

muqueuses pâles, la laine des béliers s'arrache facilement ; ces animaux mangent peu , digèrent mal et
contractent des maladies organiques. Vers la fin de la
saison de la monte, les organes reproducteurs cessent
d'agir et le bélier qui avait été si fougueux d'abord, ne
regarde pas même la femelle qui le recherche. Il est
inutile d'ajouter que les mâles épuisés par le coït, sont
incapables de donner de bons produits. Dans l'hygiène
spéciale , nous indiquerons les soins qu'il faut donner
aux taureaux, aux verrats , aux chevaux, etc., employés à la reproduction. Lorsque la fin de la saison de
la monte approche on doit diminuer graduellement le
nombre de saillies qu'effectuent les mâles ; pendant les
derniers temps ils ne doivent couvrir qu'une femelle tous
les deux ou trois jours. On réduira aussi progressive-
ment les rations des aliments substantiels, des grains, et
l'on augmentera le travail de l'étalon. Si , faute de précautions, les animaux qui ont fait la monte présentent
des signes de pléthore, s'ils ont les membranes muqueuses rouges, les yeux brillants, l'artère pleine , le
pouls dur, on les saignera, on les soumettra à la diète,
à un régime rafraîchissant.

§ 2. *De la sécrétion du lait.*

Pendant la gestation les mamelles se développent et il
se produit dans ces glandes un liquide d'abord séreux
qui devient de plus en plus épais à mesure qu'on approche du moment du part. Quand l'expulsion du fœtus
a eu lieu , le sang qui se rendait à l'utérus se porte aux
glandes qui sécrètent le lait : ce liquide devient alors
plus abondant. Le lait qui est dans les mamelles au moment du part n'est pas de même nature que celui qui sera
sécrété plus tard : c'est un fluide peu nutritif, propre à
purger les animaux qui viennent de naître. La sécrétion

du lait épuise les femelles, nécessite une nourriture substantielle et réclame le repos. On fait téter les femelles par
les petits, ou on les trait pour en faire boire le lait aux
nourrissons. Cette dernière pratique, qui n'est usitée que
pour les bêtes bovines, offre de grands avantages ; elle
donne de la facilité pour sevrer les élèves et pour faire
tarir les femelles.

La cessation subite de la lactation entraîne trop souvent des accidents. L'accumulation du lait détermine
toujours le gonflement, la rougeur des mamelles, et
quelquefois un phlegmon qui peut être suivi de l'indu-
ration, de la suppuration, d'un squirrhe et même d'un
cancer de la glande mammaire ; la douleur du pis peut
réagir sur l'économie et produire la fièvre. Pour prévenir
ces accidents il faut mettre à la diète les femelles subitement séparées du nourrisson, les faire promener, même
travailler, leur donner des purgatifs. Si les mamelles
sont très-gonflées, douloureuses, il faut les traire, laver
le pis avec des liquides froids, astringents ; s'il survient
un phlegmon employer les lotions émollientes, anodi-
nes, et les cataplasmes de même nature.

§ 3. Du part.

Le *part*, *parturition*, *mise bas*, *accouchement*, est appelé
à terme quand il vient à peu près à l'époque à laquelle la
plupart des femelles de l'espèce mettent bas ; *prématuré*
lorsqu'il a lieu avant le terme ordinaire, et *retardé* quand
il arrive plus tard. L'accouchement est dit *laborieux* s'il
exige de grands efforts de la part de la femelle ; *naturel*
s'il s'opère sans de bien grandes difficultés, et *contre
nature* lorsque la sortie du fœtus ne peut pas avoir lieu.

La parturition a lieu lorsque le produit de la conception a acquis son développement et est en état de vivre
séparé de la mère : elle diffère de l'avortement en ce

que celui-ci est l'effet d'une cause accidentelle. L'accouchement est effectué par les efforts des muscles expirateurs et de l'utérus. Le fœtus a ordinairement la forme
d'un coin lorsqu'il sort du bassin ; il présente d'abord les
pieds antérieurs, le bout du nez, et la tête, les épaules
apparaissent ensuite; quelquefois ce sont les membres
postérieurs qui se montrent les premiers.

Il faut placer les femelles qui veulent mettre bas dans
un lieu tranquille, spacieux où la température soit modérée ; leur donner une litière bonne, sèche, fine, éloigner
d'elles les courants d'air et tout ce qui peut les tourmen-
ter. On ne doit pas se presser de leur donner des soins : si
cependant la sortie du fœtus ne peut pas avoir lieu, il
faut examiner s'il a une position qui lui permette de
franchir le bassin. S'il vient bien on peut attendre, à
moins que la femelle ne paraisse fatiguée, et dans ce cas
on lui administrerait une infusion chaude, du vin chaud
sucré ou un breuvage dans lequel on ferait entrer le seigle
ergoté. Dans quelques cas il est utile de faciliter le part
en tirant le fœtus. Si l'accouchement est contre nature,
que la conformation de la mère ou la position du fœtus
s'opposent à la sortie de celui-ci, qu'il présente, à l'orifice
de l'utérus, le dos, les épaules, etc., il faut le repousser
et chercher à le retourner, à lui donner une position favorable, d'après les règles prescrites par la chirurgie vétérinaire. Dans le cours d'hygiène spéciale nous ferons
connaître les signes de la gestation, du part dans les diverses femelles, ainsi que les soins qu'elles exigent pendant la plénitude après la mise bas; nous dirons ici qu'elles
sont toutes sensibles aux causes morbifiques et qu'il faut
les entourer de soins, les préserver du froid, de l'humidité.

SECTION DEUXIÈME.

DES SÉCRÉTIONS ET DES EXCRÉTIONS ANORMALES.

Les sécrétions anormales peuvent avoir lieu dans les organes des sécrétions normales ou dans un tissu qui ne sécrète qu'accidentellement.

ART. 1er. — ALTÉRATION DES SÉCRÉTIONS NORMALES.

§ 1er. *Des sécrétions séreuses anormales.*

Le tissu cellulaire, les membranes séreuses sécrètent un fluide qui les lubréfie, les rend souples, susceptibles d'éprouver des frottements sans s'irriter. Dans l'état physiologique, ni cette sécrétion ni le fluide qu'elle produit, n'offrent rien de particulier relativement à l'hygiène : le liquide, absorbé à mesure qu'il est produit, ne manifeste sa présence par aucun phénomène visible à l'extérieur du corps. Mais dans quelques circonstances, soit que la fonction sécrétoire devienne plus active, soit que l'absorption se ralentisse, le produit sécrété s'accumule dans les alvéoles du tissu cellulaire, dans les cavités splanchniques, et constitue les œdèmes, les hydropisies.

Les premiers, caractérisés par des tumeurs en général très-peu douloureuses, se remarquent surtout dans les parties déclives, vers les régions inférieures des membres, aux boulets, sous le ventre, au fourreau, etc. Ces engorgements sont produits par des obstacles qui s'opposent à la circulation du sang veineux et au cours de la lymphe; par le séjour longtemps continué dans une étable obscure, humide; par les grandes fatigues suivies d'un repos prolongé; par une nourriture ligneuse, contenant beaucoup d'eau; par l'air humide, par les maré-

37

cages, etc. Les animaux faibles, ou vieux, et ceux qui
ont la constitution altérée, qui ont été épuisés par les
fatigues, par une mauvaise nourriture, qui sont atteints
de maladies chroniques, de lésions organiques, y sont
prédisposés.

Lorsque ces engorgements dépendent d'une maladie
intérieure, il faut traiter celle-ci (Voyez les ouvrages de
pathologie); mais s'ils sont le résultat d'une faiblesse
passagère, d'un trop long repos, etc., il faut placer les
animaux dans un air pur, chaud, sec plutôt qu'humide;
les faire promener régulièrement deux fois par jour,
sans cependant les fatiguer; leur donner une nourriture
alibile, saine, de facile digestion; administrer des sudorifiques, des diurétiques, sans donner néanmoins beaucoup d'eau; surtout employer des couvertures chaudes
et frictionner souvent la peau. Dans quelques cas il peut
être nécessaire de faire des compressions, de pratiquer
des mouchetures sur les parties tuméfiées; enfin, s'il y
a fièvre, pléthore, une saignée fait quelquefois disparaître en très-peu de temps les engorgements des membres.

Les hydropisies proprement dites ne sont pas du ressort de l'hygiène; cependant nous dirons que ces maladies dépendent le plus souvent des causes qui produisent
les œdèmes, de l'air froid et humide, des émanations
marécageuses, d'une nourriture insalubre, etc.; que
celles qu'on observe le plus souvent sur les animaux et
qui portent de grands préjudices aux agriculteurs, —
la pourriture, la ladrerie, etc., — peuvent être souvent
prévenues par l'emploi judicieux des moyens hygiéniques,
des bons aliments, des condiments; qu'elles sont très-
difficiles à guérir; « que les moyens de la médecine sont
à peu près inutiles contre elles » (Rainard); qu'on ne
doit employer pour les traiter que l'émigration des troupeaux dans des lieux sains, l'emploi d'une nourriture
convenable, etc.

§ 2. *Des sécrétions muqueuses et glandulaires anormales.*

Dans les sécrétions anormales des glandes, des cryptes muqueux, etc., il y a presque toujours augmentation et altération du produit sécrété, etc. ; tantôt l'urine est sanguinolente, d'autres fois la pituitaire émet un liquide purulent, etc. Ces altérations réclament, s'il y a surexcitation, des adoucissants ; s'il y a faiblesse, des toniques, des astringents dont la connaissance appartient à l'étude du traitement des maladies. Nous ajouterons à ce que nous avons dit (p. 568) que l'augmentation d'une sécrétion résulte souvent de la diminution d'une autre ; car aussitôt que l'action d'un organe descend au-dessous de l'état normal, il y a dans l'économie un organe dont l'action dépasse le rythme naturel ; de sorte que le meilleur moyen de ramener une sécrétion trop active à l'état ordinaire, c'est l'emploi des agents, — des sétons, des purgatifs, des sudorifiques, — capables d'en exciter une autre.

ART. 2. — SÉCRÉTIONS ANORMALES ACCIDENTELLES.

Les sécrétions des parties qui ne sécrètent pas ordinairement sont déterminées par des causes morbifiques accidentelles ou produites par l'homme. Les premières peuvent être occasionnées par tout ce qui est susceptible de blesser les animaux, de produire des phlegmons, etc. ; elles ne sont pas du ressort de l'hygiène ; les secondes, quoique souvent employées comme moyens thérapeutiques, sont aussi provoquées dans des vues hygiéniques.

§ 1er. *Des sétons, des trochisques, des cautères.*

Nous déterminons au moyen des sétons, des trochisques, etc., la sécrétion du pus dans le tissu cellulaire sous-cutané, dans le but d'attirer les humeurs à la peau, de prévenir la formation d'une congestion ou de la guérir. Les exutoires sont souvent mis en usage, comme moyens préservatifs, au printemps. Ils peuvent être utiles lorsque les animaux, ayant été mal nourris pendant l'hiver, prennent une nourriture copieuse qui les rend pléthoriques ; lorsqu'ils sont exposés aux brusques variations de température, si fréquentes au commencement de la belle saison : un trochisque peut alors prévenir les inflammations que ces deux ordres de causes tendent à produire. Mais il ne faut pas oublier que ce moyen nuit aux animaux, les affaiblit par les douleurs qu'il occasionne, par les excrétions qu'il entraîne. Lorsqu'il est inutile, on ne doit jamais en faire usage : les sétons qu'on place comme préservatifs des maladies épizootiques sont souvent plus nuisibles qu'utiles : en diminuant la masse du sang ils disposent les animaux à être impressionnés par les causes morbifiques. Quand on a appliqué des exutoires, il faut employer avec ménagement les moyens capables de les faire suppurer. On secondera leur effet par le repos, par une nourriture convenable, sans être trop abondante, etc.

Si les sétons ont duré longtemps et ont bien suppuré, il faut les supprimer avec précaution, et s'il y en a plusieurs, les uns après les autres ; quand on enlève le dernier, il faut soigner le régime des animaux, les purger même, établir d'autres exutoires qu'on laissera peu de temps. Les furoncles, les abcès spontanés réclament les mêmes soins hygiéniques que les trochisques ; s'ils entraînent une suppuration abondante, ils épuisent les animaux et nécessitent une nourriture copieuse. Il faut employer avec précaution les astringents pour les faire cicatriser.

§ 2. Des purgatifs.

On croit vulgairement que les purgatifs chassent

par les entrailles les mauvaises humeurs qui existent
toutes formées dans le corps ; lorsqu'ils déterminent des
évacuations abondantes, on dit qu'ils ont été salutaires
et qu'on doit en administrer d'autres. Ce raisonnement a
souvent de funestes conséquences. Les purgatifs agissent
en irritant l'intestin : ils y attirent le sang et augmentent
l'exhalation et la sécrétion qui ont lieu sur la membrane
muqueuse de ce tube ; au lieu de produire la sortie d'humeurs préexistantes, ils déterminent, aux dépens du sang,
de la bile , la formation des mucosités rendues par les
selles. Ils occasionnent même souvent sur l'intestin des
irritations très-graves ; ils affaiblissent les animaux et
les rendent sensibles aux causes de maladie. Lorsqu'un
purgatif a produit beaucoup d'effet, c'est presque toujours une preuve qu'il a fortement irrité les organes, soit
qu'il fût trop fort, soit que le sujet fût très-irritable. Dans
tous les cas, si l'on en donne un second , on est exposé à
produire une superpurgation , une dyssenterie, la mort.

Les purgatifs peuvent être utiles pour débarrasser l'intestin dans des constipations anciennes; pour attirer sur le
rectum le sang qui se porte en trop grande quantité sur
les yeux, aux mamelles, à la peau, et pour favoriser la cure
des ophthalmies, diminuer la sécrétion du lait, guérir les
gales , etc.; ils sont aussi quelquefois favorables pour
la cure des engorgements , des œdèmes , des vieilles
plaies, etc.; ils peuvent être utiles après les vermifuges
pour chasser les vers de l'intestin. Mais on ne doit les
administrer que pour des cas déterminés , ne jamais les
employer comme des préservatifs capables de purifier le
sang , de préserver des épizooties; ils sont, sous ce
rapport, plus nuisibles que le séton ; car celui-ci attire à
l'extérieur la fluxion qu'ils produisent sur un organe essen-
tiel à la vie ; donnés au printemps à des animaux que le
vert a déjà purgés, ils augmentent la faiblesse, ils peuvent
irriter les intestins et en produire l'inflammation ; ils ag-

graveraient le mal si l'herbe avait produit une prédominance des fluides aqueux, de la sérosité du sang.

§ 3. *Des saignées de précaution.*

Ces saignées peuvent être salutaires, mais pratiquées au printemps, sur tous les animaux d'une ferme ; elles sont souvent nuisibles. Malheureusement le vulgaire craint les évacuations sanguines au début des maladies, quand elles seraient bien indiquées, tandis qu'il les réclame comme moyen hygiénique, dans des cas où elles sont au moins inutiles.

Les saignées peuvent être favorables aux animaux sains, forts, soumis à un changement de régime qui en augmente rapidement le sang ; à ceux qu'on engraisse ou qui sont dans de bons pâturages, après avoir été mal nourris en hiver ; à ceux qui cessent tout-à-coup un exercice épuisant, comme la monte, un travail pénible ; aux femelles qui ont perdu leur nourrisson ; encore, dans ces cas, il peut être plus convenable de faire travailler les animaux, de diminuer leur nourriture, de remplacer les aliments trop nutritifs par des substances rafraîchissantes. On doit s'abstenir des saignées pour les jeunes animaux, pour les vieux, à moins d'indications positives.

Les saignées de précaution au lieu de préserver les animaux, les rendent faibles, sensibles aux causes morbifiques, aux principes contagieux. Si l'on saigne les animaux plusieurs années consécutives, ils s'habituent à ces évacuations et si l'on néglige ensuite de les saigner, ils sont exposés à avoir des congestions, des inflammations, de sorte qu'on est presque forcé de suivre une pratique inutile et souvent dangereuse pour l'avoir commencée.

SIXIÈME CLASSE.

PERCEPTA.

Le mot *perception* a deux significations , il exprime
l'action par laquelle le cerveau perçoit et l'impression
perçue. Nous étudierons, dans cette classe, l'influence
hygiénique des perceptions, *percepta*, l'hygiène des sens
et le sommeil.

SECTION PREMIÈRE.

DES SENSATIONS.

On appelle sensations , les impressions perçues ; elles
sont internes ou externes. Les premières avertissent les
animaux des besoins du corps, ils les excitent à prendre
des boissons , à respirer, à se reproduire ; les autres indiquent quels sont les objets extérieurs qui peuvent être
utiles à la satisfaction de ces besoins. Les unes et les
autres présentent, dans les divers animaux , une infinité de nuances de force, de variété , qu'il n'entre pas
dans notre plan de faire connaître. Les considérant sous
le rapport de l'hygiène exclusivement, nous les diviserons en celles qui sont nuisibles, pénibles , qui produisent le malaise , la douleur , et en celles qui sont salutaires , agréables , qui occasionnent du bien-être , du
plaisir.

ART. 1ᵉʳ. — DES SENSATIONS PÉNIBLES.

§ 1ᵉʳ. *De la douleur*.

Les douleurs sont des sensations pénibles ; elles n'ont

aucun caractère positif; elles se distinguent par une impression désagréable que voudrait voir cesser l'être qui la ressent; elles concourent à la conservation des animaux en leur faisant éviter les objets nuisibles. Comme tout ce qui tient à la manière de sentir, elles offrent des nuances infinies, variant selon les causes, selon les individus, selon l'état de chaque individu : les unes sont brûlantes, portent les animaux à rechercher les corps froids; d'autres sont prurigineuses, les excitent à se gratter. Il y a des sensations qui, d'abord très-douloureuses, deviennent, par l'habitude, indifférentes et souvent agréables; il en est même qui sont douloureuses, insupportables pour un individu, agréables, recherchées par un autre et indifférentes pour un troisième. Les opérations les plus cruelles ne produisent aucune sensation sur certains mâles excités par le besoin de féconder leurs femelles; la division du corps, l'amputation des membres ne sont pas ressenties par des reptiles, par quelques insectes, au moment de l'accouplement. D'un autre côté, il y a des êtres très-sensibles pour lesquels une sensation qui serait indifférente pour la plupart des animaux, est un supplice insupportable, qui cause les plus graves accidents. La physiologie possède à cet égard des faits extrêmement remarquables qui, en nous démontrant combien les caractères des impressions peuvent varier selon les individus, nous apprennent qu'il ne faut pas apprécier la douleur d'après les causes qui la produisent, mais d'après les souffrances témoignées par les êtres qui la ressentent.

Des effets de la douleur. Les grandes variations que présente la douleur persuadent le vulgaire qu'elle n'est rien par elle-même, qu'elle peut être pénible, mais qu'elle ne diminue pas la durée de la vie. Si nous voyons périr des sujets d'affections douloureuses, nous attribuons leur mort à la cause, à la lésion qui produit la

douleur. Un homme peut supporter impunément de
vives souffrances; nous voyons souvent des personnes
blessées exécuter des travaux qui augmentent leurs
peines; si elles s'occupent agréablement, elles ressentent
même une satisfaction qui dédommage de la douleur et
la santé n'est pas dérangée. Mais il n'en est pas ainsi
pour les animaux : rien ne compense la souffrance
qu'endure un cheval blessé par le collier; le désir de
sortir de son état de malaise l'occupe exclusivement.
Si les souffrances sont très-intenses, elles absorbent
toutes les facultés des animaux; elles produisent, non
pas des larmes, si ce n'est dans quelques espèces sauvages (de la Chambre), mais des soupirs, la rougeur
des membranes muqueuses et des yeux; des mouvements
convulsifs des oreilles, de la queue et des lèvres; des
contractions spasmodiques des muscles locomoteurs, des
intestins, de la vessie, et le relâchement des sphincters;
elles accélèrent extraordinairement la circulation, la
respiration, et augmentent la température du corps.
Ensuite les voies pulmonaires s'engorgent, l'hématose se
fait mal, le fluide nutritif est mal élaboré, l'influx nerveux est épuisé par la souffrance, et les centres nerveux,
ne recevant qu'un sang mauvais, cessent d'agir sur le
cœur, sur le poumon et l'animal meurt.

Si les douleurs se prolongent, seraient-elles légères,
les animaux ne ressentent ni la faim, ni la soif; et, si
pressés par le besoin ils prennent des substances alimentaires, ils les digèrent incomplètement, ou contractent
des indigestions. Dans tous les cas, ils font de mauvais
chyle, la nutrition se fait mal, la constitution s'altère et
les animaux dépérissent; ils ne donnent plus de produits
utiles, ils sont incapables de travailler; la graisse disparaît, le lait devient séreux, diminue; la laine est sèche,
grêle, cassante; elle s'arrache. Les déperditions occasionnées par la fièvre accélèrent le marasme et la mort.

La douleur occasionne des effets particuliers selon l'état des animaux, selon les causes qui la produisent, les parties où elle siège. Elle détermine l'avortement, quelquefois la mort des femelles pleines ; elle occasionne des convulsions qui entraînent, surtout si les viscères creux sont pleins, la rupture de l'estomac, de la vessie, de l'aorte, du diaphragme, etc. La douleur produite par les harnais mal ajustés rend le bœuf, le cheval, etc., vicieux, rétifs ; malgré tous les efforts que l'on fait pour les faire avancer, ils reculent et donnent lieu aux plus graves accidents. Si un membre est douloureux, les animaux se portent sur le sain qui s'engorge, devient fourbu, etc. ; s'ils marchent, l'allure est incertaine, ils font des glissades, des chutes, contractent des écarts, des efforts, etc.

Soins hygiéniques contre la douleur. Il appartient à la pathologie d'apprendre à faire cesser les douleurs produites par les maladies ; nous voulons seulement faire sentir ici la nécessité de préserver autant que possible les animaux des souffrances ; prouver que nous devons, ne fût-ce que par calcul, faire tous nos efforts pour épargner aux bestiaux même des douleurs légères. On doit les surveiller avec sollicitude : aussitôt qu'ils poussent des plaintes, qu'ils veulent se soustraire aux corps qui les pressent, qu'ils paraissent agités, il faut les examiner avec attention, inspecter les harnais, visiter toutes les parties du corps, lever les pieds, voir s'ils rendent les excréments, les urines, si la respiration se fait bien, si les mouvements du flanc sont réguliers ; on fera ensuite cesser la cause du mal ; on donnera aux animaux des soins particuliers, on les laissera à l'étable sur une bonne litière, on leur distribuera une nourriture choisie, de facile digestion, et l'on emploiera avec diligence les moyens médicinaux que leur état réclamera. Nous devons non-seulement faire cesser les douleurs, mais procurer aux animaux du bien-être.

§ 2. *De la colère , du chagrin , etc.*

Le propriétaire qui comprendra ses devoirs et ses in-
térêts ne se bornera pas à faire éviter à ses animaux les
douleurs physiques , les contusions , les privations d'aliments, etc.; il éloignera d'eux autant que possible tout ce
qui peut les affecter d'une manière désagréable. Or, toutes
les impressions cérébrales trop fortes peuvent avoir des
conséquences funestes ; la colère , la peur , la frayeur ,
en altérant les fonctions du cerveau , troublent souvent
la circulation , la respiration , suspendent la digestion ,
produisent l'embarras du cœur et du poumon , des convulsions et la mort.

Parmi les affections tristes le chagrin est celle qui intéresse le plus l'hygiène vétérinaire. On ne doit pas séparer sans précaution les animaux accoutumés depuis longtemps à vivre et à travailler ensemble : la séparation
produit des effets très-variables selon les individus , mais
elle peut entraîner tous les effets qu'occasionnent les douleurs physiques ; elle peut tenir les animaux agités , les
empêcher de manger , diminuer la sécrétion du lait ,
produire la maigreur , le marasme et quelquefois la
mort.

La séparation des petits d'avec les nourrices , exige
beaucoup de soins au moment du sevrage ; car les uns et
les autres sont alors exposés à souffrir : chez la mère les
déperditions deviennent tout à coup moindres, il y a surabondance de sang, disposition aux affections inflammatoires ; les mamelles pleines , distendues , rouges ,
chaudes , réagissent sur le système nerveux et augmentent l'état fébrile. La douleur du pis rappelle l'objet qui
pourrait la faire cesser et augmente le chagrin en excitant
le sentiment maternel. Les jeunes animaux qu'on sèvre
souffrent de la privation d'une substance de facile diges-

tion, alibile, qui avait formé leur nourriture principale
et quelquefois exclusive ; ils ont à s'habituer à des aliments qu'ils appètent souvent fort peu et auxquels leur
estomac n'est pas accoutumé ; les animaux perdent l'appétit, digèrent mal et maigrissent ; ils sont tristes et regrettent d'autant plus leur mère que les organes digestifs
la rappellent sans cesse.

On a souvent vu des animaux regretter le pays qu'ils
avaient longtemps habité. Il y a des femelles, des vaches,
des juments, qui reviennent mettre bas dans une ferme
qu'elles ont depuis longtemps quittée. Le chagrin, en
agissant avec le changement de régime, le changement
d'air, peut produire des maladies ; dans tous les cas
il indispose les animaux, les rend peu aptes à se reproduire. On ne doit employer à la multiplication les
animaux étrangers que lorsqu'ils sont acclimatés, accoutumés dans leur nouvelle habitation.

ART. 2. — INFLUENCE DU BIEN-ÊTRE.

Les sensations agréables peuvent, comme la douleur,
produire une grande surexcitation, activer la circulation,
occasionner l'embarras du poumon, faire porter le sang
au cerveau et déterminer la mort ; mais dans les animaux
ces accidents sont bien rares. Les perceptions agréables
leur sont presque toujours salutaires. Du reste les animaux sont dans le bien-être toutes les fois qu'ils n'éprouvent pas de souffrances, qu'ils n'ont pas d'impressions
pénibles, qu'ils sont libres dans un bon pâturage, ou
placés sur une bonne litière, dans une étable, où ils sont
accoutumés et où ils reçoivent une nourriture convenable ; ils sont gais, ils ont les yeux vifs, mangent bien,
digèrent facilement ; le sang est riche, la nutrition se fait
bien, les chairs sont fermes, dures, le poil est luisant,
la peau souple, la santé est robuste. Les animaux résis-

tent à beaucoup de causes de maladies, si, étant dans cet état, ils reçoivent une nourriture substantielle ; ils ont un accroissement prompt et un engraissement rapide ; leur viande est de bonne nature, savoureuse et peut se conserver facilement.

SECTION DEUXIÈME.

INFLUENCE DE LA DOUCEUR ET DE LA BRUTALITÉ SUR LES ANIMAUX ; DES PUNITIONS.

§ 1ᵉʳ. *De la douceur et de la brutalité.*

Le Wurtemberg, les États-Unis, plusieurs cantons suisses ont défendu par des lois de traiter les bêtes avec brutalité. Il s'est formé à Londres, il y aura bientôt une vingtaine d'années, une société pour réprimer les actes de cruauté envers les animaux ; elle a sollicité et obtenu une loi, acte de Georges IV, qui punit quiconque est convaincu d'avoir maltraité les chevaux, les bœufs, les moutons, etc. Cette société, qui surveille aujourd'hui l'exécution de cette loi avec la plus grande sollicitude, soutient tous les ans un grand nombre de procès. Elle répand dans les pensionnats de jeunes gens des livres pour démontrer la nécessité de traiter les animaux avec douceur ; elle fonde des prix sur le même sujet et met les questions au concours dans les écoles. En France nous avons défendu les combats d'animaux, les courses de taureaux. Que l'administration ne s'arrête pas aux sages mesures qu'elle a déjà prises, qu'elle défende et poursuive tous les actes de brutalité ; toutes les mesures que le gouvernement prendra à cet égard exerceront une influence salutaire sur les mœurs publiques et sur la richesse nationale ; car il est de l'intérêt de la société que les hommes s'habituent à entretenir convenablement, à traiter avec douceur

« les êtres doués d'intelligence et de sensibilité qui naissent, vivent, travaillent et meurent pour lui. »

L'habitude, l'exemple ont une grande influence sur nos penchants ; ils peuvent les développer ou les réprimer ; celui qui s'accoutume à tenir une conduite brutale envers des êtres inférieurs, qui voit traiter, qui traite les animaux avec brutalité, peut-il conserver des sentiments doux, humains pour sa femme, pour ses enfants? Mais l'homme qui réprime ses mouvements de vivacité, sa colère, qui est juste, raisonnable envers son chien, son cheval, pourrait-il être méchant, cruel envers ses semblables? Ce n'est pas sans motif que des publicistes attribuent la diminution des condamnations à mort en Angleterre à la loi qui punit les actes de brutalité envers les animaux, et aux soins qu'une société philanthropique porte à surveiller l'exécution de cette loi.

Mais, indépendamment de toute considération morale, nous devons traiter les animaux avec douceur ; car la manière dont nous les conduisons a la plus grande influence sur leur santé, sur leur embonpoint, sur les produits qu'ils nous donnent, sur les services qu'ils nous rendent. La douceur leur est salutaire, mais les mauvais traitements leur nuisent.

Les animaux menés avec douceur sont vifs, ardents, dociles ; ils travaillent à leur aise, emploient leur force d'une manière régulière, continue, et font beaucoup de travail sans se fatiguer, sans contracter des efforts. Tous les voyageurs qui ont visité l'Orient attribuent les qualités du cheval arabe, l'attachement, la fidélité extraordinaires dont il donne des preuves à son maître, aux soins avec lesquels il est élevé sous la tente de la tribu. Le Circassien traite son cheval à la manière des Bédouins : il le regarde comme son propre enfant, couche, joue avec lui; si le cheval commet quelque faute, il ne le frappe jamais, mais il met un terme momentané à ses jeux et à ses caresses. Cette privation est pour les chevaux la plus sévère punition, et lorsqu'ils sont assez forts pour porter un homme on les dirige sans avoir recours à des moyens violents. Ces chevaux ressemblent à ceux du Nedji par les formes, par la légèreté et la solidité de la marche, par la force et l'énergie comme par le caractère ; ils sont très-intelligents, comprennent merveilleusement la parole du maître. On voit le cavalier circassien, obligé de battre en retraite, et voulant arrêter ou retarder l'ennemi, « faire signe à son cheval de se coucher, de s'étendre et de faire le mort, pendant que, couché derrière le corps de sa monture, il ajuste son fusil et fait feu, en appuyant sur la tête de l'animal le canon de son arme. » On voit ces chevaux « jouer avec les enfants, se prêter à leurs fantaisies et éviter soigneusement de leur faire mal. » *(Journ. des Haras, 1840.)*

Les animaux conduits avec brutalité sont toujours de mauvaises bêtes ; ils sont stupides, méfiants, indociles. « Presque tous les chevaux méchants ne le sont devenus que pour avoir été maltraités dans leur enfance; ils étaient d'un caractère fier, un brutal a excité leur colère vindicative ; et ils ont pris en haine l'espèce humaine tout entière. » (Grognier.)

La brutalité est un très-mauvais moyen de gouverner les animaux ; c'est elle qui rend quelques-unes de nos races si chétives, si faibles, malgré les quantités de nourriture qu'elles consomment. Quel est le propriétaire qui n'a pas remarqué dans ses étables des bêtes maigres, quoique mangeant autant et ne travaillant pas plus que les autres. Celles qui sont conduites par des valets méchants, irascibles, peu intelligents, qui sans motifs tourmentent leurs attelages, sont toujours en mauvais état, souvent boiteuses et malades ; elles sont molles, ne travaillent que par secousses et quand elles sont battues; elles font alors des efforts instantanés, se jettent à droite, à gauche, glissent, tombent, contractent des distensions de ligaments, des contusions, des fractures, des anévrismes.

Continuellement tourmentés, les animaux conduits avec cruauté digèrent mal, ont souvent des indigestions, sont maigres, ont le poil terne, la peau adhérente. Soit que la constitution en ait été altérée, soit qu'ils craignent l'homme, ils ne profitent ni de la nourriture qu'ils consomment ni des soins qu'on leur donne. Tous les engraisseurs savent que les bœufs qui aiment le bouvier, qui le recherchent, qui reçoivent ses soins, ses caresses avec plaisir, sont infiniment plus faciles à engraisser que ceux à moitié sauvages qui ne voient approcher l'homme qui les soigne qu'avec méfiance. Il n'est pas rare de voir les actes de brutalité occasionner sur les animaux des accidents immédiats. Les bergers, les cochers, etc., produisent beaucoup de boiteries, d'avortements, de plaies, de fractures, etc., dont les causes restent·inconnues du propriétaire des animaux. Dans les bêtes de boucherie la cruauté a peut-être encore des suites plus funestes pour nous ; car un coup qui n'aurait eu aucune conséquence apparente chez un animal qu'on aurait laissé vivre, en déprécie la viande si on le tue peu après qu'il a été frappé. Le sang est attiré sur la partie blessée, il s'y forme une fluxion, la chair devient noirâtre, imprégnée de fluides souvent altérés ; elle a un mauvais goût et se conserve peu de temps. Si les animaux sont très-gras un coup peut déterminer la gangrène, un charbon consécutif, et rendre la viande insalubre. Dans tous les cas la chair d'un animal qui a été battu se corrompt promptement. Les bouchers, surtout les charcutiers, ont bien fait ces remarques, et l'on ne voit jamais ceux qui sont intelligents et intéressés battre les porcs qui leur appartiennent.

La manière de conduire les femelles a beaucoup d'influence sur la sécrétion et sur l'excrétion du lait. Une

main amie ou la bouche du nourrisson produisent sur les
mamelles une sensation de volupté dont la vache témoigne l'impression en ruminant lentement et en regardant la trayeuse avec satisfaction et tendresse. Cet état
d'érection des mamelles est favorable à la sécrétion du
lait et nécessaire à l'excrétion de ce liquide : les vaches
qui ne l'éprouvent pas, celles qui regrettent leurs veaux,
celles qui sont traites par des personnes étrangères ou
brutales ne donnent souvent pas une goutte de lait; il en
existe beaucoup qui ne se laissent traire que par des mains
connues ou amies, et d'autres quand elles reçoivent des
friandises.

§ 2. *Des punitions.*

On doit infliger les punitions aux animaux avec discernement, en leur faisant comprendre qu'ils sont cou-
pables et immédiatement après qu'ils ont mérité d'être
punis, afin qu'ensuite le souvenir de leur faute leur
rappelle la correction. Le grand secret, dit M. Rodat,
consiste à savoir donner aux bêtes la conscience de leurs
méfaits, sans quoi leur ame muette bouillonne sourde-
ment le sentiment de l'injustice. On doit toujours traiter
les animaux avec douceur dans leur jeunesse, gagner
leur affection par des caresses, par des friandises, par
du sucre, du sel. Les animaux peuvent être conduits
sans brutalité, sans punitions. Ils apprécient tous nos
sentiments à leur égard. Ils sont susceptibles d'attachement, de crainte, de respect, et quelques-uns ont beaucoup d'amour-propre. Ils ont besoin d'être aimés, ca-
ressés, loués. On ne doit d'abord les punir, à l'exemple
des peuples de la Circassie, qu'en les privant des marques
d'attachement qu'on a l'habitude de leur donner ; F.
Cuvier a prouvé, sur un loup, sur un renard, que les
caresses ont la plus grande influence, même sur les bêtes
simplement apprivoisées. Les distinctions, les humilia-

38

tions peuvent être aussi de grands moyens d'influence :
l'ardeur, la fierté d'un cheval richement harnaché et
monté par un grand personnage ; la hardiesse, l'orgueil
que témoignent, malgré leur grande fatigue, le coq,
le taureau sortis victorieux d'un combat ; la honte, l'hu-
milité du rival vaincu nous le prouvent. Ces sentiments
des animaux offrent des ressources dont on doit profiter
avant d'en venir aux punitions physiques. Les mule-
tiers espagnols, dit le professeur Grognier, ornent de
plumets leurs animaux les plus ardents et les plus dociles
et ils les en privent pour un temps déterminé, s'ils ont
à s'en plaindre. Des rouliers du midi de la France, qui
remarquent une bête d'attelage tirant avec langueur, lui
crient, en l'appelant par son nom et dans un langage
connu d'elle, qu'elle sera attachée derrière la voiture,
et si l'avertissement est sans effet elle y est attachée avec
ignominie, et, pour aggraver la honte, c'est à l'entrée
d'un village que la peine est infligée. Nous ajouterons
que les autres rouliers ne manquent pas de faire honte à
l'animal paresseux. Nous voyons des animaux remplis de
crainte, de vénération pour leur maître, et lui obéir,
quoique naturellement méchants et indociles. Beaucoup
de chevaux, de bœufs ne se laissent approcher que de la
personne qui est accoutumée à les conduire ; et combien
ne voit-on pas de chevaux, d'ailleurs très-pacifiques, qui
sont désobéissants, rétifs lorsqu'ils sentent les rênes entre
des mains trop faibles pour les corriger. L'on observe
à cet égard de grandes différences qui dépendent souvent
moins des animaux que des conducteurs ; il y a des personnes qui sans peine se font obéir par les chevaux, par
les chiens les plus revêches, tandis que d'autres ne peuvent jamais se faire craindre. Nous étions dans un régiment lorsque parut en France la brochure de C. Balassa
sur l'art de ferrer le cheval sans l'emploi de la force ; des
essais nombreux nous prouvèrent que les caresses, la

crainte ne sont des moyens coërcitifs, efficaces que lorsque les animaux sont vis-à-vis de personnes qui ont su les dresser et s'en faire craindre.

Beaucoup d'animaux ne sont difficiles à conduire que parce qu'ils ont trop de force ; ils sont impatients, incapables de rester tranquilles, ni d'obéir. Ils suivent involontairement toutes les impulsions cérébrales. Il faut diminuer le régime de ces animaux, les saigner et les soumettre à un travail assez pénible pour user leur excès de vie, les rendre plus paisibles.

Si ces moyens sont insuffisants, on élevera la voix, on aura recours à des menaces ; toutefois, il faut encore les employer rarement, afin qu'elles soient efficaces quand on sera obligé d'y avoir recours.

Les instruments de punition ne doivent être employés que dans des cas exceptionnels ; il faut toujours choisir de préférence ceux qui ne peuvent produire ni plaie ni contusion, ceux qui occasionnent une douleur de courte durée, fût-elle vive.

La privation du sommeil, la diète sont d'excellents moyens de dompter les animaux rebelles aux moyens ordinaires de correction. Pendant quelques jours on les empêche de dormir, on ne leur donne point à manger, et l'on se présente ensuite à eux avec de la nourriture. S'ils sont dociles, obéissants, on leur offre des aliments, on les laisse tranquilles ; dans le cas contraire on continue à les contrarier et à les tenir à la diète.

SECTION TROISIÈME.

SOINS DES ORGANES DES SENS.

Les sens sont destinés à mettre les animaux en rapport avec les corps environnants. C'est par les sens que nous sommes avertis de la présence des objets que nous devons éviter et de ceux que nous devons rechercher. Les cinq sens ont chacun un organe plus ou moins spécial destiné à recevoir l'impression, et un nerf qui la transmet au cerveau. Celui-ci perçoit l'impression, l'apprécie et suggère aux animaux ce qu'ils ont à faire.

La perfection des sens est variable dans l'échelle zoologique. Le *toucher* est peu développé dans nos animaux, et d'une utilité secondaire dans beaucoup d'espèces.

Le sens de la *vue* est plus utile à l'existence des individus et aux services que nous rendent les chevaux, les bœufs, etc. Malheureusement, de tous nos animaux, le cheval, celui auquel la vue est le plus utile, est celui qui la perd le plus souvent. L'œil est un organe très-délicat, sphéroïde ; il est formé de corps transparents qui concentrent les rayons lumineux qui les traversent, et d'un nerf nommé rétine destiné à ressentir l'impression produite par la lumière. La plus légère altération des premiers les rend opaques, troubles, impropres à remplir leur usage. La rétine cesse également de remplir ses fonctions par l'effet de plusieurs maladies ; de sorte que les fonctions de l'œil nécessitent l'état sain de tout l'organe.

L'œil peut être altéré par la lumière (p. 108) et par les autres agents hygiéniques. Si la nourriture est trop substantielle elle dispose aux inflammations des yeux ; si elle est insuffisante le corps devient faible, les fluides répandus dans les tissus, dans les cavités sont absorbés, les yeux perdent leur convexité, se couvrent de nuages, la cornée se ternit et la vue s'affaiblit, se perd. On croit qu'une nourriture dure, difficile à être écrasée, attire le sang à la tête, produit des ophthalmies. On avait, d'après cette considération, défendu de donner des grains aux jeunes animaux ; mais l'expérience a appris que ces craintes sont mal fondées (p. 266).

L'atmosphère agit sur l'œil ; l'air sec dessèche la conjonctive et la dispose à être irritée par les paupières.

L'humidité, les brouillards peuvent aussi nuire à l'organe de la vue; les collines exposées aux vents humides, celles qui avoisinent des montagnes produisent souvent la fluxion périodique. Le vent est nuisible, en plein air, par la poussière qu'il charrie, et à l'étable par l'impression froide qu'il exerce.

L'*odorat* est très-développé dans les chiens. Ces animaux suivent la trace du gibier avec une grande facilité, sans beaucoup approcher le nez du sol, en flairant les émanations répandues dans l'air et celles que le contact léger et instantané de la patte du lièvre a laissées sur la terre. La perfection de ce sens est en rapport avec l'étendue des fosses nasales; il est développé quand le museau est gros et allongé. L'odorat est indispensable au chien de chasse; dans tous les animaux il concourt, avec le goût, à l'appréciation des aliments.

Du goût. Ce sens a son siège sur la membrane de la bouche; il est beaucoup plus développé dans les bêtes sauvages obligées de trier leurs aliments que dans les animaux domestiques qui reçoivent une nourriture récoltée, préparée : nos herbivores, trompés par leur instinct, s'empoisonnent en mangeant volontairement et sans être pressés par la faim des plantes vénéneuses; mais le lièvre ne se trompe jamais : s'il est pressé par le besoin de manger il préférera les végétaux les plus durs, les plus insipides aux herbes malfaisantes.

L'*ouïe* est utile aux animaux timides et aux carnassiers; elle avertit ceux-ci de l'approche de la proie et ceux-là de l'arrivée de l'ennemi; elle est assez développée, dans la plupart des animaux, pour saisir les plus légers sons, et dans quelques-uns pour apprécier l'harmonie. On a vu des chiens goûter les charmes de la mélodie, écouter la musique avec une grande satisfaction. Les chevaux animés par des fanfares guerrières marchent avec plus d'ardeur. La musique active la marche du bétail, excite les

bœufs à l'engrais à manger. « Si l'ardeur des animaux
de travail se ralentit, le bouvier la ranime en chantant.
C'est aussi en chantant, et non en les déchirant à coups
d'aiguillon ou de fouet, que les conducteurs des charrois
auvergnats accélèrent le pas des bœufs. » (Grognier.)
Dans le Poitou on appelle *noteur* celui qui par ses airs
excite les attelages à travailler. Les animaux qui ont le
sens de l'ouïe développé sont faciles à garder, à conduire;
ils saisissent facilement les ordres qu'on leur donne.

Les organes des sens peuvent être fatigués directement par leurs excitants spéciaux, et indirectement par
ce qui modifie l'économie animale en général. La surexcitation doit être prévenue ; elle est souvent suivie de la
paralysie : celle-ci peut être également la suite d'une faiblesse générale des animaux, d'une lésion des centres
nerveux ou des nerfs propres au sens. Le repos des organes des sens est le premier moyen qu'il faut employer
pour en combattre les maladies.

SECTION QUATRIÈME.

DU SOMMEIL.

Les organes des sens et ceux qui perçoivent les impressions ont, comme ceux du mouvement, besoin de se reposer après avoir agi : le cerveau, qui pendant la veille est
constamment occupé, qui reçoit des impressions par la
vue, par le goût, l'ouïe, etc., qui est souvent excité par des
souvenirs, qui préside à tous les mouvements volontai-
res, doit prendre du repos toutes les vingt-quatre heures.
Ce viscère se repose pendant le sommeil, lorsque les
sens, les muscles locomoteurs sont dans l'inaction. Le
sommeil est indispensable à tous les animaux; quelques-
uns dorment debout, la plupart couchés, mais tous dans
une position peu fatigante. Les individus adultes dor-

ment moins que les jeunes, ceux qui font des t avaux pénibles plus que ceux qui restent dans l'inaction; les granivores moins que les carnassiers et plus que les herbivores. Une nourriture substantielle, un peu relâchante, favorise le sommeil ; un état pléthorique occasionne un assoupissement qui n'est pas toujours tranquille. Le froid en repoussant le sang dans l'intérieur du cops, la chaleur en dilatant ce liquide, produisent l'engorgement des viscères, la compression du cerveau, et donnent lieu à un état de torpeur qu'il ne faut pas confondre avec le sommeil.

Le besoin de dormir s'annonce par l'affaiblissement des sens : les animaux deviennent inactifs, laissent aller la tête, cherchent à se coucher, ferment les yeux; si on les excite, ils retombent bientôt dans cet assoupissement : ce besoin est très-pressant dans les animaux qui n'ont pas dormi depuis longtemps. La privation du sommeil est une souffrance cruelle : on l'emploie comme punition pour dompter les chevaux méchants. Le repos des sens, du cerveau est aussi salutaire à la santé qu'agréable : il rend le pouls calme, la respiration lente, aisée ; il facilite beaucoup la nutrition, l'engraissement; il est favorable aux animaux irritables, à ceux qui ont des maladies nerveuses, aux convalescents; il agit en favorisant l'assimilation en en diminuant les déperditions du corps. Les animaux qui dorment beaucoup mangent peu. Dans les expériences sur les effets de l'abstinence on a observé que le sommeil prolonge la vie des animaux qui ne prennent point d'aliments.

Tous les instants ne conviennent pas également pour dormir : quelques animaux dont l'œil très-sensible ne peut pas supporter la lumière du soleil et distinguer les objets pendant la nuit dorment le jour au fond de leur tanière, et cherchent leur nourriture pendant l'obscurité; mais la plupart se livrent au sommeil la nuit, lorsque les yeux ne sont plus excités par une vive lumière, ni l'ouïe par le bruit de la nature vivante, plongée alors dans le repos. C'est rarement sans danger qu'on change les heures que la nature a destinées au sommeil. « Deux colonels, rapporte M. Rostan, d'après Sinclair, avaient eu entre eux une longue discussion pour savoir lequel convenait le mieux, pour une longue marche au milieu de l'été, de se reposer la nuit ou le jour. Comme la chose était, sous un point de vue militaire, assez intéressante, ils obtinrent de leur général d'en faire l'essai. Ils partirent l'un et l'autre avec leur régiment et parcoururent deux cents lieues. Celui qui marchait le jour et se reposait la nuit arriva à sa destination sans aucune perte d'hommes ni de chevaux, tandis que celui qui avait cru préférable de profiter de la fraîcheur de la nuit pour faire le chemin, et de se reposer dans le milieu du jour, perdit la plupart de ses chevaux et plusieurs de ses soldats. » Les régiments qui voyagent la nuit ont fréquemment des chevaux blessés, garottés, par des hommes endormis qui se tiennent mal en selle.

Le sommeil des animaux n'est pas toujours complet. « Ils rêvent assez souvent et nous avons remarqué qu'ils rêvaient d'autant plus qu'ils étaient d'une nature plus sensible et plus irritable. » (Chabert). Le rêve indique que les animaux ont besoin de prendre des aliments, de se reproduire, qu'ils sont surexités, etc.

Pendant le sommeil les organes n'ont pas besoin d'une grande excitation : ils sont dans un état de langueur, d'assoupissement qui se prolonge même quelque temps après le réveil, si une secousse ne vient pas ranimer la vie ; mais ordinairement surviennent des pandiculations, des bâillements qui activent la circulation, la respiration, dégagent le poumon et donnent au sang artériel les propriétés stimulantes qui doivent communiquer aux solides l'énergie dont ils ont besoin.

TABLE DES MATIÈRES.

FIN.

ERRATA.

Page 12, ligne 30 : Ils ont, *lisez :* Les sols ont.
  27, lig. 25 : qu'il exerce, *lisez :* qu'elle exerce.
  56, lig. 34 : de manière à ce que, *lisez :* de manière que.
  60, lig. 28 : De quelle manière, *lisez :* De quelque manière.
  69, lig. 15 : les animaux qu'elle, *lis.:* les animaux de l'espèce qu'elle.
  164, lig. 30 : sparcette, sparcetières, *lisez :* esparcette, esparcetières.
  220, lig. 29 : le cas, *lisez :* le tas.
  330, lig. 28 : par la, *lisez :* pour la.
  351, lig. 23 : nonet, *lisez :* nouet.
  407, lig. 26 : que 25 haricots blancs, *lisez :* que haricots blancs, 25.
  423, lig. 14 : par la reproduction, *lisez :* par la copulation.
  460, après le premier alinéa, ajoutez : § 1ᵉʳ. *Instruments qui servent
    à effectuer le pansage.*
  479, lig. 1ʳᵉ : le porte-mors, *lisez :* le porte-rêne.
  498, lig. 5 : 4,700, 7,100, *lisez :* 4,700 ou 7,100.
  id.   id.   5,500, 8,400, *lisez :* 5,500 ou 8,400.
  id. lig. 7 : ont 22 cent. Le, *lisez :* . . . . le.

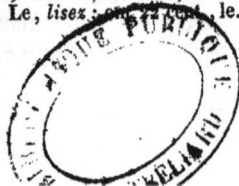

www.ingramcontent.com/pod-product-compliance
Lightning Source LLC
Chambersburg PA
CBHW060843220326
41599CB00017B/2376